Tommy Wood

WACH IM KOPF!

*In Erinnerung an Simon Marshall, der mir zeigte,
dass das Gehirn so viel mehr ist als die Summe seiner Teile.*

DR. TOMMY WOOD

WACH IM KOPF!

Der innovative Gesundheitsplan für geistige Fitness in jedem Alter

Aus dem Amerikanischen
von Monika Niehaus, Martina Wiese
und Jorunn Wissmann

ullstein extra

Die Originalausgabe erschien 2026 unter dem Titel
The Stimulated Mind. Future-Proof Your Brain from Dementia and Stay Sharp at Any Age
bei Harmony Books, an imprint of Random House,
a division of Penguin Random House LLC.

Ullstein extra ist ein Verlag der Ullstein Buchverlage GmbH
www.ullstein-extra.de

ISBN 978-3-86493-353-0

Grafiken und Illustrationen im Innenteil: Alexander Stewart

Satz: LVD GmbH, Berlin
Gesetzt aus der Quadraat
Druck und Bindung: CPI books GmbH, Leck
Printed in Germany

Vorwort

Die meisten neurowissenschaftlichen Bücher beginnen mit einer hochtrabenden Aussage über die großartige Kraft und Weisheit des menschlichen Gehirns. Dieses Buch beginnt mit Eulen, die fast genauso weise sind, mit einer Brille aber viel schicker aussehen.

In den 1980er- und 1990er-Jahren untersuchten Neurowissenschaftler an der Stanford University, wie sich das Gehirn an neue Informationen anpasst, indem sie Schleiereulen tatsächlich eine Brille verpassten. Diese Brillen waren nicht nur ein modisches Accessoire für die Vögel, denn die Gläser enthielten Prismen. Da Prismen das Licht ablenken, vermittelte die Brille ihrer Trägerin (der Eule) den Eindruck, alles rund um sie herum befinde sich an einer anderen Stelle, als es tatsächlich der Fall war.

Stellen Sie sich einen Moment lang vor, Sie seien eine Eule. Ihre Augen sind so in den Schädel eingebettet, dass die einzige Möglichkeit, sich umzublicken, darin besteht, den ganzen Kopf zu drehen. Ein neugieriger Neurowissenschaftler hat Sie mit einer Brille ausgestattet, die bewirkt, dass nun alles, was Sie sehen, ein wenig seitlich verschoben ist. In der Nähe hören Sie so etwas wie ein Mäuserascheln, aber wenn Sie den Kopf drehen, ist nichts zu sehen. Wegen dieser Brille kommt es nun in Ihrem Gehirn zu einem Konflikt zwischen Augen und Ohren. Zu Ihrer Verwirrung sehen Sie etwas plötzlich nicht dort, wo Sie es hören.

Genau wie Menschen müssen Eulen wissen, wo im Raum sie sich befinden, um zu überleben. Daher konstruiert ihr Gehirn kognitive räumliche Karten, die ihre Sicht der Welt repräsentieren. Wie die Stanford-Gruppe fand, konnten Eulen, die eine Prismenbrille trugen, ihre kognitiven räumlichen Karten so neu verdrahten, dass schließlich alles wieder zusammenpasste. Sobald diese Anpassung abgeschlossen war, konnten die Eulen die visuelle Abweichung berücksichtigen. Das gelingt ihnen dank ihrer Neuroplastizität – der Fähigkeit des Gehirns, seine Struktur und Funktion auf neue Informationen hin zu verändern.

Zunächst entdeckte das Team der Eulenoptiker etwas, das Sie vielleicht nicht überraschen wird: Während sich junge Eulen sehr rasch an die Prismenbrillen anpassten, war dies bei erwachsenen Eulen nicht der Fall.[1] Noch Monate später verfehlten die adulten Vögel die verflixte Maus, selbst wenn die sich direkt vor ihrem Schnabel befand. Würde ich die Geschichte an dieser Stelle abbrechen, so würde meine seltsame Eulenstory eine weit verbreitete Vorstellung von unserem Gehirn stützen – nämlich, dass wir irgendwann zu dem sprichwörtlichen alten Hund werden, dem man keine neuen Tricks mehr beibringen kann. Dass wir nämlich ab einem gewissen Alter die Fähigkeit verlieren, unsere Gehirnfunktion deutlich zum Positiven zu verändern. Schließlich ist Neuroplastizität etwas für Kinder (oder junge Eulen), nicht wahr? Und das Einzige, was uns erwartet, ist ein unaufhaltsamer Prozess des Niedergangs, während wir immer mehr Namen und Gesichter oder die Stelle vergessen, an der unser schmackhafter Mäusesnack versteckt ist. Aber zum Glück endet die Geschichte nicht hier.

Ein weiteres Jahrzehnt Forschungsarbeit dieser Eulenenthusiasten sollte die Art und Weise, wie wir über das adulte Gehirn denken, komplett verändern. Während ein junges Gehirn wie ein leeres Blatt ständig neue Informationen aufnimmt, um sich entsprechend zu verdrahten, heißt das nicht, dass sich das Gehirn erwachsener Eulen nicht anpassen kann – es braucht dafür nur einen triftigen Grund.

Das demonstrierten die Forscher eindrucksvoll in einem Experiment, das jeder Hirnfreak meiner Meinung nach kennen sollte. In den anfänglichen Versuchen wurden die Eulen mit toten Mäusen gefüttert; sie konnten also in ihrem Käfig sitzen und sich erstaunt fragen, warum die Welt etwas seltsam aussah, sich aber ansonsten auf ihr Dinner freuen, das regelmäßig serviert wurde, ohne dass sie sich anstrengen mussten. Gibt es eine bessere Metapher für das moderne menschliche Leben?

Wenn die Eulen jedoch gezwungen waren, lebende Mäuse zu jagen, um satt zu werden, war ihr Gehirn in der Lage, sich an sehr große visuelle Verschiebungen anpassen.[2] Wurden die Eulen nicht ohne soziale Kontakte in Einzelkäfigen, sondern mit Artgenossen zusammen gehalten, kam es auch im späteren Leben noch zu Anpassungen. Der entscheidende Punkt ist, dass das adulte Gehirn selbst im Alter noch anpassungsfähig ist. Dazu müssen wir uns aber tatsächlich mit der Welt um uns herum auseinandersetzen – sei es sozial oder durch Herausforderungen (wie die Beschaffung der nächsten Mahlzeit), die unserem Gehirn klarmachen, dass es sich verändern muss.

Nach diesem Paukenschlag aus der Eulenwelt sollte ich Ihnen wohl versichern, dass adulte Neuroplastizität nicht nur für Vögel gilt. Tatsächlich haben Neurowissenschaftler schon seit mehr als hundert Jahren ähnliche Experimente mit Menschen durchgeführt.[3] Beispielsweise ließen Forscher an der Universität Innsbruck zu Beginn des 20. Jahrhunderts erwachsene Versuchspersonen kontinuierlich eine sogenannte Umkehrbrille tragen, die alles, was sie sahen, um 180 Grad drehte. Beeindruckend war, dass sich das Gehirn schon innerhalb weniger Tage auf diese neue Orientierung einstellte:

> Zwischen dem ersten und dem dritten Tag stand die Welt für die Versuchspersonen auf dem Kopf. Die Versuchspersonen hielten eine Tasse verkehrt herum, wenn sie gefüllt werden sollte, oder sie versuchten, über Dinge an der Decke zu steigen. Rasche Reaktionen, wie das Parieren eines Angriffs beim Fechten, erfolgten in der falschen Richtung. Am

> fünften Tag begannen sich Geschicklichkeit und Sehen der Versuchspersonen zu verbessern. Dinge, die verkehrt herum gesehen worden waren, wurden plötzlich aufrecht gesehen, sobald die Versuchspersonen die Formen, die sie sahen, mit ihren Händen abtasteten – *eine ungeheure Anstrengung des Gehirns* [Hervorhebung von mir]. Nachdem die Umkehrbrille sechs Tage lang ununterbrochen getragen worden war, stellte sich wieder eine dauerhafte aufrechte Sicht ein, und das Verhalten war völlig korrekt. Beispielweise malte eine Versuchsperson ein Bild von genauso hoher Qualität wie ohne Umkehrbrille.[4]

Diese Passage bringt mich immer wieder zum Staunen, denn sie liefert ein wirklich eindrucksvolles Beispiel für die unglaubliche Flexibilität des Gehirns selbst im Erwachsenenalter. Wie sich an diesem Experiment ablesen lässt, verdrahtete sich das Gehirn neu, als die Versuchspersonen mit der Welt in vielfältiger Weise – durch Fechten, Zeichnen, Umhergehen – interagierten, Fehler machten und ständig Feedback erhielten. Neue Fertigkeiten zu erlernen oder sich neuen Herausforderungen zu stellen, die neue neuronale Verbindungen fördern, gehört, wie wir sehen werden, zu den wichtigsten Möglichkeiten, unser Gehirn im Erwachsenenalter zu verändern. Und diese Veränderungen sind zu jedem Zeitpunkt unseres Erwachsenenlebens möglich. Kürzere Experimente, bei denen Versuchspersonen aufgefordert wurden, eine Prismenbrille aufzusetzen und Bälle auf ein Ziel zu werfen, haben gezeigt, dass sich sogar Menschen in ihren Sechzigern und Siebzigern recht schnell anpassen können.[5]

Als erwachsener Mensch haben Sie bereits Jahre oder Jahrzehnte damit verbracht, Ihr Gehirn auf Ihr persönliches Umfeld einzustimmen, und Ihr Gehirn hat reagiert und sich entsprechend entwickelt. Das ist auch gut so. Wir möchten, dass unser Gehirn optimal an unsere Umwelt angepasst ist, denn das erlaubt uns, unsere beruflichen Fertigkeiten zu verbessern und Beziehungen zu Menschen zu entwickeln, die uns wichtig sind.

Der fortschreitenden Formung unseres Gehirns verdanken wir teilweise auch so positive Merkmale wie Weisheit – die Fähigkeit, größere Zusammenhänge zu erkennen sowie Erfahrungen und Informationen einzubeziehen –, die mit steigendem Alter zunimmt. *Eine* Konsequenz der Tatsache, dass wir unser Gehirn im Erwachsenenalter bereits geformt haben, ist jedoch, dass wir unserem Gehirn einen überzeugenden Grund liefern müssen, damit es neue neuronale Bahnen anlegt und weiter neuroplastisch bleibt. Das erfordert generell Zeit und Fokus und Anstrengung – alles Möglichkeiten, das Gehirn davon zu überzeugen, dass diese neuen Verbindungen oder Fertigkeiten wichtig für uns sind. Wenn auch nicht immer einfach umzusetzen, könnte das Rezept zur Veränderung und Verbesserung des adulten Gehirns relativ simpel sein. Wie es Michael Brainard und Eric Knudsen, die Initiatoren der berühmten Eulenversuche, formulierten: Wenn wir Neuroplastizität und Adaptation im menschlichen Gehirn fördern wollen, »ist eine abwechslungsreiche Umgebung erforderlich, um die volle Kapazität für Anpassungen auszuschöpfen«.[6]

Kurzum, was wir über das adulte Gehirn zu wissen glaubten, nämlich dass es, einmal ausgereift, festgelegt ist und seine Fähigkeiten mit der Zeit zwangsläufig abnehmen, ist mit an Sicherheit grenzender Wahrscheinlichkeit falsch. Und hier die gute Nachricht: Wenn wir anders als bisher über das Gehirn und über das denken, was wir im höheren Alter vom Leben erwarten, können wir viel mehr erreichen, als wir uns bisher vorgestellt haben.

Inhalt

Einleitung

Ein zukunftssicheres Gehirn schaffen – Visionen

Das oberste Ziel dieses Buches ist es, Ihnen dabei zu helfen, ein gesundes, zukunftssicheres Gehirn zu entwickeln, das nicht nur heute, sondern auch in Zukunft besser funktioniert – und resilient gegen den alltäglichen Stress ist (Abbildung 1). Wesentliche Grundlagen dieses Prozesses sind Faktoren wie Ernährung, Schlaf, körperliche Bewegung und Stimulation unseres Gehirns – durch Austausch mit anderen Menschen und Aneignung neuer Fertigkeiten. All das werde ich später im Buch ausführlich diskutieren. Wenn wir unser Gehirn mit diesen Strategien unterstützen und in Schwung halten, können wir unsere jetzigen kognitiven Funktionen verbessern, in einer komplexen und ungewissen Zukunft erfolgreich bestehen und unser Langzeitrisiko für Alzheimer und Demenz drastisch verringern.[1]

Ich stelle mir unter einem zukunftssicheren Gehirn ein Gehirn vor, das in der Lage ist, gegenwärtige und zukünftige Herausforderungen zu bewältigen:

1. In einer Welt der Informationsüberlastung, die blitzschnelle Reaktionen wie auch Arbeit rund um die Uhr verlangt und zunehmend zu Erschöpfung, Stress und Ablenkung führt, geistig fit und fokussiert zu bleiben.
2. Das Risiko eines langfristigen kognitiven Abbaus und einer Alzheimer-Erkrankung zu minimieren, die mit zunehmender Alterung der Bevölkerung häufiger werden.

3. Darauf vorbereitet zu sein, leistungsfähig zu bleiben und sich neue Kompetenzen anzueignen, die in unserer Welt des technologischen Wandels unerlässlich sind, da sich unsere Arbeit und unsere Interaktionen mit unserer Umgebung ständig verändern.

Auf kurze Sicht kann ein zukunftsfähiges Gehirn Ihnen vielleicht einfach dabei helfen, unter Druck oder bei Schlafmangel zu denken und zu arbeiten. Nicht, dass dies *zwangsläufig* so ist – ich kann ziemlich gereizt sein, wenn ich nicht genug geschlafen habe, ganz gleich, wie viele Tipps und Tricks ich anwende –, doch solche Stresssituationen treten gelegentlich auf, und wir sollten dann mit ihnen umgehen können. Auf lange Sicht kann ein zukunftsfähiges Gehirn, während es altert, einen größeren Anteil seiner Funktionen bewahren und hoffentlich den erheblichen Verlust der alltäglichen kognitiven Funktionen vermeiden, den wir als Demenz bezeichnen.

Wenn das in Ihren Ohren zu schön klingt, um wahr zu sein, dann sind Sie mit dieser Meinung nicht allein. Ich selbst brauchte Jahrzehnte, bis mir klar wurde, dass wir über eine bemerkenswerte Fähigkeit verfügen, unser kognitives Schicksal zu verbessern, und dieser Erkenntnisprozess begann mit einem (hoffentlich) unvergesslichen Satz meines Vaters: »Denk daran, das heißt nicht, dass du tatsächlich irgendetwas weißt.«

Ich war im Sommer 2003 achtzehn Jahre alt und hatte gerade erfahren, dass mir meine Abschlussnoten auf der Highschool erlaubten, meinen Bachelor an der University of Cambridge zu machen. Mein jugendlicher Stolz wurde von diesen Worten meines Dads – selbst ein renommierter Wissenschaftler – rasch gedämpft, und sie haben sich unauslöschlich in mein Gedächtnis eingebrannt.

Damals fühlten sie sich fast wie eine kalte Dusche an, doch inzwischen ist mir bewusst, dass sie ein weiser und wichtiger Rat waren. Nicht nur wurde mir später klar, dass ein recht begrenztes Maß

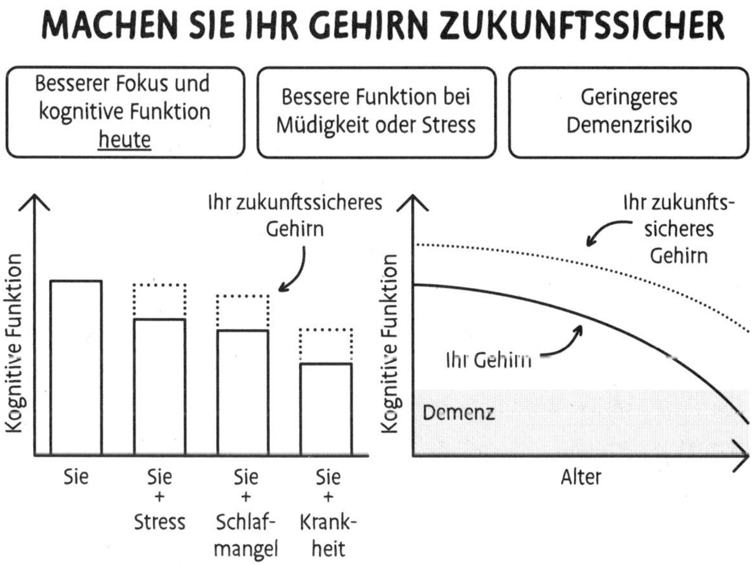

ABBILDUNG 1. Was man von einem zukunftssicheren Gehirn erwarten kann. Links: Diese Grafik zeigt beispielhaft Ihre kognitive Funktion. Wenn dann Stress, Krankheit oder Schlafmangel hinzukommen, nimmt die kognitive Funktion ab. Mit den in diesem Buch beschriebenen Methoden bleibt Ihr Gehirn resilienter und kann selbst unter Stresseinfluss ein höheres Funktionsniveau beibehalten. Rechts: Hier sind die Veränderungen der kognitiven Funktion in Abhängigkeit vom Alter dargestellt. Wie zu erwarten, nimmt die kognitive Funktion durchschnittlich im Laufe der Zeit ab (durchgezogene Linie). Entwicklungsverläufe variieren von Mensch zu Mensch, und manche erleiden einen derartigen Funktionsverlust, dass sie mit einer Demenz wie Alzheimer diagnostiziert werden (schattierter Bereich). In einem zukunftssicheren Gehirn (gepunktete Linie) ist die kognitive Funktion in allen Altersstufen erhöht, und auch wenn man den Alterseffekt nicht vollständig kompensieren kann, bedeutet das höhere Niveau dieser Linie, dass die Wahrscheinlichkeit, in einem bestimmten Alter an Demenz zu erkranken, geringer ist.

an Verständnis für die wahre Komplexität der Biologie nötig ist, um als Teenager bei einer Biologieprüfung ein »Sehr gut« zu erreichen. In diesem Satz steckt eine noch viel wichtigere Lehre, die sich auf die Natur der Erkenntnis selbst bezieht: Ganz gleich, wie erfolgreich wir sind und wie klug wir uns fühlen – wir sollten uns nicht täuschen und uns einreden, wir hätten alle Antworten parat. Auch wenn der größte Teil des heutigen Social-Media-Umfelds, der Wissenschaftsjournalisten und der Prominenten, die Gesundheits-Podcasts betreiben, Ihnen etwas anderes einreden möchte, können wir uns vieler Dinge nicht wirklich sicher sein, wenn es um die menschliche Biologie geht. Tatsächlich hört man häufig den Satz: »So etwas wie einen Beweis gibt es in der Biologie nicht.« Wir können Belege sammeln und anhand dieser Belege ein Rahmenwerk entwickeln, das uns hilft, die Welt zu verstehen. Ein einziges gut konzipiertes Experiment (oder *eine* wohlformulierte Frage) kann unsere Weltsicht jedoch jeden Augenblick über den Haufen werfen und uns zum Umdenken zwingen.

Ein wendungsreicher Karrierestart

Als Studienanfänger in Cambridge verbrachte ich meine Zeit außerhalb der Vorlesungen zu gleichen Teilen mit dem Schreiben von Hausarbeiten und mit Rudern. Täglich trainierte ich stundenlang schon vor Sonnenaufgang, und zwar bei jedem Wetter. Daran schlossen sich ganze Nachmittage und Abende am Schreibtisch an, in denen ich Tausende von Wörtern über die Regulation biologischer Stoffwechselwege zu Papier brachte. Nun werde ich Sie – versprochen – nicht dazu nötigen, Tausende von Wörtern über die Regulation biologischer Stoffwechselwege zu lesen (oder frühmorgens aufzustehen, um im Regen zu rudern), doch mich haben diese Erfahrungen in mindestens zweierlei Hinsicht stark geprägt.

Erstens veränderte das ständige Verfassen von Hausarbeiten die Art und Weise, wie ich über das Ansammeln von Wissen dachte. Ja, ich weiß, das klingt ein wenig überheblich und intellektuell. Doch was ich damit meine, ist, dass wir uns Wissenschaft, vor allem Biologie und Medizin, oft als endlose Sammlung von Fakten vorstellen, die wir uns einprägen müssen. Wenn man jedoch 3 000 Wörter über ein einziges Enzym schreiben muss, ist man gezwungen, darüber nachzudenken, wie dieses Enzym reguliert wird, was seine Substrate und Produkte sind und wie es ins Gesamtbild einer Zelle beziehungsweise eines ganzen Organismus passt. Meiner Ansicht nach gehen die Probleme, die wir als Gesellschaft haben, wenn wir über Wissenschaft im Allgemeinen und unser Gehirn im Besonderen nachdenken, teilweise darauf zurück, dass wir dieses vernetzte große Ganze aus dem Blick verlieren.

Jenseits des rein akademischen Strebens nach Wissen waren meine Erfahrungen beim Rudern – zunächst als Sportler, dann als Coach – ebenso prägend. Rudern ist in Oxford und Cambridge (häufig zu »Oxbridge« zusammengezogen) ein derartiges kulturelles Phänomen, dass rund 50 Prozent der dort Studierenden zumindest einmal in ein Ruderboot steigen. An diesen beiden Universitäten ist Rudern auch eine Lebensphilosophie. Die meisten Ruderwettbewerbe sind intern (beide Universitäten sind in zahlreiche kleine Colleges gegliedert, die gegeneinander antreten); dabei trainieren die Spitzenmannschaften 15–20 Stunden pro Woche. Hier trainieren einige der besten Ruderer der Welt, und in den Mannschaften skullen oft zahlreiche frühere und zukünftige Olympiasieger und Weltmeister.

In meinem zweiten Cambridge-Jahr wurde ich Mitglied der Nachwuchsabteilung der Universität. Dort ging es darum, herauszufinden, ob weniger erfahrene Ruderer wie ich durch entsprechendes Training so weit gefördert werden konnten, dass sie für eine der Spitzenmannschaften infrage kamen. So hatte ich zwei Jahre lang das Glück, von einigen der besten Coaches trainiert zu werden, die unter ungeheurem Zeitaufwand versuchten, einen besseren Ruderer aus mir zu machen. Ich konnte mit einigen der besten Ruderer meiner Generation trainieren (und sie beobachten). Zwar wurde ich dadurch nicht zu einem Spitzenruderer – was nicht an mangelndem

Bemühen ihrer- oder meinerseits lag –, doch es ermöglichte mir, einen umfangreichen Werkzeugkasten zu entwickeln, um anderen bei der Verbesserung ihrer Technik und Fitness zu helfen.

Da ich miterlebte, wie einige der besten Coaches und Ruderer der Welt an sportliche Leistungsfähigkeit, die Performance, herangingen, konnte ich nach und nach mein eigenes Konzept entwickeln, das ich später als Coach umsetzte und auch jetzt als Berater von Profisportlern ständig weiterentwickele. Es geht nicht allein darum, all die verschiedenen Aspekte von Gesundheit und Fitness zu bedenken, sondern darum, zu begreifen, dass sie miteinander wechselwirken und ineinandergreifen, und dass sie auf zugängliche, praktikable Art und Weise auf einzelne Athletinnen und Athleten zugeschnitten werden müssen. Als ich beim Ruderverein der Medizinischen Fakultät von Oxford Cheftrainer war, erklärte mir eine der besten Ruderinnen des Clubs, die regelmäßig internationale Wettbewerbe bestritten hatte, ich sei bisher der einzige Amateurtrainer, dessen Coaching sie »nicht hasste«. Bis heute ist das eines der größten Komplimente, die mir jemals gemacht wurden.

Schon bevor ich Coach wurde, spielte meine Rudererfahrung als Studienanfänger eine wichtige Rolle bei meiner Entscheidung, Medizin zu studieren. Was mich antrieb, war der Wunsch, mein komplexes Bücherwissen über Biochemie und Physiologie praktisch anzuwenden. Beim Auswahlgespräch wurde ich gefragt, warum ich Arzt werden wollte. Ich erklärte den Interviewern, ich hätte ein großes persönliches Interesse daran entwickelt, wie dramatisch Lebensstilfaktoren – zum Beispiel Bewegung – die Gesundheit verbessern können. Und dies wolle ich meinen zukünftigen Patienten vermitteln. Diese Antwort sicherte mir zwar einen Medizinstudienplatz, doch inzwischen ist mir klar, dass die meisten Ärztinnen und Ärzte nicht die Zeit oder Möglichkeit haben, ihre Patienten in dieser Hinsicht zu beeinflussen. Nicht, dass sie nicht bereit dazu wären, aber das System ist einfach nicht darauf ausgelegt.

Ärzte haben zweifellos großen Einfluss; das sah ich jeden Tag als Arzt im Praktikum (AiP) in der Londoner Innenstadt. Zwei Jahre war ich damit beschäftigt, gebrochene Knochen zu schienen, die Folgen von Drogenmissbrauch zu behandeln oder die letzten Augenblicke von Demenzpatienten mitzuerleben. Manchmal vermisse ich die Nachtschichten auf Station noch immer. Dabei ist man integraler Bestandteil eines kleinen Teams, und die ganze Zeit tut man das, wozu man ausgebildet ist – Menschen am Leben erhalten. Zu unseren Grundbedürfnissen als Mensch gehört es, sich nützlich zu fühlen. In diesen Momenten war ich mir sicher, dass das, was ich gerade tat, wirklich sinnvoll war.

Als meine zweijährige AiP-Ausbildung in London zu Ende ging, stand ich jedoch vor einem Dilemma. Ich wusste nicht so recht, in welcher medizinischen Fachrichtung ich mich spezialisieren sollte. Und ich hatte nichts mehr mit Gesundheitsvorsorge zu schaffen, dem Interessengebiet, das mich überhaupt auf Medizin gebracht hatte. Während ich noch mit der Frage rang, was ich als Nächstes tun sollte, bot mir ein früherer Mentor die Gelegenheit, in Norwegen im Fachgebiet perinatale Neurowissenschaften zu promovieren. Das wich ziemlich weit von dem ab, was ich damals für mein Ziel hielt. Allerdings bot mir dieses überraschende Angebot die Chance, meine wissenschaftliche Kompetenz zu erweitern, gab mir Zeit, meine Karriere als Coach und Ausbilder auszubauen, und prägte meine Vorstellung davon, wie sich das Gehirn über die gesamte Lebensspanne formen und unterstützen lässt. All diese Erfahrungen sind für die Informationen in diesem Buch entscheidend. (Aber wenn ich ganz ehrlich bin, nahm ich das Norwegen-Angebot meines Mentors nicht nur deshalb an, weil es interessant klang, sondern auch, weil ich mir nicht sicher war, was ich stattdessen tun wollte oder sollte.)

Neurowissenschaften unter dem Makroskop

Ich stamme aus einer Akademikerfamilie, und viele Leute meinten, ich sei stets dazu bestimmt gewesen, Professor zu werden. Aber wie Sie vielleicht sehen können, habe ich nie geplant, Neurowissenschaftler zu werden. Darum bin ich wahrscheinlich auch kein besonders guter. Oder, besser gesagt, vielleicht kein besonders *typischer* Neurowissenschaftler.

Wie jeder anständige Neurowissenschaftler bin ich darin ausgebildet, Zellen und Stoffwechselwege zu untersuchen, um das Innenleben des Gehirns besser zu verstehen. Ich kann die Biochemie von Neurotransmittern und die esoterischen Namen der Gehirnregionen herunterspulen, in denen diese Neurotransmitter ihre Wirkung entfalten. Ich kann Ihnen erzählen, wie diese Neurotransmitter Signalprozesse antreiben, die beeinflussen, ob Sie sich motiviert oder fokussiert fühlen. Und das kann ich mit so viel Autorität tun, dass man meinen könnte, ich sei ein Experte, dessen Fachgebiet ganz genau »weiß«, wie das Gehirn arbeitet. Aber das tue ich nicht oft. Nicht, weil diese Informationen nicht wichtig wären, sondern weil man sich leicht in zu vielen Details verlieren kann, wenn eigentlich das größere Ganze – nämlich wie wir unser Gehirn einsetzen und unser Leben leben – langfristig über unsere kognitive Leistungsfähigkeit entscheidet.

Inzwischen haben fleißige Neurowissenschaftlerinnen und Neurowissenschaftler riesige Mengen an spannenden und wichtigen Informationen zusammengetragen, indem sie sich immer tiefer ins Gehirn vorgearbeitet haben – zuerst in die Hirnzellen, dann in die Zellproteine und -organellen und später in die Kontrollweise der Genexpression und -funktion selbst. Dennoch sind wir unserem Ziel, die breite Palette von Gehirnerkrankungen – sie befallen fast die Hälfte der Weltbevölkerung[2] – zu verstehen, zu heilen oder ihnen vorzubeugen, bislang nicht viel näher gekommen. Daher komme ich zunehmend zu der Überzeugung, dass unser gegenwärtiger Ansatz nicht funktioniert.

Ich behaupte nicht etwa, dieses Problem gelöst und wunderbarerweise den neurowissenschaftlichen Stein der Weisen entdeckt zu haben. Aber ich glaube *tatsächlich*, dass wir (individuell wie auch als Spezies) Gehirngesundheit und Gehirnerkrankungen deutlich stärker beeinflussen können, als uns vielleicht klar ist. Der Unterschied liegt hauptsächlich im Blickwinkel – und, noch wichtiger, in der Entscheidung, *wo* wir eingreifen.

Wie die meisten naturwissenschaftlichen Gebiete verfügen die modernen Neurowissenschaften über eine ständig wachsende Fülle erstaunlicher Untersuchungsmethoden, um Experimente durchzuführen und Informationen zu sammeln. Dadurch können wir immer tiefer in das Innenleben des Gehirns eintauchen und seine Komponenten bis in kleinste Details verstehen. Aber trotz all der Werkzeuge, die mir zur Verfügung stehen, und den zwei Jahrzehnten, die ich nun als (Neuro)Wissenschaftler, Arzt und Performance Coach für Sportler arbeite, bin ich mir nur bei einer einzigen Aussage über das Gehirn völlig sicher: Seine Funktion ist mehr als die Summe seiner Teile.

Wenn wir das Gehirn wirklich verstehen und auf Jahrzehnte hinaus gesund halten wollen, müssen wir unseren Blick nach außen statt nach innen richten. Wenn man das tut, wird ein durchgängiges Thema klar, das allem in diesem Buch zugrunde liegt: *Das Gehirn ist ein Produkt seiner Umwelt.*

Das ist eine gute Nachricht. Wenn unser Gehirn ein Produkt unserer Umwelt ist und wir unsere Umwelt verändern können, dann heißt das, dass Ihre und meine langfristige kognitive Funktion letztlich plastisch, also formbar, ist. Noch besser ist, dass wir durch den Blick nach außen häufig eine Menge widersprüchlicher und oft verwirrender Informationen über das Innenleben des Gehirns umgehen und Anhaltspunkte finden können, die uns zeigen, wo wir bei unserer individuellen Gehirngesundheit am besten ansetzen sollten. Und selbst wenn sich mein Modell der Gehirnfunktion eines Tages als falsch erweisen sollte, bin ich zuversichtlich, dass sich die evidenzbasierten Ansätze, die ich Ihnen vorstelle, nicht so bald ändern werden. Denn es handelt sich um bewährte, seit Jahrzehnten von mir und anderen getestete Methoden, und sie basieren auf biologischen Grundlagen, die zum Teil seit Jahrhunderten bekannt sind.

Wissenschaft in der wirklichen Welt anwenden

Wenn ich sage, dass die Ansätze und Ideen, die ich in diesem Buch vorstelle, bewährt sind, meine ich damit, dass sie auf einer Verbindung von exakter Wissenschaft und Jahren der Praxis aufbauen – eingeschlossen eine Menge an Fehlschlägen, Fortschritten und Lerneffekten. Jeder, der sich professionell mit der menschlichen Gesundheit beschäftigt, braucht ein gutes theoretisches Grundwissen und ein Arbeitsverständnis für Biochemie und Physiologie. Wie gut eine Idee wirklich ist, weiß man jedoch erst dann, wenn man sie in der Praxis umgesetzt hat und sich Erfolg oder Misserfolg zeigt.

Meine ganze Karriere über habe ich meine Zeit teils als Wissenschaftler mit experimenteller Laborforschung verbracht – zurzeit als Associate Professor of Pediatrics and Neuroscience an der University of Washington, wo ich mich mit Gehirngesundheit in Abhängigkeit vom Alter beschäftige; teils als Arzt und Coach mit der Anwendung von Erkenntnissen und Theorien in der viel weniger kontrollierbaren, chaotischen realen Welt.

Während meiner Doktorarbeit habe ich an der Idee festgehalten, dass einfache Veränderungen der Lebensweise großen Einfluss auf die Gesundheit haben können, und startete daher einen Blog und einen Podcast. Ich weiß, heutzutage hat jeder einen eigenen Podcast, aber damals war so etwas noch relativ neu. Ich wollte meinen Zuhörern praktische, evidenzbasierte Ansätze zur Verbesserung ihrer Gesundheit vermitteln, allerdings mit weniger Schlammschlachten und Voreingenommenheit, als es inzwischen immer üblicher wird. Meine Lieblings-Podcastserie war vermutlich »Everybody's right about ...« (sinngemäß »Jeder hat recht mit ...«). Darin griff ich stets ein Ernährungsthema auf und zeigte, dass es mehrere unterschiedliche evidenzbasierte Seiten geben konnte. Der Ausgangspunkt war: Wenn zwei Diskutanten behaupten, etwas sei »gut« oder es sei »schlecht«, können beide Belege präsentieren, die ihre Meinung stützen. Diese Diskussionen sind für einen Profi-Nerd wie mich interessant, für die meisten anderen Menschen jedoch eher verwirrend und frustrierend. Mein Ziel war stets, etwas mehr Klarheit zu schaffen und Menschen zu helfen, durch strittige Gesundheitsthemen ihren eigenen Weg zu finden. Dieser Weg kann bei jedem ein wenig anders aussehen, erlaubt uns aber letztlich, uns bestmöglich um unsere Gesundheit und unser Wohlergehen zu kümmern.

Bald nach meinem Ausflug in die Welt der Wissenschaftskommunikation kam ich mit dem Gründer eines Start-ups in Kontakt, das Sportlern Unterstützung bei ihrer Langzeit Performance bot wie auch bei der Bewältigung chronischer Erkrankungen half. Meine Begeisterung für diese Themen fand so ein neues Ventil, und daher bombardierte ich Ärzte und die Gesundheits-Coaches des Unternehmens täglich mit zahlreichen E-Mails zu Aspekten der Biochemie, Physiologie und Ernährung sowie Gesundheit und Performance im Allgemeinen. Schließlich bot man mir an, als leitender Wissenschaftler im Unternehmen mitzuarbeiten, was in der Rückschau vielleicht nur ein Versuch war, mich davon abzuhalten, sie weiterhin mit E-Mails zu bombardieren.

Während meiner Promotion in Norwegen und meiner ersten Jahre als Wissenschaftler in den USA arbeitete ich weiterhin als Health und Performance Coach. Heute bin ich im Bereich Performance hauptsächlich als »Head Scientist« für ein Unternehmen namens Hintsa Performance tätig, das Formel-1-Fahrern medizinische Dienste sowie Coaching anbietet. Zwar haben sich meine Rollen im Laufe der Zeit verändert – zu meinen Klienten gehören neben einzelnen Sportlern inzwischen auch große Digital-Health-Unternehmen –, doch der Kernbereich meiner Arbeit besteht nach wie vor darin, wissenschaftliche Forschung zu übersetzen und praktisch umzusetzen.

Besonders deutlich erinnere ich mich noch an ein Abendessen mit einem Rennfahrer beim Großen Preis der USA in Austin. Er hatte kurz zuvor eine »Doku« (ein Begriff, den ich in diesem Kontext sehr breit auffasse) über Ernährung gesehen und dazu einige Fragen. Genauer gesagt, eine *ganze Menge* Fragen. Er kreuzte mit einem Block voller Notizen auf und fragte mir in den drei Stunden, in denen wir ein hervorragendes Mahl zu uns nahmen, Löcher in den Bauch. Ich sollte ihm helfen, Fakten von Fiktion zu unterscheiden und herauszufinden, welche Informationen für ihn wichtig waren. Das ist der Kern meiner Arbeit als Coach und Berater: Sportlern bei der Entscheidung zu helfen, ob es sich lohnt, ein neues Nahrungsergänzungsmittel oder ein neues technisches Hilfsmittel in ihren Alltag einzubauen, wie auch mit Unternehmen bei der Entwicklung von Konzepten für die Gesundheitsversorgung zusammenzuarbeiten, die für sehr viele Menschen wichtig sind.

Ich war daher in den letzten zwei Jahrzehnten in allem tätig, was die große Rubrik »Coaching« hergibt. Bei meinen »eigenen« Sportlern hieß dies, Trainingspläne aufzustellen, das Training zu leiten und nach den Work-outs Proteinshakes zuzubereiten. Als Health Coach für Menschen mit chronischen Erkrankungen habe ich Ernährungs- und Schlafpläne entworfen und eine riesige Fülle komplexer Gesundheitsdaten aus Labortests und von Wearables, kleinen Computersystemen, die direkt am Körper getragen werden, ausgewertet. (Dabei ignorierte ich Daten minderer Qualität und Selbsttests, wie sie Menschen, die um ihre Gesundheit besorgt sind, häufig aufgeschwatzt werden.) In der Welt des Profisports, in der Sekundenbruchteile buchstäblich Millionen von Dollar ausmachen können, war ich als Performance-Berater für die Optimierung von Ernährung, Lebensweise und den etwaigen Einsatz von Nahrungsergänzungsmitteln verantwortlich. Meist war ich dabei Teil eines (manchmal sehr großen) Teams. Aber stets musste ich meinen Worten Taten folgen lassen und Verantwortung übernehmen, wenn mein Plan nicht aufging. Und immer wenn das geschah, musste ich umdenken und meinen Horizont erweitern, um diese neuen Informationsschnipsel zu berücksichtigen.

Derartige Erfahrungen haben viele Wissenschaftler nie gemacht. Ich habe einen verschlungenen Kurs durch etliche mögliche Berufswege genommen, und meine Karriere machte daher deutlich langsamer Fortschritte. Wenn Leute meinen Lebenslauf lesen, erklären sie mir bis heute als Erstes, er sei »eklektisch«.

Am meisten habe ich meines Erachtens jedoch immer dann gelernt, wenn ich wissenschaftliche Erkenntnisse ganz praktisch auf das Leben realer Menschen anwende. So stolz ich auch auf meine formalen akademischen Leistungen bin, so ist es letztlich doch die Erfahrung zu scheitern, zu lernen und Probleme zu lösen, die die Geschichten und Ideen in diesem Buch prägt. All diese Erfahrungen haben mir geholfen, eine ganze Menge an Theorie und Wissenschaft in eine zentrale, übergreifende Idee zu verwandeln, die uns sagt, wie wir über die komplexen Grundlagen der Gehirnfunktion nachdenken können und die gleichzeitig einfach genug ist, um die Gehirnfunktion in positiver und praktischer Weise zu modulieren.

In Teil I von *Wach im Kopf!* stütze ich mich stark auf meine Erfahrungen als Neurowissenschaftler. Sie spiegeln die Erkenntnisse aus Jahrzehnten von Laborexperimenten und Datenanalysen wider. Ich erzähle Ihnen etwas über die Geschichte, die hinter unserem Bild vom Gehirn steckt, und erkläre, warum uns dieses Bild im Weg steht.

Dabei geht es um die Schattenseiten des Versuchs, das Gehirn in seine Einzelteile zu zerlegen, und um Annahmen, die in der Vergangenheit gemacht wurden, um eine einfache Geschichte über kognitiven Abbau zu erzählen, die aber nicht zu den Daten passt. Anschließend komme ich auf mein Lieblingsforschungsgebiet zu sprechen, dessen Ergebnisse zeigen, wie viel das Gehirn leisten kann, wenn wir unseren Blickwinkel erweitern und traditionelle neurowissenschaftliche Denkweisen über Bord werfen.

In Teil II skizziere ich all die wichtigen modifizierbaren Umweltkomponenten, die zur Gehirngesundheit und zur kognitiven Funktion beitragen. Teil II basiert ebenfalls auf neuesten wissenschaftlichen Erkenntnissen, speist sich aber auch stark aus meinen Erfahrungen als Coach in der Sportwelt. Dort unterstütze ich Menschen bei den vielen Entscheidungen, vor denen sie Tag für Tag stehen, wenn sie verschiedene Möglichkeiten zur Verbesserung von Gesundheit und Performance abwägen müssen. In diesem Teil mache ich einfache, aber effektive Vorschläge, die Ihnen helfen, Ihre Gehirngesundheit und -funktion auf kurze wie auf lange Sicht zu fördern; dabei geht es um das Erlernen von Fertigkeiten, um Schlaf, Bewegung und Ernährung.

In Teil III zoome ich heraus, um Ihnen zu zeigen, wie die Komponenten von Teil II zusammenpassen und im Rahmen meines Modells für Gehirngesundheit und -funktion ineinandergreifen. Dabei mache ich mir einige der Problemlösungsansätze zunutze, die ich als Arzt im Praktikum bei der Arbeit mit Technikern gelernt habe. Dieses Modell liefert die nötigen Grundlagen, um zu verstehen, wie sich Fokus und Lernen auf alltäglicher Basis verbessern lassen – und hilft uns auch beim Umgang mit unserem alternden Gehirn. Wenn wir uns klarmachen, dass das Gehirn viel mehr ist als die Summe seiner Teile und sich nur als Produkt seiner Umwelt verstehen lässt, können Sie daraus das nötige Wissen mitnehmen, um Ihr Gehirn auf Jahrzehnte hinaus zukunftssicher zu machen.

Teil I

KANN EIN NEURO-WISSENSCHAFTLER DAS GEHIRN VERSTEHEN?

Kapitel 1

Erster Reality-Check eines angehenden Neurowissenschaftlers

Ich kann mich noch lebhaft an das erste Mal erinnern, als ich mich gezwungen sah, meine Arbeit in den Neurowissenschaften völlig neu zu bewerten. Das war gut zehn Jahre nach dem warnenden Satz meines Vaters, stets daran zu denken, wie wenig wir doch eigentlich wissen. Zwischen diesen Punkten lag eine Reise, die geprägt war von recht viel Glück und Unentschlossenheit, aber auch von einer ständig wachsenden Neugier, wie sich die menschliche Gesundheit verstehen und beeinflussen lässt.

Ich arbeitete seit neun Monaten als Doktorand, als ich im Sommer 2014 eine wissenschaftliche Konferenz besuchte, an der einige der größten Koryphäen auf meinem neuen Gebiet teilnahmen. Zwar hatte ich in mindestens zwei anderen Karrieren (Medizin und *Athletic Performance Coaching*) bereits einige Erfahrungen gesammelt, doch wusste ich nur sehr wenig über topaktuelle Neurowissenschaften.

Am ersten Tag der Konferenz hörte ich einen Vortrag, der Bezug auf einen wissenschaftlichen Artikel mit dem griffigen Titel »1 026 experimentelle Behandlungen bei akutem Schlaganfall« nahm.[1] Im Kern sagt der Artikel folgendes: Damals, als er verfasst wurde (vor rund 20 Jahren), gab es mehr als tausend Behandlungen, die eine durch Schlaganfall verursachte Schädigung dramatisch verringern konnten. Jedenfalls bei Ratten. Aber keine dieser Therapien mit Ausnahme der Thrombolyse (Auflösung von Blutgerinnseln), die seit den 1950er-Jahren beim Menschen eingesetzt wird, hat zu besseren Ergebnissen bei menschlichen Schlaganfallpatienten geführt.

Noch Tage später ging mir diese Studie durch den Kopf. Wenn Jahrzehnte der Forschung und Milliarden Dollar in die Suche nach besseren Schlaganfallbehandlungen investiert worden waren und buchstäblich so gut wie nichts, was im Labor funktionierte, auch bei Menschen funktionierte, warum in aller Welt glaubten wir dann, die nächsten zehn Jahre und die nächsten Milliarden Dollar würden zu einem anderen Ergebnis führen?

Leider gilt dies nicht nur für Schlaganfälle. Was die allermeisten Hirnverletzungen oder neurodegenerativen Erkrankungen betrifft, liegen die letzten großen medizinischen Durchbrüche bei der Behandlung mehrere Jahrzehnte zurück. Oder es hat, wie im Fall von altersbedingtem kognitiven Abbau und Demenzformen wie der Alzheimer-Krankheit, bislang noch gar keinen Durchbruch gegeben. Ich konnte mich des Gefühls nicht erwehren, dass unsere Art und Weise, wie wir das Gehirn erforschen, um es behandeln und unterstützen zu können, etwas vermissen ließ. Und seitdem gibt es *eine* Frage, über die ich ständig nachgedacht habe, während ich meine Karriere als Professor und Neurowissenschaftler aufbaute.

Was wäre, wenn unsere Vorstellungen vom Gehirn völlig falsch sind?

Der aktuelle Zustand des Gehirns

Bevor wir uns näher mit ein wenig Neurowissenschaft beschäftigen, um zu verstehen, was wir über das Gehirn wissen oder nicht wissen, und was das für unser eigenes Gehirn bedeutet, ist es meiner Meinung nach sinnvoll, erst einmal über Gehirngesundheit zu sprechen. Denn letztlich ist sie es, die wir alle verbessern möchten.

Einfach gesagt, *ist ein gesundes Gehirn ein Gehirn, das die (kognitiven) Funktionen zu dem Zeitpunkt erfüllt, an dem Sie sie erfüllen wollen.*

Offensichtlich muss meine simple Definition von Gehirngesundheit im Rahmen unserer persönlichen Lebenserfahrungen angewandt werden. Ein Beispiel: So schön ich es fände, wenn mein Gehirn mir plötzlich erlauben würde, die Tanzfläche mit atemberaubenden Breakdance-Figuren leer zu fegen, wird dies nicht geschehen. Jeder, der mir schon einmal dabei zugesehen hat, wie ich in einer Disco nach einem neurowissenschaftlichen Kongress gezeigt habe, was ich draufhabe, kann das zweifellos bestätigen. Aber als jemand, der in vielen Ländern gelebt und gearbeitet hat, kann ich vernünftigerweise von meinem Gehirn erwarten, eine der Fremdsprachen, die ich gelernt habe, selbst dann zu verstehen und zu sprechen, wenn ich unter Stress stehe oder nicht gut geschlafen habe.

Gehirngesundheit ist eine sehr persönliche Sache. Das, was ich mir von meinem Gehirn wünsche, kann sich daher stark von dem unterscheiden, was Sie sich von Ihrem Gehirn wünschen, vor allem, wenn wir älter werden. Natürlich gibt es Funktionen, von denen wir alle uns wünschen, dass unser Gehirn sie erfüllt: sich an tagtägliche Ereignisse und Gespräche zu erinnern, sich auf bestimmte Aufgaben zu konzentrieren, die für uns wichtig sind, ein breites Spektrum von Informationen zu verarbeiten und Entscheidungen besonnen und angemessen rasch zu treffen. Zum Glück unterstützen die Faktoren, die uns helfen, unsere individuellen Ziele im Hinblick auf Gehirngesundheit und Kognition zu erreichen, auch diese allgemeineren Komponenten unserer Gehirnfunktion.

Ein letztes Element meiner Definition eines gesunden Gehirns ist entscheidend wichtig – der Zeitfaktor. Jenseits der augenblicklichen Unterstützung unserer kognitiven Funktion sollte ein gesundes Gehirn meines Erachtens so *zukunftssicher* sein wie möglich. Das heißt, wir sollten die Auswirkungen des Alterns auf das Gehirn minimieren und sicherstellen, dass wir in der Lage sind, in unbekannten Situationen, die die kommenden Jahrzehnte mit sich bringen werden, adäquat zu funktionieren und uns anzupassen. Leider ist das zumindest im Augenblick nicht unbedingt die Zukunft, die unser Gehirn erwarten kann.

Zweifellos befinden wir uns als Gesellschaft offenbar an einem kritischen Punkt, was unsere kollektive psychische und kognitive Gesundheit angeht. Wohin wir auch schauen, hat es den Anschein, als gerate unser Gehirn zunehmend unter Druck. Die schiere Menge an Information, die wir verarbeiten sollen – undenkbar für frühere Generationen –, wächst weiter an, und wir verzetteln uns, indem wir viel häufiger von einer kognitiven Aufgabe zur nächsten springen als noch vor 20 Jahren.[2] Frauen der Generationen, die mit Smartphones und Social Media als Teil ihres Alltags aufwuchsen, nehmen mehr verschreibungspflichtige Antidepressiva, und Männer haben ein höheres Risiko, durch Selbsttötung zu sterben, als in früheren Generationen.[3] Gleichzeitig erklärt einer von neun amerikanischen Erwachsenen über 45 Jahren, seine kognitive Funktion verschlechtere sich, und mehr als einer von zehn Erwachsenen über 65 Jahren leidet an Demenz.[4] Zudem wird erwartet, dass sich die Häufigkeit von Demenz in den nächsten 15 bis 20 Jahren weltweit verdoppelt, wenn nicht gar verdreifacht und bis 2040 in den meisten Ländern mit hohem Bruttosozialprodukt zur häufigsten oder zweithäufigsten Todesursache wird.[5]

Puh. Tief Luft holen.

Wenn man sich solche Statistiken ansieht, überrascht es nicht, dass das Grundgefühl Hilflosigkeit ist. Angesichts dieses kollektiven Gefühls der Überforderung geben wir dem Ganzen dann den Anstrich des Unausweichlichen. Wir können nichts tun, um Zustand oder Verlauf unserer Gehirngesundheit zu ändern, und dieser Verfall ist unabwendbar. Und während nicht all diese Probleme einfach zu lösen sind und wir nie so tun sollten, als sei dies der Fall, gibt es viele Befunde, die dafürsprechen, dass diese Zahlen kein Grund zur Verzweiflung sein müssen, sondern ein Aufruf sein könnten, aktiv zu werden.

Vielleicht weil wir glauben, dass wir nichts tun können, um die Lage zu ändern, scheint es so, als erhalte das Gehirn oft nicht die nötige Aufmerksamkeit. Selbst diejenigen, die Bücher über Gesundheit lesen, konzentrieren sich meist auf ihr Äußeres, und zwar größtenteils auf Regionen unterhalb des Halses. Das liegt zum Teil daran, dass man uns beigebracht hat zu glauben, dass das, was wir im Spiegel sehen, ein direkter Ausdruck unserer allgemeinen Gesundheit ist (was oft nicht stimmt), und zum Teil aber auch daran, dass das Gehirn ein Rätsel bleibt – seine Fertigkeiten und seine Funktionalität sind schwer zu entschlüsseln und zu messen.

Die Story, wie unser Gehirn funktioniert (oder nicht), während es altert, ist uns allen vertraut. Zu Beginn unseres Lebens erscheint unser kognitives Potenzial grenzenlos. Wir staunen über die Begabung von Kindern, Sprachen zu lernen, und über die bemerkenswerte Fähigkeit des adoleszenten Gehirns, anscheinend mühelos ein ständig wachsendes Volumen komplexer moderner Technologie zu meistern. Wenn Sie auf Ihr eigenes junges Gehirn zurückschauen, werden Sie sich sicher gern an eine Zeit erinnern, als Sie mit einer schnellen Auffassungsgabe und sofortigem Abruf gesegnet waren. Damals waren Sie wie die junge Eule aus dem Vorwort – sofort in der Lage, sich an die seltsame neue Welt anzupassen, die Sie durch Ihre Prismengläser sahen.

Wenn Sie aber rasch zur Gegenwart vorspulen, erscheint es Ihnen vielleicht so, als könnten Sie nicht mehr so leicht lernen oder sich konzentrieren wie früher, und alles »da oben« müsse viel härter erkämpft werden. Es kann sogar den Anschein haben, als liege eine endlose, unaufhaltsame, gnadenlose Straße Richtung kognitiver Abbau und Demenz vor Ihnen. Und wenn Sie sich die Zeit nehmen, zu überlegen, was Sie tun können, geht es gewöhnlich um die Sorge, die Lage zu verschlimmern – jedes Mal, wenn Sie schlecht geschlafen oder ein paar Cocktails zu viel getrunken haben, sterben wieder Hirnzellen ab (Abbildung 1).

Es erstaunt und frustriert mich zu wissen, dass das erste Viertel des 21. Jahrhunderts hinter uns liegt und wir noch immer an einer

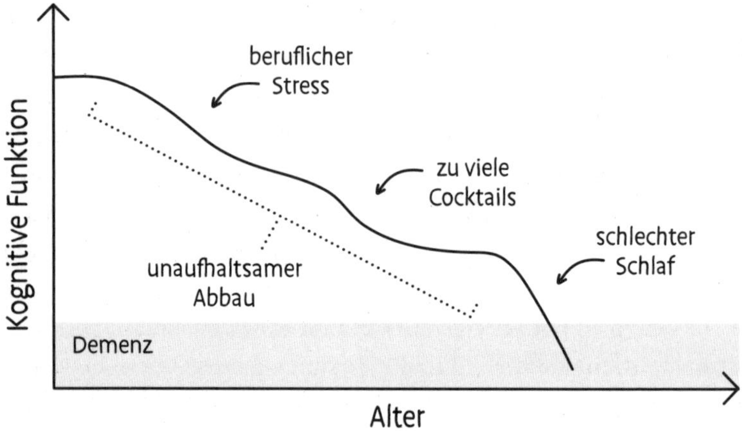

ABBILDUNG 1. Wie wir uns die Veränderung der Gehirnfunktion mit zunehmendem Alter vorstellen.

fixen (und ein wenig morbiden) Vorstellung davon festhalten, wie sich unsere Gehirnfunktion im Laufe der Zeit verändern wird. Ich spreche fast täglich mit Wissenschaftlern, Ärztinnen, Wissenschaftsjournalistinnen, Klienten und Vertretern der Öffentlichkeit, die glauben, wir besäßen kaum Kontrolle über unsere kognitiven Fähigkeiten, erst recht nicht im späteren Leben. Aber was, wenn ich Ihnen sage, dass diese Geschichte nicht wahr ist? Die Wahrheit ist: Auch wenn kognitive Funktionen tatsächlich die Tendenz zeigen, mit steigendem Alter abzunehmen, und sich der Alterungsprozess nicht vollständig aufhalten lässt, kann sich unser Gehirn in fast jedem Alter anpassen und verbessern, solange wir ihm die nötigen Werkzeuge und eine geeignete Umwelt bieten.

Wenn wir das hohe – aber dennoch erreichbare – Ziel haben, ein zukunftssicheres Gehirn zu entwickeln und instand zu halten, brauchen wir allerdings eine Strategie. Meine persönliche Strategie besteht im Aufbau von *Headroom*, wie der Ökonom Art De Vany es nennt. Einfach gesagt, ist Headroom die Gesamtmenge an Funktion, über die wir verfügen, wenn wir sie wirklich brauchen. Ein Puffer, auf den wir uns stützen, um dem Alterungsprozess zu widerstehen.

Nehmen wir zum Beispiel Körperkraft. An einem beliebigen Tag müssen die meisten von uns vielleicht 5–10 Kilogramm in jeder Hand tragen, um Lebensmitteleinkäufe aus dem Auto ins Haus zu transportieren. Aber wenn ein Gesamtgewicht von 10 Kilogramm das Maximum ist, das Sie überhaupt tragen, wird es zum Problem, mehr zu heben, wenn eine Freundin Sie bittet, ihr beim Umsetzen von ein paar Möbeln zu helfen. Bestenfalls wird es Ihnen wirklich schwerfallen, schlimmstenfalls ziehen Sie sich einen Hexenschuss oder Ähnliches zu. Aber vielleicht beginnen Sie nach der Lektüre dieses Buches damit, in einem Fitnessstudio Gewichte zu stemmen, und trainieren so lange, bis Sie 50 Kilogramm vom Boden liften können (in guter Form, natürlich). Kaum überraschend fühlt sich der Lebensmitteleinkauf jetzt leichter an, und es macht Ihnen keine Probleme mehr, derselben Freundin beim Verrücken der Möbel zu helfen.

Diese Differenz zwischen der Funktion, die man tagtäglich braucht, und dem Maximum dessen, was man tatsächlich leisten kann, ist unser Headroom. Durch den Aufbau von Headroom können wir auch dann besser funktionieren, wenn wir gestresst sind oder unter Schlafmangel leiden, wie es zwangsläufig immer wieder einmal vorkommt. Und selbst wenn wir später im Lauf des Lebens ein wenig an Funktion verlieren, bleibt uns mehr Kapazität, weil wir von Anfang an einen größeren Puffer hatten.

Was das Gehirn betrifft, so gibt es mehrere wissenschaftliche Konzepte, die in meinen Augen eine übergreifende Idee eines kognitiven Headrooms bilden. Dazu gehören kognitive Reserve, Hirnreserve (auch als Gehirnpflege bezeichnet) und kognitive Resilienz.[6] Kognitive Reserve ist ein Maß für die Gesamtheit unserer kognitiven Kapazität – wie gut unser Gehirn funktioniert, wenn es sein Bestes leistet. Sie besagt, wie viel Funktion wir verlieren können, während wir älter werden, bevor wir unter deutlich erkennbaren kognitiven Problemen leiden oder eine Demenzdiagnose erhalten. Hinter Hirnreserve steht dieselbe Idee, doch der Begriff bezieht sich stärker auf die Struktur des Gehirns und die Menge der Hirnmasse im Schädel – gewöhnlich je mehr, desto besser, und wir wollen, während wir altern, so viel Hirnsubstanz konservieren wie möglich. Als kognitive Resilienz bezeichnet man die Fähigkeit des Gehirns, die Schädigungen, die sich im Laufe der Zeit ansammeln, ohne Funktionsverlust zu kompensieren.

Manche Fachleute vergleichen die kognitive Reserve mit der Software des Gehirns – der Qualität des Computerprogramms, das unser Gehirn abzuspulen versucht.[7] Die Hirnreserve ist die Hardware. Die kognitive Resilienz ist die Redundanz unseres Computersystems – die zusätzlichen Platinen und Festplatten, die der Software erlauben, selbst dann zu laufen, wenn die Hardware in die Jahre kommt, nicht mehr voll funktionsfähig ist und »einrostet«. All dies sind eigenständige theoretische Eigenschaften des Gehirns, und sie können individuell sehr unterschiedlich stark ausgeprägt sein[8], doch sie alle tragen zur größeren Idee des Headrooms bei – eines übergreifenden neurobiologischen Puffers, der den natürlichen Alterungsprozessen entgegenwirkt und dem Gehirn erlaubt, sich anzupassen und so lange wie möglich seine optimale kognitive Funktion aufrechtzuerhalten.

Einer der Hauptgründe, warum ich denke, dass wir zahlreiche Konzepte von Reserve und Resilienz auf die Vorstellung vom Headroom herunterbrechen können, ist, dass die Lebensstilfaktoren, die eine von beiden verbessern, oft auch die andere verbessern. So werden Sie beispielsweise in Teil II sehen, dass kognitive und körperliche Aktivitäten sowohl Hirnstruktur und -funktion (kognitive Reserve und Hirnreserve) verbessern als auch die Resilienz erhöhen. Während ein Wissenschaftler also verschiedene Eigenschaften des Gehirns misst und sie Resilienz oder Reserve nennt, müssen wir im

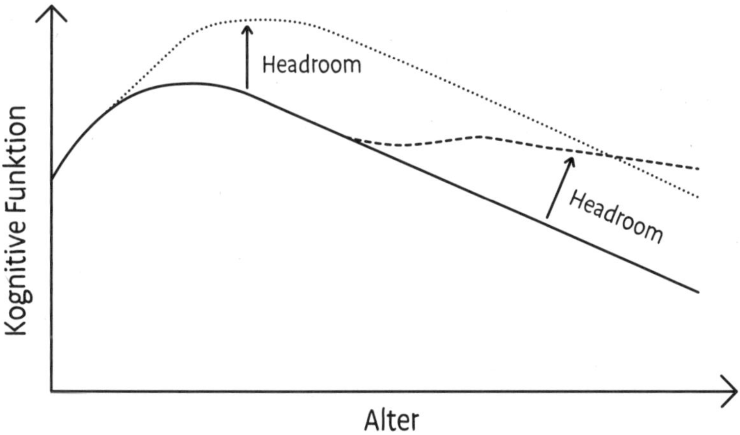

ABBILDUNG 2. Die vielen Pfade der Gehirnfunktion. Auf welcher Bahn wir uns auch gerade befinden und wie alt wir auch gerade sind: Das Gehirn ist in der Lage, seine Funktion zu verbessern und die Rate der negativen Veränderung im Laufe der Zeit zu verlangsamen. Das geschieht durch den Aufbau von Headroom, etwa durch kognitive Aktivität (frühkindliche Erziehung ist eine Möglichkeit, in jüngeren Jahren Headroom aufzubauen) oder körperliche Aktivität (die die kognitive Funktion verbessert und den Abbau selbst im höheren Alter verzögert).

Hinblick auf das, worum es uns wirklich geht – nämlich dass unser »Hirn-Computer« anspringt und rasch und effizient arbeitet –, sicherstellen, dass wir das System mit den richtigen Inputs füttern. Und diese Aufgabe wiederum erfordert einen dritten Baustein für unseren Headroom, nämlich *Entschlossenheit*. Wir müssen die Vorstellung, wonach Alter kognitiven Abbau bedeutet, abschütteln und unser Leben lang Gewohnheiten pflegen, die Resilienz und Reserve fördern.

Tatsächlich ist signifikanter kognitiver Verfall nicht unausweichlich, und jede/jeder von uns kann den eigenen Headroom – Gehirngesundheit und kognitive Funktion – durch Dinge dramatisch verbessern, die einfach sind und Spaß machen. Am wichtigsten ist, sich klarzumachen: Es ist nie zu spät, damit anzufangen (Abbildung 2). Es kostet jedoch eine Menge Arbeit, diesen Hirnpuffer zu entwickeln. Und das liegt zum Teil daran, dass die Vorstellung, das alternde Gehirn verliere nach und nach all seine Fähigkeiten, seit mehr als einem Jahrhundert tief in unserem Bewusstsein verwurzelt ist.

Menschen haben kein Verfallsdatum

Angesichts der ständig wachsenden Unsicherheit, was die zukünftige Funktionsfähigkeit unseres Gehirns betrifft, ist es heute wichtiger denn je zu verstehen, wie wir unsere Gehirngesundheit und -kognition verbessern und stützen können. Unsere Umwelt und unsere Lebensführung haben sich so rasch verändert, dass unser Gehirn und unsere Physiologie manchmal Mühe haben, Schritt zu halten. Infolgedessen unterscheiden sich die Lebensweise, für die sich unser Gehirn im Lauf der Evolution entwickelt hat, und unsere gegenwärtige Lebensweise dramatisch. Biologen sprechen in diesem Zusammenhang von *Mismatch*, und diese »fehlende Passung« ist die Ursache für viele aktuelle Probleme unseres Gehirns.

Eines der besten Beispiele für ein solches Mismatch ist der Ruhestand. Seit dem Römischen Reich haben viele Zivilisationen Rentensysteme entwickelt, um ehemalige Militärangehörige zu unterstützen,[9] doch erst seit Ende des 19. Jahrhunderts ist der Ruhestand zu einem durchgängigen Merkmal des Arbeitslebens geworden. Der weltweit renommierte Arzt Sir William Osler gilt als derjenige, der den Ruhestand Anfang des 20. Jahrhunderts gesellschaftlich akzeptabel machte.[10] Osler war bis zu seinem Tod 1919 Professor für Medizin an der Oxford University, und viele meiner Erinnerungen an das Medizinstudium sind mit Oslers Namen verknüpft. Osler House ist ein real existierendes Gebäude speziell für Medizinstudentinnen und -studenten in Oxford, und das ist auch der Name einer Gesellschaft, die studentische Aktivitäten außerhalb des Curriculums organisiert. Ich spielte für den Osler House Football Club wie auch für den Osler House Rugby Club und war Headcoach des Osler House Boat Club. Da ich eine solche Verbindung zu Osler habe, fühle ich mich zumindest ein wenig berechtigt, ihm eine Mitschuld an einer der *schlechtesten* Ideen in die Schuhe zu schieben, die ein menschliches Gehirn jemals ausgebrütet hat.

Im Jahr 1905 hielt Osler vor seinem Weggang nach Oxford eine Abschiedsrede an der Johns Hopkins University, wo er meinte, Arbeiter seien, wenn sie die Sechzig überschritten hätten, »nutzlos« und sollten in den Ruhestand versetzt werden. Auch wenn es um die Gesundheit eines durchschnittlichen sechzigjährigen Industriearbeiters im Jahr 1905 wahrscheinlich nicht zum Besten stand (die mittlere Lebenserwartung in den USA lag damals bei rund fünfzig Jahren),[11] hat sich diese Vorstellung so tief ins allgemeine gesellschaftliche Gedächtnis gegraben, dass wir noch mehr als ein Jahrhundert später daran glauben. Aber selbst wenn wir denken, dass wir nach einem langen Berufsleben eine Pause verdienen, war evolutionär niemals vorgesehen, dass der menschliche Körper und der menschliche Geist in den Ruhestand gehen. Das heißt nicht, dass wir für immer arbeiten sollen – es gibt eine Menge anderer fantastischer Dinge, mit denen sich unser Gehirn beschäftigen kann. Die Vorstellung, dass ältere Menschen nutzlos sind, widerspricht unserer Evolutionsgeschichte jedoch diametral.

Menschen gehören zu den wenigen Arten, die nach ihrer Fortpflanzungsphase noch mehrere Jahrzehnte weiterleben. Lange hielt man das für eine Laune der Natur, doch Studien über weniger industrialisierte Populationen zeigen, dass ältere Mitglieder der Gesellschaft bis zu ihrem Tod in ihren Siebzigern oder Achtzigern eine höchst aktive Rolle spielen – und im Allgemeinen sehr gesund sind.[12] Höchstwahrscheinlich selektierte die Evolution tatsächlich für Gene, die ein langes Leben fördern, denn gesunde Großeltern können Kinder, Enkel und Gemeinschaft als Lehrer und Versorger im weiteren Sinne unterstützen. So analysierte ein Wissenschaftlerteam der Harvard University Daten von modernen Jäger-und-Sammler-Gruppen und stellte fest, dass Großeltern mindestens so aktiv waren wie Eltern und oft mehrere Stunden pro Tag mit Jagen und Sammeln verbrachten. Tatsächlich waren ältere Erwachsene in ihren Siebzigern und Achtzigern in diesen Gesellschaften körperlich noch immer dreimal so aktiv wie der durchschnittliche amerikanische Erwachsene *gleich welchen* Alters.[13]

Wenn wir dann einen Körper und ein Gehirn, das von der Evolution darauf ausgerichtet ist, mindestens acht oder neun Jahrzehnte höchst aktiv zu sein, in der modernen (Arbeits)Welt platzieren, stoßen wir auf ein Problem. Unsere Biologie *erwartet* Aktivität – eine Beschäftigung von Körper und Geist mit den Menschen und der Umgebung um uns herum –, als Signal, Gesundheit und Funktion aufrechtzuerhalten. Wenn wir diese Aktivität stoppen (Ruhestand), nimmt die Funktion dementsprechend ab. Der Verlust kognitiver und sozialer Reize aus dem Arbeitsumfeld ist wahrscheinlich der Grund dafür, dass der Eintritt in den Ruhestand den kognitiven Abbau oft beschleunigt.[14]

Neben dem Ruhestand finden sich in vielen Aspekten des täglichen Lebens Mismatches; das reicht von Ernährung und körperlicher Aktivität über Schlaf und soziales Miteinander bis zum Umgang mit moderner Technologie. Trotz alledem gibt es guten Grund zur Hoffnung. Wie zahlreiche Forschungsergebnisse, darunter meine eigenen, zeigen, können einfache Veränderungen des täglichen Lebens erfolgreich dazu beitragen, diese Mismatches zu verringern. Zu den Folgewirkungen solcher Veränderungen gehören ein vermindertes Demenzrisiko – in manchen Fällen kann Demenz sogar vollständig verhindert werden – wie auch eine Verbesserung, was Fokus, kognitive Funktion und Stimmung betrifft.

Dazu müssen wir jedoch Oslers Narrativ über den unvermeidlichen Abstieg in die Nutzlosigkeit, der mit dem Älterwerden einhergeht, umschreiben. Denn *eine* große Triebkraft für einen kognitiven Abbau sind offenbar unsere eigenen Erwartungen. Im Laufe der Zeit erwarten wir immer weniger von uns, denn wir halten unser alterndes Gehirn nicht mehr für leistungsfähig. Daher nutzen wir unser Gehirn weniger oder überlassen schwierige Aufgaben der Technik oder anderen Menschen. Da wir unser Gehirn weniger nutzen, nimmt seine Kapazität ab. Warum sollte der Körper auch Energie und Ressourcen in ein Organ investieren, das nicht gebraucht wird? Daher beginnt die kognitive Funktion zu schwinden, und der Zyklus des Rückgangs beginnt. Mit dem Gehirn verhält es sich jedoch genau so wie mit einem Muskel: Je mehr wir es trainieren, desto stärker wird es und desto besser funktioniert es. Verändern wir die Erwartungen, die wir an unser Gehirn haben, schaffen wir die Vorrausetzungen dafür, dass es langfristig gesund und glücklich bleibt.

Ich erwarte nicht, dass Sie mir all das so einfach glauben. Wie die meisten Leute werden Sie vermutlich gedacht haben – vielleicht sogar gerade eben –, dass Ihr Gehirn nicht so gut funktioniert wie früher, dass Sie »zu alt« für eine bestimmte Aktivität sind oder dass Sie einfach nicht mehr so leicht lernen oder Informationen aufnehmen können wie in jüngeren Jahren. Diese Aussagen mögen *im Augenblick* durchaus zutreffen, aber so muss es nicht bleiben. Tatsächlich kann jeder Mensch seine Gehirngesundheit verbessern, ganz gleich, wie alt er oder sie ist.

An dieser Stelle fragen Sie sich vielleicht, wo es hakt. Wenn die Probleme mit unserer kognitiven Funktion ständig wachsen, es jedoch eine beträchtliche Menge an Befunden gibt, die dafürsprechen, dass dies nicht der Fall sein muss, warum sind wir uns dessen nicht stärker bewusst? Daran sind meines Erachtens leider zum Teil die Ansätze schuld, mit denen Wissenschaftler das Gehirn in den letzten Jahrzehnten untersucht haben, wie auch die Schwierigkeiten, die uns begegnen, wenn wir versuchen, unser Gehirn in all seiner komplexen, einzigartigen und leicht unberechenbaren Pracht zu verstehen.

Kapitel 2

Wie untersuchen Neurowissenschaftler das Gehirn?

Wenn dieses Buch verspricht, die kognitive Funktion zu verbessern und das Langzeitrisiko für Demenz zu senken, ist die erste Frage, die wir stellen müssen: »Was wissen wir *wirklich* über die Funktionsweise des Gehirns?«

Und die kurze Antwort auf diese Frage lautet: nicht besonders viel. Fairerweise muss man sagen, dass es *äußerst schwierig* ist, das Gehirn zu erforschen und zu verstehen. Auch wenn für die kommenden Jahrzehnte bedeutende Fortschritte zu erwarten sind – beschleunigt durch Fortschritte in Computertechnik und KI –, werden wir das menschliche Gehirn und seine Geheimnisse höchstwahrscheinlich niemals vollständig verstehen.

Während ich diese Zeilen schreibe, haben Wissenschaftler gerade einmal das Gehirn einer Fliege vollständig kartiert und sind nun dabei, eine Vorstellung davon zu gewinnen, wie viele hundert Zelltypen ein Nagerhirn enthält.[1] Ein umfangreiches aktuelles Projekt unter Leitung des Allen Brain Institute in Seattle, Princeton und Baylor, an dem mehr als hundert Wissenschaftler beteiligt sind und das mehr als 100 Millionen Dollar kostet, hat sämtliche Verbindungen in einem einzigen, winzigen Teil – etwa 0,2 Prozent – des Mäusehirns vollständig kartiert. Diese Hirnkarte umfasst mehr als 200 000 Zellen und 0,5 Milliarden Verbindungen zwischen diesen Zellen – die Daten erfordern 2 000 000 Gigabyte Speicherplatz.[2] Diese Vorgehensweise maßstäblich auf das gesamte menschliche, tausendmal größere und viel komplexere Gehirn zu übertragen, ist gegenwärtig unvorstellbar. Und dabei geht es nur um die Kartierung der Hirnzellen; darüber, was diese Zellen tatsächlich *tun*, wird nichts ausgesagt.

Ein berühmtes Gedicht des Physikers Emerson Pugh drückt diese Situation so aus:

> Wenn das menschliche Gehirn so einfach wäre,
> dass wir es verstehen könnten,
> dann wären wir so einfach,
> dass wir es nicht verstehen würden.

Mit anderen Worten ist das menschliche Gehirn seinem Wesen nach so komplex, dass selbst ein so komplexes Organ sich nicht vollständig verstehen kann.[3] Die schiere Größenordnung des Versuchs, das Gehirn zu verstehen, ist meines Erachtens der wichtigste Grund für die große Lücke, die zwischen unseren Erwartungen an unser Gehirn und unseren Fähigkeiten, unsere kognitive Funktion mit zunehmendem Alter zu beeinflussen, klafft. Vieles lässt sich auf den Ansatz zurückführen, den Wissenschaftler traditionellerweise bei der Erforschung des Gehirns verfolgt haben. Wenngleich in vielerlei Hinsicht wichtig, hat er uns auf die Untersuchung von Zellen und Proteinen beschränkt, dabei aber außer Acht gelassen, welch fantastische Dinge passieren, wenn ein Gehirn in einer fordernden und fördernden Umwelt arbeitet.

Reduktionismus

Um der ungeheuren Komplexität der menschlichen Biologie und Gesundheit etwas entgegenzusetzen, haben wir uns zunehmend darauf konzentriert, einzelne Komponenten des Systems zu isolieren, um das Ganze zu verstehen. Diesen Ansatz bezeichnet man als

»Reduktionismus«, und er ist in den Naturwissenschaften weit verbreitet, von der Physik bis zu den Neurowissenschaften. Im Labor isolieren, hemmen oder entfernen wir einzelne Komponenten eines biochemischen Reaktionswegs oder der Maschinerie einer Zelle und schauen uns an, was passiert. Und da man so etwas nicht einfach beim Menschen machen kann, experimentieren wir mit Tieren wie Nagern oder Würmern. Aber auch wenn wir diesem Ansatz eine Menge wertvoller Informationen verdanken, ist die Erfolgsquote, wenn es um die Verbesserung der menschlichen Gesundheit geht, unglaublich niedrig.

Während meiner Doktorarbeit untersuchte ich Abkühlung (Hypothermie) als Behandlung für Neugeborene mit einer Hirnschädigung, die als hypoxisch-ischämische Enzephalopathie (HIE) bezeichnet wird. Zu einer HIE kommt es, wenn das Gehirn des Neugeborenen durch Probleme bei der Geburt zu wenig durchblutet und folglich mit zu wenig Sauerstoff versorgt wird. Manchmal wissen wir, warum so etwas passiert – zum Beispiel, wenn sich die Nabelschnur um den Hals des Babys gelegt hat –, aber in der Regel kennen wir die Ursache nicht genau. Nach der Geburt werden diese Babys sofort drei Tage lang gekühlt, das heißt, ihre Körpertemperatur wird gesenkt; das erhöht die Wahrscheinlichkeit, dass sie ohne signifikante Behinderung überleben. Die Senkung der Körpertemperatur von Neugeborenen mit HIE war ein echter Durchbruch, als das Verfahren 2010 zum Pflegestandard wurde. Heute ist es vielleicht immer noch der aktuellste wichtige Durchbruch bei der Behandlung neurologischer Störungen.[4]

Trotz dieses Erfolgs wirkt Abkühlung bei Labornagern deutlich besser als bei Neugeborenen. Um zu verstehen, woran das liegt, schaute ich mir im Rahmen einer Studie die Daten aus drei Jahren Experimenten mit einem HIE-Rattenmodell an.[5] Mit diesem umfangreichen Datensatz konnte ich Faktoren analysieren, die sich in einem Einzelexperiment nur schwer nachweisen lassen. So fanden wir beispielsweise, dass Rattenmännchen weniger von der Kühlbehandlung profitierten als Weibchen. Das war nicht unbedingt eine Überraschung. Das biologische Geschlecht kann beeinflussen, wie Hirnzellen auf Schädigung reagieren, und wir wissen, dass es bei dem Risiko für zahlreiche neurologische Erkrankungen Geschlechtsunterschiede gibt; so erkranken beispielsweise doppelt so viel Frauen an Alzheimer wie Männer.[6]

Beunruhigend fand ich jedoch, dass einige Fachleute, die meine Studie lasen, folgerten, dass männliche Neugeborene keine Verbesserung von der Kühlbehandlung zu erwarten hätten. Zwar bin ich sicher, dass dieser Befund für Ratten zutraf, dennoch erschien mir die Annahme übertrieben, dass rund die Hälfte aller Betroffenen nicht von einer Behandlung profitieren würde, die in zahlreichen klinischen Studien erfolgreich angewandt worden war. Daher analysierte ich sämtliche Patientendaten aus allen großen Hypothermie-Studien, um herauszufinden, ob männliche und weibliche Patienten unterschiedlich auf die Kühltherapie reagierten. Das war nicht der Fall.[7]

Das heißt nicht, dass das biologische Geschlecht keine Rolle spielt oder damit verknüpfte Faktoren wie der Hormonspiegel die langfristige Gehirngesundheit nicht beeinflussen. Das Geschlecht spielt eine Rolle, und diese Faktoren haben einen Einfluss. Aber in diesem besonderen Fall führte mein eigener Versuch, mit Reduktionismus im Labor das Gehirn besser zu verstehen, selbst unter Experten nur zu größerer Verwirrung. Das ist bei der neurowissenschaftlichen Forschung häufig der Fall. Deshalb wird auch fast jeder Artikel in den Medien über eine Mäusestudie für Sie persönlich nie von Nutzen sein, und darum sind wir so unglaublich vorsichtig, wenn wir versuchen, das, was wir im Labor sehen, auf Menschen im Alltag zu übertragen.

Kann ein Biologe ein kaputtes Radio reparieren?

Einer meiner Lieblingsartikel ist ein Aufsatz, der die Probleme mit einem reduktionistischen Ansatz in der Biologie perfekt zusammenfasst. In diesem Aufsatz stellt sich Professor Yuri Lazebnik vor, dieselben wissenschaftlichen Kriterien anzuwenden, um ein kaputtes Radio zu reparieren:

> Zunächst würden wir uns eine Vielzahl von funktionierenden Radios besorgen, um sie auseinanderzunehmen. Wir würden die Radios öffnen und Objekte verschiedener Form, Farbe und Größe finden. Da die Objekte unterschiedlich gefärbt sind, würden wir untersuchen, ob eine Veränderung der Farben die Leistung des Radios beeinflusst. Dann würden wir einzelne Komponenten entfernen und katalogisieren. Sobald alle Komponenten katalogisiert, die Verbindungen zwischen ihnen beschrieben und die Folgen des Entfernens einer jeden Komponente oder ihrer Kombinationen dokumentiert sind, ist es an der Zeit zu fragen: »Kann die Information, die wir gesammelt haben, uns helfen, das Radio zu reparieren?« Wenn das Radio regelbare Komponenten hat, wie man sie bei allen lebenden Zellen und Organismen findet, sind die Erfolgsaussichten nicht gerade vielversprechend. Tatsächlich funktioniert das Radio vielleicht deshalb nicht, weil mehrere Komponenten nicht richtig eingestellt sind, was sich nicht in ihrem Aussehen oder ihren Verbindungen zeigt.

Der Aufsatz bringt mich noch immer zum Schmunzeln, denn ich kann mir gut vorstellen, wie Neurowissenschaftler eifrig die Färbung von Neuronen ändern, um herauszufinden, ob das ihre Funktion beeinflusst. Im Kern illustriert der Aufsatz jedoch die Kehrseite eines komponentenbasierten Ansatzes zum Studium von Krankheiten, vor allem, wenn wir uns allzu stark auf die metaphorischen Transistoren und Kondensatoren konzentrieren. Dieser Ansatz führt zu der Vorstellung, dass die Ansammlung eines bestimmten Proteintyps im Gehirn die meisten Fälle von Demenz bewirkt, ein Mangel an einem bestimmten Neurotransmitter Depression hervorruft oder wir nur einige der Stoffwechselprodukte, die bei körperlicher Bewegung freigesetzt werden, zu isolieren und in eine Pille zu stecken bräuchten, um niemals wieder joggen zu müssen. Leider (oder nicht, je nachdem, welches Verhältnis Sie zum Joggen haben) wird wohl nichts von all dem jemals wahr werden. Zumindest wenn es ums Gehirn geht, ist das Gesamtbild stets deutlich komplexer.[8]

Die Lektüre von Professor Lazebniks Aufsatz erinnerte mich an meine Erfahrungen mit Neurowissenschaften im Medizinstudium. Da war vor allem ein Gefühl unsäglicher Langeweile, während ich im Mikroskop auf Hirnschnitte von Menschen mit verschiedenen neurologischen Erkrankungen schaute. Ich denke, mein allgemeiner Mangel an Begeisterung lag daran, dass es mir schwerfiel, diese Dünnschnitte seit Langem toter Gehirne mit dem wunderbar komplexen (und sehr lebendigen) Organ und der Person zu verknüpfen, von der sie stammten. Ich weiß, das ist ein Problem, mit dem zahlreiche Neurowissenschaftler zu kämpfen haben, doch viel davon geht auf die Entstehungsgeschichte des Gebiets zurück.

Eine (sehr) kurze Geschichte der Geburt der Neurowissenschaften

Viele halten Santiago Ramón y Cajal für den Begründer der Neurowissenschaften. Gegen Ende der 1880er-Jahre erkannte Cajal dank neuer Färbemethoden für Hirngewebe bei einem Blick durchs Mikroskop als Erster, dass das Nervengewebe keine kontinuierliche Masse darstellte, wie zuvor angenommen, sondern aus individuellen Nervenzellen bestand, die später als Neuronen bezeichnet wurden.[9] Neuronen gelten allgemein als die wichtigsten Bausteine des Nervensystems, das aus dem Gehirn, dem Rückenmark und all den Nerven besteht, die unsere Muskeln kontrollieren und uns erlauben, die Welt um uns herum wahrzunehmen. Das menschliche Gehirn besteht aus fast 100 Milliarden Neuronen, die mithilfe von fast einer Billiarde (1 000 000 000 000 000) Verbindungen, sogenannten Synapsen, kommunizieren, um Ihre Muskeln zu steuern und Ihnen Denken und Wahrnehmung zu ermöglichen.[10] Cajals Entdeckung führte zu einer intensiven, vorwiegend mikroskopischen Erforschung der einzelnen Komponenten des Gehirns. 1906 erhielt Cajal gemeinsam mit Camillo Golgi »in Anerkennung ihrer Arbeit über die Struktur des Nervensystems« den Nobelpreis; ein interessanter Zufall wollte, dass im selben Jahr auch die Alzheimer-Krankheit erstmals beschrieben wurde.

Eine etwas weniger kurze Geschichte der Alzheimer-Krankheit

Die meisten von uns haben von der Alzheimer-Krankheit gehört, und schon beim Hören oder Lesen darüber beschleicht uns ein Angstgefühl, da sie die häufigste Form der Demenz ist. Dennoch lohnt es sich, einen Moment innezuhalten und sich klarzumachen, was wir eigentlich meinen, wenn wir über diese Krankheit reden. Demenz hat viele Ursachen, geht aber im Allgemeinen mit einem chronischen, irreversiblen Abbau kognitiver Funktionen einher und schränkt die Fähigkeit der Betroffenen, für sich selbst zu sorgen, signifikant ein. Von den mehr als 150 Millionen Menschen weltweit, die Prognosen zufolge um 2050 an Demenz leiden werden, werden rund zwei Drittel die Diagnose Alzheimer-Krankheit erhalten.[11] Aus diesem Grund ist Alzheimer ein so wichtiger Forschungsschwerpunkt und ein derartiges Schreckgespenst geworden.

Alois Alzheimer war ein deutscher Psychiater und Neuropathologe, der zusammen mit seinem Lehrer Emil Kraepelin das Gebiet der biologischen Psychiatrie etablierte. Damals konzentrierte sich die Psychologie weitgehend auf die Psychoanalyse. Aber während sich Sigmund Freud mit Ihren sexuellen Fantasien beschäftigen wollte, um herauszufinden, was mit Ihnen nicht stimmt, vertrat Alzheimer die Ansicht, dass psychische Störungen auf spezifische biologische Prozesse im Gehirn zurückgehen, die sich identifizieren und untersuchen lassen. Das wichtigste Werkzeug, über das er 1906 verfügte, war das Mikroskop. Was Alzheimer im Gehirn seiner ersten Patientin, Auguste Deter, sah, legte den Grundstein für einen jahrhundertelangen reduktionistischen Ansatz bei der Erforschung von Demenz. Und dieser Ansatz dominiert unser Denken über das alternde Gehirn bis heute vollständig.

Auguste Deter war eine deutsche Hausfrau, die – zunehmend vergesslich und paranoid – mit 51 Jahren von ihrem Ehemann in eine Nervenheilanstalt gebracht wurde. Alzheimer war fünf Jahre lang, bis zu ihrem Tod, ihr Psychiater. Auch wenn die Ursache damals unbekannt war und noch immer heftig diskutiert wird,[12] litt Auguste Deter unter einer Form früh einsetzender Demenz. Von früh einsetzender oder auch »präseniler« Demenz spricht man, wenn die betroffene Person zum Zeitpunkt der Diagnose jünger als 65 Jahre ist. Fehlt eine eindeutige Ursache, wie langfristiger exzessiver Alkoholkonsum oder wiederholte Kopfverletzungen, ist die häufigste Ursache für früh einsetzende Demenz eine Erkrankung an Alzheimer.

Ich muss zugeben, dass die Alzheimer-Krankheit selbst bei intakter kognitiver Funktion rasch zu Verwirrung führen kann. Denn es gibt *zwei* Versionen der Alzheimer-Krankheit, die sich meines Erachtens deutlich unterscheiden. Die früh einsetzende Alzheimer-Krankheit wird gewöhnlich von jeweils einer aus einer Handvoll infrage kommender genetischer Mutationen hervorgerufen, macht aber nur rund 1 Prozent aller Fälle aus.[13] Bei Personen, die an der früh einsetzenden, genetisch bedingten Form von Alzheimer leiden, kann die Krankheit bereits in den Dreißigern ausbrechen, und sie führt zu einem recht gut vorhersagbaren Verfall der kognitiven Funktion.

Die verbliebenen rund 99 Prozent der Fälle von Alzheimer-Krankheit werden heute als »spät einsetzend« (nach dem 65. Lebensjahr) oder »sporadisch« (weil sie nicht durch eine einzelne Mutation ausgelöst werden) bezeichnet. Das ist das Bild, das die meisten von uns im Kopf haben, wenn wir von Alzheimer sprechen. Die spät einsetzende Form der Krankheit tritt gewöhnlich bei älteren Erwachsenen (70 Jahre und älter) auf, ist weitaus weniger gut vorhersagbar, und auch wenn Gene eine Rolle spielen, ist sie offenbar mit modifizierbaren Faktoren unseres Lebensstils und unserer Umwelt verknüpft.

Heute kennen wir also zwei Formen der Krankheit, und es war die früh einsetzende Demenz, unter der Auguste Deter litt, die Alois Alzheimer untersuchte. Als er nach Deters Tod ihr Gehirn sezierte und mikroskopisch untersuchte, entdeckte er »Knäuel, die die abgestorbenen Zellen schließlich ersetzen«, und eine Vielzahl »miliarer Herde«.[14] Diese miliaren Herde (so genannt, weil sie im Mikroskop wie ein Häufchen Hirsekörner aussehen) werden heute als Amyloid-Plaques bezeichnet. Dabei handelt es sich um Ablagerungen eines Proteins namens Beta-Amyloid (Aβ), das sich überall im Gehirn von Alzheimer-Kranken in kleinen Klumpen anhäuft, aber auch bei einigen anderen neurologischen Erkrankungen auftritt. Tatsächlich wurden Amyloid-Plaques erstmals im Gehirn von Patienten mit Epilepsie beschrieben.[15] Amyloid-Plaques sind noch immer ein Rätsel, doch offenbar sammeln sie sich an, wenn Neuronen altern, gestresst oder verletzt sind.

Die Knäuel, die Alzheimer beschrieb, waren abnorme Stränge von Tau-Proteinen; ein Protein, das zum Erhalt der Zellstruktur beiträgt. Da Nervenzellen lange Arme (sogenannte Axone) haben, die sie ausstrecken, um mit anderen Zellen zu kommunizieren, sind Proteine wie das Tau-Protein wichtig, um Form und Stabilität dieser Arme zu gewährleisten. Genauso, wie der Bizeps-Muskel in Ihrem Arm Ihnen hilft, Objekte zu heben und zu ziehen, helfen Tau-Proteine, die Arme der Axone zu stabilisieren und zu leiten. Wird ein Neuron jedoch verletzt, können sich diese Tau-Proteine verknäulen und liegen dann wie lange Stränge eines ausgefransten Seils in der Zelle. Die Alzheimer-Krankheit gehört zur Gruppe der »Tauopathien«, bei denen Verletzungen oder krankhafte Prozesse dazu führen, dass sich Tau-Proteine verknäulen. Eine andere Tauopathie, von der Sie vielleicht schon einmal gehört haben, ist die Chronische Traumatische Enzephalopathie (CTE), die aus wiederholten Kopfverletzungen oder Gehirnerschütterungen resultiert.[16]

Die Kombination von Amyloid-Plaques und Tau-Knäueln, die Alzheimer entdeckte, bereitete die Bühne für die vorherrschende Hypothese über die Ursache der Alzheimer-Krankheit, die Amyloid-Kaskaden-Hypothese (AKH). Der von der AKH beschriebene Mechanismus ist relativ einfach: Ausgelöst durch Genetik, Umwelt oder einen noch unbekannten Faktor, sammelt sich Beta-Amyloid im Gehirn an und verklumpt dort zu Plaques. Um den Übeltäter unschädlich zu machen, aktiviert das Gehirn Entzündungs- und Stressbahnen, genauso wie es auf eine Infektion oder einen Splitter reagieren würde. Da diese Amyloid-Plaques aber nicht vom Immunsystem ausgeschaltet oder mit einer Pinzette entfernt werden können, sorgen sie für noch mehr Probleme. In diesem Fall, vermutet die AKH, werden die Neuronen durch die Plaques und die Entzündungsreaktionen rundum noch weiter gestresst und geschädigt, sodass das Tau-Protein in den Neuronen sich verknäult. Infolgedessen sterben die Nervenzellen schließlich ab, wodurch die Patientin zunehmend ihre kognitiven Fähigkeiten verliert.[17] Auch wenn diese Hypothese eine elegante Erklärung für zwei komplexe Krankheiten liefert, ist bislang unklar, ob die Reduktion der Alzheimer-Krankheit auf zwei Proteine, Amyloid und Tau, zu den Einsichten und Behandlungserfolgen führen wird, auf die wir alle hoffen.

Ein Fall wird zu einer Krankheit

Nach Auguste Deter beschrieb Alzheimer drei weitere Patienten, die an ähnlichen Symptomen litten und deren Gehirne im Mikroskop ähnlich aussahen. Dennoch sprechen aktuelle Neuinterpretationen der Geschichte dafür, dass Alzheimer selbst nicht unbedingt überzeugt war, dass all diese Patienten an derselben Krankheit litten. Stattdessen war es sein Lehrer Kraepelin, der die Fälle zusammenfasste und die »Alzheimer-Krankheit« in einer Neuauflage seines weit verbreiteten Lehrbuchs *Psychiatrie* definierte; dort beschrieb er die Krankheit als eine »seltsame« und schwere Form von Demenz, die bereits früh im Leben einsetzt.[18]

Interessanterweise lässt intensive Detektivarbeit Zweifel daran aufkommen, dass Auguste Deter tatsächlich an der Alzheimer-Krankheit litt. Im Jahr 2013 analysierte ein Wissenschaftlerteam Gewebe aus einigen der ursprünglichen Hirnschnitte Deters, die Alzheimer damals angefertigt hatte, und berichtete, Deter weise eine Mutation im Präsenilin-1-Gen auf, also eine der Genmutationen, von denen bekannt ist, dass sie zu früh einsetzendem Alzheimer führen.[19] Eine zweite Gruppe, die diese Ergebnisse ein Jahr später zu reproduzieren versuchte, konnte hingegen keinerlei Mutationen feststellen, die mit früh einsetzendem Alzheimer verknüpft sind.[20] Deter fehlte auch das Apolipoprotein E4-Gen, der wichtigste genetische Risikofaktor für die spät einsetzende Alzheimer-Krankheit.[21] Der Grund für Deters Demenz ist unbekannt, doch vielleicht, so einige Experten, litt sie an Syphilis, die ebenfalls zu einer Anhäufung von Amyloid-Plaques im Gehirn führen kann, und zwar in einem Muster, das dem der Alzheimer-Krankheit stark ähnelt.[22] Möglicherweise war Deter auch an Depressionen oder anderen stress- oder isolationsbedingten psychischen Problemen erkrankt, die das Leben einer unterdrückten Hausfrau mit sich brachte und die dann durch die Unterbringung in einer Nervenheilanstalt deutlich verschlimmert wurden.[23]

Wie dem auch sei, man kann sich fragen, wie eine kleine Sammlung ungewöhnlicher Demenzerkrankungen zum Synonym für die häufigste Form der Demenz wurde, die wir heute fürchten. Nach der Publikation von Kraepelins Lehrbuch bezog sich der Begriff Alzheimer-Krankheit jahrzehntelang nur auf die früh einsetzende Demenz und war relativ selten. Damals nannte man das, was wir heute als spät einsetzende Alzheimer-Krankheit bezeichnen, altersbedingte oder senile Demenz. Der Begriff »senil« meinte ursprünglich einen Prozess, der mit einem altersbedingten allgemeinen Funktionsverlust einherging, wurde aber schließlich zum Code für Demenz; sicherlich haben Sie schon gehört oder selbst gesagt, dass jemand »senil wird« – gemeint ist damit seine nachlassende kognitive Funktion.

Um 1960 begannen jedoch einige Elemente des klassischen Reduktionismus in der Demenzforschung Fuß zu fassen. Im Mikroskop sehen die Gehirne von Patienten mit früh einsetzender Alzheimer-Krankheit und solchen mit altersbedingter Demenz sehr ähnlich aus – beide weisen gewöhnlich Ablagerungen wie Amyloid-Plaques und Tau-Knäuel auf. Das gab den Forschern ein Ziel – Amyloid –, mit dem sich Forschungsgelder lockermachen und die Entwicklung von Medikamenten vorantreiben ließen. Obgleich es viele Unterschiede zwischen der früh und der spät einsetzenden Form gab, führte die Verbindung mit Amyloid dazu, dass beide unter dem Sammelbegriff Alzheimer-Krankheit zusammengefasst wurden.

Im Jahr 2011 wurde der Bereich der Amyloid-Forschung mit dem Konzept der »präklinischen« Alzheimer-Krankheit noch weiter ausgedehnt. »Präklinisch« heißt so viel wie: Der Krankheitsprozess hat eingesetzt, der Patient aber bislang noch keine Symptome. Ein gutes Beispiel sind Herzerkrankungen, bei denen sich Schädigungen der Arterienwände nach und nach ansammeln, es aber Jahre dauern kann, bevor es – bei vollständigem Arterienverschluss – zu einem Herzanfall kommt.

Die Vorstellung einer präklinischen Alzheimer-Krankheit erinnert stark an die Herzerkrankungs-Vorstellung, obwohl auch viele andere Erkrankungen zu Amyloid-Ablagerungen im Gehirn führen können, zum Beispiel Epilepsie, Syphilis (die zum Glück inzwischen sehr selten geworden ist) und Hirntrauma. Eine umfangreiche Studie einer österreichischen Forschergruppe, in die Daten von fast 4 000 Patientinnen und Patienten aus den USA, Großbritannien, Kontinentaleuropa und Japan einflossen, stellte fest: Durchschnittlich 30 Prozent der Menschen, die zu ihrem Todeszeitpunkt keine kognitiven Ausfälle zeigten, wiesen ein Maß an pathologischen Veränderungen im Gehirn auf, als hätten sie Alzheimer, obwohl nichts auf einen geistigen Verfall hinwies.[24] Eine ähnliche Studie unter Federführung eines Teams der University of Washington kam zu dem Ergebnis, dass 70 Prozent der älteren Menschen zwischen Ende siebzig und Anfang neunzig einige pathologische Veränderungen vom Alzheimer-Typ im Gehirn aufweisen, auch wenn ihre kognitive Funktion völlig normal ist.[25]

Über diese Diskrepanz zwischen dem Aussehen des Gehirns und seiner Leistung hinaus sind viele der ursprünglichen Forschungsarbeiten, auf die sich die AKH stützt, inzwischen in Misskredit geraten oder aufgrund von wissenschaftlichem Fehlverhalten zurückgezogen worden.[26] Das heißt nicht, dass Amyloid kein wichtiger biologischer Faktor der Alzheimer-Krankheit ist, aber immer mehr Studien zeigen, dass die meisten Demenzpatienten – sogar solche mit einer Alzheimer-Diagnose – an mehreren Pathologien leiden, die nicht zur AKH passen. Was nahelegt, dass Alzheimer keine Krankheit ist, die wir einem einzigen Protein zuweisen können.[27]

Und obgleich Amyloid und Tau ganz offensichtlich auf irgendeine Weise mit dem Alterungsprozess und kognitivem Verfall verknüpft sind, steckt hinter der ganzen Sache doch mehr, als ein Blick durchs Mikroskop auf das Gehirn verrät. Ein Großteil dieser Diskrepanz lässt sich möglicherweise durch Faktoren wie Resilienz erklären, die in meiner Vorstellung vom Headroom zusammenkommen und sich potenziell durch unseren Lebensstil beeinflussen lassen.

Während die früh einsetzende Alzheimer-Krankheit *tatsächlich* auf genetischen Mutationen beruht, gibt es für die Spätform der Alzheimer-Krankheit eine Fülle miteinander wechselwirkender genetischer, umweltbedingter und modifizierbarer, mit dem Lebensstil zusammenhängender Risikofaktoren, die etwas mit Amyloid zu tun haben könnten oder auch nicht.[28] Infolgedessen entwickelt jeder Patient, jede Patientin mit der Zeit andere kognitive Probleme, und zwar in einem solchen Ausmaß, dass unter Neurologen, die mit Alzheimer-Patienten arbeiten, häufig der Satz fällt:

»Wenn man einen Patienten mit Alzheimer gesehen hat, hat man *einen* Patienten mit Alzheimer gesehen.«

Das Radio ist immer noch kaputt

Inzwischen fragen Sie sich vielleicht, ob uns all dieses Gerede über Amyloid irgendwie weiterbringt, sei es auf der Suche nach einer Behandlung für Alzheimer oder nach dem, was Sie aus diesem Kapitel als praktische Erkenntnis mitnehmen sollen. Ganz ehrlich gesagt, bin ich mir in beiderlei Hinsicht nicht sicher. Aber wenn wir uns für Gehirngesundheit und kognitive Funktion interessieren, lohnt es sich meines Erachtens, etwas über die Geschichte des Forschungsgebiets zu wissen, sodass wir über einen alternativen Ansatz nachdenken können, der mir *tatsächlich* viel Hoffnung macht.

Man könnte Tausende von wissenschaftlichen Artikeln und Hunderte von Büchern mit wissenschaftlichen Befunden füllen (und das ist auch geschehen), die sich mit der Frage befassen, ob ein reduktionistischer Ansatz uns helfen kann, signifikante Erfolge bei der Prävention oder Behandlung von spät einsetzendem Alzheimer zu erzielen. Auch wenn Amyloid wahrscheinlich eine Rolle spielt, ist dieses Protein vermutlich nur *ein* Puzzleteil in einem viel größeren Gesamtbild. Denn wie eine aktuelle Datenanalyse (2023) der Alzheimer's Disease Neuroimaging Initiative (ADNI) in den USA gezeigt hat, lässt sich anhand der Menge von Amyloid-Ablagerungen im Gehirn nicht sagen, ob jemand kognitive Schäden aufweist oder nicht.[29] Eine Person kann viel Amyloid im Gehirn haben und geistig fit sein, oder unter Demenz leiden, obwohl ihr Gehirn nur wenig Amyloid aufweist. Daher konnten nur 20 Prozent der Punktzahl eines Tests zur Composite Cognitive Function (sinngemäß »Gesamtkognition«) anhand der Amyloid-Menge vorhergesagt werden, die sich auf dem Hirnscan einer Person nachweisen ließ. Die positive Schlussfolgerung ist, dass mindestens 80 Prozent der kognitiven Funktion mit anderen Faktoren verknüpft sein müssen.

Bis vor Kurzem ist es auch durch jahrzehntelange klinische Studien nicht gelungen, bei der einen wie der anderen Form der Alzheimer-Krankheit irgendwelche positiven Veränderungen zu erzielen, obwohl es gelang, das Gehirn von großen Mengen Amyloid zu säubern.[30] Mithilfe neuerer Therapien konnte die Rate des kognitiven Abbaus offenbar um etwas mehr als 25 Prozent verlangsamt werden, doch die Behandlungen haben ein hohes Nebenwirkungsrisiko, und es ist unklar, ob Patienten tatsächlich im Alltag von diesen Therapien profitieren.[31] Ich will nicht beurteilen, ob sich diese Therapien für eine bestimmte Person lohnen, und in diesem Buch geht es nicht um die *Behandlung* von Demenz. Ich hoffe zudem sehr, dass sich diese Therapien im Laufe der Zeit weiterhin verbessern, sodass denjenigen, die an Demenz leiden, mehr Optionen offenstehen. Wenn man an den langfristigen Verlauf der kognitiven Funktion denkt, ist die wichtigste Erkenntnis diese: Wie zahlreiche Studien zeigen, bestimmt die Menge an Amyloid in unserem Gehirn wohl nur 20–25 Prozent unserer kognitiven Funktion und der Rate des kognitiven Abbaus.

Wenn man das Gehirn eines alzheimerkranken Menschen mit Lazebniks metaphorischem kaputten Radio gleichsetzt, kann eine reduktionistische Konzentration auf Amyloid vielleicht ein wenig vom Klang zurückbringen, doch die Lautstärke ist noch immer gering, und es fällt schwer, die Musik zu genießen, weil es eine Menge statisches Rauschen gibt. Wie wir noch sehen werden, sind die meisten Faktoren, die mit altersbedingter Demenz und kognitivem Abbau verknüpft sind – ganz gleich, ob sie die Amyloid-Konzentration im Gehirn erhöhen oder nicht –, zum Glück offenbar modifizierbar, und viele von ihnen werden von Variablen gesteuert, die wir kontrollieren können.[32]

Kapitel 3

Auf der Suche nach dem größeren Zusammenhang

Wenn die Story über Amyloid und die Alzheimer-Krankheit bei Ihnen ein recht unbefriedigendes Gefühl hinterlässt, dann sind Sie damit nicht allein. Ich habe manchmal das gleiche Gefühl. Denn wenn wir uns das Gehirn von Menschen, die an Demenz litten, im Mikroskop anschauen, wissen wir noch immer nicht genau, wie die verschiedenen Zellen und Proteine, die wir sehen, mit den Symptomen und der kognitiven Funktion der Person verknüpft sind. Das heißt aber nicht, dass wir nicht wissen, wie wir die Gehirnfunktion von Menschen unterstützen und verbessern können, die das Glück haben, noch am Leben zu sein.

Um unseren Vergleich zwischen dem Gehirn und unbelebten Objekten fortzusetzen, möchte ich von Radios auf Autos umschalten. Anders als Radios, aber wie Autos verfügt unser Gehirn über eine Menge beweglicher Teile. Wenn Sie mit dem Auto zur Arbeit oder zum Einkauf, mit Ihrem Kind zum Fußballtraining oder mit Ihrem Hund zum Tierarzt und wieder zurück fahren, nutzen sich verschiedene Teile Ihres Autos zunehmend ab. Und um die Langzeiteffekte dieser Abnutzung möglichst gering zu halten, müssen Sie Ihr Auto regelmäßig warten lassen. Mit dem Gehirn ist es genauso.

Stellen Sie sich vor, Amyloid sei so etwas wie Rost und Ihr Gehirn Ihr Auto. Rost tritt nicht plötzlich auf, er ist gewöhnlich ein Zeichen dafür, dass Umweltbedingungen oder mangelnde Wartung allmählich ihren Tribut fordern. Wenn Sie daher Rost vermeiden möchten, achten Sie vielleicht darauf, Ihr Auto vor Witterungseinflüssen zu schützen und es regelmäßig warten zu lassen. Schlaf, Ernährung und Umwelteinflüsse wie Luftverschmutzung sind offenbar allesamt Faktoren, die mit der Konzentration an Amyloid im Gehirn verknüpft sind.[1] Gleichzeitig gilt: Wenn Sie viel Auto fahren, ist etwas Rost unvermeidlich, doch das beeinträchtigt die allgemeine Fahrtüchtigkeit Ihres Autos nicht unbedingt. Wird es nicht richtig gewartet, kann ein Auto jedoch aus vielerlei Gründen liegen bleiben, die nichts mit Rost zu tun haben müssen – Kraftstoffpumpen können versagen, elektrische Leitungen können sich lösen und die Radaufhängungen können sich verstellen.

Gleiches gilt für das Gehirn. Es gibt eine ganze Reihe von Faktoren, die die kognitive Funktion verbessern und mit einem geringeren Demenzrisiko einhergehen, wie körperliche und geistige Aktivität, ohne dass dies die Amyloid-Konzentration im Gehirn durchgängig beeinflussen würde.[2] Wenn wir uns also nur wegen des Rosts Sorgen machen, übersehen wir möglicherweise das große Ganze, das uns zeigt, was nötig ist, um unser Auto fahrtüchtig zu halten.

Das Besondere hier ist, dass unser Gehirn sein eigener Mechaniker ist und die Art und Weise, wie wir unser Gehirn benutzen, den Wartungsprozess steuert. Auf zellulärer Ebene aktiviert eine Stimulierung unseres Gehirns durch körperliche Bewegung und Kommunikation mit unserer Umgebung die grundlegenden Wartungsbahnen, die für eine optimale Gehirnfunktion sorgen.[3] Dazu gehören Prozesse wie Autophagie, bei der fehlerhafte oder beschädigte Proteine und andere Zellkomponenten abgebaut und recycelt werden. Eine beeinträchtigte Autophagie ist ein typisches Alterskennzeichen – biologische Prozesse, die den Alterungsprozess offenbar bei allen Tieren vorantreiben.[4] Weitere Kennzeichen sind chronische Entzündungen, verminderte Energieerzeugung und DNA-Schäden – vieles davon eine Folge von mangelnder Wartung oder Funktionsverlust, der sich durch kontinuierliche Stimulation von Körper und Gehirn kompensieren lässt.

Einige dieser Informationen müssen wir aus Tierversuchen ableiten, weil es schwierig ist, so etwas beim Menschen zu messen, doch körperliche und geistige Aktivität helfen sicherzustellen, dass das Gehirn sein Wartungsprotokoll einhält und die Mechaniker im Training bleiben. Indem wir ein neuronales Netzwerk aktiv für eine bestimmte Aufgabe einsetzen – zum Beispiel zum Erlernen eines Musikinstruments –, lenken wir die zellulären Mechaniker zu den Teilen des Gehirns, die gerade in Benutzung sind, und sie führen ihre Reparaturen entsprechend aus.

In vielerlei Hinsicht kann man nicht nur sagen, dass der Gebrauch unseres Gehirns einen Anti-Aging-Effekt hat – auch hat der *Nicht*gebrauch offenbar eine *Pro-Aging*-Wirkung. Typische Alterserscheinungen treten im Grunde immer dann auf, wenn verschiedene Prozesse, die unsere Zell- und Organfunktionen aufrechterhalten, eingestellt werden. Die Tatsache, dass diese Prozesse mit Aktivität verknüpft sind, erscheint durchaus sinnvoll. Schließlich sagt unser täglicher Austausch mit der Welt unserem Gehirn, dass es noch eine Aufgabe hat und es sich lohnt, Zeit und Mühe zu investieren, um fit zu bleiben. Wenn wir dem Gehirn hingegen keinen solchen Input mehr geben, nimmt es an, dass es nicht mehr gebraucht wird. Infolgedessen kümmert sich unser Gehirn nicht mehr um seine Wartung, und seine Funktion verschlechtert sich.[5] Diese Vorstellung spiegelt sich ganz klar im Mismatch des Ruhestands wider, der, wie viele Studien belegen, den kognitiven Abbau beschleunigen kann.[6] Ihre goldene Uhr entgegenzunehmen und es sich in Ihrem Lieblingssessel bequem zu machen, führt nicht von heute auf morgen zu einer starken Anhäufung von Amyloid in Ihrem Gehirn. Vielmehr hält der Verlust der komplexen kognitiven Reize, die unsere Arbeit und der Kontakt mit unseren Kollegen mit sich bringen, unser Gehirn davon ab, regelmäßig Reparaturen durchzuführen. Das führt dazu, dass unser Gehirn immer weniger »straßentauglich« wird.

Woraus das Gehirn besteht

Da wir offensichtlich über die allzu simplen Vorstellungen des Reduktionismus hinausgehen müssen, um herauszufinden, wie sich das bestmögliche Gehirn aufbauen und erhalten lässt, müssen wir uns klarmachen, wofür das Gehirn eigentlich entworfen ist. Aber bevor es so weit ist, noch etwas mehr Neurowissenschaften für Sie. Um zu verstehen, was ein Gehirn kann, müssen wir wissen, wie und woraus es aufgebaut ist. Und bislang haben wir – dieses Buch wie auch die meisten Neurowissenschaftler – viele der kritischen Komponenten ignoriert, aus denen unser Gehirn besteht. All diese Komponenten sind jedoch wichtig, wenn wir verstehen wollen, wie wir unsere Gehirnfunktion heute und in Zukunft verändern können.

Wenn Sie häufiger über Neurowissenschaften nachdenken (und vielleicht auch, wenn Sie das nicht tun), kann allein schon der Begriff Gedanken an Neuronen heraufbeschwören. Schließlich steckt *neuro* bereits im Namen. Neuronen oder Nervenzellen werden oft als die Grundbausteine des Nervensystems bezeichnet und sind für die Informationsübermittlung im Körper verantwortlich; das geschieht mithilfe elektrochemischer Signale. Wie bereits erwähnt, hat jedes Neuron ein Axon – einen langen, armähnlichen Fortsatz, der Signale weiterleitet, um mit anderen Neuronen, Muskelzellen oder Organen zu kommunizieren. Jedes Neuron weist zahlreiche Dendriten auf – verzweigte, fingerartige Ausläufer, die Signale empfangen und senden. Dieser Informationsaustausch geschieht an Synapsen; an diesen Kontaktstellen wird von einem Neuron »stromaufwärts« ein Botenstoff (Transmitter) freigesetzt, der »stromabwärts« an das nächste Neuron bindet, sodass der Informationsfluss weitergeht. Jedes Neuron in Ihrem Gehirn integriert ständig zahlreiche Signale von einer Vielzahl anderer Neuronen, um zu entscheiden, was zu tun ist. All diese Aktionen fließen dann in ein hirnweites Netzwerk ein, werden dort integriert und erlauben Ihnen, so komplexe Dinge zu vollbringen wie Sehen, Sprechen und Entscheidungen treffen.

Selbst wenn Sie mit den Grundlagen der Neurowissenschaften kaum vertraut sind, kommt Ihnen die Vorstellung, wie Neuronen funktionieren, vielleicht vertraut vor. Doch schon seitdem Cajal erstmals ein Neuron beschrieb, hatten manche Fachleute den Eindruck, die Neurowissenschaften konzentrierten sich zu stark auf das Neuron. Da sowohl Amyloid als auch Tau von Neuronen produziert werden oder sich in Neuronen ansammeln, verleitete uns der reduktionistische Fokus auf diese speziellen Proteine zudem zu der Annahme, kognitive Funktion und Demenz seien speziell mit Neuronen verknüpft. Aber wie Sie inzwischen vielleicht schon ahnen, ist das wohl zu kurz gedacht.

Wie bereits erwähnt, teilte sich Cajal den Nobelpreis mit Camillo Golgi. Cajal und Golgi waren erbitterte wissenschaftliche Rivalen und weigerten sich sogar, ihre Dankesrede am gleichen Tag zu halten (neurowissenschaftliche Fehden sind nichts für schwache Nerven!). Die wichtigste Kontroverse von Golgi und Cajal drehte sich um die Art und Weise, wie das Nervensystem organisiert ist. Im Gegensatz zu Cajals Fokus auf das Neuron vertrat Golgi die Ansicht, man solle das Gehirn als ein »Reticulum« betrachten, ein Netzwerk miteinander verbundener Zellen, das als Einheit fungiert. Zudem war Golgi der Meinung, man sollte den anderen Zellen im Gehirn mehr Aufmerksamkeit schenken: den Gliazellen, kurz Glia.

In der epischen Schlacht Cajal gegen Golgi ging Cajal als Sieger hervor. Darum haben Sie den Begriff »Glia« vielleicht noch nie zuvor gehört. Cajals Dominanz in der Frühphase der Neurowissenschaften ist auch der Grund dafür, dass die Glia erst kürzlich stärker ins Zentrum der Forschung gerückt ist. Obgleich sich die genauen Schätzungen im Laufe der Zeit verändert haben, wissen wir inzwischen, dass es im menschlichen Gehirn fast so viele Glia- wie Nervenzellen gibt.[7] Benannt sind Gliazellen nach dem griechischen Wort für

»Leim«, und sie umfassen viele verschiedene Typen, deren einzige Gemeinsamkeit darin besteht, dass sie *keine* Nervenzellen sind. Wie der Name schon andeutet, nahm man ursprünglich an, dass Glia nur den Leim für das Nervensystem bilden und den Neuronen all die harte Arbeit ermöglichen.

Vereinfacht gesagt, gibt es drei wichtige Gliazelltypen: Astroglia (häufiger als Astrozyten bezeichnet), Mikroglia und Oligodendroglia (auch als Oligodendrozyten bezeichnet). Wenn man sämtliche Gliazellen betrachtet und noch das ausgedehnte Netzwerk von Blutgefäßen im Gehirn dazuzählt, dann machen Nervenzellen höchstens 50 Prozent aller Zellen im Gehirn aus. Auch wenn Cajal prinzipiell recht hatte, was die Natur der Neuronen angeht, haben spätere Forschungen bestätigt, dass das Gehirn funktionell viel stärker Golgis Modell eines Netzwerks ähnelt und man Gliazellen ebenso wichtig nehmen sollte wie Nervenzellen.

Sind Sie jemals Teil eines Teams gewesen, in dem Sie sehr viel harte Arbeit geleistet haben, nur damit jemand anders die Lorbeeren einstreicht? So, stelle ich mir vor, müssen sich Gliazellen die ganze Zeit fühlen.

Astrozyten

In unserer Autoanalogie, in der Neuronen den Motor bilden, sind Astrozyten die Pumpen und Leitungen, die den Kraftstoff heranschaffen, den Motor kühlen und die Scheiben waschen. Ihren Namen verdanken sie den zahllosen Fortsätzen, die sie wie Sterne aussehen lassen (»astro« leitet sich von dem altgriechischen Begriff für Stern ab, »zyt« bedeutet Zelle). Astrozyten kümmern sich um die Flüssigkeitsregulation im Gehirn, koordinieren Schlaf wie auch Reaktionen auf Schädigungen und stellen die Energieversorgung von Neuronen sicher.[8] Zudem interagieren Astrozyten direkt mit Neuronen und reagieren auf elektrische Impulse im Gehirn, antworten auf externe

Stimuli und sind an der Regulation von Aufmerksamkeit und an der Gedächtnisbildung beteiligt.[9] Im menschlichen Gehirn kann ein einzelner Astrozyt mit bis zu zwei Millionen neuronalen Synapsen gleichzeitig kommunizieren![10]

Der von den Astrozyten kontrollierte Flüssigkeitsstrom ist für die Abfallentsorgung im Schlaf von entscheidender Bedeutung; er sorgt ständig dafür, dass es nicht zu einer Anhäufung von Proteinen oder anderen Molekülen kommt, die die Gehirnfunktion beeinträchtigen könnten. Man nimmt an, dass ein Hirntrauma (wie eine Gehirnerschütterung) das Demenzrisiko deshalb erhöht, weil es die Astrozytenfunktion negativ beeinflusst. Der verminderte Abtransport von Abfallstoffen beeinträchtigt Schlaf und Gedächtnisbildung sowie die Energieversorgung der Neuronen – all das ist auf lange Sicht schädlich für die Gehirnfunktion. Wenn wir uns daher mit Gehirngesundheit, kognitiver Funktion sowie dem Risiko und Eintritt von Demenz beschäftigen, sollten wir die wichtige Rolle der Astrozyten nicht vergessen.

Oligodendrozyten

Wie Sie vielleicht schon festgestellt haben, hat Griechisch eine Art Monopol auf die Benennung von Hirnzellen. In diesem Fall bedeutet »oligo« so viel wie wenig und »dendro« Zweig. Daher sind Oligodendrozyten Zellen mit einigen wenigen Zweigen. Oligodendrozyten sind die Verkabelungen Ihres Autos. Wenn ein elektrisches Signal von einem Ort zum anderen laufen soll – um die Scheinwerfer anzumachen, das Radio auf höchste Lautstärke aufzudrehen, um Neunzigerjahre-Hip-Hop zu hören (vielleicht ist das nur mein Spleen) oder das Auto überhaupt erst einmal zu starten –, dann ist das die Aufgabe der Oligodendrozyten. Zu diesem Zweck bilden sie eine Hülle aus Myelin um die Axone bestimmter Neuronen. Diese

Hülle sorgt dafür, dass elektrische Signale rasch und effektiv über große Entfernungen weitergeleitet werden.

Auch wenn es Ihnen wahrscheinlich nicht bewusst ist, verdanken wir den Oligodendrozyten eine Bezeichnung, die bei der Beschreibung des Gehirns immer wieder auftaucht – nämlich graue Substanz. Wenn man einen Querschnitt durchs Gehirn macht, ist der stark gefaltete äußere Teil (und ein kleiner Part direkt in der Mitte) die »graue Substanz«. Tatsächlich ist dieser Teil eher wie fleischrosagrauer Matsch gefärbt, aber das klingt nicht so gut. Die graue Substanz ist grau, weil dort die weißen Myelinhüllen fehlen, die aufgrund ihres sehr hohen Fettanteils reinweiß erscheinen. Wie zu erwarten, wird der Teil des Gehirns, der viele Oligodendrozyten und Myelin enthält, daher als weiße Substanz bezeichnet. Die weiße Substanz liegt direkt unter der äußeren grauen Substanz, wie ein höchst komplexer Verteilerkasten, der Informationen rasch im ganzen Gehirn hin und her und vom Gehirn zum Körper schickt. Beinahe alle Gedanken und Handlungen, die uns zum Menschen machen, basieren auf den elektrischen Verbindungen in der weißen Substanz. Die große Bedeutung der Oligodendrozyten und der weißen Substanz ist *ein* Grund dafür, dass das menschliche Gehirn viel komplexer ist als die Gehirne anderer Tierarten.

Oligodendrozyten sichern nicht nur eine schnelle und zuverlässige Informationsübermittlung im Gehirn, sie sind auch direkt am hirneigenen Energiestoffwechsel beteiligt und gehören zu den Zelltypen, die besonders empfindlich auf Schädigung und Stress reagieren.[11] Bei vielen neurologischen Erkrankungen, die nur beim Menschen vorkommen, spielen Schädigungen der weißen Substanz eine Rolle, darunter Multiple Sklerose, zerebrale Kinderlähmung und die Alzheimer-Krankheit. Tatsächlich sprechen mehrere Studien dafür, dass ein altersbedingter kognitiver Abbau viel enger mit dem Verlust von weißer Substanz verbunden ist als mit der Anhäufung von Amyloid.[12]

Bei einigen Prozessen im Zusammenhang mit Erkrankungen der weißen Substanz können wir zwar auf Nagermodelle zurückgreifen, doch *ein* Grund dafür, dass sich wissenschaftliche Entdeckungen bei Nagern gewöhnlich nicht auf den Menschen übertragen lassen, ist, dass das Nagergehirn nur rund 10 Prozent weißer Substanz enthält, das menschliche Gehirn hingegen 60 Prozent.[13] Wichtig ist, dass es spezifische Aktivitäten gibt, die Aufbau und Erhalt weißer Substanz fördern, während wir älter werden, etwa körperliche Bewegung (darauf kommen wir später noch zurück). Keine weißen Mäuse erforderlich!

Mikroglia

Diese Blitztour durch die Glia führt uns nun zur Mikroglia und unserem letzten bisschen Griechisch (jedenfalls für eine ganze Weile) – »mikros« bedeutet im Griechischen klein.

Die Mikroglia bildet das Immunsystem des Gehirns und aktiviert als Reaktion auf Infektion oder Schädigung Entzündungs- und Reparaturprozesse. Wie zahlreiche aktuelle Forschungsergebnisse jedoch zeigen, sind Mikrogliazellen vielleicht der komplexeste Zelltyp im ganzen Körper, die darüber hinaus eine Vielzahl weiterer Funktionen haben; so regulieren sie beispielsweise Bildung und Entsorgung von Myelin, Neuronen und neuronalen Synapsen wie auch die Produktion und Arbeitsweise von Blutgefäßen.[14] Die Mikroglia kontrolliert zudem alltägliche kognitive Funktionen und überwacht, wie das Gehirn körperliche Bewegung und Schlaf reguliert und darauf reagiert.[15]

Wenn ich ehrlich bin, fällt es mir schwer, ein Teil im Auto zu finden, mit dem sich die Mikroglia vergleichen ließe, weil sie derart vielfältig ist. Vermutlich verfügt das menschliche Gehirn über Tausende verschiedener Mikrogliatypen, je nachdem, welche Funktion und Hirnregion wir uns ansehen. Vielleicht ist die Mikroglia so etwas wie ein großer Werkzeugkasten, den man dazu einsetzen kann, um das Auto zu modifizieren, zu reparieren und zu verbessern. Abgesehen davon, dass die Werkzeuge in dieser Analogie lebendig sind und das Auto sich selbst repariert, wie ein Transformer. So cool ist Mikroglia!

Zwar ist es wichtig, dass die Mikroglia auf Hirnschädigungen hin eine Entzündungsreaktion auslöst, doch der Entzündungsprozess muss auch zur rechten Zeit wieder gestoppt werden. Bei vielen, wenn nicht gar allen neurologischen Störungen sind gewisse Aspekte einer anhaltenden mikroglialen Entzündungsreaktion beteiligt, die nicht immer vorteilhaft ist.[16] Und Mikroglia kann ein sehr langes Gedächtnis haben. So führte eine Forschergruppe am Imperial College London eine Studie durch, bei der das Gehirn von Patienten gescannt wurde, die ein Hirntrauma erlitten hatten. Mithilfe eines speziellen Tracers, der von entzündungsfördernder Mikroglia im Gehirn aufgenommen wurde, stellten die Forscher fest, dass anhaltende mikrogliale Entzündungsprozesse noch bis zu 17 *Jahre* nach der ursprünglichen Schädigung mit einer beeinträchtigten kognitiven Funktion einhergingen.[17]

Der Einfluss der Mikroglia auf die kognitive Funktion ist also für jeden wichtig, der sich ein zukunftssicheres Gehirn wünscht. Das Allen Brain Institute in Seattle hat kürzlich einen »Atlas« der Hirnzellen in Abhängigkeit vom Alter entwickelt und festgestellt, dass im Gehirn von Patienten mit spät einsetzender Alzheimer-Krankheit Veränderungen in der Mikroglia auftraten, noch *bevor* es zu einer signifikanten Anhäufung von Amyloid oder Tau kam.[18] Das heißt, dass sich der »Leim« des Gehirns bei Demenz unter Umständen deutlich vor dem Zeitpunkt verändert, an dem die Neuronen wirklich betroffen sind. Besonders wichtig ist, dass sich die Mikroglia durch unser Handeln direkt beeinflussen lässt. So trugen Teilnehmer einer Studie, die Teil des Rush Memory and Aging Project war, Monitore, die sowohl ihre Aktivität registrierten als auch ihre kognitive Funktion testeten. Nach dem Tod der Teilnehmer schauten sich die Forscher die Gehirne im Mikroskop an und untersuchten, wie körperliche Aktivität im höheren Alter mit der kognitiven Funktion, der Hirnpathologie und mikroglialen Entzündungsprozessen zusammenhing. Wie sie feststellten, beeinflusste körperliche Aktivität im höheren Alter die Funktion der Mikroglia positiv und minderte, sogar angesichts sich anhäufender Schäden, ihre entzündungsfördernde Wirkung. Offenbar half körperliche Bewegung diesen Personen, ihre kognitive Funktion während des Älterwerdens zu bewahren – viele der Teilnehmer waren in ihren Neunzigern. Das spricht dafür, dass körperliche Aktivität dazu beitragen kann, in jedem Alter Headroom aufzubauen, unabhängig davon, welche Verschleißerscheinungen unser Gehirn bereits angesammelt hat – in diesem Fall durch resilientere Mikroglia.[19]

Das Netzwerk, das das Gehirn in Schwung hält

Neben Neuronen und Gliazellen gibt es eine entscheidende Komponente im Gehirn, die weder von Cajal noch von Golgi genügend beachtet wurde: die Blutversorgung.

Wie Sie inzwischen wissen, basiert ein Großteil der modernen Neurowissenschaften auf dem, was wir nach dem Tod im Mikroskop sehen. Amyloid-Klumpen, die man in den schwersten Fällen mit bloßem Auge sehen kann, sind ein Ziel, auf das man sich leicht konzentrieren kann. Subtilere Veränderungen in der Zahl oder Funktion der Mikrogliazellen, Astrozyten und Oligodendrozyten sind viel schwieriger zu entdecken, auch wenn sie genauso wichtig sind. Noch schwieriger ist es, die Bedeutung einer Struktur zu würdigen, die bei der Herstellung des Hirnschnitts, den man gerade betrachtet, zerstört wurde.

Damit man ein Gehirn im Mikroskop betrachten kann, wird es konserviert und dehydriert, dann in sehr dünne Scheibchen geschnitten und auf einen Objektträger gelegt. Im Verlauf dieses Verfahrens kollabieren die Blutgefäße vollständig, und zurück bleiben wenig mehr als kleine Löcher, die einstmals Blut führten. Daher kann man diese Gefäße leicht übersehen.

Im wirklichen Leben macht Blut jedoch 3–5 Prozent des Hirnvolumens aus, und jedes Neuron ist in der Regel nur 10–20 Mikrometer – rund ein Zehntel der Dicke eines menschlichen Haares – vom nächsten Blutgefäß entfernt.[20] Tatsächlich hat das Kapillarnetz im Gehirn eine Länge von fast 650 Kilometern; Kapillaren sind die kleinsten Blutgefäße, und sie versorgen Zellen im ganzen Körper mit Sauerstoff und Nährstoffen. Auch wenn es bei der Erstbeschreibung des Nervensystems schwierig war, dieses Kapillarsystem zu erkennen, ist inzwischen klar, dass Cajals Neuronen und Golgis Gliazellen von einem unglaublich komplexen Netzwerk von Blutgefäßen umgeben sind, ohne die das ganze System gar nicht funktionieren könnte.

Es liegt auf der Hand, dass ein so aktives und komplexes Organ wie das Gehirn eine gute Blutversorgung braucht, um sich ständig an seine Umgebung anzupassen und die breite Palette von Fertigkeiten zu entwickeln, von der wir alle tagtäglich profitieren. Das ist jedoch nur deshalb möglich, weil die Blutversorgung ebenso anpassungsfähig ist.

Etwa um dieselbe Zeit, als Cajal und Golgi über die Natur des Gehirns stritten, entdeckten Charles Roy, Charles Sherrington und Angelo Mosso, dass die Aktivität von Gehirnregionen Stoffwechselprodukte (Metaboliten) erzeugt, die die Durchblutung dieser Regionen steuern konnten, und zwar in Abhängigkeit vom Stimulus.[21] Mit der Messung von Veränderungen der lokalen Durchblutung des Gehirns in Antwort auf geistige Anstrengung entwickelte Angelo Mosso um 1880 tatsächlich die erste Technik zur Abbildung von Gehirnaktivität.[22] Moderne Versionen dieser Technik, wie die funktionelle Magnetresonanztomographie (fMRT), registrieren regionale

Veränderungen der Gehirnaktivität, wenn gerade intensiv genutzte Areale des Gehirns stärker durchblutet werden. Ein Jahrhundert Forschung auf diesem Gebiet führte schließlich zu der Bezeichnung »neurovaskuläre Einheit«, die deutlich macht, wie sehr das Gehirn auf eine direkte, enge und dynamische Beziehung zwischen Hirnzellen und ihrer Blutversorgung angewiesen ist, um zu funktionieren. Das ist wichtig, denn die Blutversorgung in Ihrem Gehirn ist nicht einfach wie ein Haufen Rohrleitungen – sie ist ein in das Gewebe integrierter Bestandteil. Die endothelialen Zellen und Perizyten, die die Blutgefäße bilden, sind in unmittelbarem Kontakt und in ständiger Kommunikation mit anderen Zellen im Gehirn, registrieren Aktivität und reagieren entsprechend. Wenn eine Region des Gehirns stärker aktiviert wird, setzt die elektrische und die metabolische Aktivität der Neuronen und Astrozyten wichtige Stoffe wie Kalium und Stickoxid frei, die bewirken, dass die Blutgefäße sich erweitern.[23] Das führt durch einen Prozess, der als »neurovaskuläre Kopplung« bezeichnet wird, direkt zu einer gesteigerten Durchblutung und lenkt Sauerstoff, Energie und Nährstoffe genau dorthin, wo sie gebraucht werden. Während wir älter werden, sollten wir also nicht nur unsere Nerven- und Gliazellen in Schuss halten, sondern auch sicherstellen, dass unsere Blutgefäße gesund bleiben, sodass sie rasch auf Veränderungen der Aktivität im Gehirn reagieren können, je nachdem, was wir in diesem Moment gerade tun. Neuere Studien sowohl mit Tieren als auch an Menschen lassen sogar den Schluss zu, dass Blutgefäße die Bestandteile des Körpers sind, die am anfälligsten für Alterung sind, was durch ungenügende Blutzufuhr im Gehirn zu vermehrten Entzündungen und dem Verlust von weißer Substanz führen kann.

Schließlich dient dieser Trip durch die nüchternen und schnauzbartgefüllten Hallen der neurowissenschaftlichen Geschichte (abgesehen von der Befriedigung meines inneren Nerds) tatsächlich einem Zweck. Wir sind gerade erst dabei zu begreifen, wie komplex all die verschiedenen Zelltypen im Gehirn und ihre Funktionen sind, und wir erkennen, dass das Gehirn eine Box voll unendlich raffinierter und abstimmbarer Komponenten ist. Die höchst koordinierte Art und Weise, in der all die verschiedenen Zellen und Strukturen im Gehirn zusammenarbeiten, wenn sie aktiv sind, unterstreicht auch, warum man nicht eine einzelne Komponente herausgreifen kann, um sie in reduktionistischer Weise zu verstehen. Das System funktioniert nur dann, wenn alle Teile zusammenarbeiten. Das erinnert wieder an Pughs Gedicht und daran, dass wir vielleicht niemals das gesamte Geschehen auf zellulärem oder biochemischem Niveau verstehen werden, das dem menschlichen Gehirn erlaubt, das zu tun, was es tut. Die gute Nachricht ist, dass wir dies möglicherweise auch gar nicht müssen.

Kapitel 4

Dominanz der Umwelt

Da wir ja inzwischen ein wenig über den Aufbau des Gehirns wissen, müssen wir uns nun fragen, *wozu es eigentlich dient*. Denn das sollte uns einige Hinweise darauf geben, was die entscheidenden Antriebskräfte für Gehirngesundheit und Hirnfunktion sind. Einige der wichtigsten Hirnfunktionen sind über Artgrenzen hinweg durchgängig vorhanden und stehen vor allem mit dem *Überleben* in Zusammenhang – sich in seiner Umwelt zurechtfinden, Nahrung und Geschlechtspartner suchen. Aber über diese grundsätzlichen Fähigkeiten hinaus wünschen wir uns eine Menge mehr von unserem Gehirn, und das führt zu der Frage: Was macht das menschliche Gehirn so besonders?

Vielleicht ist das eine Fangfrage, denn sie setzt voraus, dass das menschliche Gehirn in gewisser Hinsicht einmalig ist, was man je nach Standpunkt so sehen kann oder auch nicht. Was seinen Aufbau und seinen relativen Gehalt an Neuronen und Gliazellen angeht, ist das menschliche Gehirn nur ein vergrößertes und evolutionär fortgeschrittenes Primatengehirn.[1] Viele andere Tierarten – darunter Säuger, Vögel und Kopffüßer wie Oktopoden – zeigen prinzipiell ähnliche kognitive Funktionen wie Menschen, etwa Lernen, komplexes Problemlösen, Spielen und Emotionen.

Aber auch wenn Grenzziehungen schwierig sein können, stechen einige Merkmale des menschlichen Gehirns heraus. So vermuten einige Fachleute beispielsweise, die Evolution des menschlichen Gehirns sei von den – im Vergleich zu anderen Tierarten – zunehmend komplexeren Strukturen unserer sozialen Beziehungen vorangetrieben worden.[2] Zudem ist das menschliche Gehirn wohl das einzige, das ein klares Interesse an seiner eigenen Funktion zeigt und sich darum bemüht, sie zu verstehen.

Geleitet von falschen Vorstellungen

Während meiner zehn Jahre als Student und zehn weiteren Jahren als Kliniker und Wissenschaftler prägten zwei allgemeine Vorstellungen mein Denken über das Gehirn, die sich beide als falsch herausstellen sollten. Aber aus diesen Irrtümern erwuchsen die Ideen, die die entscheidenden Aussagen dieses Buches untermauern. Auf der Suche nach einem praktischeren Ansatz, über das Gehirn nachzudenken und seine kognitive Funktion langfristig zu stützen, werden wir uns vom Reduktionismus entfernen; unterwegs möchte ich Ihnen etwas über die Forschung erzählen, die mich zwang, meine Kernideen über das Gehirn zu revidieren. Das gibt mir schon an dieser Stelle Gelegenheit zu zeigen, wie erstaunlich das Gehirn tatsächlich ist.

Die erste falsche Vorstellung war, ein Medikament für ein breites Spektrum von neurodegenerativen Störungen stünde kurz vorm Durchbruch. Was auch immer ich über neurologische Störungen hörte oder las, stets wurde der Eindruck erweckt, das nächste Blockbuster-Medikament warte gleich um die Ecke. Angesichts der Unmenge an Informationen, die wir über das Gehirn gesammelt haben, und der großen Belastung, die neurologische Störungen der Gesellschaft aufbürden, ist ein solcher Optimismus natürlich logisch. Zwar werden medikamentöse Therapien stets eine wichtige Rolle spielen, doch die komplexe und variable Natur der Faktoren, die zur kognitiven Funktion und zum kognitiven Abbau beitragen, bringt es mit sich, dass jeder sinnvolle Ansatz zur Prävention oder Behandlung mehrgleisig sein muss. Daher sieht es immer mehr danach aus, als würde sich die Hoffnung, ein einziges Medikament oder ein einziger Medikamententyp könnte sämtliche Alzheimer-Fälle kurieren, nicht erfüllen.

Ich verstehe den Wunsch nach kurativen pharmazeutischen Therapien sehr gut, denn sie machten einen Hauptteil meiner neurowissenschaftlichen Arbeit aus. Diese Arbeit hat mich jedoch etwas sehr Wichtiges gelehrt: Wenn es um Hirnwachstum, Hirnentwicklung und langfristige Hirnfunktion geht, verblasst der Einfluss von medikamentösen Therapien im Vergleich zum Einfluss der Umwelt. Mit Umwelt meine ich die Welt um uns herum, also unsere Umgebung sowie die Art und Weise, wie wir mit ihr in Wechselwirkung treten. Eines meiner Lieblingsbeispiele für den dominanten Effekt der Umgebung auf unser Gehirn ist eine Sammlung von Studien über Taxifahrer. Genauer gesagt, über Londoner Taxifahrer. Wenn man in London ein Taxi nehmen wollte, war die einzige Option jahrzehntelang ein lizensiertes Taxi – eines dieser bauchigen schwarzen Autos mit der typischen orangefarbenen Lampe auf dem Dach, die man in Filmen an Big Ben vorbeifahren sieht. Als ich ein angehender Arzt in London war, befand sich Big Ben nur einen Katzensprung von dem Krankenhaus entfernt, in dem ich arbeitete, sodass dieser Anblick tatsächlich Teil meines Alltags war.

Um eines dieser Black Cabs zu chauffieren, muss der Fahrer eine Prüfung bestehen, die als »Knowledge of London Exam« bezeichnet wird. Für »The Knowledge«, wie sie kurz heißt, muss der Kandidat eine Karte mit 25 000 Straßen in einem Sechs-Meilen-Radius um den Bahnhof Charing Cross memorieren. Das ist eine Herkulesarbeit, die unauslöschliche Spuren im Gehirn der Londoner Cabbies hinterlässt. In einer klassischen Studie untersuchten die Forscher Fahrer in ihren Dreißigern und Vierzigern, die für The Knowledge lernten, und verglichen sie mit einer Kontrollgruppe.[3] Um für The Knowledge zu lernen, braucht man drei bis vier Jahre, und vor und nach dem Lernen für das Examen wurde das Gehirn der prospektiven Fahrer gescannt. Bei denjenigen, die die Prüfung bestanden, entdeckte man Veränderungen in der Struktur des posterioren Hippocampus, eines Teils des Gehirns, der eine entscheidende Rolle dabei spielt, sich daran zu erinnern, wo in der Welt man sich befindet (das sogenannte räumliche Gedächtnis). Bei denjenigen, die durchfielen, fanden sich solche Veränderungen nicht, ebenso wenig in der Kontrollgruppe. Eine ähnliche Studie zeigte, dass diese Hirnregion bei Londoner Taxifahrern größer ist als bei Busfahrern, die feste Routen haben und daher nicht so stark auf ihr Navigationsvermögen angewiesen sind.[1]

Nun, all das ist sehr interessant, aber was bedeutet es für unsere eigene langfristige Hirngesundheit und -funktion? Der Hippocampus, der eine entscheidende Rolle für das Gedächtnis spielt, ist bei der Spätform der Alzheimer-Krankheit gewöhnlich in Mitleidenschaft gezogen. Und erstaunlicherweise sprechen aktuelle Befunde dafür, dass das ständige Training, dem die Taxifahrer ihre Hippocampi (Plural von Hippocampus – es gibt einen in jeder Hirnhälfte) unterziehen, ihnen möglicherweise Schutz vor Alzheimer verleiht. In einer großen Studie über Demenzraten hatten amerikanische Taxi- und Ambulanzfahrer – zwei Berufe, die ein hohes Navigationsvermögen verlangen – im Vergleich mit allen anderen Berufsgruppen (nach Berücksichtigung von Alter und sozioökonomischem Status) das geringste Risiko, an der Alzheimer-Krankheit zu sterben. Wir werden niemals eine Studie durchführen können, in der Menschen nach dem Zufallsprinzip für den Beruf des Taxifahrers ausgewählt werden, um herauszufinden, ob dies ihr Alzheimer-Risiko *tatsächlich* vermindert. Die Studien über Taxifahrer vermitteln uns jedoch einen wirklich coolen Eindruck davon, wie das Gehirn sogar noch im Erwachsenenalter auf seine Umgebung reagieren und welche Langzeiteffekte dies haben kann.

Das menschliche Gehirn ist dafür entworfen, auf seine Umgebung zu reagieren

Umfangreiche aktuelle Forschungen haben ergeben, dass die Fähigkeit, auf seine Umgebung zu reagieren, beim menschlichen Gehirn viel ausgeprägter ist als bei anderen Tierarten. Das könnte erklären, warum es Menschen gelungen ist, sich an eine unglaubliche Vielfalt von Umweltbedingungen anzupassen; dies verschafft ihnen nicht nur einen Überlebensvorteil gegenüber anderen Spezies, sondern verleiht ihnen auch die Fähigkeit, sich problemlos im Straßenwirrwarr von London zu orientieren.

Die Fähigkeit des menschlichen Gehirns, sich an seine Umgebung anzupassen, ist tief in unserer Evolution verwurzelt. Im Jahr 2010 verglich eine Forschergruppe der Washington University, St. Louis, den Verlauf der menschlichen Gehirnentwicklung und der menschlichen Gehirnevolution. Wie das Team feststellte, sind die Regionen des menschlichen Gehirns, die sich nach der Geburt am stärksten entwickeln, der präfrontale Cortex, der laterale Scheitellappen (Parietallappen) und der laterale Schläfenlappen (Temporallappen). Das sind ausgerechnet diejenigen Regionen des menschlichen Gehirns, die im Vergleich zu anderen Primaten die größten evolutionären Veränderungen aufweisen.[5]

Der präfrontale Cortex liegt direkt hinter der Stirn. Sein oberer äußerer Teil, der dorsolaterale präfrontale Cortex, wird manchmal auch als »exekutiver« präfrontaler Cortex bezeichnet, denn er spielt eine herausragende Rolle bei der Entscheidungsfindung.[6] Wenn Sie jemals fast etwas Dummes getan oder gesagt hätten, aber im letzten Moment innehielten, dann haben Sie dies Ihrem dorsolateralen präfrontalen Cortex zu verdanken. Der laterale Temporallappen liegt in der Schläfenregion und spielt eine wichtige Rolle für Sprachverständnis, Hören, Verarbeitung von visuellen Signalen und Gesichtserkennung.[7] Der laterale Parietallappen liegt hinter dem präfrontalen Cortex und über dem temporalen Cortex und verfügt über ähnlich viele Talente; zu seinen Funktionen zählen Aufmerksamkeit, Arbeitsgedächtnis, Planung von Bewegungsabläufen und soziale Kognition.[8]

Das wichtigste Ergebnis der Studie über menschliche Gehirnentwicklung und die Evolution des menschlichen Gehirns war die Erkenntnis, dass diese drei Regionen des Gehirns – die sich erst kürzlich in unserer Evolution herausgebildet haben und für unsere komplexesten kognitiven Funktionen zuständig sind – bei der Geburt am *wenigsten* entwickelt sind. Es hat beinahe den Anschein, als ob diese Regionen unseres Gehirns, die uns so typisch menschlich machen, darauf warten, zu sehen, in welcher Welt sie existieren werden, bevor sie sich entsprechend entwickeln.

Selbst jenseits solch spezifischer Regionen ist das menschliche Gehirn im Vergleich zu anderen Primaten bei der Geburt noch sehr unreif. So ist ein neugeborener Schimpanse von Geburt an in der Lage, eine Reihe grundlegender Bewegungen auszuführen, sich beispielsweise sofort schutzsuchend an die Mutter zu klammern. Ein neugeborener Mensch ist hingegen fast völlig immobil und kann kaum etwas außer schlafen, trinken und weinen. Zudem reift das menschliche Gehirn langsamer als die Gehirne anderer Tierarten, und es dauert 30 Jahre oder länger, bis es seine volle Reife erreicht.[9] Das heißt, dass das menschliche Gehirn 40–50 Prozent der menschlichen Lebensspanne (etwa 70 Jahre) benötigt, um seine Entwicklung abzuschließen. Zum Vergleich: Ein Mäusegehirn reift innerhalb der ersten 5 Prozent einer Mäuselebensspanne aus.

Was bei der Geburt als menschliche Schwäche (und allgemeine Ungeschicklichkeit) beginnt, wird später im Leben zu einer großen Stärke. Dank seines langsamen Wachstums und Heranreifens gibt das menschliche Gehirn seiner Umgebung ein jahrzehntelanges Zeitfenster dafür, seine Funktion zu formen – in dieser Zeit nimmt unser Gehirn ein breites Spektrum von Umwelteinflüssen auf und reagiert darauf, um seine Funktion zu optimieren. Und wie wir am Beispiel der Taxifahrer gesehen haben, schließt sich dieses Fenster nach Abschluss der initialen Entwicklungsphase nicht – das menschliche Gehirn ist stets bereit, sich an die Herausforderungen und die Umwelt anzupassen, denen es sich gegenübersieht.

Selbst bei besonders empfindlichen Gehirnen bestimmt die Umgebung das Ergebnis

Um diese Grenzen der Vorstellung zu testen, wonach die Umgebung die Haupttriebkraft für die Hirnfunktion ist, sollten wir uns ansehen, was geschieht, wenn das Gehirn unter suboptimalen Bedingungen starten muss. Einer der vielen Schwerpunkte in meinem Labor ist es, Möglichkeiten zu finden, das Gehirn von Frühgeborenen zu unterstützen. Rund 10 Prozent aller Geburten in den USA erfolgen vorzeitig, und je früher vor dem errechneten Geburtstermin ein Baby zur Welt kommt, desto höher ist sein Risiko für eine neurologische Störung der einen oder anderen Art, wie zerebrale Kinderlähmung oder kognitive Schädigung.[10] Dieses Risiko ist für extrem Frühgeborene, die nach 60–70 Prozent der normalen Schwangerschaftsdauer (vor der 28. Schwangerschaftswoche) geboren werden, besonders hoch. Zurzeit gibt es keine Medikamente, die speziell dazu dienen, das neurologische Geschick dieser Säuglinge zu verbessern. Selbst vielversprechende Therapien, von denen ich selbst festgestellt habe, dass sie im Labor funktionieren, haben sich in klinischen Studien als wirkungslos erwiesen.[11]

Diese mangelnde Effizienz in der wirklichen Welt ist zweifellos frustrierend, doch sie liefert uns meines Erachtens Hinweise auf erfolgreiche alternative Wege, die wir einschlagen können. Denn viele dieser Neugeborenen zeigen im späteren Leben eine normale oder sogar außergewöhnlich hohe kognitive Funktion. Wie ein Säugling sich entwickelt, lässt sich nie genau voraussagen, doch man kann sich fragen, welche Faktoren die Wahrscheinlichkeit erhöhen, dass sich ein Kleinkind sehr gut entwickelt, obwohl es einen schwierigen Start ins Leben hatte.

Als ich 2016 an die University of Washington ging, schloss meine Mentorin, Sunny Juul, gerade die größte und komplexeste klinische Studie über neuroprotektive Medikamente ab, die jemals mit extrem Frühgeborenen durchgeführt worden war – der Preterm Erythropoietin Neuroprotection Trial (PENUT-Studie). Insgesamt 941 Babys aus 30 Krankenhäusern in den ganzen USA nahmen an der Studie teil und wurden bis zu ihrem zweiten Lebensjahr beobachtet, dann wurden ihre emotionalen, sprachlichen, motorischen und kognitiven Fähigkeiten getestet.[12] Ich wurde angesprochen, eine Reihe von Machine-Learning-Modellen, also Programme zur Musterfindung, zu entwerfen. Ziel war, etwas über die Faktoren herauszufinden, die mit der kognitiven Funktion dieser Kinder beim Heranwachsen verknüpft sind.[13]

Zumindest mir öffneten diese Ergebnisse die Augen. Bei Frühgeborenen weisen Darm, Augen, Lunge und Gehirn in der Regel schwere Schäden auf, und die Säuglinge müssen Monate im Krankenhaus verbringen, sich schmerzhaften und belastenden Eingriffen unterziehen und medikamentös behandelt werden, etwa mit Opioiden, Steroiden und Antibiotika, die das Gehirn negativ beeinflussen können. Aber bei PENUT war es keiner dieser Stressfaktoren, der die kognitive Funktion des Kleinkindes am stärksten beeinflusste. Von den vielen tausend Variablen, mit denen wir starteten, war der stärkste Indikator für den kognitiven Entwicklungsstand des Kindes mit zwei Jahren die Anzahl der Jahre, die seine Mutter zur Schule gegangen war. Der Bildungsstand der Mutter war wichtiger als eine signifikante Hirnschädigung auf einem Hirnscan und schlug auch sämtliche ausgefallenen (reduktionistischen) Marker für Entzündungen oder Schädigungen, die gemessen worden waren. Wie bei allen derartigen Studien muss man sorgfältig analysieren, was dieses Ergebnis bedeutet. Alles, was wir tun konnten, war, uns den umfangreichen Datensatz anzuschauen und zu sehen, welche Variablen mit Kognition verknüpft waren – und das ist nicht dasselbe, wie diese Beziehungen erklären zu können. Inzwischen ist diese Studie jedoch eine von einem Dutzend Studien, die belegen, dass langwierige und schwierige Erfahrungen eines Neugeborenen im Krankenhaus im Vergleich zum Einfluss der häuslichen Umgebung verblassen, in die das Baby kommt.[14]

Die Art und Weise, wie die mütterliche Bildung die Gehirnentwicklung beeinflusst, ist sicherlich vielfältig und komplex, und manches davon geht über das Kernthema dieses Buches hinaus. Aber man kann sich durchaus vorstellen, wie die elterliche Erziehung die Umgebung beeinflusst, in der ein Kind aufwächst. Dazu gehören Ernährung und Beschulung eines Kindes wie auch finanzielle und andere Stressoren, denen Kinder und Familien ausgesetzt sind. Mütter mit akademischer Ausbildung haben zum Beispiel vielleicht mehr Zeit und Ressourcen, um ihren Kindern vorzulesen, und Vorlesen gehört zu den erfolgreichsten Maßnahmen, die kognitive Entwicklung eines Kindes zu fördern.[15] Es geht an dieser Stelle nicht darum, die wirtschaftlichen Verhältnisse oder das Bildungsniveau eines Menschen zu beurteilen. Eltern rund um die Welt leisten großartige Arbeit und ziehen ganz unabhängig von ihrer Herkunft gesunde Kinder groß. Die Beziehung zwischen Bildung und heimischer Umgebung wird zudem häufig von sozialen Faktoren beeinflusst, über die die Eltern keine Kontrolle haben. Dennoch zeigen zahlreiche Studien die unglaubliche und entscheidende Bedeutung, die die Umgebung auf das Gehirn hat. Und das Wissen um die Beeinflussbarkeit des Gehirns durch die Umgebung, gleich ob bei Babys oder Erwachsenen, ob mit oder ohne Hirnschädigungen, eröffnet uns zahlreiche Möglichkeiten dafür, unsere eigene kognitive Funktion wie auch diejenige der Menschen zu verbessern, die uns am Herzen liegen.

Hirnentwicklung und Alterung sind engstens miteinander verflochten

Der übermächtige Einfluss des häuslichen Umfelds hätte eigentlich keine so große Überraschung für mich sein sollen. Schließlich weiß jeder, der Kinder hat aufwachsen sehen, wie anpassungsfähig sie sind. Wenn man genau hinschaut, kann man förmlich *sehen*, wie ihr Gehirn sich die Welt in Echtzeit zusammenreimt. Wir alle haben auch Kinder gesehen, die trotz schwieriger Umstände hervorragende Leistungen erbringen. Gleichzeitig ist das eine Lektion in Bescheidenheit und wichtige Erinnerung daran, dass noch so viele biochemische, physiologische oder neurowissenschaftliche Erkenntnisse, die ich sammeln oder zur Entwicklung neuer Therapien aufbieten könnte, nicht mit der evolutionären Festverdrahtung mithalten, die ein Gehirn, das sich entwickelt, dazu treibt, sich anzupassen und zu entfalten.

Aber wie steht es mit Erwachsenen? Selbst wenn das menschliche Gehirn dreißig Jahre braucht, um voll auszureifen, nähern sich viele Menschen dem Ende dieses Prozesses oder sehen ihn schon im Rückspiegel. Das bringt mich zu der zweiten Vorstellung, die mein Denken über das Gehirn früher bestimmte und die sich als völlig falsch erwiesen hat – nämlich dass das adulte Gehirn festgelegt und unfähig ist, sich zu verändern. Auch wenn die Taxifahrer-Studien einen Hinweis darauf gaben, was möglich ist, war ich lange überzeugt, Lernen oder Anpassung im Erwachsenenalter sei ein langsamer und mühsamer Prozess, der mit zunehmendem Alter immer schwieriger wird.

Nicht selten beklagen sich Leute bei mir, dass sie sich einfach nicht mehr so leicht an Dinge erinnern können wie früher oder neue Fertigkeiten oder Sprachen nicht so leicht erlernen wie in jungen Jahren. Wenn Sie diese Zeilen lesen, dann wette ich, dass Sie auch schon einmal solche Gedanken gehegt haben. In den letzten Jahrzehnten ist jedoch immer deutlicher geworden, dass das Gehirn erstaunlich *plastisch* ist – ein schnieker neurowissenschaftlicher Begriff für anpassungsfähig und veränderlich –, selbst in hohem Alter. Wir müssen ihm nur die richtigen Werkzeuge an die Hand geben, um sich anzupassen.

In Umkehrung der Studie, die zeigte, dass sich die evolutionär jüngsten Teile unseres Gehirns erst nach der Geburt entwickeln, um uns die Anpassung an unsere Umgebung zu erleichtern, sah sich eine andere Forschergruppe die Regionen des Gehirns an, die besonders empfindlich auf den Alterungsprozess reagieren.[16] Was sie fand, war überraschend ähnlich – diejenigen Regionen des Gehirns, die sich in erst in jüngster Zeit entwickelt haben, sind auch diejenigen, die mit zunehmendem Alter am schnellsten wiederabgebaut werden. Das passt zur sogenannten Last-in-first-out-Hypothese (»Zuletzt rein, zuerst raus«), die besagt, dass die Regionen des Gehirns, die evolutionär und entwicklungsphysiologisch besonders menschentypisch sind, auch diejenigen sind, die potenziell am stärksten vom altersbedingten Abbau betroffen sind.

Auch wenn diese Hypothese in vieler Hinsicht recht überzeugend klingt, passt sie *nicht ganz* zu dem Muster des Abbaus, das wir beim alternden Gehirn beobachten. Neben dem präfrontalen Cortex und den Temporallappen betrifft der Alterungsprozess offenbar Teile des medialen parietalen Cortex, der etwa in der Mitte des Kopfes direkt unter dem Scheitel liegt. Die Strukturen des medialen parietalen Cortex, die alterungsempfindlich sind, bilden zusammen mit bestimmten Teilen des präfrontalen Cortex (und je nach Szenario einigen anderen Regionen) das sogenannte Default Mode Network (DMN), auch Ruhestandard- oder Standardmodusnetzwerk genannt. Die Aktivität des DMN erhöht sich, wenn wir uns nicht auf eine bestimmte Aufgabe konzentrieren, sondern beispielsweise über uns selbst nachdenken, tagträumen oder Zukunftsszenarien durchspielen.

Auch bei anderen Tierarten gibt es Hinweise auf DMN-Aktivität, doch manche DMN-Funktionen sind wahrscheinlich ausschließlich menschlich. Wenn wir über die Alterung des menschlichen Gehirns im Kontext seiner evolutionären Geschichte nachdenken, müssen wir auch Strukturen wie das DMN einbeziehen.[17] So gesehen, handelt es sich möglicherweise weniger um einen Fall von »Zuletzt rein, zuerst raus« als um einen Fall von »Zuletzt rein, zuerst raus – plus den Teilen des Gehirns, mit denen diese Teile verbunden sind«.

Allgemeiner auf die Hirnregionen zu blicken, die vom Altern am stärksten betroffen sind, ist wichtig, denn abgesehen von schwerwiegenden Genmutationen oder Hirnschädigungen ist Altern der wichtigste einzelne Risikofaktor für kognitiven Abbau und Demenz. Tatsächlich muss zweierlei eintreten, damit jemand an spät einsetzendem Alzheimer erkrankt – er muss ein Mensch sein und er muss alt sein.[18] Unsere engsten stammesgeschichtlichen Verwandten – die Großen Menschenaffen wie Schimpansen und Gorillas – erleben mit den Jahren tatsächlich auch kognitiven Abbau, und es gibt einige Hinweise auf eine alzheimerähnliche Pathologie im Gehirn, doch es herrscht weitgehend Übereinstimmung, dass sie keine Demenz entwickeln.[19] Das heißt, sowohl der Alterungsprozess als auch die einzigartigen Eigenschaften des menschlichen Gehirns spielen für das Auftreten der Alzheimer-Krankheit eine entscheidende Rolle. Es stimmt, Menschen leben länger als Schimpansen, das könnte den Unterschied zum Teil erklären. Aber der Hauptgrund dafür, dass Alzheimer eine menschliche Krankheit ist, hängt offenbar mit der dynamischen Natur des menschlichen Gehirns zusammen, die es anfälliger für den Alterungsprozess und den Einfluss der Umwelt macht. Tatsächlich sind die Regionen des menschlichen Gehirns, die besonders anfällig für das Altern sind, gleichzeitig diejenigen, die die höchste Neuroplastizität aufweisen. Manche Fachleute vermuten daher, dass Demenz und die Alzheimer-Krankheit letztlich auf einem Verlust von Neuroplastizität beruhen.[20] Ein wichtiges

Kennzeichen alternder Zellen ist der Verlust der Fähigkeit, sich an ihre Umgebung anzupassen,[21] und das könnte einen unmittelbaren Zusammenhang zwischen Altern, Verlust der Neuroplastizität und Demenz darstellen.

Die Neuroplastizität, die wir als Erwachsene erleben, ist in vieler Hinsicht nur eine Fortsetzung der Neuroplastizität während der Gehirnentwicklung. Tatsächlich geht *eine* Theorie des Alterns davon aus, dass Altern nichts weiter als eine sich über Jahrzehnte fortsetzende Weiterführung des Prozesses ist, der die Entwicklung des Gehirns antreibt. Wenn ich beispielsweise sage, dass sich der Cortex – die Hirnrinde, also die äußere graue Substanz des Gehirns – in den Jahren nach der Geburt *entwickelt*, stellen Sie sich vielleicht vor, dass das Gehirn *wächst*. Aber die meiste Zeit unserer Gehirnentwicklung ist das nicht der Fall.

Die Dicke des menschlichen Cortex erreicht ihren Höchststand im Kleinkindalter, und die Gesamtmenge an grauer Substanz erreicht ihn etwa dann, wenn wir in der ersten Klasse sind.[22] Anschließend besteht die Entwicklung der grauen Substanz teilweise darin, selektiv Nervenzellen und Synapsen, die nicht gebraucht werden, zu *entfernen*, und das basiert direkt auf dem Input, den das Gehirn aus seiner Umwelt erhält, etwa durch das Erlernen von motorischen, sprachlichen und sozialen Fertigkeiten. Wenn wir älter werden, verfeinert das Gehirn seine Fähigkeiten anhand von Input aus der Umwelt ständig weiter, aufgebaut und gewartet werden nur diejenigen Strukturen und Funktionen, die es zu brauchen meint. Eine Abnahme der kognitiven Funktion bei Eintritt in den Ruhestand, den wir als beschleunigtes Altern erleben, kann man sich daher als ganz normale Reaktion von Gehirn und Körper auf den Verlust eines Inputs vorstellen. Dem gegenüber weisen Studien nach, dass das Erlernen neuer Fertigkeiten oder kreative Beschäftigung (Kunst, Sprachen, Musik und sogar Videospiele) dafür sorgen können, dass sich Veränderungsprozesse in den Hirnnetzwerken, die besonders anfällig fürs Altern sind, verlangsamen oder gar umkehren.[23]

Wir wissen also, dass sich Altern wie auch Neuroplastizität durch Veränderung der Inputs, die das Gehirn erhält, modifizieren lassen. Welche Inputs das sind und wie wir sie beeinflussen können – diese Fragen soll *Wach im Kopf!* uns beantworten. Körperliche Bewegung ist ein perfektes Beispiel dafür – es ist die einzige Intervention, die sämtliche biochemischen Kennzeichen des Alters zu verlangsamen oder rückgängig zu machen scheint.[24] Und erstaunlicherweise kann Bewegung auch die Neuroplastizität des Gehirns messbar verbessern.[25]

Trainieren Sie die Funktion, die Sie behalten möchten

Eine meiner Lieblingsstudien über Altern und Plastizität hat keines von beiden gemessen, zeigt aber meines Erachtens sehr schön, was auf eine praktische Weise, die jeder von uns umsetzen kann, möglich ist. Wie die Studie fand, hängt unsere Fähigkeit, komplexe Tätigkeiten auszuführen, viel stärker davon ab, wie wir unser Gehirn gebrauchen, als vom Alter unseres Gehirns.[26]

In dieser Studie rekrutierten die Forscher jüngere und ältere Amateurpianisten und verglichen sie mit jüngeren und älteren *ausgebildeten* Pianisten von international renommierten Musikhochschulen. Die jüngeren Pianisten waren vorwiegend in ihren Zwanzigern, die älteren im Alter von Anfang fünfzig bis Ende sechzig. In diesen vier Gruppen (jung oder alt, Amateur oder Experte) verglichen sie die Leistung bei zwei Aufgabentypen: 1. einer unspezifischen kognitiven Aufgabe, die zeigt, wie rasch das Gehirn Informationen verarbeitet, und 2. Aufgaben, bei denen es um Fertigkeiten ging, die für das Klavierspielen wichtig waren, etwa die Fähigkeit, koordinierte Bewegungen und Muster mit den Fingern auszuführen.

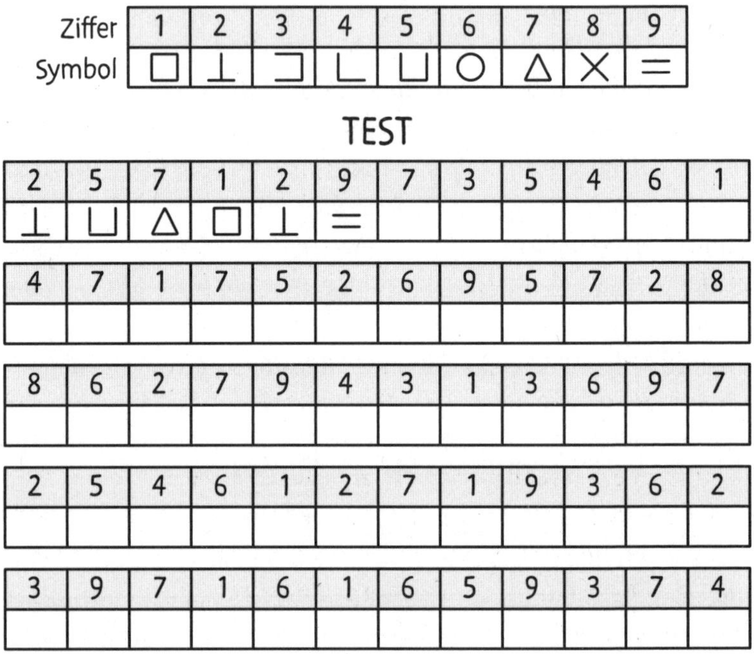

ABBILDUNG 1. Beispiel für den Ziffern-Symbol-Substitutionstest. Auf der Basis der Beispiele oben muss der Proband möglichst rasch die korrekten Symbole in die leeren nummerierten Kästchen einfügen. Dazu muss man die Symbole im Gedächtnis speichern und sie rasch wieder abrufen können. Für ein perfektes Ergebnis (wie 100 Symbole in 90 Sekunden) muss man mehr als ein Symbol pro Sekunde ins Kästchen einfügen.

Bei der unspezifischen Aufgabe handelte es sich um einen kognitiven Test, den Digit-Symbol-Substitutionstest (DSST), auch bekannt als Ziffern-Symbol-Substitutionstest (siehe Abbildung 1). Beim DSST geht es darum, innerhalb begrenzter Zeit nummerierte Kästchen mit einem korrespondierenden Symbol zu füllen – um ein perfektes Ergebnis zu erreichen, sind mehr als ein Symbol pro Sekunde nötig. Dieser Test, der sich leicht bei einem großen Personenkreis anwenden lässt, gilt als Maß für die Verarbeitungsgeschwindigkeit im Gehirn, und gibt Auskunft über die Fähigkeit einer Person, sich zu konzentrieren und rasch Informationen zu verarbeiten und zu erinnern. Wenn Sie im 20. Jahrhundert geboren sind, erinnern Sie sich vielleicht daran, dass es eine Zeit gab, als man sich eine Telefonnummer einige Sekunden lang merken musste, bevor man Papier und Stift zur Hand hatte, um sie niederzuschreiben. Der DSST wäre ein guter Test für diese Fähigkeit. Die Punktzahl im DSST nimmt gewöhnlich mit steigendem Alter ab, ist aber auch von Kurzzeitfaktoren wie Schlafdauer abhängig, die das Gedächtnis beeinflussen können.[27]

Während man für den DSST kaum wirklich trainieren kann, es sei denn, man ist mit den üblen Neigungen von Neurowissenschaftlern vertraut, war der Klavier-Leistungstest darauf angelegt, Fertigkeiten zu bewerten, die die Teilnehmer aktiv praktizierten. Die Ergebnisse eines Klavier-Leistungstests bei Pianisten sind für uns alle von Bedeutung – er testet eine komplexe Fähigkeit wie jede andere, die Sie vielleicht regelmäßig im Rahmen eines Hobbys oder als Teil Ihrer Arbeit ausüben, etwa Neurochirurgie, Sprechen einer Fremdsprache, Skateboardfahren oder Schwerterjonglieren.

Erwartungsgemäß fanden die Forscher, dass jüngere Teilnehmer beim DSST – also bei der unspezifischen Verarbeitungsgeschwindigkeit – besser abschnitten, ganz gleich, wie gut sie Klavier spielten. Bei Aufgaben, bei denen es um Fertigkeiten im Zusammenhang mit dem Klavierspiel ging, übertrumpften ausgebildete Pianisten hingegen die Amateure (vielleicht auch keine große Überraschung), wobei es keinen Unterschied zwischen älteren und jüngeren Pianisten gab (Abbildung 2).

Als die Forscher untersuchten, welche Faktoren den größten Einfluss auf die Leistung bei klavierbezogenen Aufgaben hatten, stellte sich Übung durchgängig als wichtigster Faktor heraus, vor allem die Gesamtzahl an Übungsstunden, die ein Klavierspieler in den letzten zehn Jahren absolviert hatte. Dieser Zusammenhang war bei der älteren Expertengruppe besonders stark ausgeprägt und spricht da-

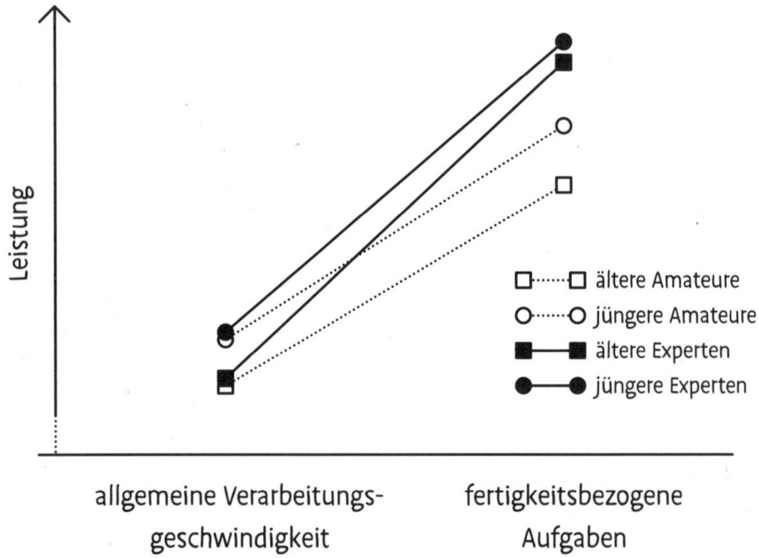

ABBILDUNG 2. Vergleich von unspezifischen kognitiven Aufgaben (allgemeine Verarbeitungsgeschwindigkeit) und fertigkeitsbezogenen Aufgaben bei jüngeren (20- bis 30-Jährigen, Kreise) und älteren (in ihren 50er- und 60er-Jahren, Quadrate) ausgebildeten Pianisten (schwarze Symbole) sowie Amateurpianisten (weiße Symbole). In der Expertengruppe ist die fertigkeitsspezifische Leistung unbeeinflusst vom Alter und hing am stärksten davon ab, wie viel Stunden die Klavierspieler in letzter Zeit mit Üben verbracht hatten. Leicht abgewandelt von Krampe und Ericsson, *Journal of Experimental Psychology 1996*.

für, dass gezieltes intensives Üben in den Fünfzigern und Sechzigern eine Minderung der Gehirnleistung, die man sonst mit zunehmendem Alter erwarten könnte, fast vollständig kompensieren kann.

Ist Alter nichts weiter als eine Zahl?

Bisher haben wir viele Belege dafür gesammelt, dass das adulte Gehirn durchaus in der Lage ist, zu lernen, komplexe Fertigkeiten zu bewahren und Informationen zu verarbeiten. Und auch wenn Menschen die Früchte ihrer Arbeit genießen und in den Ruhestand gehen können sollten, gibt es kein Verfallsdatum für das Gehirn (oder den Körper), das verlangen würde, dass wir in einem bestimmten Alter aufs Abstellgleis geschoben werden. Niemand sagte diesen Pianisten, sie müssten in den Ruhestand gehen, und sie besaßen mit Ende sechzig noch alle nötigen Fertigkeiten, um ihre Tätigkeit auszuüben.

Trotz alledem bin ich Realist. Mit dem Alter und dem Alterungsprozess geht ein gewisser unausweichlicher Funktionsverlust einher. Aber dadurch, dass wir klüger statt härter (manchmal zugegebenermaßen auch ein wenig härter) arbeiten, können wir uns die Vorteile des Alters zunutze machen und weiterhin viel länger auf hohem Niveau Leistung erbringen als früher angenommen. Als Sportfan denke ich, dass wir in letzter Zeit in der Welt des Sports dafür eine ganze Reihe von Beispielen gesehen haben.

Sportler können sich heute offenbar immer häufiger bis deutlich in ihre Vierziger mit den Besten der Welt messen: LeBron James und Diana Taurasi im Basketball, Tom Brady im Football, Christie Pearce und Ronaldo im Fußball. Sogar in der Formel 1 sind zwei Fahrer in ihren Vierzigern noch immer aktiv – beide sind frühere Weltmeister, und man traut ihnen einen weiteren Titel zu: Fernando Alonso und Sir Lewis Hamilton. Dass diese neue Ära Einzug hielt, liegt zum Teil an besserem Training und besserer Versorgung von Verletzungen, steht aber auch in direktem Zusammenhang mit dem, was wir als Sterbliche tun können, um weiterhin in welchem Gebiet auch immer auf hohem Niveau Leistung zu erbringen.

Ein Aspekt der kognitiven Funktion, der nicht automatisch mit zunehmendem Alter schwindet und vielleicht sogar irgendwann im sechsten oder siebten Lebensjahrzehnt seinen Gipfel erreicht, ist die *kristalline Intelligenz*. Das ist wieder so ein schnieker neurophysiologischer Begriff, hier für die verschiedenen Komponenten der Kognition, die gemeinsam das Konzept der »Lebenserfahrung« bilden. Wenn wir älter werden, reagieren wir in der Regel weniger impulsiv und können zahlreiche Informationsstränge besser zu einem größeren Gesamtbild zusammenfügen. In der Formel 1 gibt es viele aktuelle Beispiele dafür, dass ein älterer Fahrer durchgängig seinen viel jüngeren Teamkollegen abhängt, weil er weniger Fehler macht und seine Taktik wie auch seine Fahrtechnik besser sind.

Seine gesammelte Lebenserfahrung einbringen zu können, erfordert jedoch viel konzentrierte Anstrengung. All die oben erwähnten Sportler konzentrierten sich weiterhin intensiv und passioniert auf ihren Sport. Man kommt nicht um die Tatsache herum, dass man das, was man tut, auch wirklich wollen muss – wie bei Pianisten ist Engagement für die Aufgabe der Motor der Leistung. Natürlich passten die Spieler ihr Spiel manchmal nach Bedarf an, ein weiterer Vorteil der Lebenserfahrung. Ronaldo läuft heute deutlich weniger als früher, doch er positioniert sich noch immer an der richtigen Stelle, um ein Tor zu schießen, und darum hat er auch mehr Tore geschossen als irgendjemand sonst. LeBron James hat einen Großteil seiner beeindruckenden körperlichen Fähigkeiten behalten, doch er konzentriert sich darauf, das Beste aus seinen (oft viel jüngeren Teamkollegen) herauszuholen.

Über sportspezifische Fähigkeiten hinaus erfordert Langlebigkeit in einem Sport eine Menge Hintergrundarbeit, um Gehirn und Körper so in Schuss zu halten, dass Spitzenleistungen möglich sind. Wenn man sich einen Sportler anschaut, der mehrere Jahrzehnte zur Weltspitze gehört, stößt man fast immer auf jemanden, der viel Wert auf Ernährung, Schlaf und Trainingspläne gelegt hat, um seine Bedürfnisse zu decken und seine Ziele zu erreichen. Jeder, der schon einmal mit jungen Sportlern gearbeitet hat, weiß, dass sie fast alles essen können (und dies auch tun) und fast jede Art von Training absolvieren können, und es ihnen dennoch fast immer gelingt, fitter, schneller und stärker zu werden. Erfolgreiche ältere Sportler sind hingegen viel zielgerichteter – sie wissen, *warum* sie tun, was sie tun. Und ihr zielgerichteter Ansatz bringt gewöhnlich mit sich, dass ihnen mehr Zeit für Ruhe und Erholung bleibt. Wie wir noch sehen werden, ist das der magische, der entscheidende Punkt.

Auch wenn ich nicht meine, wir alle müssten wie Sportler leben – wozu die meisten von uns, seien wir ehrlich, auch gar nicht die Zeit haben –, trägt unsere allgemeine körperliche Gesundheit zu Kernaspekten der Hirnfunktion bei, die schwierig zu trainieren sind. Ein gutes Beispiel dafür ist eine Studie, die einige Kollegen und ich anhand von Daten des National Health and Nutrition Examination Survey (NHANES) durchführten, einer US-amerikanischen Initiative, die in jährlichen Intervallen Daten von mehreren tausend durchschnittlichen Amerikanerinnen und Amerikanern sammelt, um herauszufinden, wie unterschiedliche Lebensstile und andere Faktoren die Gesundheit beeinflussen. Im Rahmen einiger dieser jährlichen NHANES-Befragungen wurden ältere Erwachsene gebeten, den Ziffern-Symbol-Substitutionstest durchzuführen – denselben unspezifischen Test zur Verarbeitungsgeschwindigkeit im Gehirn, den auch die Pianisten absolvierten. Anhand der Testergebnisse analysierten wir in unserer Studie, wie eine ganze Reihe verschiedener Faktoren in Zusammenhang mit Fitness, Ernährung und körperlicher Gesundheit bei fast 1500 amerikanischen Erwachsenen im Alter von 60 bis 85 Jahren mit der Verarbeitungsgeschwindigkeit verknüpft war.[28]

In dieser Studie interessierten wir uns speziell für den Zusammenhang von körperlicher Aktivität und Hirnfunktion, doch auch mehrere andere Risikofaktoren für kognitiven Abbau wurden einbezogen. Auch wenn ältere Menschen im Durchschnitt tatsächlich eine geringere Verarbeitungsgeschwindigkeit hatten, gingen größere Beinkraft und mehr körperliche Aktivität mit einer höheren Verarbeitungsgeschwindigkeit im Gehirn einher, was dafürspricht, dass körperliche Aktivität einige Auswirkungen des Alters auf das Gehirn kompensieren kann. Gleichzeitig waren ein schlechter Gesundheitszustand (höherer Blutzuckerspiegel, höherer Blutdruck und erhöhte Entzündungswerte) sowie ein schlechter Ernährungszustand (etwa ein

Mangel an Vitaminen des B-Komplexes oder an Eisen) mit einer geringeren Verarbeitungsgeschwindigkeit verbunden. Bei Folgestudien in einer anderen NHANES-Kohorte kamen wir zu einem ähnlichen Ergebnis – Körperkraft, Ernährungsstatus, körperliche Gesundheit und Schlaf waren alles Faktoren, die die Verarbeitungsgeschwindigkeit im Gehirn beeinflussten. Und wir wissen, dass sich diese Faktoren modifizieren lassen – wir können sie verändern und verbessern.

Die üblichen Mahnungen zur Vorsicht bei dieser Art von Studien gelten auch hier – wenn wir uns nur den gegenwärtigen Lebensstil und die Verarbeitungsgeschwindigkeit im Gehirn ansehen, können wir nicht *beweisen*, dass eine Veränderung dieser Faktoren unsere Hirnfunktion verbessert. Unsere Studien fügen sich jedoch in eine Fülle von Forschungsergebnissen ein, die zeigen, dass es unabhängig vom Alter eine Reihe von modifizierbaren Faktoren gibt, die das Grundniveau verbessern können, auf dem unser Gehirn funktioniert und Information verarbeitet. Um diese Faktoren geht es in Teil II.

Das Gehirn kann sich selbst verändern

Bislang haben wir uns weitgehend auf die Bedeutung des Außen und des Körperlichen konzentriert, wie dem Erlernen von Fertigkeiten und sportliche Betätigung. Aber ich habe auch schon die Bedeutung des Inneren angesprochen – die Geschichten, die wir uns selbst erzählen. Was mich daran fasziniert, ist, dass das, was wir *denken*, uns nicht nur psychologisch und philosophisch bremsen kann, sondern unsere Gedanken direkten Einfluss auf unsere Gesundheit und unsere Physiologie haben.

Während die Studien in diesem Kapitel einige praktische Beispiele dafür liefern, dass die Funktion des alternden Gehirns nicht unbedingt festgelegt sein muss, lassen andere interessante Untersuchungen den Schluss zu, dass Altern zumindest teilweise eine Geisteshaltung ist. Viele dieser Erkenntnisse stammen von Ellen Langer, Psychologieprofessorin in Harvard. Sie hat einige wirklich bahnbrechende Studien über den Effekt des Geistes auf die Physiologie durchgeführt. In einer ihrer klassischen Studien zeigte Langer, dass Reinigungskräfte im Hotel, die keine Zeit hatten, außerhalb ihrer Arbeitszeit Sport zu treiben, bedeutende Verbesserungen ihrer Körperkomposition und ihres Blutdrucks erlebten, wenn man ihnen einfach erklärte, all das Putzen und das Umherlaufen, das zu ihrem Job gehörte, zähle als Sport.[29] Allein der *Gedanke*, dass sie ihre Gesundheit durch ihre körperliche Bewegung bei der Arbeit förderten, reichte aus, um einige gesundheitliche Vorteile zu bewirken.

Meines Erachtens sind Studien wie diese der endgültige Sargnagel für reduktionistische Ansätze in Bezug auf das Gehirn. Ganz gleich, wie gut die technischen Mittel und wie gewissenhaft die Forscher sind, ist es unmöglich, den Einfluss unserer Gedanken auf unsere Körperfunktionen zu isolieren und das dann bei Mäusen oder im Mikroskop zu untersuchen. Für die Komplexität der menschlichen Gesundheit und Biologie benötigen wir ein umfassenderes Bild und einen unvoreingenommenen Ansatz.

Langers vielleicht berühmteste Arbeit ist die Counterclockwise-Studie (*counterclockwise* = gegen den Uhrzeigersinn), die 1979 durchgeführt und später in einem Buch gleichen Namens (deutsch: *Die Uhr zurückdrehen?*) dokumentiert wurde.[30] Im Rahmen der Studie lebten acht ältere Männer fünf Tage lang so zusammen, als befänden sie sich im Jahr 1959 (also zwanzig Jahre früher). Alles in ihrer Umgebung war voller Requisiten, Magazine, Musik, Radioprogramme und Filme, die zwanzig Jahre zuvor populär gewesen waren. Zweimal pro Tag diskutierten die Teilnehmer so über »aktuelle Ereignisse« im Kalten Krieg 1959, als würden sie gerade geschehen. Die Männer einer Kontrollgruppe lebten eine Woche lang in derselben Umgebung und diskutierten dieselben Themen, aber sie verbrachten die Woche damit, sich an diese Ereignisse der Vergangenheit zu *erinnern*.

Verglichen mit den Männern der Kontrollgruppe kam es bei der Counterclockwise-Gruppe zu größeren Verbesserungen, was Sehvermögen, Flexibilität, manuelle Geschicklichkeit, IQ, Gang und Haltung betraf. Es war, als hätten sich die Männer in nur einer Woche tatsächlich jünger *gedacht*!

Glücklicherweise müssen wir nicht in der Vergangenheit leben, um Alterung und Kognitionsverlust zu verlangsamen. 1976 führten Ellen Langer und Judith Rodin eine Studie durch, die die Bühne für die Counterclockwise-Studie bereitete, dabei wurden die Bewohner eines Pflegeheims nach dem Zufallsprinzip in zwei Gruppen eingeteilt. Einer der beiden Gruppen wurde erklärt, sie könne tun und lassen, was sie wolle, und habe völlige Kontrolle über ihr Leben im Heim. Der anderen Gruppe wurde erklärt, das Pflegepersonal sei da, um sich um sie zu kümmern und alles für sie zu tun. Dieser zweiten Gruppe wurde im Wesentlichen mitgeteilt, ihre Pflege und die Kontrolle über ihr Leben sei anderen Menschen übertragen worden. Während der Studie und 18 Monate danach waren die Bewohner, die persönliche Kontrolle und Verantwortung erhalten hatten, aktiver, sozialer und gesundheitlich in besserer Verfassung. Indem sie mehr Austausch mit der Welt rundum hatten, gaben sie ihrem Gehirn und ihrem Körper einen Grund dafür, Funktionen aufrechtzuerhalten, und ihre Gesundheit profitierte davon. Wenngleich das nicht das Ziel dieser kurzen Studie war, ergab eine nachträgliche Untersuchung sogar, dass die Teilnehmer der aktiven Gruppe deutlich länger lebten als die der Kontrollgruppe.[31]

Im Zusammenhang mit der ursprünglichen Counterclockwise-Studie und einer geplanten Folgestudie mit modernen wissenschaftlichen Techniken zur Bestätigung der Ergebnisse schrieb Langer über die Stereotype Embodiment Theory, (»Stereotyp-Verkörperungstheorie«). Die besagt, dass Menschen entsprechend den Klischeevorstellungen über ältere Leute altern, die sie verinnerlicht haben.[32] Dazu gehört das Risiko von kognitivem Abbau und Demenz. Auch wenn das nicht der einzige Faktor ist, vermutet die Stereotype-Embodiment-Theorie, dass die Erwartung, in höherem Alter an kognitiver Funktion zu verlieren, tatsächlich zu einem stärkeren kognitiven Abbau im Alter führt. Einiges davon geht auf unterbewusste Erwartungseffekte zurück, aber manches ist auch ein direktes Resultat der Aktivitäten, für oder gegen die wir uns entscheiden, wenn wir älter werden.

Weniger Engagement im Alter ist das ultimative Mismatch

Meiner Ansicht nach lässt sich der Einfluss von Aktivität und Engagement am besten verstehen, wenn man das Gehirn über die gesamte Lebensspanne betrachtet. Stellen Sie sich vor, man könnte messen, wie stark Sie Ihr Gehirn zu einem bestimmten Zeitpunkt beanspruchen – etwas, das überraschend schwer zu verwirklichen ist. Vom Kleinkindalter bis ins frühe Erwachsenenalter ist das Gehirn eine Lernmaschine. Es sucht aktiv und mit allen Sinnen nach neuen Erfahrungen und Inputs.

Ein Kleinkind, das versucht, Laufen zu lernen, ist ein perfektes Beispiel. Es verwendet viel Zeit und Mühe darauf, zunächst einmal aufrecht zu stehen, und versucht dann, seine Bewegungen zu koordinieren und erste Schritte zu machen. Es konzentriert sich völlig auf diese Aufgabe, und es klappt nicht. Es verbringt auch viel Zeit damit zu schlafen und erholt sich dabei von diesen Anstrengungen, während sein Gehirn sich entwickelt und aufgrund der neu erworbenen Informationen neu verdrahtet.

Wenn Kinder älter werden, werden die Aufgaben komplexer und der Einsatz wird oft höher, während das Gehirn seinen Durst nach neuen Erfahrungen zu stillen versucht. Auf Bäume klettern, Autofahren lernen, einen Klassenkameraden zum Abschlussball einladen oder Biochemie auf dem College pauken. Dieser Erfahrungsgewinn an Wissen, Fertigkeiten und sozialem Kontakt treibt die Entwicklung der komplexen und evolutionär jungen Teile des Gehirns voran, die uns Menschen einzigartig machen. Aber fragen Sie sich, wann Sie zum letzten Mal so etwas getan haben – ein Wagnis eingegangen sind oder versucht haben, etwas Neues zu lernen, bei dem das Risiko hoch war, sinnbildlich oder buchstäblich auf dem Hintern zu landen. Ich wette, dass so etwas bei den meisten von uns schon eine ganze Weile her ist. Mehrere Jahre damit zu verbringen, als Erwachsener eine große Menge neuer Information zu pauken, wie die angehenden Londoner Taxifahrer, ist überraschend selten.

Dieser altersbedingt veränderte Ansatz ist niemandes Fehler – die meisten von uns haben einen ziemlich normalen Lebenslauf, der von den gesellschaftlichen Gegebenheiten der modernen Welt vorgezeichnet ist. Nachdem die Schulzeit vorbei und die formale Bildung abgeschlossen ist und wir ins Arbeitsleben eintreten, setzt Routine ein. Wir werden vielleicht zu Spezialisten in einem bestimmten Beruf – was sehr wichtig sein kann –, und wir sind sicherlich sehr *beschäftigt*. Aber wenn es um die Signale geht, die wir an unser Gehirn senden, um dessen Funktion zu verbessern und zu stützen, verblassen unsere täglichen Aktivitäten als Erwachsene im Vergleich zu dem, was wir in jüngeren Jahren getan haben. Und wir hören nicht nur auf, aktiv zu lernen, auch andere Inputs gehen verloren. Wir haben keine Zeit mehr für körperliche Betätigung, und wir verlieren Freunde aus den Augen. Wenn wir tatsächlich ein wenig zusätzliche freie Zeit finden, vor allem, wenn wir in den Ruhestand gehen, glauben wir, zu alt zu sein, um zu lernen, oder meinen, dass sportliche Aktivität nur zu Schmerzen und Verletzungen führt.

Die Idee eines sich in Abhängigkeit vom Alter verändernden Engagements wurde in der Pianisten-Studie beleuchtet. Die Autoren räumten ein, dass für ausgebildete Pianisten nach ihrer Studienzeit, in der das Klavierspielen sie völlig in Beschlag nimmt, andere Lebensziele und Prioritäten an Bedeutung gewinnen. Das kostete sie natürlich Zeit und Übungsgelegenheit, und es waren diejenigen, die weniger übten – nicht etwa die ältesten –, deren Leistung abnahm. Dieses Muster dürfte den meisten von uns bekannt vorkommen – ein höheres Lebensalter bringt auch mehr Verantwortung mit sich, was dazu führt, dass wir weniger Zeit für konzentriertes Lernen und Entwicklung haben.

Aber was wäre, wenn wir genau das Gegenteil tun sollten? Was wäre, wenn ein höheres Alter nicht bedeutet, dass wir Neues langsamer oder weniger gut erlernen? Was ist, wenn dieser Eindruck nur dadurch entsteht, dass wir in höherem Alter nicht mehr so viel Zeit mit gehirnstärkenden Fertigkeiten und Aktivitäten verbringen wie früher? Es macht einen gewaltigen Unterschied, ob etwas unmöglich ist (zum Beispiel zu denken, das Gehirn könne sich im Alter nicht mehr verändern) oder einfach eine Herausforderung darstellt (zum Beispiel Zeit zu finden, Lernen an erste Stelle zu setzen). Das eine ist eine Sache der Biologie, beim anderen geht es mehr um Ressourcen, Zugang und den Glauben an das, was möglich ist. Und wie uns allmählich klar wird, hält uns die Biologie wohl nicht so sehr zurück, wie wir vielleicht denken.

Wie bereits erwähnt, hat die Evolutionsgeschichte das menschliche Gehirn besonders anpassungsfähig und ansprechbar für die Umwelt gemacht. Die evolutionär jüngeren Regionen des Gehirns verbringen nach der Geburt Jahrzehnte damit, ihre Funktion zu optimieren, und weisen selbst noch spät im Leben eine bemerkenswerte Neuroplastizität auf. Wir wissen jedoch auch, dass diese Gehirnregionen und diejenigen, mit denen sie in Verbindung stehen, besonders anfällig für altersbedingten Abbau sind.

Wenn also komplexer sozialer Austausch, Entwicklung von Fertigkeiten und körperliche Aktivität den Motor für die komplexesten Teile des Gehirns bilden und eben diese Teile besonders anfällig auf den Alterungsprozess reagieren, sollten wir ihnen die Art von Input liefern, die die Entwicklung des Gehirns überhaupt erst vorangetrieben hat. Dabei wird deutlich, dass viele Aspekte des modernen Lebens zu einem Mismatch zwischen dem führen, was das Gehirn braucht, um weiterhin zu funktionieren, und dem Input, den es tatsächlich erhält. Wir hören auf zu lernen, wir hören auf, uns zu bewegen, wir schlafen weniger und wir verbringen weniger Zeit mit guten Freunden.

Wie Langer und andere gezeigt haben, ist es wahrscheinlich zu einem großen Teil unser Verhalten, das den Alterungsprozess des Gehirns vorantreibt. Wenn wir erwarten, dass wir im höheren Alter an Hirnfunktion verlieren, oder aufhören, unser Gehirn Umwelteinflüssen auszusetzen, die seine Entwicklung überhaupt erst vorangetrieben haben, dann ist es der Verlust dieser Stimuli, der den Funktionsverlust begünstigt, und nicht andersherum. Zum Glück können wir uns dieses Konzept des evolutionären Mismatchs zwischen dem sich entwickelnden und dem alternden Gehirn zunutze machen: Wir können Eingriffsmöglichkeiten finden und die Wahrscheinlichkeit dafür erhöhen, dass unserem erwachsenen Gehirn das übliche Standardprogramm des kognitiven Abbaus im Alter erspart bleibt.

Kapitel 5

Gehirngesundheit – das Game

Inzwischen ist Ihnen wohl klar geworden, dass die Geschichten, die wir uns über unser Gehirn erzählen, und die Klischees, die wir verinnerlichen, nicht stimmen. Oder zumindest nicht stimmen müssen. Auch wenn die kognitive Funktion tendenziell mit zunehmendem Alter abnimmt, ist klar, dass unser Gehirn sich anpassen und seine Leistung in fast jedem Alter verbessern kann, solange wir für die richtige Umgebung sorgen.

Im Rahmen meiner Arbeit suche ich Mittel und Wege, das Gehirn so lange wie möglich so gesund und leistungsfähig wie möglich zu halten. Besonders interessant fand ich die Tatsache, dass die Faktoren, die für die Entwicklung eines gesunden Gehirns anfangs wichtig sind, dieselben sind, die unser Gehirn braucht, um Jahrzehnte später gesund zu bleiben. Als Erwachsene neigen wir jedoch dazu, diesen Faktoren unseres Lebens keine Aufmerksamkeit mehr zu schenken – teils deshalb, weil uns das Leben in die Quere kommt, und teils auch deshalb, weil wir nicht wissen, wie wichtig sie sind.

Ich würde niemals behaupten, alle Antworten zu haben, doch ich habe dieses Buch geschrieben, weil zahlreiche Forschungsarbeiten – darunter auch meine eigenen – belegen, dass es eine Fülle von Möglichkeiten gibt, unsere kognitive Funktion durch simple tägliche Aktivitäten zu stützen und zu verbessern. Wie immer deutlicher wird, lassen sich durch diese Aktivitäten kognitive Abbauprozesse wie auch viele Formen von Demenz verlangsamen oder sogar völlig verhindern.

Bevor wir näher darauf eingehen, was wir tun können, um unser Gehirn zukunftssicher zu machen, möchte ich Ihnen erklären, warum ich glaube, dass es viel Spielraum gibt, um unsere langfristige kognitive Gesundheit zu verbessern. Ich habe bereits einige Statistiken erwähnt, die dafürsprechen, dass das menschliche Gehirn zunehmend unter psychischen Problemen und Demenz leidet – und dieser Trend wird sich in den kommenden Jahren vermutlich noch verstärken. Wir erkennen vielleicht, dass diese Hirnveränderungen sowohl ganz allgemein als auch konkret bei uns selbst oder in unserem Umfeld auftreten, und das kann uns nur allzu leicht das Gefühl vermitteln, wir könnten nichts dagegen tun. Wir halten das Gefühl von Stress und Unkonzentriertheit für schicksalhaft, kognitiven Abbau oder Alzheimer für vorgezeichnet, und glauben, wir könnten daran nichts ändern. Ich hoffe, Ihnen ist inzwischen klar geworden, dass das nicht so sein muss. Wir alle haben es in der Hand, Headroom (also Pufferkapazität) aufzubauen – und damit ein widerstandsfähigeres Gehirn, das noch jahrzehntelang auf vollen Touren läuft.

Bestimmt sind Sie in den Medien schon auf zahlreiche negativ klingende Statistiken über unsere Gehirngesundheit gestoßen, doch in denselben Daten verbergen sich auch hoffnungsvolle Zeichen, die weniger mediale Aufmerksamkeit erhalten. Denn das menschliche Gehirn ist evolutionär so verdrahtet, dass es sich eher auf negative und aufwühlende Informationen konzentriert, vor allem deshalb, weil sie uns vor möglichen Bedrohungen warnen.[1] Daher erzielen negative oder besorgniserregende Nachrichten über eine verringerte psychische und kognitive Gesundheit in der Regel mehr Klicks und Kommentare, sodass sie sich in unserer Kultur und Psyche festsetzen.

Zugegeben, es ist nicht einfach, aus komplexen Daten ein nuanciertes Bild zu erstellen. Sich auf das Negative zu konzentrieren, kann auch ein guter Weg sein, um zum Handeln aufzurufen: Falls es zutrifft, dass sich die Anzahl der Demenzkranken in unserer Lebenszeit verdreifachen wird, *was gedenken Sie zu tun, um das Risiko zu senken, eine oder einer davon zu sein?* Dieses Rahmenwerk ergibt Sinn, aber um die Entwicklung Ihrer Gehirngesundheit positiv zu verändern, müssen Sie auch überzeugt davon sein, dass es überhaupt möglich ist, Erkrankungen wie Demenz in Zukunft zu vermeiden.

Ein Feld, auf dem sich vielleicht Belege dafür finden lassen, dass Demenz kein Schicksal ist, könnten Kulturen sein, die anders leben als wir und nicht unter denselben Formen von Mismatch leiden, die bei uns so häufig sind. Ein gutes Beispiel sind die Tsimané, ein indigenes Volk mit rund 17 000 Mitgliedern, das im Tieflandregenwald von Bolivien lebt. Diese Menschen arbeiten körperlich schwer. Sie jagen, fischen, sammeln Pflanzen und betreiben Ackerbau ohne die Hilfe von motorisierten Geräten oder Nutztieren.[2] Die Tsimané verbringen mehrere Stunden pro Tag damit, sich selbst und ihre Familien mit allem Nötigen zu versorgen, und sie bleiben bis in ihre Siebziger und Achtziger sehr aktiv.[3] Zwar ist die Anzahl der verfügbaren Probanden relativ klein, doch man nimmt an, dass die Demenzraten bei den Tsimané und anderen indigenen Völkern im Amazonasgebiet die niedrigsten in der ganzen Welt sind.[4] Offenbar altert auch ihr Gehirn deutlich langsamer als das durchschnittlicher erwachsener Amerikaner oder Europäer. Das führt man auf ihre lebenslange körperliche Aktivität, eine abwechslungsreiche Ernährung aus Pflanzenkost, Fisch und magerem Fleisch sowie ein geringes Risiko für Herz-Kreislauf- und Stoffwechselerkrankungen zurück – hoher Blutdruck und Diabetes sind sehr selten.[5]

Wenn wir nach guten Nachrichten zu Demenz und unserer Fähigkeit suchen, die Entwicklung der Gehirngesundheit zu verbessern, lässt sich auch in unserem eigenen Umfeld vieles finden. Der Hauptgrund für die Prognose, wonach die Demenzrate weltweit in den kommenden Jahrzehnten so dramatisch steigen wird, ist die Tatsache, dass die Lebenserwartung weltweit steigt.[6] Das ist eine bemerkenswerte Errungenschaft, die es verdient, gefeiert zu werden. Schließlich muss man, um Demenz zu entwickeln, lange genug leben, ohne vorher an etwas anderem zu sterben. Einer der Gründe für den Anstieg der Lebenserwartung ist, dass wir bei der Bekämpfung von Infektionskrankheiten sehr große Fortschritte gemacht haben, Gleiches gilt für die Vorbeugung und Behandlung von Herz-Kreislauf-Erkrankungen, die in vielen Ländern jahrzehntelang die Todesursache Nr. 1 waren.

Offenbar zeichnen sich ähnliche Trends bereits bei der Demenzprävention ab. So ergab eine aktuelle Longitudinalstudie in Großbritannien, die zwei Kohorten älterer Erwachsener im Abstand von 20 Jahren untersuchte (1989–1994 und 2008–2011), dass die altersspezifische Inzidenz von Demenz abgenommen hatte.[7] Eine spätere Metaanalyse (eine Studie, in der zahlreiche Studien ausgewertet werden) kombinierte diese Daten mit anderen Kohorten, die Personen in Frankreich, Schweden, Island, den Niederlanden, Großbritannien und als Teil des Alzheimer Cohorts Consortium mehrere Gemeinden aus verschiedenen Regionen der USA einschlossen.[8] Was die Forscher fanden, war sehr ähnlich – in allen Altersstufen nimmt das aktuelle Demenzrisiko *ab*.[9] Das heißt, die Wahrscheinlichkeit, im Alter von 70 Jahren eine Alzheimer-Diagnose zu erhalten, ist heute geringer als vor 20 Jahren. Daher vermuten die Autoren, dass einige der Prognosen über die Zunahme von Demenzfällen in den kommenden Jahrzehnten zu pessimistisch sind. Da die Bevölkerung jedoch insgesamt im Durchschnitt älter wird, ist dennoch zu erwarten, dass die Wahrscheinlichkeit, *jemals* dement zu werden, steigt – dieser Zeitpunkt wird nur später im Leben kommen, als es früher der Fall war.

Warum die altersspezifische Demenz im Laufe der Zeit abnimmt, ist schwer zu sagen. Die Autoren vermuten, dies könnte mit dem aktuellen Fokus des Gesundheitswesens auf die Prävention von Herz-Kreislauf-Erkrankungen zusammenhängen, deren Risikofaktoren sich zum Teil mit denjenigen von Alzheimer und Demenz überschneiden. Ein Großteil der Alzheimer-Kranken hat geschädigte

Blutgefäße im Gehirn – das spiegelt wahrscheinlich einen Krankheitsprozess wider, der gleichzeitig das Herz betrifft.[10] Wie bereits erwähnt, ist eine kritische Komponente der Gehirnfunktion eine Blutversorgung, die auf die Gehirnaktivität reagiert und Sauerstoff wie auch Nährstoffe dahin lenkt, wo sie am dringendsten gebraucht werden. Wenn die Blutgefäße jedoch erkranken oder altern, verlieren sie an Elastizität und können die dynamischen Veränderungen der Blutversorgung, die das Gehirn braucht, nicht mehr sicherstellen. Und das kann die Gehirnfunktion beeinträchtigen.

Wir wissen, dass Bemühungen zur Verringerung von Herz-Kreislauf-Erkrankung funktionieren, weil Hospitalisierungen und Todesfälle aufgrund von Herz-Kreislauf-Erkrankung im Lauf der letzten Jahrzehnte rückläufig sind. Zu den erfolgreichen Interventionen gehören der Verzicht auf Rauchen wie auch eine Behandlung von Bluthochdruck, hohem Blutzucker und »hohem Cholesterin« (eine schrecklich unpräzise Formulierung, doch hier genügt sie). Und die Autoren der Demenzstudie sind der Meinung, diese Maßnahmen hätten auch das Demenzrisiko gesenkt. Denn diese Risikofaktoren beeinträchtigen nicht nur die Gesundheit der Blutgefäße im Herz – Rauchen und Diabetes erhöhen auch das Risiko von kognitivem Abbau und Demenz. Die Autoren der Studie warnen jedoch, dass die steigende Rate von Diabetes und Bluthochdruck (Hypertonie) in Ländern wie den USA Trends zur Besserung teilweise umkehren könnte. Dennoch belegt ihre Studie, dass die Konzentration auf bestimmte Gesundheitsprobleme auf nationaler Ebene die Wahrscheinlichkeit für eine Demenzerkrankung potenziell senken kann. Das lässt darauf hoffen, dass wir in der Lage sind, die allgemeine Gehirngesundheit zukünftig zu verbessern. Zum Glück gibt es, wie wir in Teil II sehen werden, geprüfte, evidenzbasierte Möglichkeiten, um Problemen wie Bluthochdruck und Diabetes vorzubeugen, was Ihrem Gehirn ebenso zugutekommt wie Ihrer Allgemeingesundheit.

Fachleute sind sich einig – Demenz lässt sich verhindern

Im Jahr 2024 schätzte eine Kommission von weltweit anerkannten Fachleuten unter Leitung von Professor Gill Livingston, dass mindestens 45 Prozent aller Demenzfälle vermeidbar seien.[11] Von diesen 45 Prozent war etwa die Hälfte mit Risikofaktoren verknüpft, die wir selbst gut kontrollieren können, wie körperliche Aktivität, Rauchen und Alkohol. Andere Risikofaktoren lassen sich schwerer kontrollieren, zum Beispiel die 3 Prozent, die auf traumatische Hirnverletzungen (Schädel-Hirn-Traumata) zurückgehen, doch wir können zweifellos die Zahl unserer Aktivitäten reduzieren, die ein hohes Risiko für Hirnverletzungen mit sich bringen. Beispielsweise kann ein Training, das Körperkraft und Gleichgewichtssinn fördert, das Risiko von Stürzen senken – Stürze sind bei über Fünfundsechzigjährigen der Hauptgrund für Kopfverletzungen.[12] Sie könnten sich auch überlegen, ob Sie Ihre wöchentlichen Fight-Club-Treffen sausen lassen und vielleicht durch einen Tanzkurs ersetzen wollen …

Über einige wichtige Faktoren für ein erhöhtes Demenzrisiko im Livingston-Report haben wir möglicherweise keine individuelle Kontrolle, zum Beispiel solche, die mit einer kürzeren Schulausbildung einhergehen. Das kann daran liegen, dass wir inzwischen über das Schulalter hinaus sind oder dass gesellschaftliche und sozioökonomische Faktoren den Zugang zu Bildung allgemein behindern – all das ist mit einem erhöhten Demenzrisiko verknüpft. Wie die späteren Kapitel jedoch zeigen werden, können Lernaktivitäten außerhalb des formalen Bildungssystems die Gehirngesundheit in jedem Alter fördern, ganz unabhängig von der Bildung in jüngeren Jahren. Daher ist auch dieser Faktor potenziell modifizierbar.

Manche Befunde erlauben sogar den Schluss, dass sich *mehr* als 45 Prozent der Demenzfälle vermeiden lassen, wenn wir wirklich sämtliche Einflussfaktoren berücksichtigen. So wurde kognitive Aktivität im späteren Leben beispielsweise im Livingston-Report nicht als Einflussfaktor auf das Demenzrisiko geführt, obwohl solide Beweise dafür vorliegen, dass sie eine wichtige Rolle für die Demenzprävention spielt, ebenso wenig andere wichtige Schutzfaktoren wie Ernährung und Schlaf. Diese Ansicht wird von einer neueren Analyse gestützt, die die Daten von 350 000 Menschen in der UK Biobank auswertete; eine detaillierte Datenbank, die Gesundheitswerte von einer halben Million Erwachsenen in Großbritannien enthält. Die Autoren kamen zu dem Schluss, dass mehr als 70 Prozent der Demenzfälle vermeidbar sein könnten, auch wenn einige Risikofaktoren, wie der sozioökonomische Status, Eingriffe auf gesellschaftlicher statt auf individueller Ebene erfordern würden.[13] Das alles soll heißen, dass immer mehr Forschungsergebnisse dafürsprechen, dass wir das Demenzrisiko individuell wie gemeinsam deutlich senken können.

Das Spiel spielen

Inzwischen würden Sie vielleicht unterschreiben, dass die Wissenschaft, die sich mit langfristiger Gehirngesundheit beschäftigt, gleichzeitig zu einfach und zu komplex sein kann. Wie wir gesehen haben, hat der reduktionistische Ansatz in den Neurowissenschaften, der aus der Gründerzeit des Gebiets stammt, weniger Erfolg bei der Behandlung von Demenz gebracht, als ursprünglich erhofft. Das liegt wahrscheinlich daran, dass sich die Gehirnfunktion einer Sammlung von endlos verstellbaren Komponenten verdankt und der Erkenntnisgewinn durch Betrachten von Hirnschnitten, die keinerlei Beziehung mehr zu dem Lebewesen haben, von dem sie stammen, begrenzt ist.

Sobald wir aber über Neuronen und Proteine hinausblicken, ist es wegen der vielen unterschiedlichen Zelltypen und ihrer Wechselwirkungen bald kaum mehr möglich, ein klares Bild der Gehirnfunktion zu gewinnen. Dazu kommt, dass unser Gehirn seine eigene Gesundheit und Physiologie mithilfe seiner Gedanken und Erwartungen beeinflussen kann – das führt zu einer geradezu überwältigenden Informationsfülle. Das Bild wird jedoch etwas klarer, wenn wir darüber nachdenken, welche Eigenschaften ein Gehirn entwickeln muss, um optimal zu funktionieren, welche Einflussfaktoren für Demenz wir beeinflussen können und wie das heutige Alltagsleben für Mismatches zwischen dem, was unser Gehirn fördert, und dem, was wir ihm bieten, sorgt. Um zu illustrieren, wie wir meiner Meinung nach mit dieser Komplexität umgehen können, borge ich mir eine Analogie von meinem Freund und Kollegen, dem Neurologen Josh Turknett, aus.

Stellen Sie sich eine außerirdische Spezies vor, die durchs All reist und irgendwann auf der Erde landet. Während die Aliens die Gegend erforschen, stoßen sie auf ein Paar (entsperrter) Smartphones, die beide ein Spiel enthalten. In Joshs ursprünglicher Version handelt es sich um das Spiel *Angry Birds*, was Ihnen entweder etwas über Joshs Reife oder das Alter der Anekdote sagt.

Um dieses fremdartige Gerät besser zu verstehen, teilen sich die Aliens in zwei Teams auf und planen einen Wettkampf, um herauszufinden, wer *Angry Birds* »gewinnen« kann. Team 1 kommt zu dem Schluss, es sei das Beste, das Spiel so häufig wie möglich zu spielen und jeden Tag stundenlang zu trainieren, bis sie das Spiel mehrfach durchgespielt haben. Team 2 ist der Meinung, die einzige Möglichkeit, das Spiel wirklich zu verstehen und zu meistern, sei, sich in das Smartphone zu hacken und den Quellcode des Games zu manipulieren.

Am Tag des Wettkampfs räumt Team 1 ab. Die Teammitglieder kennen die Tricks und Skills, die für jedes Level erforderlich sind, und durchlaufen das Spiel in Rekordzeit, obwohl sie den Computercode nicht verstehen und auch nicht wissen, wie das Spiel tatsächlich

»funktioniert«. Team 2 schafft hingegen nicht einmal ein einziges Level. Die Mitglieder des Teams haben das Smartphone auseinandergenommen und viele tausend Zeilen Computercode analysiert, doch jedes Mal, wenn sie versuchen, den Code während des laufenden Spiels zu ändern, stürzt es ab. Sie begreifen nicht, dass selbst die Programmierer des Spiels nicht in der Lage wären, das Spiel durch Manipulation des Codes in Echtzeit zu gewinnen.

Der Ansatz von Team 2, *Angry Birds* zu spielen, erinnert an den Ansatz der Biologen, ein kaputtes Radio zu reparieren. Diese Methode funktioniert fantastisch, wenn es im Radio nur ein einziges defektes Teil gibt und das Problem leicht identifizierbar ist. Ein gebrochenes Bein zu schienen oder eine Infektion zu behandeln ist so, als ob man einen durchgebrannten Transistor oder einen einzelnen fehlerhaften Spielcode ersetzt. Mit diesem Ansatz können wir auch Krankheiten identifizieren und behandeln, die von einzelnen Genen verursacht werden. Der Versuch, kognitiven Abbau und Demenz zu verstehen, indem man das Telefon auseinandernimmt und seinen Code in seine Bestandteile zerlegt und dann versucht, sie zu manipulieren, hat bislang jedoch zu deutlich mehr Fehlschlägen als Erfolgen geführt.

Analog zum Erfolg von Team 1 beim *Angry-Birds*-Wettkampf sollte man betonen, dass wir manche der effektivsten Werkzeuge zur Verbesserung der menschlichen Gesundheit einsetzen, ohne wirklich zu verstehen, wie sie funktionieren. Sie beeinflussen zahlreiche Komponenten zahlreicher Leiterplatten in unserem metaphorischen Auto oder Radio und erfordern häufig genug Code für ein ganzes Spiel, um zu funktionieren.

Eines der besten Beispiele ist sportliche Betätigung. Wir wissen, dass Bewegung »funktioniert« und zahlreiche gesundheitliche Vorteile mit sich bringt, und wir haben eine gewisse Vorstellung von den Parametern, die dabei eine Rolle spielen (mehr darüber später). Wir wissen zudem, dass Bewegung mittels einer Vielzahl von überlappenden und einander ergänzenden Signalbahnen wirkt, von denen wir einige noch gar nicht kennen. Tatsächlich erscheint mindestens einmal pro Jahr in einer wichtigen wissenschaftlichen Zeitschrift eine bahnbrechende Studie, die einen weiteren Mechanismus beschreibt, durch den körperliche Bewegung die Gesundheit von Körper oder Gehirn verbessert. Doch die Tatsache, dass wir immer noch nicht exakt nachvollziehen können, warum sportliche Betätigung hilft, hat Wissenschaftler und Gesundheitsorganisationen nicht davon abgehalten, anzuerkennen, wie wichtig körperliche Bewegung für die allgemeine Gesundheit ist.

Niemand postuliert, wir sollten keinen Sport treiben, nur weil wir dessen Wirkmechanismen noch nicht mittels traditioneller reduktionistischer wissenschaftlicher Methoden isolieren und analysieren konnten.

In der Vergangenheit haben Medizin und Naturwissenschaften erfolgreich Einzelkomponenten-Probleme wie Infektionen und gebrochene Gliedmaßen in Angriff genommen. Im Gegensatz dazu werden unsere kognitive Funktion und unsere Gehirngesundheit von lebenslangen Erfahrungen und Umweltbedingungen bestimmt, nicht zu vergessen die Art und Weise, wie all diese Komponenten miteinander wechselwirken. Diese Einflüsse haben dann einen Algorithmus trainiert, der so komplex und für jeden Menschen so einzigartig ist, dass es buchstäblich *unmöglich* ist, die individuellen Komponenten zu isolieren, um die Funktion des Ganzen zu verstehen.

Zum Glück spricht eine Fülle wissenschaftlicher Ergebnisse dafür, dass wir den Team-1-Ansatz wählen können und das »Brain Game« spielen können, ohne alle Inputs und Outputs des Quellcodes zu verstehen. Das Chicago Health and Aging Project ist dafür ein gutes Beispiel (Abbildung 1). Im Rahmen dieser Studie wurden die Daten von fast 2 500 Erwachsenen im Alter von 65 Jahren und älter analysiert und fünf wichtige Faktoren untersucht, die mit Demenz verknüpft sind – Ernährung, sportliche Betätigung, kognitive Aktivität, Rauchen und Alkohol.[14] Die Forscher stellten fest, dass das alters-

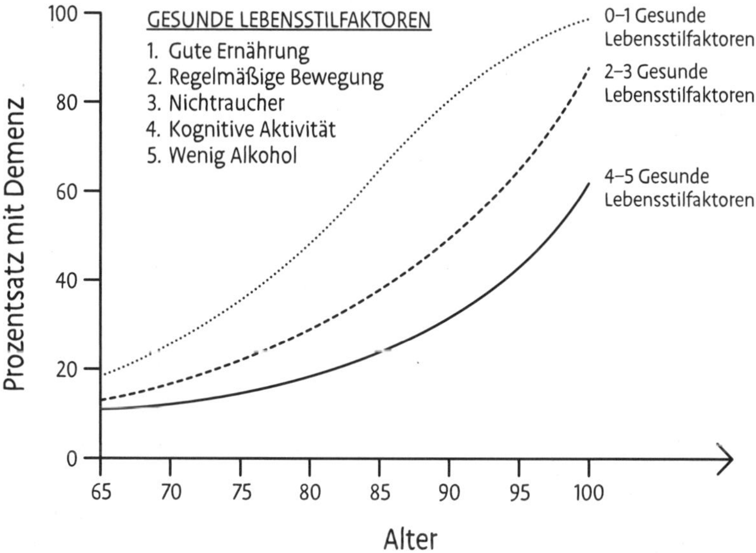

ABBILDUNG 1. Erwachsene (65 Jahre und älter), gruppiert nach der Anzahl ihrer gesunden Lebensstilfaktoren, und der Prozentsatz mit einer Demenzdiagnose (65–100 Jahre). Die fünf Lebensstilfaktoren waren Ernährung, sportliche Betätigung, kognitive Aktivität, Rauchen und Alkohol. Diejenigen mit 4–5 gesunden Lebensstilfaktoren (durchgezogene schwarze Linie) hatten in allen Altersstufen ein nur halb so großes Demenzrisiko verglichen mit denjenigen mit 0–1 gesunden Lebensstilfaktoren (gepunktete Linie). Diejenigen mit 2–3 gesunden Lebensstilfaktoren lagen in der Mitte (gestrichelte Linie). Nach Dhana et al., *BMJ* 2022, verändert.

spezifische Demenzrisiko bei denjenigen, die vier bis fünf gesunde Lebensstilfaktoren aufwiesen, nur *halb* so groß war wie bei denjenigen mit keinem oder nur einem gesunden Lebensstilfaktor. Die Kombination aus kognitiver Aktivität, einer guten Ernährung, regelmäßiger körperlicher Aktivität, Verzicht auf Rauchen und mäßigem Alkoholkonsum geht also offenbar mit einer 50-prozentigen Minderung des Demenzrisikos einher!

Eine wichtige Komponente fehlt in der Chicago-Studie: die Intervention. Es handelte sich um eine weitere Beobachtungsstudie, in der die Teilnehmenden einfach nur nach ihrer Lebensweise gefragt wurden und anschließend ihr Demenzrisiko berechnet wurde. Das beweist nicht, dass diese Lebensstilfaktoren entscheidend dafür waren, dass manche Teilnehmenden ein halb so hohes Demenzrisiko aufwiesen wie andere. Wie sieht es mit Studien aus, die dieselben Prinzipien anwenden, um die kognitive Funktion ihrer Teilnehmerinnen und Teilnehmer direkt zu verbessern?

Inzwischen gibt es viele derartige Studien, doch die erste, die die Idee vom Gehirngesundheits-Game testete, war FINGER (Finnish Geriatric Intervention Study to Prevent Cognitive Impairment and Disability).[15] Mehr als 1 200 Personen im Alter von 60–77 Jahren mit einem hohen Demenzrisiko wurden nach dem Zufallsprinzip entweder der Kontrollgruppe oder der Interventionsgruppe zugeteilt. Die Interventionsgruppe lebte zwei Jahre lang nach einem Plan für gesunde Ernährung, Ausdauer- und Kraft- sowie kognitives Funktionstraining, zudem wurden die Risikofaktoren für Herz-Kreislauf-Erkrankungen in dieser Gruppe überwacht und etwaige Symptome behandelt. Im Vergleich zur Kontrollgruppe verbesserte sich die kognitive Funktion in dieser Gruppe im Lauf der zweijährigen Intervention um mehr als das Doppelte, einschließlich allgemeiner kognitiver Funktion, Verarbeitungsgeschwindigkeit und Entscheidungsfindung.

Wenn wir hier einen klassischen reduktionistischen Ansatz verfolgten, würden wir wissen wollen, welcher dieser fünf Lebensstilfaktoren am wichtigsten war, oder welche Kombinationen. Wir würden gern all die Mechanismen kennen, durch die sie wirken, und wie man sie messen kann. Aber im wahren Leben müssen wir uns damit abfinden, nicht alles zu wissen, weil *sämtliche* Faktoren und Mechanismen eine Rolle spielen und das Gehirn in so vielfältiger Weise beeinflussen, dass sie sich jeder Messung entziehen. All diese Faktoren und Mechanismen tragen ihren Teil zum Aufbau von Headroom bei. Sowohl individuell als auch in synergistischem Zusammenwirken fördern sie über unzählige Signalwege und Netzwerke Gehirngesundheit, Gehirnfunktion und Resilienz.

Die Botschaft ist inzwischen ziemlich klar. Um uns in Richtung eines evidenzbasierten und personalisierten Ansatzes für einen langfristigen Erhalt der kognitiven Funktion und eines praktischen Rahmenwerks für unser Denken über Gehirngesundheit zu bewegen, müssen wir zunächst einmal vom Quellcode des Gehirns abrücken – dem Amyloid und der Mikroglia. Stattdessen müssen wir uns die Komponenten unserer Lebensweise und unsere Kontakte mit der Welt rundum zunutze machen, die unsere kognitive Funktion antreiben und stützen. Kurz gesagt, wir müssen lernen, *wie man das Spiel spielt*.

Wie für die Eulen im Vorwort und die Aliens, die *Angry Birds* spielen, gilt: Wenn wir Zeit und Mühe investieren, um uns neuen Herausforderungen zu stellen, wird unser Gehirn die nötigen Ressourcen an die richtige Stelle lenken. Headroom aufbauen heißt daher, die eigenen Fähigkeiten herauszufordern und eine Umgebung herzustellen, die das Gehirn entsprechend reagieren lässt, selbst wenn wir nicht verstehen, wie dies auf biochemischem Niveau funktioniert. Das sind großartige Neuigkeiten, denn es heißt, dass Sie durch Spielen des Spiels die Möglichkeit haben, Ihr Gehirn *jetzt* zukunftssicher zu machen.

Teil II

DAS BRAIN GAME GEWINNEN

Kapitel 6

Die Spielregeln

Nach Lektüre der letzten Sätze und Betrachten des Diagramms zu Ende des vorangegangenen Kapitels könnte man Ihnen nicht übel nehmen, wenn Sie denken: *Als Nächstes wird er mir raten, all die Dinge zu tun, von denen ich bereits weiß, dass ich sie tun sollte.* Und wenn ich ganz ehrlich bin, haben Sie vollkommen recht. Daran führt tatsächlich kein Weg vorbei, denn der größte Teil der Aktivitäten, mit denen Sie Ihre kognitive Funktion heute – und Ihre Gehirngesundheit auf lange Sicht – verbessern können, ist Ihnen in der einen oder anderen Form sicherlich längst bekannt. Eine gewisse Vertrautheit mit dem Terrain ist allerdings eine gute Sache, wenn man an das lange Gehirngesundheits-Game denkt, denn das kann Ihnen einen Vorsprung verschaffen oder Ihnen deutlich machen, dass Sie bereits mehr für Ihr Gehirn tun, als Sie vielleicht meinen.

Wie schon in Teil I erwähnt, ist es unser Ziel, Ihr Gehirn zukunftssicher zu machen und vor Demenz zu schützen. Die Strategie besteht darin, Headroom aufzubauen, also einen kognitiven Puffer, auf den wir uns in Stressmomenten, aber auch im Alter verlassen können. In den kommenden Kapiteln werden Sie einige der Taktiken kennenlernen, die Sie anwenden können, um diese Strategie umzusetzen. Aber ganz gleich, ob diese Taktiken neu für Sie sind oder nicht, hoffe ich, sie Ihnen so zu präsentieren, dass etwas »hängen bleibt«. Denn man kann ohne Übertreibung sagen, dass der gegenwärtige und zukünftige Zustand Ihres Gehirns davon abhängt.

Der Preis

Manche Menschen spielen Spiele, um Ruhm oder Reichtum zu erlangen. Andere, weil es ihnen Spaß macht. Ziel dieses besonderen *Gehirn*-Games ist jedoch der Aufbau von Headroom. Das erreichen wir durch Aktivitäten, die helfen, einen neurobiologischen Puffer gegen den Alterungsprozess aufzubauen, sodass das Gehirn sich so lange wie möglich anpassen und kognitiv optimal funktionieren kann. Auch wenn immer wieder das Gegenteil behauptet wird, können wir fast jede Funktion, einschließlich unserer Gehirnfunktion, verbessern, indem wir unsere gegenwärtigen Fähigkeiten vor Herausforderungen stellen. Diese Extraportion an Headroom, die uns dies ermöglicht – die zusätzliche Kapazität und Robustheit, die wir nutzen können, um die Welt zu meistern und ihre Stürme zu überstehen –, ist der Hauptgewinn im Brain Game, auf den wir alle hinarbeiten.

Wir brauchen so viel Headroom wie möglich, weil unser Leben unvorhersehbar ist und wir nicht genau wissen, was die Zukunft bringt. Daher wollen wir dieser Zukunft mit möglichst viel Selbstvertrauen und der Zuversicht entgegentreten, dass unser Gehirn allen Herausforderungen gewachsen ist, die das Leben uns stellt. Beispielsweise wissen wir aus der Forschung wie auch aus eigener Erfahrung, dass unsere kognitive Funktion leidet, wenn wir krank oder gestresst sind oder zu wenig geschlafen haben. Und die Wahrheit ist, dass wir uns *alle* auf solche Herausforderungen, die unsere kognitive Funktion und unsere Gehirngesundheit negativ beeinflussen können, vorbereiten müssen.

Daher ist es nicht unser Ziel, ein perfektes und komplexes Geflecht von Umständen und Gewohnheiten zu schaffen und zu erwarten, stets in der Lage zu sein, pausenlos hundertprozentig zu funktionieren. Wenn wir die richtigen Strukturen aufbauen und alles so läuft, wie wir es uns wünschen, kann das manchmal der Fall sein. Häufiger und realistischer ist jedoch ein Szenario, in dem wir daran arbeiten, mehr Headroom zu schaffen, um auch dann noch zu funktionieren, wenn die Bedingungen und Gegebenheiten ringsum nicht ideal sind. Denn das Szenario, das anscheinend immer häufiger wird und das wir zu *vermeiden* suchen, ist das genaue Gegenteil: eine Situation, in der die Auswirkungen jeder Krankheit, jeder Verletzung, jeder schlaflosen Nacht und eines sich verschlechternden Allgemeinzustands mit zunehmendem Alter kumulieren, unsere kognitive Funktion beeinträchtigen und den kognitiven Abbau vorantreiben.

Was den Headroom betrifft, so benötigt man ihn nicht jeden Tag. Aber es geht darum sicherzustellen, dass man dann über diese zusätzliche psychische Kapazität und Reserve verfügt, wenn man sie am dringendsten braucht. Und auch wenn es manchmal schwierig ist, den eigenen Headroom zu messen und zu spüren, können die Aktivitäten, die zum Aufbau von Headroom beitragen, auch unsere kognitive Funktion auf alltäglicher Basis verbessern und gleichzeitig unser langfristiges Demenzrisiko senken. Das ist das Wesen eines zukunftssicheren Gehirns, das in einer Welt, in der viele von uns das Glück haben, 80 oder 90 Jahre oder noch älter zu werden, immer wichtiger wird.

Damit unser Gehirn gesund altert, müssen wir den Faktoren, die unsere kognitive Funktion beeinflussen, Aufmerksamkeit schenken und uns aktiv um sie kümmern. Wie Sie noch sehen werden, heißt das nicht, unser ganzes Leben streng zu kontrollieren oder sich stets um Perfektion zu bemühen. Sich mit *Entschlossenheit* kleinen Herausforderungen zu stellen – und dem Mythos zu widerstehen, dass wir unsere Aktivitäten mit zunehmendem Alter verringern sollten ,
kann unsere kognitive Gesundheit jedoch langfristig stark beeinflussen. Daher ist der Einsatz sehr hoch, doch die Tatsache, dass kleine Veränderungen große Auswirkungen haben können, wenn wir alle an einem Strang ziehen, gibt mir viel Hoffnung für unsere kollektive kognitive Zukunft.

Bevor wir ins Detail gehen, wie wir das Brain Game spielen, sollten wir uns die Spielregeln ansehen. Diese Regeln sind nicht starr, denn in der Biologie können wir uns keiner Sache hundertprozentig sicher sein. Aber wie wir über Gesundheitsinformationen denken, an sie herangehen und sie umsetzen, ist in vielerlei Hinsicht genauso wichtig wie die Information selbst.

Mischen Sie die Karten zu Ihrem eigenen Vorteil

Wann immer ich darüber spreche, dass ein beträchtlicher – vielleicht sogar der größte – Teil aller Demenzfälle verhindert werden kann, stoße ich gewöhnlich auf Unglauben oder Widerstand. Entweder sind die Zuhörer überrascht, dass es so sein könnte, oder sicher, dass es nicht so ist. Beide Reaktionen sind durchaus vernünftig.

Wenn wir an unsere langfristige Gesundheit und kognitive Funktion denken, kann leicht ein Gefühl der Verzweiflung aufkommen. Wie bereits erwähnt, konzentriert sich unser Gehirn auf negative Botschaften, und die allgemeine Berichterstattung über unsere kollektive Gesundheit seitens Wissenschaft und Medien kann sehr einflussreich sein. Daher kann man tatsächlich auf den Gedanken kommen, dass uns eine steigende Demenzrate sowie der unaufhaltsame Ansturm von Technologie, sozialen Medien und anderen negativen Umwelteinflüssen in der Tat zum Untergang verdammen.

Nun, verstehen Sie mich bitte nicht falsch, in all dem steckt durchaus etwas Wahres. Im Bevölkerungsquerschnitt hat sich unsere körperliche Gesundheit im Lauf der letzten Jahrzehnte verschlechtert, was hauptsächlich am Mismatch zwischen unserer Biologie und der modernen Umwelt liegt.[1] Und wie bereits in Teil I erwähnt, wird es wahrscheinlich auch keine Wunderdroge fürs Gehirn geben, die das Problem in naher Zukunft lösen könnte. Aber diese Geschichte des

Gehirnverfalls ist tatsächlich nur die halbe Wahrheit. Wir haben inzwischen belastbare Belege dafür, dass sich das Demenzrisiko verringern lässt, wenn man sich auf individuelle Risikofaktoren konzentriert, und dass sich eine ganze Menge einfach dadurch erreichen lässt, Zeit in Aktivitäten zu investieren, die unsere Gesundheit und unser Gehirn stützen.

Wenn es tatsächlich möglich ist, Demenz vorzubeugen, führt dies bei vielen Menschen verständlicherweise zu komplexen Gefühlen. Vielleicht gab es einen geliebten Menschen oder ein enges Familienmitglied, das an Demenz litt, und sie fragen sich, ob sie sich anders hätten verhalten sollen. An dieser Stelle sei daran erinnert, dass Demenz recht verbreitet, nur selten das Ergebnis eines einzelnen Faktors und *definitiv nicht* irgendjemandes »Fehler« ist. Ich bin fest davon überzeugt, dass jeder von uns mit den aktuell verfügbaren Informationen sein Möglichstes tut. Und als Gemeinschaft sind wir noch dabei, herauszufinden, wie ein breites Spektrum von Risikofaktoren im Zusammenspiel das Demenzrisiko eines Menschen beeinflusst.

Zwar können Faktoren wie Ernährung und körperliche Aktivität unsere alltägliche kognitive Funktion wie auch unser Langzeitrisiko für kognitiven Abbau und Demenz dramatisch beeinflussen, doch müssen wir uns stets klarmachen, dass die Ergebnisse des Spiels unglaublich komplex sind. Wenn ich zum Beispiel über die Vorteile körperlicher Aktivität spreche, höre ich nicht selten Kommentare wie: »Mein [Familienmitglied] hat jeden Tag trainiert und ist trotzdem dement geworden.« Ein solcher Kommentar ist nachvollziehbar und zu erwarten, denn uns ist bereits klar, dass keine einzelne Variable ein bestimmtes Ergebnis garantieren kann. Wir wollen auch nicht die Folgen einer verheerenden Krankheit kleinreden oder allzu simple Erklärungen für deren Auslöser liefern. Andererseits gibt es mehrere potenzielle Szenarien, in denen die Erkrankung der besagten Person einen besseren Verlauf hatte, als das ohne Maßnahmen der Fall gewesen wäre.

Vielleicht besaß diese Person wegen ihrer Trainingsroutine eine bessere alltägliche kognitive Funktion, was ihre Lebensqualität verbesserte, auch wenn sie schließlich an Demenz erkrankte. Vielleicht waren ihre Demenzsymptome dank ihrer jahrelangen körperlichen Aktivität weniger stark ausgeprägt. Oder ihr aktiver Lebensstil verlangsamte ihren kognitiven Abbau, und sie erkrankte erst Jahre später an Demenz, als es sonst der Fall gewesen wäre. All diese Szenarien sind sehr wahrscheinlich und passen zu dem, was wir über die Beziehung zwischen körperlicher Aktivität, kognitiver Funktion und kognitivem Abbau wissen.

Die meisten von uns sind verunsichert, wenn sie darüber nachdenken, wie sich unsere Lebensweise auf unsere Gesundheit auswirkt, denn es geht dabei eher um Wahrscheinlichkeiten als um Sicherheiten. Schauen wir uns noch mal das Diagramm am Ende des letzten Kapitels aus dem Chicago Health and Aging Project an: Mit 80 Jahren erhielten rund 20 Prozent der Personen, die mindestens vier schützende Lebensstilfaktoren aufwiesen, eine Demenzdiagnose. Auch wenn ihr gesundheitsfördernder Lebensstil also nicht ausreichte, um sie absolut vor Demenz zu schützen, sank ihr Demenzrisiko im Vergleich zu denjenigen, die nur einen (oder keinen) gesunden Lebensstilfaktor aufwiesen, um etwa die Hälfte.

Im Gehirngesundheits-Game ist die erfolgreichste Strategie sicherlich, die Karten zum eigenen Vorteil zu mischen. Es wird immer Menschen geben, die alles »falsch« machen und dennoch ein langes Leben ohne gesundheitliche Probleme führen. Das gehört zur Faszination (zumindest für mich) und Frustration (für die meisten anderen Menschen) beim Umgang mit Biologie, Daten und Statistiken. Aber es sollte uns nicht davon abhalten, alles uns Mögliche zu tun, um unsere Chancen auf langfristige Gehirngesundheit zu verbessern.

In vieler Hinsicht ähnelt dieser Prozess eher der Vorbereitung auf einen sportlichen Wettkampf als dem Spiel um Levels in einem Computergame. Als Sportlerin oder Sportler wollen Sie Ihre Stärken ausspielen, aber auch Ihre Schwächen oder Faktoren identifizieren und anpacken, die Ihre Performance einschränken. Auf dem Weg dorthin werden Sie hoffentlich eine messbare Leistungssteigerung erleben und froh über Ihre Performance am Wettkampftag sein. Allerdings müssen Sie sich auch eingestehen, dass es zumindest teilweise an Faktoren außerhalb Ihrer Kontrolle liegt, ob Sie den ersten Platz erringen. Im 100-Meter-Finale der Männer bei den Olympischen Spielen 2012 liefen die Athleten, die den zweiten, den dritten und den vierten Platz belegten, alle ihre persönliche Bestzeit. Weitere vier Athleten liefen bei diesem Rennen Landesrekord. Ihr Pech war nur, dass sie alle gegen den unbezwingbaren Usain Bolt gestartet waren.

Das heißt: Selbst wenn sich kein bestimmtes langfristiges Ergebnis garantieren lässt, kann uns das Spiel um den Aufbau von mehr Headroom Fortschritte und tägliche Gewinne bringen und den Zustand wie auch die Funktion unseres Gehirns heute und in den kommenden Jahren verbessern.

Das Spiel ist ein Rennen

Das Bild vom Brain Game als lebenslange Vorbereitung auf ein Sportereignis erinnert mich an ein ganz anderes und viel weniger glamouröses Rennen, an dem ich im Sommer 2012 teilnahm – dem ersten Off-Road-Ironman-Triathlon der Welt, ein Triathlon, der ausschließlich auf unbefestigten Wegen ausgetragen wurde. Das Rennen fand an der Südküste von Großbritannien statt. Es begann mit rund zwei Meilen Schwimmen im Meer, gefolgt von 112 Meilen Mountainbiking über Nacht und anschließend einem Marathonlauf abseits befestigter Straßen, alles innerhalb eines Zeitlimits von 24 Stunden. Schon das Beschreiben dieses Rennens erinnert mich daran, dass es meiner Gesundheit wahrscheinlich nicht förderlich war und meine Knie seitdem nicht mehr dieselben sind. Auf der Habenseite stehen meines Erachtens jedoch nützliche Erfahrungen, die bei der Verfolgung unserer langfristigen Ziele beim Streben nach Gehirngesundheit hilfreich sein können.

Erstens war »Erfolg« für mich vielleicht etwas anderes als für meine Mitstreiter, denn wir alle haben unsere eigenen Ziele, und ein Erfolg sieht für jeden von uns anders aus. Mit einer Körpergröße von 1,88 Metern und 100 Kilogramm Gewicht bin ich nicht gerade der Typus des hageren, windschnittigen Ausdauersportlers. Ein guter Freund meinte einst, ich liefe wie ein Löwe, der irgendwie herausgefunden hat, wie man aufrecht geht. Wenn Sie nach etwas suchen, das wie das *Gegenteil* von Schnelligkeit und Eleganz aussieht, dann sind Sie auf der richtigen Spur. Daher bedeutete Erfolg für mich in diesem Rennen ganz einfach, bis zur Zielgeraden durchzuhalten.

Zweitens musste ich bei meinen Vorbereitungen auf das Rennen sehr überlegt vorgehen, denn 2012 war mein erstes Jahr als Arzt im Praktikum. Daher hatte ich im Vergleich zu früheren Rennen als Student sehr viel weniger Zeit fürs Training. Beruf, Familie sowie andere Verpflichtungen und Verbindlichkeiten bringen es mit sich, dass die meisten von uns vermutlich nie die Zeit oder die Fähigkeit aufbringen, um alles perfekt zu machen. Wir müssen unser Bemühen auf die Gebiete konzentrieren, aus denen wir höchstwahrscheinlich den größten Nutzen ziehen.

In diesem Fall stellte ich mir vor, falls es mir gelänge, immer einen Fuß vor den anderen zu setzen, würde ich die Zielgerade wohl erreichen. Daher konzentrierte ich mich weniger auf Fitness als darauf, das Risiko zu senken, einfach aufzugeben oder mich auf der spärlich markierten Strecke zu verirren. Ich unternahm mehrere Spritztouren in die Gegend, um sicherzustellen, dass ich die ganze Strecke per Fahrrad oder zu Fuß zurückgelegt hatte, bevor das Rennen startete. Zudem begann ich mit meinen Trainingseinheiten direkt nach meinen Nachtschichten im Krankenhaus, um mir sicher zu sein, auch nach einer Nacht ohne Schlaf weitermachen zu können. Ein guter

Coach wird Ihnen sagen, dass das *nicht* die ideale Trainingsweise ist, wenn Sie das Beste aus Ihrem Training herausholen oder Ihr Verletzungsrisiko möglichst gering halten wollen. Aber mir war klar: Hätte ich mich stattdessen auf das »perfekte« Trainingsprogramm konzentriert, wäre es mir nicht gelungen, es erfolgreich durchzuziehen, und dafür hätte ich auch noch mehrere Monate lang meine Arbeit und meinen Schlaf vernachlässigt.

Das Rennen fand im drittnassesten Sommer statt, den Großbritannien seit Beginn der Aufzeichnungen 1836 erlebt hat. Während des Schwimmens ging ein sintflutartiger Regen nieder, der die ganze Nacht anhielt. Der Mountainbike-Teil war besonders anstrengend. Stellen Sie sich eine lange Schlammrinne vor, die Sie sich bis zum Gipfelpunkt der Strecke emporkämpfen müssen, um sich dann bei der Abfahrt auf Teufel komm raus am Rad festzuklammern. Zwölf Stunden lang. In völliger Finsternis.

So schlammbedeckt war ich wohl noch nie in meinem ganzen Leben, aber der sintflutartige Regen ist darüber hinaus auch ein wichtiger Teil dieser Analogie, denn er stellt einen der vielen Faktoren außerhalb unserer Kontrolle dar, die unsere langfristige Gesundheit beeinflussen. Das können beispielsweise sozioökonomischer Status oder Stress, Genetik oder Umweltfaktoren wie Luft- und Wasserqualität sein. Wir alle müssen unseren eigenen Stürmen trotzen, doch die Kunst besteht darin, herauszufinden, welche Dinge wir beeinflussen können, und dies so lange zu tun, bis das Rennen vorüber ist. Das heißt, einen Fuß vor den anderen zu setzen und alles zu tun, was wir können, um nicht aufzugeben.

Bei dem Rennen gaben *viele* Teilnehmer auf. Etwa in der Mitte der Fahrradstrecke war eine Verpflegungsstation, wo man einen Snack und ein Heißgetränk bekommen konnte. Die meisten Teilnehmer kamen mitten in der Nacht an, völlig durchnässt und voller Prellungen nach Fahrradstürzen. Konfrontiert mit der Alternative, sich wieder in den Regen hinauszubegeben, ohne zu wissen, was die nächsten zwölf Stunden bringen würden, entschlossen sich viele, lieber im Trockenen zu bleiben und eine schöne Tasse Tee zu genießen. Weniger als die Hälfte von denen, die das Rennen begannen, beendeten es auch. Wie die überwältigenden Gefühle, die in uns aufkommen, wenn wir darüber nachdenken, wie anders wir doch leben sollten, um unsere Gesundheit langfristig zu stützen, war der Gedanke, wieder in das dunkle, nasse Unbekannte hinauszugehen, für zahlreiche Wettkämpfer zu viel, und sie gaben auf.

Auch ich dachte mehrmals ans Aufgeben. Aber am Ende setzte ich mich doch wieder auf mein Rad und beendete das Rennen mehrere Stunden später. Ich erzähle Ihnen das nicht, um Sie zu beeindrucken. Tatsächlich kann ich mir durchaus vorstellen, dass Sie am Verstand einer Person zweifeln, die überhaupt an so einem Rennen teilnimmt. Zudem bin ich mir sicher, dass ich kein besserer Athlet oder Navigator war als diejenigen, die aufgaben oder sich verirrten. Aber ich glaube tatsächlich, dass ich meine Erfolgschancen voll ausgeschöpft hatte, indem ich mich auf das konzentriert hatte, was mich am ehesten ausbremsen konnte – die hohe Wahrscheinlichkeit, mich zu verirren oder aufzugeben –, und auf die damit verbundenen Faktoren, die ich in der verfügbaren Zeit kontrollieren konnte.

So sollten wir das Brain Game meines Erachtens grundsätzlich spielen – über die Gebiete nachdenken, die uns höchstwahrscheinlich einen gewissen Nutzen bringen, und diese Gebiete mit Aktivitäten verknüpfen, die wir konsequent und zuverlässig durchführen können. Alles andere lenkt ab und kann uns sogar ausbremsen. Daher lautet die erste Regel des Gehirngesundheits-Games: *Bereite dich auf dein eigenes Rennen vor.* Worauf Sie sich konzentrieren, kann und sollte sich mit der Zeit ändern, doch nur Sie wissen, inwieweit die Faktoren, die im Spiel sind, auf Sie zutreffen.

Das Spiel auf lange Sicht spielen

Es gibt zwei weitere Faktoren in meinem Rennen, die, wie ich finde, das lebenslange Brain Game recht gut veranschaulichen. Erstens handelt es sich um ein *langes* Spiel. Hoffentlich erstreckt es sich über viele Jahrzehnte. Jeder Schwimmzug, jeder Tritt in die Pedale und jeder Schritt des Laufs ist eine kleine tägliche Herausforderung oder Handlung, die uns dem Ziel einer besseren Gehirngesundheit näher bringt. Und je länger das Rennen dauert, desto schwieriger wird jeder Schritt, doch unsere Belohnung fürs Durchhalten besteht darin, dass wir im Rennen bleiben. Denn wer zu lange pausiert, fliegt raus. An dieser Stelle hinkt mein sorgsam ausgearbeiteter Vergleich ein wenig, denn wenn wir gut im Gehirngesundheits-Game sind, dauert das Rennen länger. In diesem Fall gehört das zum Erfolg.

Das bringt uns zu Regel Nummer zwei: *Gib niemals auf*. Ich gebe zu, diese Aussage ist zu hundert Prozent gestohlen, denn es ist auch der Slogan des Unternehmens, das das Rennen, um das sich die ganze Geschichte dreht, organisiert hat. In diesem Zusammenhang meine ich »niemals aufgeben« aber nicht als masochistischen Aufruf, unsere Schwäche und Trägheit zu überwinden, um – koste es, was es wolle – zu gewinnen. Ich möchte es als Erinnerung daran verstanden wissen, dass das Rennen lang und das Wichtigste ganz einfach ist, einen Fuß vor den anderen zu setzen.

Wenn das Spiel so lang ist wie das, auf das Sie sich unter Umständen einlassen, um Ihre Gehirngesundheit langfristig zu verbessern, sammeln sich die Aktivitäten und Inputs, mit denen Sie Ihr Gehirn versorgen, über Jahrzehnte an. Auch wenn wir uns darüber ärgern, wenn wir ein Work-out oder zwei ausfallen lassen, ein paar Nächte schlecht schlafen oder einen ganzen Kuchen auf einmal verputzen, so macht das im Endeffekt kaum etwas aus, solange unsere

Schritte im Rennen – Work-outs, Schlaf, gesunde Mahlzeiten – sich langsam immer weiter summieren.

Der letzte Punkt bei dieser Langstrecken-Analogie dreht sich um etwas, von dem ich zuvor gar nicht wusste, dass ich es brauchte. An jenem Tag machte es jedoch den entscheidenden Unterschied, und das gilt für viele Dinge im Zusammenhang mit dem Gehirn: Kameradschaft. In meinem Fall war es ein Mitstreiter namens Glen, den ich auf diesen dunklen schlammigen Hügeln traf und noch nie zuvor gesehen hatte. In den ersten Stunden auf dem Fahrrad stießen wir immer wieder aufeinander und kamen schließlich überein, zusammenzubleiben. Nach einem kurzen Snack an der berühmt-berüchtigten Verpflegungsstation, an der so viele das Rennen abbrachen, traten wir gemeinsam wieder hinaus in den Regen und wussten, dass dieser Schritt allein viel schwieriger gewesen wäre. Zehn Stunden später, als wir uns dem Ende des Marathons näherten und ich geistig und körperlich erschöpft war, reichten Glens Worte der Ermutigung, damit ich mich wieder fing und das Rennen beendete.

Das bringt mich zu Regel Nummer drei des Brain Games: *Geh das Spiel nicht allein an*. Diese Regel lässt wie alle anderen viel Spielraum für Interpretation. Sie besagt, dass es manchmal ganz in Ordnung ist, um Hilfe zu bitten, ob es dabei um ein paar Minuten, Stunden oder Jahre geht. Und sie besagt auch, dass vieles von dem, was wir tun können, um unsere Gehirngesundheit und unsere kognitive Funktion zu verbessern, einfacher ist – oder sogar verstärkt wird –, wenn wir es gemeinsam mit anderen tun. Als soziale Wesen erhöht allein die Tatsache, mit Menschen verbunden zu sein, die uns lieben und unterstützen, unsere Lebensqualität und Lebensdauer. Das ist ebenfalls ein Grundprinzip, das sich in vielen Aspekten des Brain Games widerspiegelt.

Für die meisten von uns sind andere Menschen wahrscheinlich auch der Grund, um überhaupt etwas von all dem zu tun. Niemand existiert, denkt oder altert für sich allein. Nur sehr wenige Menschen sorgen sich um ihre langfristige kognitive Funktion oder ändern ihre Lebensweise, weil sie weitere Jahre einsam und allein leben wollen. Bei den allermeisten von uns dreht sich das *Warum* um andere Menschen.

Vielleicht möchten Sie mehr Zeit damit verbringen, Dinge, die Sie lieben, mit den Menschen zu teilen, die Sie lieben. Vielleicht wollen Sie vermeiden, Ihrer Familie in höherem Alter zur Last zu fallen. Vielleicht möchten Sie mit Ihren (Ur)Enkeln oder Neffen und Nichten auf dem Boden herumtollen oder bei deren Schulabschluss dabei sein (und sich daran erinnern). Was auch immer es ist, es gehört zur Vorbereitung auf Ihr eigenes Rennen, herauszufinden, *warum* Sie möglichst viel Headroom aufbauen wollen, denn Sinnhaftigkeit und Freude in den Aktivitäten zu finden, denen Sie sich widmen, ist wichtig für das Wohlbefinden im Allgemeinen und langfristige Gehirngesundheit im Besonderen.[2] Das wird Ihnen die nötige Erdung und Motivation geben, auf das aufzubauen, was Sie haben, und ständig weiterzugehen.

Streben Sie nach Fortschritt, nicht nach Perfektion

Wir haben bislang über Wege nachgedacht, an das Spiel heranzugehen und uns darauf vorzubereiten. Nun müssen wir uns Gedanken darüber machen, wie wir Gesundheitsinformationen verarbeiten und verwenden, um zu entscheiden, was wir oder andere tun könnten, um unsere Gesundheit zu verbessern. Im Lauf der letzten 20 Jahre sind die sozialen Medien förmlich explodiert. Wir sind zunehmend den Meinungen und Urteilen anderer ausgesetzt, von gesichtslosen Fremden und Bots bis zu (hoffentlich) wohlmeinenden Influencern, die uns erzählen, ein perfektes Leben und ein perfekter Körper seien möglich, wenn wir nur nicht so wenig Willenskraft hätten und so träge wären. Das müsste nicht unbedingt ein Problem sein, wenn wir a) nicht zuhören und b) nicht die Erwartung verinnerlichen würden, beurteilt zu werden. Aber wir sind nun einmal so verdrahtet, dass wir auf die Botschaften anderer hören, um festzustellen, wo unser Platz in der Welt ist.[3]

In vieler Hinsicht werden Gesundheitsinformationen als Waffen gegen uns eingesetzt. Nicht absichtlich, sondern einfach wegen der Art und Weise, wie wir auf diese Informationsflut reagieren. Ein häufiges Beispiel: Sie entdecken in den sozialen Medien die Liste »15 Dinge, die du tun solltest, um deine Gehirngesundheit zu verbessern«. Bestenfalls wurde die Liste von einer Fachkraft auf dem Gebiet verfasst und verbreitet und ist evidenzbasiert. Man kann solche Listen sogar in einigen der medizinischen Spitzenzeitschriften finden.[4] Aber was fangen wir mit diesen Informationen an? Meistens nichts – manchmal, weil es angesichts der Informationsfülle immer schwieriger wird, Entscheidungen zu treffen, oder aber, weil wir nicht in der Lage sind, gerade in diesem Moment auf diese Informationen zu reagieren. Häufig ist es aber auch einfach so, dass wir angesichts einer langen To-do-Liste vorgeschlagener Verhaltensänderungen rasch erkennen, wie unrealistisch es wäre, die ganze Liste abzuarbeiten, und daher einfach gar nichts tun. Das ist eine völlig normale Reaktion.

Selbst wenn wir uns nur auf *einen* Gesundheitsaspekt konzentrieren, kann die Fülle der Empfehlungen überwältigend sein. So gibt es weltweit renommierte Fachleute für Schlaf und sportliche Betätigung – Menschen, auf die sich zu hören lohnt –, die Ihnen empfehlen, jeden Tag acht Stunden zu schlafen oder vier Stunden Ausdauertraining (Fahrradfahren, Laufen, Schwimmen etc.) pro Woche zu absolvieren, um gesundheitlich zu profitieren. Aber was ist, wenn Sie momentan nur auf sechs Stunden Schlaf pro Nacht kommen? Oder wenn Sie nur ein bis zwei Stunden pro Woche für einigermaßen strukturiertes Training abzweigen können? Eine völlig vernünftige Reaktion wäre, gar nicht erst zu versuchen, die Schlafdauer zu verlängern oder sich überhaupt zu bewegen, weil man weiß, dass man diese hehren Ziele sowieso nicht erreichen wird. Wenn es um Gesundheit und Fitness geht, verlieren wir fast immer, wenn wir Perfektion den Feind des Guten sein lassen. Tatsächlich muss es nicht mal gut sein. Manchmal muss es einfach nur *überhaupt* etwas sein. Aber meistens legen wir stattdessen eine lange innere Liste der Dinge an, die wir ändern müssen, ändern aber gleichzeitig gar nichts, weil wir das erdrückende Gefühl haben, unser ganzes Leben umkrempeln zu müssen, um gesund zu leben. Das ist das Worst-Case-Szenario.

Immer wieder habe ich erlebt, dass Leute auf widersprüchliche Informationen mit Verwirrung reagieren oder angesichts der langen Liste von Veränderungen, die sie meinen, in ihrem Leben vornehmen zu müssen, wie gelähmt wirken. Einige Probleme lassen sich lösen, wenn man die Information neu formuliert und deutlich macht, dass all diese Gesundheits- und Lifestyle-Ziele nicht so in Stein gemeißelt sind, wie es zunächst erscheinen mag. Wichtiger ist jedoch zu verstehen, dass die Diskrepanz zwischen dem, was wir *meinen*, tun zu müssen, und dem, was wir *tatsächlich* tun, unsere Gesundheit negativ beeinflussen kann. So wissen wir beispielsweise aus Studien von Fachleuten wie der Psychologin Gloria Mark, dass eine mentale Liste von Aufgaben, die wir im Moment nicht abarbeiten, psychisch belastend ist.[5] Und wenn diese mentale Liste unsere Gesundheit und unser Denken zu diesem Thema betrifft, wenn wir in den sozialen Medien Beiträge dazu sehen und wenn wir in den Nachrichten *Tag für Tag* darüber lesen, dann gibt das reichlich Gelegenheit für Stress.

Wenn es um die Verbesserung der Funktion und den Aufbau von Headroom geht, ist ein Gleichgewicht zwischen Aktivität und Ruhe wichtig. Gehirn und Körper *wachsen* durch Stimulation und Herausforderungen, brauchen aber anschließend auch Zeit zur Erholung. Komplementäre Gegensätze wie diese sind so grundlegend für unsere Biologie und unsere Welt im Allgemeinen, dass wir sie überall in der menschlichen Mythologie wiederfinden – Yin und Yang, Shiva und Shakti, Feuer und Wasser. Auch wenn ich sicherlich kein Philosophieexperte bin, sind die physiologischen Implikationen dieser Beziehung klar. Wir *brauchen* körperliche und geistige Stimulation, und sie muss eine Herausforderung sein, denn das ist der Motor der Anpassung. Aber Ruhe und Erholung sind entscheidend, damit es zur Anpassung kommt. Arbeite hart und genieße die Früchte deiner Arbeit!

Die meisten von uns benötigen daher relativ kleine, aber regelmäßige Herausforderungen, zum Beispiel einen 5-Kilometer-Lauf, wo wir uns verausgaben können, um dann den Rest des Tages mit Freunden oder Mitbewerbern zu entspannen, bevor wir uns durch einen guten Nachtschlaf erholen. Der konstante psychische Stress, sich immer wieder vorzuhalten, was man meint, ändern zu müssen, ohne es tatsächlich zu tun, erinnert eher an mein Ironman-Rennen – eine endlose Tracht selbst auferlegter Prügel ohne Chance zum Atemholen. Auch wenn es sich in einem kontrollierten Experiment kaum belegen lässt, sprechen Befunde dafür, dass es unsere Lebensdauer beeinträchtigen kann, wenn wir uns dauernd vorhalten, nicht genug zu tun.

In einer faszinierenden Studie, in die die Daten von mehr als 60 000 erwachsenen Amerikanerinnen und Amerikanern einflossen, wurde die Beziehung zwischen selbst eingeschätztem physischen Aktivitätsniveau und Sterberisiko analysiert. Die Teilnehmer wurden gefragt, ob sie meinten, sie bewegten sich körperlich mehr, genauso viel oder weniger als andere Menschen wie sie. Wie die Forscher fanden, hatten diejenigen, die meinten, sie würden mehr trainieren als vergleichbare Menschen, das geringste Sterberisiko, gefolgt von denjenigen, die meinten, sie bewegten sich ebenso viel wie vergleichbare Menschen. Diejenigen, die meinten, sie täten körperlich weniger als Menschen wie sie, hatten das höchste Sterberisiko. An diesem Ergebnis änderte sich selbst dann nichts, als Faktoren wie Alter, Geschlecht, Rasse und Ethnizität, Bildung, Beschäftigung, Einkommen, Familienstand, zahlreiche Gesundheitsmesswerte, Rauchen und *tatsächliches* Niveau der körperlichen Aktivität berücksichtigt wurden.[6]

Anders gesagt: Diejenigen, die das Gefühl hatten, sie bewegten sich weniger als vergleichbare andere Menschen, starben früher, unabhängig davon, wie viel sie sich tatsächlich bewegten! Anhand ähnlicher Daten kam eine andere Studie zu demselben Ergebnis in Bezug auf kognitive Funktion – es ist beinahe so, als ob die Teilnehmer allein durch das *Denken*, sie bewegten sich körperlich viel, geistig fitter blieben.[7] Vielleicht litten sie aber auch einfach nicht unter den Erwartungen, die viele von uns verspüren, wenn sie meinen, nicht genug zu tun. Wie bei allen derartigen Studien, in denen die Teilnehmer befragt und ihre langfristige Gesundheit eingeschätzt wird, ist es möglich, dass etwas, das nicht gemessen oder berücksichtigt wurde, die Ergebnisse erklärt. Aber wie die in Teil I erwähnten Forschungen von Ellen Langer zeigen, verändern unsere Wahrnehmungen zweifellos unsere Biologie, die wiederum unsere Gesundheit beeinflusst.

Wenn man weiß, dass unsere Wahrnehmung unsere Physiologie beeinflussen kann, ist leicht zu verstehen, dass eine Diskrepanz zwischen dem, was wir gegenwärtig tun, und dem, was wir meinen, tun zu sollen, unsere Gesundheit sabotieren kann. Häufiges Denken, wir täten nicht genug, kann unser Stressniveau signifikant erhöhen und vielleicht sogar den positiven Dingen entgegenwirken, die wir tatsächlich tun. Daher müssen wir neu formulieren, was unserer Meinung nach »genügend« körperliche Betätigung, genügend Schlaf oder genügend Ernährungsumstellung ist, und ebenso, wie wir dies erreichen können. So sprechen Befunde dafür, dass Menschen meinen, sie müssten ihr Niveau an Bewegung stark erhöhen, um das Gefühl zu haben, sie hätten ihre physische Aktivität verändert.[8] Das widerspricht der Tatsache, dass bereits geringere Aktivitätsniveaus eine positive Wirkung haben. Wenn man sich weniger hohe Trainingsziele mit einer breiteren Definition von körperlicher Betätigung setzt, ist es eher wahrscheinlich, dass man auch wirklich dabeibleibt, was wiederum dafür sorgt, dass man sich hinsichtlich der eigenen Gesundheit besser fühlt.[9]

Wie wir über Gesundheitsinformationen denken, ist wirklich wichtig und bringt uns zu einigen Regeln des Brain Games, die ein wenig Introspektion meinerseits erfordern. Den größten Teil meiner Teenagerjahre über war ich ein ausgesprochener Sportmuffel und generell eine Couch Potato, und ich muss ehrlicherweise sagen, dass ich im Anschluss daran mehrere Jahre lang überkompensierte. Ich verschlang »Gesundheits«- und »Fitness«-Magazine, die unrealistische Ideale verbreiteten, wie man als gesunder Mensch auszusehen habe, und unrealistische Erwartungen, was die erforderlichen physischen Merkmale anging. Das führte dazu, dass ich an der Universität 20 Stunden pro Woche als Wettkampfruderer verbrachte und anschließend mit Mitte 20 an immer strapaziöseren Ausdauerläufen teilnahm.

In der Rückschau lässt sich viel leichter erkennen (und zugeben), dass mein ausuferndes Training von dem Gefühl getrieben war, nicht genug zu tun (oder zu sein). Und auch wenn es meines Erachtens viele Vorteile hat, die Grenzen der eigenen Fähigkeiten auszutesten, sollten wir dabei nicht das vergessen, was wir schon tun, und es anerkennen. Denn wenn wir das, was wir bereits tun, zu gering schätzen, erkennen wir vielleicht auch weniger Nutzen. Das wiederum erhöht den Stress und verringert die Wirkung von anderen positiven Veränderungen und Gewohnheiten, die wir uns aneignen. Die beiden letzten Regeln des Brain Games bilden daher die komplementären Gegensätze zu den ersten drei Regeln. Während diese ersten Regeln unseren Ansatz zum *Aktiv-Werden* definieren, dienen die beiden letzten Regeln dazu, die notwendigen Ruhepausen danach zu strukturieren.

Die vierte Regel lautet: *Alles zählt*. Es ist absolut notwendig, *irgendetwas* zu tun, uns weiterhin Herausforderungen zu stellen und durch den Aufbau von Headroom Anpassung zu stimulieren. Wie Sie in den kommenden Kapiteln jedoch sehen werden, können selbst kleine Veränderungen große Wirkung haben, und diese Erfolge sollten wir feiern und anerkennen. Die Form von Herausforderung, die Headroom aufbaut, soll auch uns aufbauen und nicht runterziehen. Darum lautet die fünfte Regel des Brain Games: *Sei freundlich zu dir selbst (und anderen)*. Das heißt zum Beispiel sicherstellen, dass wir uns nach einer Herausforderung die Zeit zum Ausruhen und Erholen nehmen und realistisch bei unseren Zielen sind. Wie wir uns selbst (und andere) beurteilen und behandeln, hat eindeutig einen direkten Einfluss auf unsere kollektive Gesundheit. Und wenngleich es sicherlich manches (oder auch vieles) gibt, das jeder Mensch zur Verbesserung seiner Gehirngesundheit und zur Senkung seines persönlichen Demenzrisikos tun kann, sollten wir jemanden nicht danach beurteilen, wie er mit dieser Information umgeht.

In den kommenden Kapiteln werde ich Ihnen Einblick in einige der Gebiete geben, die die größten kurz- und langfristigen Erfolge für unsere Gehirngesundheit versprechen – und Ihnen zeigen, wie Sie den nötigen Headroom aufbauen, um Ihre kognitive Funktion heute zu verbessern und die Gehirngesundheit in den kommenden Jahrzehnten zu erhalten. Aber bei all diesen Faktoren und ihrem möglichen Zusammenwirken müssen wir uns stets an die fünf Regeln des Spiels erinnern:

1. Bereite dich auf dein eigenes Rennen vor.
2. Gib niemals auf.
3. Geh das Spiel nicht allein an.
4. Alles zählt.
5. Sei freundlich zu dir selbst (und zu anderen).

Denken Sie immer daran, dass das Spiel lange dauert und das Ziel darin besteht, allmählich Schritte und Aktivitäten anzusammeln, um die Karten zu Ihrem eigenen Vorteil zu mischen. In diesem Sinne: Mögen die Spiele beginnen!

Kapitel 7

Bewegen

Wie Sie mittlerweile zweifellos bemerkt haben dürften, habe ich in meinem Leben bereits eine Menge Sport getrieben. In verschiedenen Sportarten habe ich an Wettkämpfen teilgenommen – beim Rudern, Laufen, Triathlon, CrossFit, Kraftdreikampf und Strongman (das ist die Disziplin, bei der man Felsbrocken hochhebt und Lkws zieht). In den meisten dieser Sportarten und noch bei einigen anderen habe ich als Coach gearbeitet. Außerdem habe ich die Effekte von sportlicher Betätigung auf die Gehirnfunktion untersucht. Darum überrascht es Sie wohl kaum zu hören, dass ich ein leidenschaftlicher Verfechter der Vorzüge von Sport – oder auch jeder anderen Art von Bewegung – bin. Dagegen könnte es Sie überraschen, dass meine persönlichen Erfahrungen nicht immer hilfreich dabei waren, andere Menschen von der Wichtigkeit körperlicher Aktivität zu überzeugen. Immer wieder befürchteten Leute, nun würde ich ihnen irgendein gruseliges Fitnessprogramm mit täglich stundenlangen schweißtreibenden Übungen in der Muckibude empfehlen. Das hat mir gezeigt, wie kompliziert die Beziehung zu körperlicher Aktivität und körperlichem Erscheinungsbild in vielen modernen Gesellschaften ist.

Einerseits idolisieren wir körperliche Meisterleistungen. Die Weltbesten sind globale Superstars. Auch die Teilnahme an Ausdauerwettkämpfen wie Marathon oder Triathlon gilt gemeinhin als Prüfstein für Fitness oder Gesundheit. Verstehen Sie mich nicht falsch – organisierte Sportevents aller Art sind großartig, und ich finde es toll, wenn Menschen irgendeiner körperlichen Aktivität nachgehen, die ihnen Spaß macht und Auftrieb gibt. Die Kehrseite ist jedoch, dass die Teilnahme an bestimmten Sportevents oder Aktivitäten, die als Maßstab für »richtigen« Sport gelten, auf Menschen, die nicht regelmäßig Sport treiben, entmutigend und abschreckend wirken kann, weil sie vielleicht denken, dass man sich stundenlang im Laufschritt über asphaltierte Straßen quälen muss, um fit zu werden.

Während Ausdauertraining oft als Fitnessideal gepriesen wird, steht das Stemmen von Gewichten zu Unrecht weniger hoch im Kurs (der Oberbegriff ist Widerstandstraining, weil man gegen einen Widerstand arbeitet). Im Gegensatz zum Laufsport, den wir als gesundheits- und fitnessfördernd betrachten, verbindet man Krafttraining eher mit Eitelkeit. Vielleicht denken wir sogar an Kultfiguren wie Arnold Schwarzenegger, Sylvester Stallone oder Dwayne »The Rock« Johnson, deren beeindruckender Körperbau, wie man fälschlicherweise häufig annimmt, mit entsprechend geringeren kognitiven Fähigkeiten einhergeht. Ist es denn schließlich nicht so, dass man entweder Grips *oder* Muckis, aber nicht beides haben kann?

Populäre Darstellungen von Widerstandstraining beeinflussen auch auf andere problematische Weise unsere Vorstellungen davon, wie Menschen aussehen sollten. So wird etwa ein unrealistisches Bild von muskelbepackter Männlichkeit kreiert, während Gewichtheben zugleich als nicht feminin gilt. Doch beim Muskelaufbau oder Krafttraining geht es nicht darum, wie Arnie oder Iris Kyle auszusehen (Letztere hat übrigens mehr Erfolge im Bodybuilding zu verzeichnen als alle anderen Menschen, die Männer eingeschlossen). Es geht darum, dass wir uns einen körperlichen und geistigen Headroom schaffen, der uns erlaubt, noch jahrzehntelang unabhängig und topfit zu sein. Diese Botschaft kommt aber häufig nicht an. Und das schon, bevor wir überhaupt daran denken, uns durch die endlose Phalanx leicht bekleideter Influencer:innen in den sozialen Medien navigieren zu müssen, die uns ihre Programme zu Gewichtsabnahme und Muskelaufbau verkaufen wollen.

All dies vermengt sich dann zu dem, was der Paläoanthropologe Daniel Lieberman als »Medikalisierung der Bewegung« bezeichnet. Zum Teil ist es Volksglaube, zum Teil aber auch die Art und Weise, wie man sportliche Betätigung erforscht – anhand strikt reglementierter Programme mit einer bestimmten Zahl an Einheiten eines bestimmten Trainingssatzes mit Übungen über einen bestimmten Zeitraum –, was uns suggeriert, körperliche Aktivität lasse sich verschreiben wie eine Pille und es gebe eine genau festgesetzte Menge oder Art von Aktivitäten, die wir durchführen müssen, um fit zu werden. Wer einfach nur versucht, gesünder zu leben, bekommt durch all diese von der Gesellschaft vermittelten Botschaften den Eindruck, es sei überhaupt nicht zu schaffen, das Notwendige zu tun, um fitter zu werden, und jegliche körperliche Aktivität unter diesem Ideallevel sei reine Zeitverschwendung. Aus diesem Grund betrachten sich viele Leute schlichtweg nicht als sportlich oder athletisch.

Wie ich Ihnen sehr gerne versichere, muss jedoch nichts davon der Fall sein.

Dass ich für ein erfolgreiches Abschneiden beim Brain Game als erste Taktik Bewegung behandle, liegt neben meinem persönlichen Interesse an körperlicher Aktivität daran, dass sich an ihr jede einzelne Spielregel so schön demonstrieren lässt. Mein Lieblingsbeispiel: *Alles zählt*, wenn es um körperliche Aktivität geht. Bei fast allem, was Sie zugunsten Ihrer Gesundheit erreichen wollen, verringert *jegliche* körperliche Aktivität, die über das, was Sie bereits tun, hinausgeht, im Schnitt das Risiko einer Erkrankung und wirkt sich positiv auf Ihr Gehirn aus (Abbildung 1).[1]

Sobald ich so etwas sage, treten unweigerlich Erbsenzähler auf den Plan, die mir erklären wollen, dass ein Mehr an sportlicher Betätigung bei Leuten, die ohnehin schon viel tun, das Risiko von Verlet-

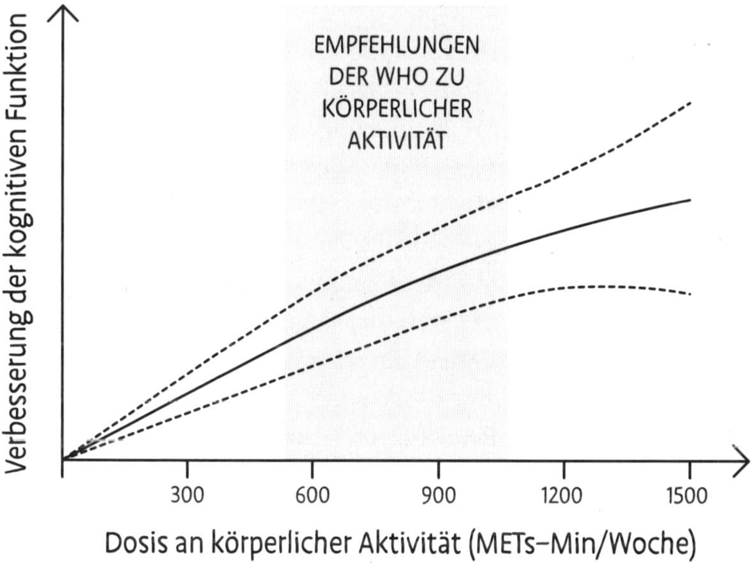

ABBILDUNG 1. Ergebnisse einer Metaanalyse. Auf der horizontalen Achse dargestellt ist die Gesamtdosis an körperlicher Aktivität pro Woche, auf der vertikalen die damit assoziierten Verbesserungen der kognitiven Funktion. Die Dosis an körperlicher Aktivität wird bestimmt, indem man die Intensität der Aktivität (metabolische Äquivalente, oder METs) mit der Anzahl von Minuten, die man sie betreibt, multipliziert. Der Kasten repräsentiert die in den Standardrichtlinien der Weltgesundheitsorganisation (WHO) empfohlenen 150–300 Minuten moderater bis dynamischer Aktivität pro Woche, erreichbar durch eine beliebige Kombination von Aktivitäten, wie etwa 45 Minuten Hausarbeit, 30 Minuten flottes Gehen, 20 Minuten Schwimmen/Tanzen/Widerstandstraining oder 5 Minuten Sprints pro Tag. Die wichtigste Erkenntnis lautet, dass selbst kleine Aktivitätssteigerungen Gehirngesundheit und -funktion verbessern können, wobei sich die gesamte positive Wirkung großenteils bereits nach einer kurzen Bewegungsperiode an den meisten Tagen zeigt. Nach Gallardo-Gómez et al. *Ageing Research Reviews 2022*.

zungen oder Übertraining erhöhen kann. Das ist zwar richtig, und sowohl ich als auch viele Sportler, mit denen ich gearbeitet habe, haben diese Erfahrung bereits gemacht, aber dennoch ist das Problem bei den meisten Menschen wohl nicht zu viel Bewegung, sondern eher zu wenig. Falls Sie derzeit täglich trainieren und Ihr Trainingsplan ein ausgewogenes Verhältnis von verschiedenen Intensitäten des Kardio- und Widerstandstrainings berücksichtigt (und Sie diesen Satz verstehen), dürfen Sie die nächsten paar Seiten überspringen.

Sportliche Betätigung hat tatsächlich eine beeindruckende Auswirkung auf die Gehirngesundheit. Eine neuere Metametaanalyse (also eine Metaanalyse von Metaanalysen) mit über 250 000 Probanden aus mehr als 2 700 randomisierten kontrollierten Studien kam zu dem Ergebnis, dass sportliche Betätigung die allgemeine Kognition, das Gedächtnis und exekutive Funktionen wie Planung und Entscheidungsfindung signifikant verbesserte, und zwar unabhängig vom Alter und davon, ob die Personen gesund waren oder bereits an einer gewissen kognitiven Beeinträchtigung litten.[2] Zudem ist es unerheblich, in welchem Alter man mit dem Training beginnt. So erbrachte eine Studie mit über 30 000 Personen in Norwegen, die sich über zwanzig Jahre erstreckte, dass bei denjenigen, die in ihren Fünfzigern und Sechzigern ihre Fitness verbesserten, das Risiko sank, anschließend dement zu werden.[3] Größere Fitness und mehr körperliche Aktivität im höheren Alter können, wenngleich nicht alle Studien dieselben Zusammenhänge feststellen, auch mit niedrigeren Alzheimer-Risiko-Biomarkern aufgrund von Ablagerungen von Amyloid und Tau-Protein im Gehirn assoziiert werden.[4] Und was noch wichtiger ist: Bewegung und Fitness verringern nachweislich entsprechender Studien das Risiko von kognitivem Abbau und Demenz unabhängig von ihrer Auswirkung auf Amyloid und Tau.

Mit der wachsenden Menge an wissenschaftlichen Erkenntnissen über die Effekte körperlicher Aktivität auf die Gesundheit mussten wir unsere Vorstellungen davon, wie Bewegung unsere Biologie beeinflusst, teilweise revidieren. Paradoxerweise ist in vielerlei Hinsicht gar nicht die sportliche Betätigung *als solche* vorteilhaft. Sportliche Betätigung ist nämlich ein modernes Konzept, das in der Menschheitsgeschichte den meisten – selbst unseren jüngeren Vorfahren – völlig fremd war. Warum auch sollte man wertvolle Kalorien vergeuden, indem man etwas Anstrengendes tut, das keinen unmittelbaren Zweck verfolgt? Aufgrund unserer Evolution sind wir so veranlagt, dass wir, wann immer es geht, nach Gelegenheiten Ausschau halten, inaktiv zu sein, denn historisch gesehen waren die Chancen hierzu rar gesät. Anders gesagt: Die Standardreaktion des Menschen besteht darin, alles zu vermeiden, was nach körperlicher Anstrengung aussieht, solange sie nicht absolut notwendig ist.

In unserer modernen Umwelt bringt die natürliche Neigung, sich niederzulassen, jedoch leider einige Schattenseiten mit sich, weil unsere Evolutionsgeschichte körperliche Aktivität untrennbar mit unserer Biologie verknüpft hat. Da wir als Spezies Zehntausende Jahre in Bewegung verbracht haben – ob beim Jagen, Sammeln oder Nahrungsanbau, bei Wanderungen auf der Suche nach Sicherheit oder bei Freudentänzen –, reguliert Bewegung eine Fülle von Mechanismen im gesamten Körper, die uns gesund erhalten. Eines meiner Lieblingszitate, die das auf den Punkt bringen, stammt von Iñigo San-Millán, einem Experten für Sportphysiologie wie auch für den menschlichen Stoffwechsel: »Körperliche Aktivität ist ein klassisches evolutionäres Merkmal des Menschen, das nach wie vor in unseren Genen verankert ist. Dass ein Mangel an körperlicher Aktivität in unserer modernen Gesellschaft mittlerweile als normal empfunden wird, hat zu der Wahrnehmung geführt, dass sportliche Betätigung eine ›Gesundheitsintervention‹ ist.«[5]

Das bedeutet, dass unsere Physiologie Bewegung *benötigt*, um bestmöglich zu funktionieren. Demzufolge beeinträchtigt eine überwiegend sitzende Lebensweise unsere Gesundheit. Aufgrund der Beschaffenheit der modernen Umwelt mussten wir daraufhin sportliche Betätigung erfinden, um den Folgen von mangelnder regelmäßiger Bewegung entgegenzuwirken. Während verschiedene Arten sportlicher Betätigung unterschiedliche Effekte auf Gehirn und Körper haben, profitieren wir ganz allgemein außerordentlich davon, weniger Zeit im Sitzen zu verbringen. Darum *zählt alles*, wenn es um körperliche Aktivität geht, und jedes Mehr an jedweder Art von körperlicher Aktivität wird die kognitive Funktion vermutlich verbessern.

Wie Sie sehen werden, geht es in diesem Buch immer wieder darum, dass die Funktionen des Körpers unmittelbar damit zusammenhängen, wie wir ihn benutzen. Sportliche Betätigung beeinflusst den *gesamten* Körper, auch wenn wir nur einen Teil von ihm gezielt trainieren. Nehmen wir an, Sie fahren Fahrrad. Wenn Sie die Muskeln in Ihren Beinen bewegen, nehmen diese zur Energiezufuhr aus dem Blutkreislauf Glucose auf, was zur Regulierung des Blutzuckers beiträgt. Wenn sich der Puls beschleunigt, fördert der verstärkte Blutfluss vom Herzen in die Muskeln und in das Gehirn die Gesundheit der betreffenden Blutgefäße, lässt den Blutdruck sinken und verringert so die Gefahr einer Herzerkrankung. Diese erhöhte Blutzufuhr ins Gehirn sowie die beim Sport erfolgte Ausschüttung von Neurotransmittern wie Dopamin und Noradrenalin sorgen für einen unmittelbaren Schub an Wohlbefinden und eine bessere kognitive Funktion.[6]

Kontrahierende Muskeln setzen zudem eine Fülle von Botenstoffen, sogenannte Myokine, in den Körper frei, die die Funktionen von Organen wie dem Gehirn unterstützen. Auch andere, ganz verschiedene Teile des Körpers sind davon betroffen. Myokine gehören zu einer größeren Gruppe von Verbindungen namens Exerkinen, die bei sportlicher Betätigung von Leber, Bauchspeicheldrüse und sogar Knochen ausgeschüttet werden.[7] Zu den besterforschten Exerkinen gehören der Wachstumsfaktor BDNF (*brain-derived neurotrophic factor*) – ein Protein, das Nervenfunktion und Neuroplastizität unterstützt – sowie das Zytokin Interleukin-6 (IL-6). IL-6 ist ein entzündungsförderndes Protein, das bei sportlicher Betätigung plötzlich ansteigt, aber tatsächlich *senkt* dieser kurze Anstieg des Entzündungsmarkers im Nachhinein die Entzündungswerte. Allgemein sind sowohl höhere BDNF-Spiegel – besonders im Gehirn – als auch niedrigere Spiegel von Entzündungsmarkern mit einer besseren kognitiven Funktion und einem niedrigeren Demenzrisiko assoziiert.[8]

Mittels Ausschüttung von Exerkinen und der direkten Effekte von sportlicher Betätigung auf den Stoffwechsel aller Organe, die auf Bewegung reagieren, aktiviert der Sport Anti-Aging-Mechanismen im ganzen Körper, auch in der Leber und im Gehirn.[9] Ein wichtiges Beispiel dafür ist der Prozess der Autophagie, bei dem Stoffe wie beschädigte Proteine und weiteres infolge von Nutzung und Alter angesammeltes Material in den Zellen abgebaut werden. Man hört zwar oft, dass Fasten die beste Methode sei, um die Autophagie in Schwung zu bringen und generell länger zu leben, doch beim Menschen sorgt sportliche Betätigung viel schneller und konsistenter für eine Aktivierung der Autophagie.[10] Auch wenn wir für diese Erkenntnisse zum Teil auf Tierstudien zurückgreifen müssen, weil entsprechende Messungen bei Menschen schwer durchzuführen sind, scheint sportliche Betätigung erstaunlicherweise das Einzige zu sein, das dazu beiträgt, die Entwicklung *sämtlicher* Alterserscheinungen – mittels Autophagie und anderer Prozesse – in vielen Organen einschließlich des Gehirns zu verlangsamen oder umzukehren.[11] Aus diesem Grund sagt der Biochemiker Bill Lagakos gerne: »Sport ist Fasten im Turbogang.« Falls Sie sich jemals auf die Suche nach dem Born ewiger Jugend machen – regelmäßige Bewegung kommt ihm so nahe wie nichts anderes!

Ein Bewegungskonzept fürs Gehirn

Mir gefällt die Vorstellung, sportliche Betätigung nicht mehr als Gesundheitsintervention zu betrachten, sondern als ein zentrales Bedürfnis unserer Physiologie, weil uns dies erlaubt, weniger rigide und auf Vorschriften fixiert zu sein. Außerdem sind wir sehr viel flexibler, wenn wir Bewegung, die Körper und Geist gesund erhält, in unser tägliches Leben einplanen.

Andererseits weiß ich, dass der simple Rat »Beweg dich mehr«

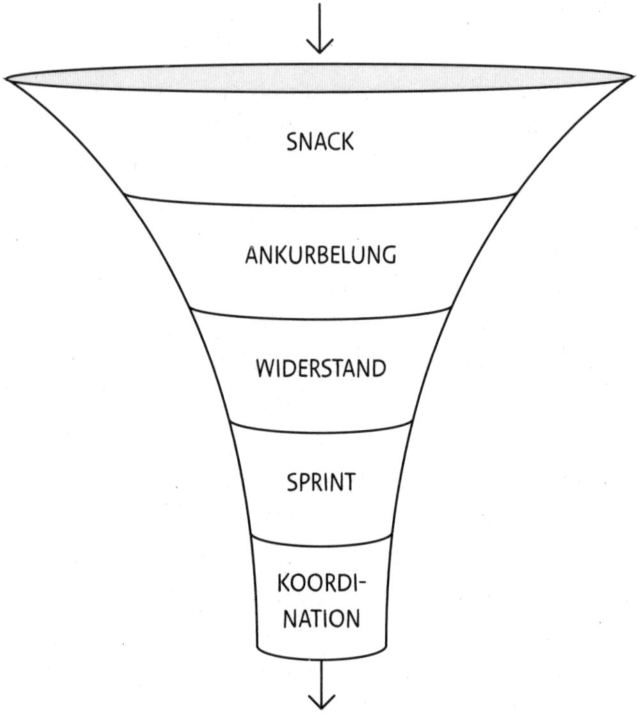

ABBILDUNG 2. Der Bewegungstrichter. Idealerweise starten wir am oberen Ende und konzentrieren uns auf die Bewegungsarten, die den breitesten Teil des Trichters repräsentieren, bevor wir ihn passieren und weitere Bewegungsvarianten hinzufügen. Viele der unteren Level des Trichters sind von vergleichbarer Wichtigkeit und weisen daher eine ähnliche Breite auf.

sensationell unkonstruktiv ist. Ich weiß nicht, wie oft ich schon erlebt habe, dass Ärztinnen oder Ärzte (mich eingeschlossen) genau das am Ende eines Patientengesprächs gesagt haben – wobei alle Beteiligten wussten, ohne es zuzugeben, dass dieser äußerst vage Ratschlag wahrscheinlich nie befolgt wird. Darum halte ich es für sinnvoll, sich an einem Konzept zu orientieren, das den Fokus auf körperliche Aktivitäten richtet, die die Gehirngesundheit und -funktion unterstützen können, aber auch zu unseren Interessen, Terminplänen und Fähigkeiten passen.

Vorhang auf für den Bewegungstrichter ...

Vor über zehn Jahren, als ich gerade meine Promotion in Angriff nahm und in meiner Freizeit Gesundheitsblogs schrieb, verfasste ich eine Serie über ein Bewegungskonzept für Menschen, die ein längeres und gesünderes Leben führen möchten, ohne jeden Tag mehrere Stunden im Fitnessstudio zu verbringen.[12] Seitdem habe ich das Konzept noch ein wenig modifiziert und darin neue Erkenntnisse über den positiven Einfluss sportlicher Betätigung auf Gesundheit und Gehirnfunktion berücksichtigt, woraufhin sich seine Form von einer kopfstehenden Pyramide zu einem Trichter gewandelt hat. Die Kernkomponenten sind jedoch gleich geblieben, und nach wie vor bin ich der Meinung, dass die Figur – im Gegensatz zu einer traditionellen Pyramide – auf dem Kopf stehen sollte (Abbildung 2).

Die Trichterform erscheint mir sinnvoll, weil wir uns zunächst auf sportliche Aktivitäten konzentrieren wollen, die den breitesten Bereich am Eingang des Trichters betreffen. Darüber hinaus ist ein Trichter etwas, das wir *passieren* können und dabei verschiedene Bewegungsarten und Intensitäten hinzufügen und kombinieren.

Snacks

Mit Snacks meine ich leider keine Chips, die man zwischen Sätzen von Kniebeugen futtert. Ich meine »Bewegungs-Snacks«. Diese sind unsere Eintrittspforte in den Bewegungstrichter. Der im Englischen verwendete Begriff *exercise snack* wurde wohl erstmals 2007 in einem Artikel von Howard Hartley in der *Newsweek* erwähnt und erschien 2014 in einer Publikation, die aufzeigte, dass bei Personen mit Prädiabetes sechs einminütige Bewegungseinheiten vor den Mahlzeiten – entweder zügiges Bergaufgehen oder Training mit Widerstandsbändern – den Blutzucker besser senkten als eine halbe Stunde Joggen.[13] Seitdem wurde in mehreren Studien festgestellt, dass das Aufteilen von Bewegungsübungen in viele kleine Einheiten pro Tag mindestens genauso wirkungsvoll ist wie dieselbe Menge an Übungen in einer einzigen langen Einheit – und manchmal sogar noch besser.[14]

Demnach können sehr kurze Bewegungsperioden verblüffenderweise eine Menge Gutes bewirken. In der Praxis bedeutet es, dass diese Bewegungs-Snacks lange Phasen im Sitzen unterbrechen. Tatsächlich hatte ich die Basis meiner ursprünglichen Pyramide »weniger sitzen« genannt, was im Grunde aussagt, worum es geht, aber ein wenig zu spezifisch ist. Im Laufe der Jahre haben verschiedene Studien erbracht, dass mehr Zeit im Sitzen mit verminderter kognitiver Funktion und einem höheren Demenz- und Sterberisiko assoziiert ist. Obwohl Bewegung diese Gefahr stark verringert, kann es sein, dass sich das Demenzrisiko sogar bei Personen, die sich sportlich betätigen, erhöht, wenn sie jeden Tag große Zeitspannen im Sitzen verbringen.[15]

Als Ausgangspunkt eignet sich »Snack« besser als »weniger sitzen«, weil Sitzen für Menschen etwas völlig Normales ist. Selbst Jäger und Sammler heutiger Zeit und Mitglieder anderer weniger modernisierter Gesellschaften verbringen viel Zeit im Sitzen – vielleicht sogar genauso viel Zeit wie wir, wenn wir den Tag über an einen Schreibtisch gefesselt sind.[16] Der Unterschied besteht darin, dass traditionelles Sitzen nicht bedeutet, mehrere Stunden auf einem Stuhl zu hängen oder halb komatös auf dem Sofa zu liegen. Stattdessen wird auf dem Boden gehockt oder gesessen, was sehr viel mehr Muskelarbeit erfordert, als sich in einem Sessel niederzulassen.[17] Traditionellere Sitzhaltungen erfordern häufigere Bewegungen, weil man es nicht so lange in ein und derselben Position aushält, wenn der Körper nicht durch bequeme Kissen aufrecht gehalten wird.

Das Problem ist also nicht unbedingt das Sitzen an sich, sondern *wie* wir sitzen – mehr oder weniger reglos und mit minimaler Anstrengung. In einer neueren Studie mit 50 000 Erwachsenen über sechzig aus Großbritannien wurde Sitzverhalten und das spätere Demenzrisiko untersucht, wobei man auch verschiedene Grade körperlicher Aktivität berücksichtigte.[18] Die Studie kam zu dem Schluss, dass längere *ununterbrochene* Sitzperioden mit einem höheren Demenzrisiko assoziiert waren. Anders gesagt: Falls wir uns tagsüber insgesamt für eine lange Zeit nicht bewegen – was oft beim Arbeiten oder Entspannen der Fall ist –, können wir das offensichtlich einfach durch Sitzunterbrechungen ausgleichen.

Ich glaube gern, dass das jetzt zu gut (oder zu simpel) klingt, um wahr zu sein. Im Lauf der Jahre habe ich verschiedene Geräte – Ringe, Uhren und andere Armbänder – getragen, die Schlaf und Bewegung messen. Viele davon besitzen eine Funktion, die signalisiert, dass man aufstehen soll, wenn man lange Zeit still dagesessen hat. Über diese Anzeigen habe ich mich immer lustig gemacht. Immerhin treibe ich ja richtig viel Sport. Dann kann der Akt, dass ich mich von meinem Stuhl erhebe, wohl kaum einen *solch* großen Unterschied machen, oder? Genau das wurde kürzlich in einem Versuch mit Sechzig- bis Siebzigjährigen getestet, von denen die Hälfte ein Coaching erhielt und ein Wearable, das sie im Hinblick auf individuell festgelegte Ziele aufforderte, weniger zu sitzen.[19] Nach 6 Monaten verbrachten diejenigen, die die Intervention erhalten hatten, etwa 30 Minuten am Tag weniger im Sitzen, und erstaunlicherweise war ihr Blutdruck so stark gesunken, dass sich die Gefahr einer Herzerkrankung – ein bedeutender Risikofaktor für Demenz – deutlich verringert hatte.[20]

Neben einer Verbesserung der Herzgesundheit deuten viele verschiedenartige Studien darauf hin, dass schon wenige Bewegungseinheiten am Tag von unter 1 Minute Dauer die allgemeine Gesundheit und Gehirnfunktion signifikant verbessern können.[21] So kam eine neuere Studie zu dem Ergebnis, dass 3 Stunden Sitzen die Blutzufuhr zum Gehirn verringerten, was reduzierte exekutive Funktionen (zum Beispiel bei der Notwendigkeit einer schnellen Entscheidung) zur Folge hatte sowie schlechtere Konzentration und mehr Müdigkeit. All diese Effekte verbesserten sich mit ein paar Bewegungs-Snacks – alle 20 Minuten 15 Squats (Kniebeugen) innerhalb der dreistündigen Sitzperiode.[22] Für diesen Snack stehen Sie einfach auf, setzen sich hin, ohne Ihr volles Gewicht auf die Sitzfläche zu bringen, und stehen wieder auf – das Ganze 15 Mal.

Eine Speisekammer voller Bewegungs-Snacks

Am besten stellt man sich das Snack-Level im Trichter zweigeteilt vor. Im ersten Teil nimmt man sich einfach nur kurz Zeit, um Sitzperioden zu unterbrechen, etwa so:

- Aufstehen, ein wenig umhergehen oder leichte Dehnübungen machen
- Abwechselnd sitzen und stehen, falls Ihr Schreibtisch oder die Arbeitsumgebung das erlauben
- Im Sitzen verschiedene Positionen einnehmen, bei denen sich Beine oder Körper mehr anstrengen müssen, um Sie aufrecht zu halten (eine Option ist ein Gymnastikball)
- Beim Fernsehen auf dem Boden sitzen oder hocken (was verblüffend bequem sein kann; ich mache das regelmäßig, trotz der skeptischen Blicke meiner Frau)
- Buchstäblich alles, was bedeutet, sich nicht mehr in derselben Position zu befinden wie in den letzten beiden Stunden

Im zweiten Snacking-Teil geht es um die Ergänzung noch dynamischerer Elemente. Laut einer großen Metaanalyse eignen sich mehrere verschiedene Bewegungsarten zum Unterbrechen längerer Sitzperioden und verbessern signifikant die kognitive Funktion.[23] Zum Beispiel:

- Gehen oder Treppensteigen
- Push-ups (Liegestütze)
- Squats, Lunges (Ausfallschritte) oder Calf Raises (Wadenheben)
- Skipping (Kniehebelauf)
- Joggen oder Laufen (oder Tanzen) auf der Stelle
- Sprünge
- Jumping Jack (Hampelmann)

Generell braucht man für diese Snacks nur 1 bis 2 Minuten; bei den meisten Studien dauern die Interventionen höchstens 5 Minuten. Zum Einstieg in Ihre Bewegungspraxis sollten Sie nicht länger als 1 Stunde am Stück sitzen und dann mehrmals am Tag dynamische Bewegungen einbauen.

In vielen Studien dienen Squats als eine Intervention, weil sie minimale Ausrüstung erfordern und fast alle Menschen sie meistern. Den Sinn und Zweck dieser Snacks erfüllen jedoch sämtliche Bewegungen, die die Aktivierung mehrerer Muskeln im Körper erfordern. Es können also auch Jumping Jacks oder Push-ups sein. Oder wenn das in Ihren Ohren zu sehr nach Bootcamp klingt, gehen Sie eine Treppe hoch. Bei Personen, die sich bisher nicht sportlich betätigt haben, hat sich gezeigt, dass bereits 20 Sekunden Treppensteigen ohne weitere Übungen Gesundheit und Fitness verbessern.[24] Ich ermuntere zwar jeden nachdrücklich, jeden Tag immer mal ein paar Stockwerke im Treppenhaus extra zu erklimmen, aber es ist auch schon ein toller Anfang, wenn Sie die Treppe nehmen statt den Aufzug.

Ich weiß, ich weiß, das haben Sie alles schon hundertmal gehört. Aber ich verspreche Ihnen, dass es wirklich eine Menge bewirkt. So wurde im Rahmen der UK-Biobank-Studie mit fast 500 000 erwachsenen Teilnehmenden das Hochsteigen von 5 Treppen pro Tag (insgesamt 50) mit einem signifikanten Rückgang von Herzerkrankungen und Schlaganfällen assoziiert,[25] die beide als Risikofaktoren für eine spätere Demenz gelten.

Eine weitere UK-Biobank-Studie legte den Fokus auf zeitweilige dynamische Bewegungen, die mit einem Wearable gemessen wurden – dabei wurden insbesondere Personen untersucht, die sich nach eigener Angabe nicht sportlich betätigten. Diejenigen, die es am Tag auf insgesamt mindestens 7 Minuten dynamischer Bewegung (etwa Treppensteigen) brachten, konnten damit das erhöhte Risiko einer Gesundheitsgefährdung ausgleichen, das mit einer überwiegend sitzenden Lebensweise assoziiert wird. Erfolge wurden bereits bei 1 bis 2 Minuten täglicher Aktivität registriert.[26] Verblüffenderweise wurden diese täglichen kurzen Bewegungsperioden auch bei Personen, die sich regelmäßig sportlich betätigten, mit besseren Gesundheitsergebnissen assoziiert. Aus diesem Grund nerve ich meine Arbeitskolleginnen und -kollegen immer wieder mit der Ermahnung, die Treppe zu nehmen.

Fassen wir kurz zusammen: Der oberste Bereich des Bewegungstrichters und zugleich der wichtigste Punkt, an dem wir alle beginnen können, unsere Gehirngesundheit durch Bewegung zu fördern, besteht schlicht darin, sich häufiger zu bewegen. In der Praxis entspricht das allem, was lange Sitzperioden unterbricht. Noch wirkungsvoller sind intensivere Bewegungs-Snacks wie Treppensteigen oder Squats – je mehr, desto besser. Am wichtigsten ist jedoch, dass man für diese Snacks keinerlei Ausrüstung benötigt, sich nicht umziehen oder zum Fitnessstudio aufbrechen muss. Und sie tun uns gut, ganz unabhängig davon, wie viel Zeit wir für Bewegungseinheiten im weiteren Verlauf des Trichters aufwenden werden.

Ankurbelung

Im Jahr 1949 trat mein Großvater Sidney Wood mit 28 Jahren einen Job als Briefträger in London an. Das bedeutete eine Menge simpler körperlicher Aktivität – etwa zwei Drittel seines Arbeitstages war er auf den Beinen, hinzu kamen einige Treppen oder Fahrten mit dem Rad. Damals ahnte mein Großvater nicht, dass er und seine Kollegen von der Post aufgrund ihrer Tätigkeit Teilnehmer der gewissermaßen ersten systematischen epidemiologischen Studie über körperliche Aktivität und Gesundheit werden sollten.

Ende der 1940er-Jahre begann der Epidemiologe Jeremy Morris, die Beziehung zwischen körperlicher Aktivität bei der Arbeit und Herzerkrankungen zu erforschen. In ihrer klassischen Studie von 1953 untersuchten Morris und Mitarbeiter Todesfälle aufgrund von Herzerkrankungen bei Londoner Transportarbeitern. Insbesondere verglichen sie die Befunde von Schaffnern, die den ganzen Tag in den Doppeldeckerbussen rauf- und runterstiegen, um Fahrkarten zu verkaufen, mit denen der Fahrer in denselben Bussen.[27] Aufgrund der demografischen Ähnlichkeit der beiden Gruppen konnte Morris prüfen, welchen Effekt es hatte, den größten Teil des Arbeitstages im Sitzen oder im Gehen zu verbringen. Er kam zu dem Ergebnis, dass das Herzinfarktrisiko bei den Schaffnern etwa halb so groß war wie bei den Fahrern.

Wie jeder gute Wissenschaftler hoffte Morris, seine Ergebnisse in einer anderen Gruppe bestätigt zu sehen. So kamen die Briefträger ins Spiel. Auf Basis von Daten des britischen Treasury Medical Service aus den Jahren 1949–1950 verglich man Briefträger von

35 bis 59 Jahren, die sich tagein, tagaus die Hacken abliefen, mit Telefonisten und Büroangestellten, die am Schreibtisch saßen. Bei den Briefträgern waren die Herzerkrankungsraten um etwa 25 Prozent niedriger, und ältere Postangestellte, die weniger aktiv als die Briefträger waren, aber auch einen größeren Teil des Tages auf den Beinen, lagen irgendwo dazwischen.

Man weiß also schon seit über 70 Jahren, dass sich Gehen im Vergleich zu einer sitzenden Tätigkeit positiv auf die Herzgesundheit auswirkt. Es dauerte dann noch einige Jahre, bis die Wissenschaft vollumfänglich anerkannte, welche Bedeutung die Herzgesundheit für das Gehirn hat. Einige der ersten Belege dafür lieferte 1978 die Seattle Longitudinal Study, die Personen über mehrere Jahrzehnte hinweg untersuchte. Ihr zufolge waren kardiovaskuläre Erkrankungen mit einem rascheren kognitiven Abbau assoziiert.[28] Und inzwischen wissen wir auch, dass Gehen nicht nur die Herzgesundheit verbessert, sondern kurz- und langfristig auch *unmittelbar* Gesundheit und Funktion des Gehirns.

Für uns Menschen ist Gehen die elementarste Form körperlicher Aktivität. Obwohl nichtmenschliche Primaten viel mehr gehen (und viel weniger klettern), als Sie vielleicht denken – Schimpansen machen schätzungsweise etwa 5 000 Schritte pro Tag –, ist einer von vielen Unterschieden zwischen dem Menschen und anderen Primaten, dass wir sehr viel mehr gehen. Den größten Teil der Menschheitsgeschichte hindurch haben Menschen im Schnitt pro Tag vermutlich rund 15- bis 20 000 Schritte gemacht.[29] In modernisierten Ländern liegt der Durchschnitt bei nur noch einem Viertel davon – laut globalen und US-amerikanischen Schätzungen sind es etwa 5 000 Schritte pro Tag. Dieser enorme Rückgang entspricht täglich Stunden, in denen wir uns nicht mehr bewegen, womit ein wichtiges Signal an den Körper verloren gegangen ist, seine Funktionen aufrechtzuerhalten und zu verbessern. Und wie wir bereits gesehen haben, können schon kleine Mengen körperlicher Aktivität von großer Wirkung sein.

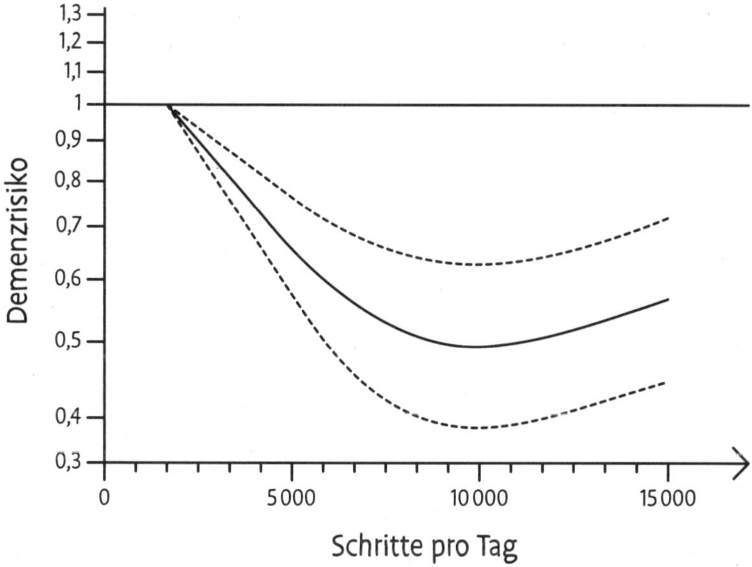

ABBILDUNG 3. Schritte pro Tag und Demenzrisiko. Das Risiko verringert sich linear mit mehr Schritten – je mehr, desto besser, aber ohne dass eine genau festgelegte Anzahl von Schritten pro Tag erforderlich wäre –, bis hin zu etwa 10 000 pro Tag. Ab da können sich noch mehr Schritte nach wie vor günstig auswirken, aber das Demenzrisiko scheint sich nicht mehr weiter zu verringern. Nach del Pozo Cruz et al., *JAMA Neurology* 2022.

Seit jenen ersten Studien in den 1950er-Jahren tauchten immer mehr Belege dafür auf, dass körperliche Aktivität wie beispielsweise Gehen unmittelbar mit einer besseren Gehirngesundheit und einem niedrigeren Risiko verschiedener chronischer Erkrankungen, einschließlich Demenz, assoziiert ist. Und genau wie bei den Bewegungs-Snacks braucht es nicht viel, um eine große Wirkung zu erzielen. So war das Demenzrisiko in einer Studie mit über 75 000 Erwachsenen, die überwiegend zwischen 50 und 70 Jahren alt waren, bei denjenigen, die täglich 4 000 Schritte gingen, um 25 Prozent niedriger als bei denjenigen, die nur 1 500 Schritte machten. Darüber hinaus verbesserten sich die Ergebnisse mit zunehmender Schrittzahl bis zu etwa 10 000 Schritten immer weiter (Abbildung 3), und ähnlich positive Resultate wurden für viele andere chronische Erkrankungen wie auch in Bezug auf das allgemeine Sterberisiko beobachtet.[30]

Genau wie bei den Bewegungs-Snacks können wir alle davon profitieren, mehr zu gehen. Bis zu ungefähr 10 000 Schritten pro Tag ist der Effekt des Gehens jedoch mehr oder weniger linear. Das heißt: Je mehr Schritte Sie Ihrem derzeitigen Gehpensum hinzufügen, desto vorteilhafter wird sich das auswirken. Bei jeweils 1 000 zusätzlichen Schritten über 1 500 pro Tag sinkt das Demenzrisiko um etwa 7–8 Prozent und das allgemeine Sterberisiko um etwa 15 Prozent.[31] Gehen ist also eine risikoarme, kostenlose und einfache Methode, jeden Tag um Bewegung zu bereichern, die Ihrem Gehirn förderlich ist.

Die lineare Beziehung zwischen Gehen und Gesundheit bedeutet außerdem, dass man nicht eine bestimmte Zahl von Schritten machen muss, um einen Fortschritt zu erzielen. Tatsächlich wird das bekannte Ziel von 10 000 Schritten nach wie vor von zwei Lagern diskutiert – von den Verfechtern und von denen, die sagen, die Zahl 10 000 habe mehr mit Marketing als mit Wissenschaft zu tun. Ihr Ursprung sei angeblich der Manpo-kei (»Zehntausend-Schritte-Zähler«), ein in den 1960er-Jahren populärer Schrittzähler aus Japan.[32] Jetzt, Jahrzehnte später, scheint sich zu bewahrheiten, dass sich die Summe der Vorzüge des Gehens bis zu einem Pensum von etwa 10 000 Schritten am Tag erhöht, womit beide Lager recht haben könnten. Trotzdem würde der Wissenschaftler in mir gern behaupten, dass eine Spanne von 8 000 bis 12 000 genauer wäre, aber auch darauf hinweisen, dass ganz unabhängig von der letztlichen Zahl alles besser ist, als gar nichts zu machen.

Obwohl Gehen ein elementarer Bestandteil menschlicher Bewegung und Evolution ist, greift man in wissenschaftlichen Studien auch deshalb so gern darauf zurück, weil sich Schritte leichter messen lassen als andere körperliche Aktivitäten. Ich für meinen Teil bin ein großer Fan des Gehens, weil es eine unkomplizierte und leicht zu verwirklichende Aktivitätsform ist, die für ein Basisniveau von Fitness und Bewegung sorgt, welches gewährleistet, dass man von anderen Aktivitäten in den übrigen Bereichen des Trichters noch stärker profitiert.[33] Das heißt jedoch nicht, dass andere Bewegungsformen keine ähnlichen Vorteile hätten. Zudem mag es Leute geben, die zwar nicht jeden Tag weite Strecken gehen können, aber anderen Aktivitäten nachgehen wie Radfahren, Rudern, Schwimmen oder Rollstuhlfahren, die sich ähnlich positiv auswirken. Das ist der Kernpunkt des zweiten Levels des Bewegungstrichters – »Ankurbelung«.

Sobald Sie damit begonnen haben, Sitzperioden durch Bewegungs-Snacks zu unterbrechen, besteht der nächste Schritt darin, ausgedehntere Bewegungsperioden einzustreuen, die etwa so intensiv sind wie (zügiges) Gehen oder Traben. Dazu gehören alle »moderaten« körperlichen Aktivitäten wie Tanzen oder Gartenarbeit. So wie »Snack« besteht auch »Ankurbelung« aus zwei Teilen. Der erste umfasst generell Bewegung wie etwa Gehen, wobei alles zählt, ganz unabhängig von der Intensität. Wenn Sie nicht regelmäßig jeden Tag mehrere Tausend Schritte gehen, sollten Sie einfach damit beginnen, auf das aufzubauen, was Sie bereits tun. Zum Beispiel könnten Sie anpeilen, täglich 1000 Schritte oder 10 bis 15 Minuten von Ihrer Lieblingsbewegungsart hinzuzufügen. Vielleicht können Sie mehr Bewegung in Ihren Arbeitstag bringen, indem Sie Besprechungen im Gehen abhalten, was darüber hinaus zu einer Verbesserung von Laune, kreativem Denken und Produktivität beitragen kann.[34]

Bringen Sie Ihr Gehirn auf Touren

Heutzutage ist es recht einfach festzustellen, wie sehr Sie Ihre Fitness Tag für Tag ankurbeln. Wenn Sie tagsüber ein Smartphone dabeihaben, besitzt es mit Sicherheit eine App, die Ihre

Schritte zählt. Gleiches gilt für jede Smartwatch oder simple am Handgelenk getragene Fitnesstracker. Sie sind, wenn auch nicht unbedingt notwendig, zumindest genau genug, um die Entwicklung Ihres Bewegungsprofils anzuzeigen.

Nachdem Sie Ihren Startpunkt festgelegt haben, versuchen Sie Ihre Aktivität um 5 bis 10 Prozent pro Tag zu steigern – indem Sie entweder die Schrittzahl erhöhen oder ein- bis zweimal pro Woche weitere koordinierte Bewegungsperioden einstreuen. Es gibt nahezu unendlich viele Möglichkeiten, zum Beispiel:

- (natürlich) Gehen oder Joggen
- Wandern
- Radfahren oder Spinning
- Rudern
- Schwimmen
- Stair Climbers oder Crosstrainer
- Tanzen (in einem Kurs, im Wohnzimmer, auf einer Technoparty)
- Aerobic (Kurse, Apps oder sogar ein altes Jane-Fonda-Video)
- Golf

Im nächsten »Ankurbelungslevel« erhöhen Sie das Tempo ein bisschen, bis Sie etwas außer Atem geraten, aber sich noch unterhalten könnten. »Flottes« Gehen (mindestens 4 Kilometer pro Stunde oder 100 Schritte pro Minute) zählt als moderate körperliche Aktivität. Das Maß einer moderaten bis dynamischen Aktivität pro Tag ist einer der besten Prädiktoren der kognitiven Funktion.[35]

Und genau wie bei den Schritten können schon kleine Dosen an moderater körperlicher Aktivität große Wirkung erzielen. Laut einer Datenanalyse aus den USA reichen bereits 10 Minuten moderate körperliche Aktivität am Tag, um das Sterberisiko über ein Jahrzehnt hinweg um 7 Prozent zu senken.[36] Und 30 Minuten moderater körperlicher Aktivität mehr pro Tag reichen möglicherweise sogar aus, um die meisten Gesundheitsrisiken, die mit einer ansonsten sitzenden Lebensweise assoziiert sind, auszugleichen.[37]

Flottes Gehen und ähnliche Aktivitäten wie Radfahren scheinen einige Alterserscheinungen im Gehirn unmittelbar umzukehren.[38] Während des Alterungsprozesses schrumpfen mehrere Hirnareale mit der Zeit, was sich bei signifikantem kognitiven Abbau und Demenz anscheinend beschleunigt. Ein Teil des Gehirns, der mit zunehmendem Alter besonders zum Schrumpfen neigt, ist der Hippocampus, der für das Gedächtnis von zentraler Bedeutung ist und bei mehreren Formen der Demenz, insbesondere der Alzheimer-Krankheit, in Mitleidenschaft gezogen wird. Bei einer der ersten Studien, die zeigten, dass sich altersbedingte Hirnveränderungen bei Erwachsenen in den Sechzigern und Siebzigern verlangsamen oder sogar umkehren ließen, führte ein Übungsprogramm mit 40-minütigem flotten Gehen dreimal pro Woche innerhalb von einem Jahr zu einem *Wachstum* des Hippocampus um 2 Prozent, anstelle der erwarteten Schrumpfung um 1–2 Prozent.[39]

Das in dieser Studie angewandte Geh-Protokoll ist so einfach wie effektiv und lässt sich auf jede Art von Aktivität übertragen, die Ihren Puls auf vergleichbare Weise beschleunigt. Die Teilnehmenden gingen zunächst dreimal pro Woche 10 Minuten und steigerten das Pensum pro Woche um 5 Minuten bis auf 40 Minuten. Dann erhöhten sie die Intensität nach und nach, blieben aber beim Gehen. Wie bei fast jeder sportlichen Betätigung schien die Intensität wichtig zu sein, weil sich bei denjenigen Personen, die dank des Programms die größte Fitness erwarben, der Hippocampus am stärksten vergrößerte. Diese Zunahme stand auch in Relation zu Zunahmen von

BDNF, das Gesundheit und Wachstum von Neuronen unmittelbar unterstützt. Die Ausschüttung von neurotrophen Faktoren wie BDNF gilt als einer der wichtigsten Mechanismen, durch die sportliche Betätigung die Neuroplastizität fördert und die Funktion von Hirnregionen verbessert, die für das Gedächtnis (wie der Hippocampus) oder Entscheidungsfindung (wie der präfrontale Cortex) relevant sind.[40] Auf diese Weise vergrößert Ausdauertraining – man spricht auch von aerobem, also sauerstoffabhängigem Training – den Headroom und die Lernfähigkeit und macht Ihr Gehirn zukunftssicher, indem es die Funktion von Gehirn-Netzwerken, die sich im Alter verkleinern, verbessert.

Dass bereits 3 Geh-Einheiten pro Woche einige altersbedingte Veränderungen im Gehirn umkehren können, verblüfft mich noch immer. Mehrere andere Studien haben aufgezeigt, dass flottes Gehen und ähnliche Aktivitäten die kardiovaskuläre Fitness verbessern können.[41] Diese Verbesserung ist von zentraler Bedeutung für das Demenzrisiko sowie die Gehirngesundheit, wobei auch kleinste Zunahmen von Vorteil sind.[42] Verschiedene aerobe Übungen haben erwiesenermaßen einen klinisch bedeutsamen Effekt auf geistige Gesundheit und Wohlbefinden – so vermindern sie Symptome einer Depression.

Wer bereits höhere Fitnesswerte aufweist, schneidet im Allgemeinen besser bei Tests zur kognitiven Funktion ab, die Struktur der weißen Substanz ist bei diesen Personen im höheren Alter in einem besseren Zustand und das langfristige Risiko für Demenz ist geringer.[43] Aerobes Training fördert insbesondere die Gedächtniskapazität und allgemein die kognitive Funktion.[44] Und was am wichtigsten ist: Wenn es um unsere Gesamtgesundheit geht, ist der Grad unserer Fitness von größerer Bedeutung als unser Gewicht oder der Body-Mass-Index.[45]

Zusammenfassend lässt sich über die beiden obersten Level der Pyramide bislang sagen: Das Ziel lautet, den Tagesablauf so oft wie möglich durch kleine Bewegungseinschübe zu unterbrechen (»Snack«). Danach können Sie diese Snackeinlagen ausweiten oder einige »Ankurbelungseinheiten« einschieben, um die Aktivitätsphasen zu verlängern. Haben Sie dabei ein gutes Niveau erreicht (beispielsweise 30 bis 40 Minuten mindestens dreimal pro Woche), können Sie versuchen, mit kleinen Mitteln noch größere Wirkung zu erzielen, indem Sie die Intensität einiger Bewegungen so steigern, dass Sie regelmäßig außer Atem geraten. Mit zunehmender Fitness könnte das bedeuten, flott zu gehen, Hügel zu ersteigen, leicht zu traben oder irgendetwas anderes Derartiges zu tun – Rad oder Handbike fahren, Rudern, Schwimmen, einen handgetriebenen Rollstuhl fahren, Seilspringen und so weiter.

Und wenn Sie so weit sind, ist es Zeit für das nächste Level!

Widerstand

Nun habe ich Sie hoffentlich davon überzeugen können, dass schon kleine Bewegungsportionen – auch die, die nicht unbedingt nach »sportlicher Betätigung« aussehen – eine große Wirkung auf unsere Gesundheit und unser Gehirn haben. Wenn Sie aber regelmäßig Snacks einlegen, mehrmals pro Woche moderate körperliche Aktivitäten einstreuen und bereit für mehr sind (oder Ihre derzeitigen Fitnessübungen überwiegend dem Ausdauertraining dienen), ist es an der Zeit, ein paar Gewichte zu stemmen!

Falls der Gedanke daran bei Ihnen Bilder von verschwitzten, mit Steroiden aufgepäppelten Körpern in Speedos (gern geschehen!) oder von schwerwiegenden Rückenverletzungen (angsteinflößend, aber kein großes Problem) heraufbeschwört, sind Sie in guter Gesellschaft. Die meisten mir zu Ohren gekommenen Bemerkungen übers Gewichtheben drehen sich um die Befürchtung, zu massig auszusehen oder sich zu verletzen. Die Art und der Umfang eines

Widerstandstrainings, von denen man gemeinhin am stärksten profitiert, haben jedoch interessanterweise genau den umgekehrten Effekt. Um unseren Körper gegen einen Widerstand zu bewegen, müssen wir nicht unbedingt ein Fitnessstudio besuchen oder Gewichte heben. Diese Bewegungsform ist jedoch eine entscheidende Komponente, um die Kraft und Funktion aufrechtzuerhalten, die wir benötigen, damit unser Gehirn möglichst lange möglichst gut arbeitet. So erbrachte eine Studie des King's College London über Zwillingsmädchen (beim Vergleich von Zwillingen mit unterschiedlichen Lebensweisen lassen sich genetische Effekte ausschließen), dass die Beinkraft ein wichtiger Prädiktor für die Schnelligkeit des kognitiven Abbaus über die nächsten 10 Jahre sowie für das spätere Volumen der grauen Substanz war.[46] Der Aufbau von Muskeln sorgt für den Aufbau von Headroom!

Mich fasziniert schon lange, wie stark Menschen sein können. Mehr als 10 Jahre bevor ich erstmals ein Fitnessstudio betrat, hockte ich jedes Jahr an Weihnachten gebannt vor dem Fernseher und verfolgte den Wettbewerb World's Strongest Man. Das war damals die Ära von Jón Páll Sigmarsson und Magnús Ver Magnússon, zwei viermaligen Champions aus Island, die den Wettbewerb über ein Jahrzehnt lang dominierten. In den seit fast 50 Jahren ausgetragenen Wettkämpfen konnten nur die USA – deren Bevölkerung über tausendmal größer ist – häufiger gewinnen oder einen Platz auf dem Podium erringen als Island. Weil ich selbst ein halber Isländer bin, erfüllte mich das als Kind mit großem Stolz. Da Island erst einige Jahre später zu einem touristischen Hotspot (Wortwitz!) wurde, gehörten diese Fernsehauftritte meiner Landsleute zu den wenigen Gelegenheiten, Island auf einer internationalen Bühne zu erleben.

Nach wie vor fasziniert mich an Strongman-Wettbewerben, dass das Grundprinzip dieser athletischen Leistungen genau genommen für uns alle von enormer Wichtigkeit ist. Die Muskeln und Bewegungen, die ein hünenhafter Mensch benötigt, um Jumbojets zu ziehen, Schiffsanker zu tragen und riesige Felsbrocken hochzuheben, sind dieselben, die wir brauchen, um den Müll rauszubringen, unsere Einkäufe nach Hause zu schleppen und eine schwere Kiste auf ein Regal zu hieven. In vielerlei Hinsicht sind diese Fähigkeiten auch grundlegend zum Überleben, für die kognitive Funktion und die geistige Gesundheit. Doch sie gehen immer mehr verloren.

So wie unser Gehirn kleiner wird, wenn wir älter werden, büßen auch unsere Muskeln mit der Zeit an Größe und Stärke ein. Ab 50 Jahren verlieren wir etwa 1 Prozent an Muskelmasse pro Jahr, und die Kraft schwindet noch zwei- bis dreimal schneller.[47] Außerdem leiden auch Muskeln an ihrer eigenen Form von Demenz – dieser Punkt ist erreicht, wenn der Funktionsverlust so groß wird, dass er die täglichen Verrichtungen beeinträchtigt. Der medizinische Ausdruck dafür ist Sarkopenie. Sarkopenie und kognitiver Abbau stehen in unmittelbarem Zusammenhang, wobei zunehmende körperliche Gebrechlichkeit häufig mit einem höheren Risiko einhergeht, dement zu werden.[48] Dies ist zum Teil auf die verminderte Aktivität und das vermehrte Auftreten von Krankheiten bei zunehmender Gebrechlichkeit zurückzuführen. Darüber hinaus können sarkopenische Muskeln aber auch einen Entzündungszustand im Körper verursachen, der das Gehirn anscheinend unmittelbar in Mitleidenschaft zieht.[49]

Manche Einbußen in Gehirn und Muskulatur gehören zwar unweigerlich zum Alterungsprozess und werden teilweise von chronischen Erkrankungen verursacht, die das Gehirn und den übrigen Körper betreffen, doch zugleich ist der Verlust von Muskel- und Gehirnfunktionen eng mit den Dingen verknüpft, die wir im Alter mit unserem Körper tun oder lassen. Erinnern wir uns an Ellen Langers Stereotype-Embodiment-Theorie aus Teil I: Wenn wir *denken*, dass wir mit zunehmendem Alter schwach und gebrechlich werden, geben wir Aktivitäten auf, die Muskulatur und Kraft aufrechterhalten, und unsere Prophezeiung wird selbsterfüllend.

In Kapitel 4 (»Dominanz der Umwelt«) habe ich eine von mir

durchgeführte Studie erwähnt, die zeigte, dass Beinkraft bei älteren Individuen stark mit der Schnelligkeit der Informationsverarbeitung assoziiert war.[50] Genauer gesagt stellten wir fest, dass die relative Beinkraft von allen Variablen körperlicher Aktivität, zu denen wir Zugang hatten, die wichtigste war. Das Wort *relativ* ist hier von Bedeutung, weil wir bei der Analyse der Daten die Unterschiede in der Körpergröße, die die Muskelmasse beeinflussen können, berücksichtigten. Der entscheidende Punkt ist, dass unsere Beine (oder unser Körper allgemein) nur so stark sein müssen, dass sie *uns* tragen.

Sich die relative Kraft zu vergegenwärtigen ist wichtig, weil man manchmal leicht das Gefühl bekommt, man habe nicht genügend »Aktivposten« vorzuweisen. Als ich zum allerersten Mal an einem Strongman-Wettbewerb teilnahm und die anderen Teilnehmer aufmarschierten, sah mich meine Frau prüfend an und meinte: »Neben diesen Typen siehst du *winzig* aus.« Also genau das, was ein Mann gerne hört! Die Unterschiede waren noch frappierender, als ich vor Kurzem Hafþór Július Björnsson – einst World's Strongest Man, der in *Game of Thrones* als Der Berg bekannt wurde – in seinem Fitnessstudio in Reykjavík kennenlernte. Während wir über Gehirngesundheit plauderten, hatte ich immer wieder Mühe, die Fassung zu bewahren, weil er ab und zu beiläufig Hanteln stemmte, die jeweils fast so viel wogen wie ich.

Lassen wir extreme Muskelpakete mal beiseite und fragen uns, was stark *genug* denn überhaupt bedeutet. Die Frage ist verblüffend schwer zu beantworten, weil in jeder Studie andere Geräte und Techniken zur Kraftmessung verwendet werden. Grundsätzlich lässt sich jedoch wohl sagen, dass die Personen, die sich in puncto Kraft und Muskelmasse im obersten Drittel der Bevölkerung befinden, generell am meisten im Vorteil sind, was Langlebigkeit und Demenzrisiko betrifft.[51] Darum stellen Sie sich doch zunächst einmal vor, dass Sie in einem Raum voller Menschen sitzen, die einen ähnlichen Steckbrief haben wie Sie. Wie viele von denen könnten Sie wohl beim

Armdrücken besiegen? Wenn es weniger als zwei Drittel sind, hat Ihr Bizeps ein paar Hausaufgaben! Möchten Sie Beine haben, die kräftig genug sind, sollten Sie anstreben, Ihr doppeltes Körpergewicht auf der Beinpresse drücken zu können. Glücklicherweise sind wohl weder ein riesiger Zeitaufwand noch übermenschliche Anstrengungen im Fitnessstudio vonnöten, um ins oberste Drittel der Bevölkerung vorzustoßen, da die meisten Menschen keinerlei regelmäßiges Widerstandstraining betreiben.

Obwohl ich ein erklärter Gewichthebe-Enthusiast mit klarer Tendenz zum Widerstandstraining bin, erstaunt es mich immer wieder, wie viele Belege es für die große Bedeutung von Muskelmasse, Kraft und Widerstandstraining gibt, wenn es darum geht, die kognitive Funktion und geistige Gesundheit zu verbessern und zu erhalten. Das gilt für jedes Alter. Bei jugendlichen Schülerinnen und Schülern beispielsweise kann Widerstandstraining Konzentration und die schulischen Leistungen positiv beeinflussen.[52] Aufgrund veränderter Verhaltensmuster im Hinblick auf körperliche Aktivität laufen junge Menschen zunehmend Gefahr, zu wenig Muskeln und Kraft zu entwickeln, um gesund zu bleiben. Generell scheint Körperkraft in dieser Bevölkerungsgruppe abzunehmen, und laut Schätzwerten einer neueren Analyse ist einer von 10 jungen Menschen bereits sarkopenisch.[53]

Auch wenn dabei eine Menge komplexer Faktoren eine Rolle spielt, ist denkbar, dass schwindende Muskelmasse und Kraft zur wachsenden psychischen Belastung junger Leute beitragen. So ist eine geringere Handkraft mit einem höheren Risiko für zukünftige Depressionen und Angst assoziiert.[54] Auch Sarkopenie wird mit einer größeren Wahrscheinlichkeit, depressiv zu sein, assoziiert.[55] Manchmal kann die Ursache aber auch in einem allgemeinen Erkrankungsprozess liegen, der sowohl Krafteinbußen als auch verstärkte Depressionssymptome wie etwa eine chronische Entzündung zur Folge hat. Möglich ist außerdem, dass Menschen, die zu einer

Depression neigen, seltener Aktivitäten nachgehen, die für mehr Muskeln und Kraft sorgen. Doch was auch immer die Ursachen sind – es gibt Belege dafür, dass Widerstandstraining die geistige Gesundheit unmittelbar verbessern kann.

In einer Studie über Widerstandstraining mit jungen Erwachsenen in den Zwanzigern führte ein achtwöchiges Krafttraining zweimal in der Woche zu großen, klinisch bedeutsamen Verbesserungen depressiver Symptome.[56] Am deutlichsten waren die Effekte bei den Teilnehmenden mit anfänglich gravierenderen Angst- oder Depressionssymptomen, sie waren aber nicht davon abhängig, wie viel Kraft eine Person hinzugewann. Das bedeutet, dass allein die Teilnahme an einem Widerstandstrainingsprogramm ausreichte, um die depressive Stimmung signifikant zu verbessern.

Laut einer kürzlich durchgeführten umfangreichen Metaanalyse von Interventionen bei Depressionssymptomen, bei der verschiedene Arten sportlicher Betätigung verglichen wurden, hatte Krafttraining bei einigen Studien eine vergleichbare Wirkung wie Medikamente und eine Therapie.[57] Das heißt nicht, dass sportliche Betätigung ein Ersatz für Standardbehandlungen ist, und zugegebenermaßen müssen erst noch weitere groß angelegte Versuche erfolgen, doch diese Ergebnisse unterstreichen die Belege für die vielfältigen Weisen, in denen unsere Muskeln unser Gehirn fördern.

Der Zusammenhang zwischen Muskelmasse, Krafttraining, Stimmung und kognitiver Funktion ist nicht nur relevant für Menschen, die mit ihrer geistigen Gesundheit ringen, sondern auch dann, wenn wir darüber nachdenken, wie wir Headroom aufbauen und unser Gehirn zukunftssicher machen können, um unsere kognitive Funktion langfristig zu unterstützen. So sind Depression und Demenz eng miteinander verknüpft und treten im Alter häufig gemeinsam auf, wobei eins jeweils das Risiko für das andere erhöht.[58] Und da unsere Muskelmasse mit zunehmendem Alter zu schwinden pflegt, erhöht sich mit dem Erwerb eines Muskel- und Kraftpuffers die

Wahrscheinlichkeit, dass wir in späteren Jahren über ein Mehr an Kraft, Wohlbefinden und kognitiver Funktion verfügen.

Muskelmasse und Widerstandstraining können unsere Kognition auf vielerlei Weisen positiv beeinflussen – sie senken Entzündungswerte, verbessern den Blutdruck und die kardiovaskuläre Gesundheit, regulieren den Blutzucker, fördern die mitochondriale Funktion und erhöhen den Spiegel von Wachstumsfaktoren, die die Produktion neuer Zellen und neuronaler Verbindungen im Gehirn unterstützen. (Wer mehr über die Buchstabensuppe dieser Faktoren wissen will: Zu ihnen gehören BDNF, VEGF und IGF-1, neben weiteren Signalmolekülen wie Lactat, Taurin, Osteocalcin, Irisin, MOTS-C und Lac-Phe.)[59] Widerstandstraining vermehrt anscheinend speziell den Wachstumsfaktor IGF-1, ein niedriger Spiegel ist mit Sarkopenie sowie Demenz assoziiert.[60] Weil unsere Muskeln unsere größten Blutzuckerkonsumenten sind, ist Widerstandstraining wohl auch die beste Bewegungsart für die Blutzuckerkontrolle – was vor allem wichtig für Personen mit Prädiabetes oder Typ-2-Diabetes ist, weil sie ein höheres Risiko für kognitiven Abbau und Demenz haben.[61] Bei einer kürzlich durchgeführten Metaanalyse wurde festgestellt, dass regelmäßiges Widerstandstraining auch mindestens einen bedeutenden Entzündungsmarker senkt (C-reaktives Protein, CRP).[62]

Auch wenn Wissenschaftler ständig neue Mechanismen entdecken, die durch sportliche Betätigung aktiviert werden, müssen wir nicht unbedingt genau wissen, inwiefern oder warum sich Ausdauer- und Widerstandstraining in ihrer Wirkung auf das Gehirn unterscheiden. Was wir aber wissen, ist, dass verschiedene Hirnareale und verschiedene kognitive Funktionen von jeweils unterschiedlichen Formen sportlicher Betätigung bevorzugt gefördert werden. Es geht also gar nicht darum, ob Ausdauertraining oder Krafttraining besser ist – sowohl Muskelmasse als auch Fitness sind von Bedeutung. Dass »Widerstand« im Trichter erst nach »Ankurbelung« auftaucht, liegt schlicht daran, dass für Personen mit überwiegend sitzender Lebensweise bereits flottes Gehen ausreichen kann, um den Muskelaufbau anzuregen und die muskulären Funktionen zu verbessern.[63]

Beim Vergleich verschiedener Arten sportlicher Betätigung und ihrer Wirkungen auf das Gehirn ist festzuhalten, dass Widerstandstraining offenbar besonders gut die Entscheidungsfindung verbessert. Gemeinsam mit einigen Kollegen habe ich vor Kurzem Studien über Widerstandstraining und die Gehirnstruktur zusammengefasst. Es handelte sich zwar nur um relativ wenige Studien, doch alle zeigten auf, dass Widerstandstraining die weiße Substanz schützt, die für schnelle neuronale Verbindungen im Gehirn sorgt.[64] Auch Personen, die schon älter waren oder bereits einen gewissen kognitiven Abbau aufwiesen, schienen verstärkt von dem Training zu profitieren. Da der IGF-1-Spiegel mit der Struktur der weißen Substanz in Zusammenhang steht, handelt es sich hier vermutlich um einen der Mechanismen, über die Widerstandstraining die weiße Substanz des Gehirns im Alter verbessern und erhalten kann.[65]

Entgegen landläufiger Meinung ist Gewichtheben also nicht nur etwas für junge Leute. Tatsächlich sollten wir uns alle darin üben, wenn wir möglichst alt werden möchten. Und – ganz wichtig! – es ist nie zu spät, damit anzufangen. Dutzende Studien belegen, dass Widerstandstraining die Gesundheit und kognitive Funktion älterer Menschen verbessert, auch von denen, die bereits durch Sarkopenie oder Osteoporose geschwächt oder in ihrer Beweglichkeit eingeschränkt sind.[66]

Vor einigen Jahrzehnten veröffentlichte das renommierte *Journal of the American Medical Association* (JAMA) eine kleine Studie mit dem Titel »High-Intensity Strength Training in Nonagenarians« (High-Intensity-Training für Neunzigjährige).[67] 10 gebrechliche Personen – die älteste war 96 Jahre alt – nahmen 8 Wochen lang dreimal pro Woche an einem Beintraining teil, das signifikante Zunahmen von Muskelmasse, Kraft und Gehgeschwindigkeit erbrachte. Neuere

Studien kamen zu dem Ergebnis, dass Widerstandstraining ab dem Rentenalter für mehrere zusätzliche Jahre mit verbesserter Muskelfunktion sorgt, und Personen in den Achtzigern sprechen genauso gut auf Widerstandsübungen an wie Sechzig- und Siebzigjährige.[68] Allgemein besagen viele Studien, dass sich Widerstandstraining in allen Altersgruppen positiv auf die kognitive Funktion auswirkt – bei Männern und Frauen gleichermaßen und bei Letzteren sowohl vor als auch nach der Menopause.

Frauen, die mit Gewichtheben beginnen, legen genauso schnell an Muskeln und Kraft zu wie Männer[69] – laut verschiedenen Studien schaffen sie sogar *mehr* Wiederholungen einer Kraftübung mit vorgegebener Intensität (einem bestimmten Prozentsatz ihrer Maximalkraft) als Männer.[70] Vor, während und nach der Menopause ist das Heben von Gewichten eine wichtige Hilfe zur Aufrechterhaltung von Muskeln und Kraft und trägt mit zunehmendem Alter zum Erhalt der Knochenfestigkeit bei. Darum wappnen wir uns gegen den für alle mit der Zeit unausweichlichen Verlust an Muskelmasse am besten mit Widerstandstraining (und Protein – siehe das nächste Kapitel). Tatsächlich hat der Evolutionsanthropologe Herman Pontzer mit einer berühmten Studie herausgefunden, dass der Stoffwechsel im Alter nicht zwangsläufig langsamer wird, wie oft behauptet. Vielmehr verlangsamt er sich hauptsächlich, wenn wir Muskelmasse einbüßen.[71] Da Fitnesstrends und -studios den Fokus zunehmend auf die Bedeutung von Muskelmasse und Kraft für Frauen und ältere Menschen richten, stelle ich zu meiner Freude fest, dass immer mehr Menschen auf diese wichtigen Erkenntnisse reagieren.[72]

Wie sollte ein Widerstandstraining aussehen? Da gibt es einige generelle Richtlinien, aber auch viel Freiraum. Schon eine Einheit pro Woche über einige Wochen hinweg reicht aus, um Verbesserungen bei Muskulatur und Kraft zu erzielen.[73] In den meisten Studienprotokollen werden 5 bis 8 Geräte aufgeführt, die man in jedem Fitnessstudio findet, mit denen der gesamte Körper trainiert wird.

Beispiele sind die Beinpresse oder der Beinstrecker, ein Beinbeuger sowie Geräte für eine horizontale Druckbewegung (wie Brustdrücken oder ein Push-up), eine Ruder- oder Zugbewegung und eine vertikale Druckbewegung (wie Schulterdrücken). Diese Übungen werden ein- bis dreimal pro Woche in 1 bis 3 Sätzen mit 5 bis 15 Wiederholungen ausgeführt.

Ein schönes Beispiel ist das SMART-Protokoll (Study of Mental and Resistance Training). Die Probanden in ihren Sechzigern und Siebzigern absolvierten über 6 Monate hinweg zweimal pro Woche jeweils 3 Sätze mit 8 Wiederholungen von Brustdrücken, geführten Kniebeugen, Rudern, Abduktion und Beinstrecken.[74] Dieser Studienplan resultierte in verbesserten kognitiven und exekutiven Funktionen, was nach dem Ende der Studie für 18 Monate anhielt.

Das Training in einem typischen Fitnessstudio hat gewisse Vorteile – die Geräte sind sich überall sehr ähnlich und erfordern anfangs nur minimale Vorkenntnisse. Widerstandstraining lässt sich aber auch *ohne* Fitnessstudio machen. Der legendäre Krafttrainer Dan John beschreibt 5 grundlegende Bewegungen des Menschen, die sich hervorragend für ein überall ausführbares Widerstandstrainingsprogramm ohne spezielle Geräte eignen:

1. Push (Druck – Bewegung, um Gewicht vom Körper wegzudrücken)
2. Pull (Zug – Bewegung, um Gewicht zum Körper hinzuziehen)
3. Hinge (Bücken mit minimaler Kniebeuge – Bewegung, wenn man zum Beispiel etwas vom Boden aufhebt)
4. Squat (Kniebeuge)
5. Carry (Gehen, während man etwas Schweres mit herabhängenden Armen in den Händen oder vor dem Körper in den Armen hält)

In jeder Kategorie hat man nahezu unbegrenzte Möglichkeiten, um sich kraftvoll gegen einen Widerstand zu bewegen – etwa mit Widerstandsbändern oder irgendwelchen Dingen, die man zu Hause hat. Während der Covid-19-Lockdowns habe ich folgendes Squat-Workout gemacht: zuerst einige Squat-Sätze ohne Gewicht zum Aufwärmen, dann einige Sätze mit meinem 70 Pfund schweren Hund auf dem Arm und zum Schluss einige Sätze, bei denen ich meine Frau (ihr Gewicht verrate ich nicht) auf Händen getragen habe.

Wie bei jeder sportlichen Betätigung geht es beim Widerstandstraining darum, Ihre Muskeln herauszufordern. Selbst in den Studien mit fast Hundertjährigen ist mit gutem Grund von »hochintensivem« Widerstandstraining die Rede. Worin genau diese Herausforderung besteht, spielt jedoch kaum eine Rolle. Alle bisherigen Untersuchungen zeigen, dass man nichts *Schweres* heben muss – es muss nur anstrengend sein.[75] Falls Squats ohne Gewicht, Push-ups auf den Knien oder Ruderbewegungen mit Yogabändern anstrengend sind, genügt das für den Anfang vollkommen. Die minimale Dosis, um einen Effekt zu erzielen, ist ebenfalls niedrig. Eine Gruppe von Spitzensportforschern hat kürzlich eine Schätzung veröffentlicht, wonach 4 Sätze pro Woche pro Körperteil mit jeweils 6 bis 15 Wiederholungen genügen, um Verbesserungen bei Kraft und Muskelmasse zu erzielen.[76] Es sollte ausreichen, dass die letzten paar Wiederholungen eine Herausforderung darstellen, aber falls man mit einem leichteren Gewicht oder nur dem Eigengewicht dazu 20 oder 30 Wiederholungen benötigt, ist das auch okay. Das kann man innerhalb einer einzigen Einheit machen oder auch auf mehrere Einheiten aufteilen. Hat man wenig Zeit, lautet der Vorschlag, die Übungen als Zirkeltraining durchzuführen – auf jeden Satz einer Übung folgt ein Satz der nächsten Übung, statt alle Sätze einer Übung auszuführen, bevor man zur nächsten wechselt – und sogar auf langes Aufwärmen und Dehnen zu verzichten.

Widerstandstraining – Leitfaden für Anfänger

Ich hoffe zwar immer, dass es nicht so kommen wird, aber trotzdem weiß ich, dass das Fitnessstudio für Anfänger im Widerstandstraining ein furchteinflößender Ort sein kann. Und obwohl es auch relativ kostengünstige Studios gibt, weiß ich, dass sich nicht jeder und jede den Besuch eines Fitnessstudios oder ein Privattraining leisten kann. Darum bietet es sich an, zunächst einmal zu Hause zu trainieren – insbesondere wenn Sie sich ein paar verstellbare Hanteln oder Widerstandsbänder mit Griffen und einem Türanker anschaffen, sodass Sie die Bänder sicher befestigen können (gibt es online). Ich finde beide Optionen gut, weil Sie dann nicht immer wieder neue Ausrüstungsgegenstände kaufen müssen, wenn Sie kräftiger werden. Hier ist ein Beispiel für ein Work-out zu Hause (als Zirkeltraining mit jeweils 6 bis 15 Wiederholungen von direkt aufeinanderfolgenden Übungen in 3 Durchgängen, mit Pausen, falls nötig):

- Squats (Sie halten Gewichte rechts und links vom Körper, direkt vor der Brust oder mit ausgestreckten Armen vor sich, um Balance zu halten)
- Push-ups (einfacher geht es – in dieser Reihenfolge – mit den Händen an der Wand oder auf einem Stuhl oder Sie gehen auf die Knie)
- Ruderbewegungen (mit Bändern, Gewichten oder gefüllten Wasserkannen)
- Schulterdrücken
- 30 Sekunden lang etwas tragen (heben Sie etwas

auf – zum Beispiel Einkaufstaschen mit Büchern – und gehen damit herum)
- Bonus: Bizeps-Curls

Falls Sie sich ins Fitnessstudio wagen, bitten Sie jemanden vom Personal um Hilfe, falls Sie nicht wissen, wie man ein Gerät benutzt oder wo Sie es finden. Ein weiterer Geheimtipp: Halten Sie Ausschau nach der Person, die am stärksten aussieht, und fragen Sie die. Auch wenn diese Leute vielleicht bedrohlich wirken, sind sie oft besonders hilfsbereit. Ein gutes Beispiel für ein Work-out im Fitnessstudio (3 Sätze mit 6 bis 15 Wiederholungen) wäre:

- Kniebeugen an der Beinpresse
- Brustdrücken
- Ruderbewegungen
- Schulterdrücken
- 30 Sekunden lang etwas tragen (nehmen Sie zwei Hanteln und gehen damit herum)
- Bonus: Bizeps-Curls

Der letzte Satz überrascht Sie vielleicht. Ja, gründliches Aufwärmen und Dehnen sind absolut wichtig, aber bei einem moderaten Widerstandstraining braucht man das nicht unbedingt. Normalerweise reichen einige Sätze mit ein paar Wiederholungen mit leichteren Gewichten oder nur Ihrem Eigengewicht aus, um sich für die Bewegungsübung warm zu machen und die richtigen Positionen einnehmen zu können. Für Sportanfänger besteht bei einem kontrollierten und schrittweise gesteigerten Widerstandstraining im Vergleich mit anderen Aktivitäten wie Laufen zudem ein sehr viel geringeres Verletzungsrisiko.[77] Das Aufbauen von Muskelmasse und Kraft mit Widerstandstraining trägt zur Stabilisierung von Gelenken bei, wodurch erwiesenermaßen Rückenschmerzen gelindert werden oder auch Knie- und Hüftschmerzen aufgrund von Arthrose.[78] Falls erforderlich, sollten Sie natürlich unbedingt professionelle Hilfe in Anspruch nehmen, doch in vielen Fällen benötigen Menschen mit Gelenk- oder Rückenschmerzen *mehr* Widerstand, nicht weniger. Bei Sportlern verringert Widerstandstraining das allgemeine Risiko für Verletzungen beim Sport und durch Überlastung. Aus all diesen Gründen schaffen Sie sich mit ein paar Widerstandsübungen eine solide Grundlage für Ihren weiteren Weg durch den Trichter und die Aussicht, sich schneller und koordinierter bewegen zu können.

Sprinten

Der Bewegungstrichter dient als Wegweiser für das Praktizieren körperlicher Aktivitäten von Grund auf. Wenn wir beginnen, unsere tägliche Routine durch sportliche Betätigung zu ergänzen, macht schon jede zusätzliche Bewegung – auch geringfügige – einen großen Unterschied, und das ist ein guter Anfang. Bewegungs-Snacks und Gehen erfordern keinerlei Ausrüstung oder Vorbereitung und lassen sich praktisch überall einbauen. Doch wenn wir auf dieser Grundlage weiterkommen wollen, geht es natürlich nicht ohne Intensität. Das haben wir im Abschnitt »Ankurbelung« gesehen: Viel Bewegung gleich welcher Art ist großartig, aber noch wirkungsvoller ist es, wenn wir längere Perioden mit energischerer Aktivität einstreuen, die den Puls beschleunigen und uns außer Atem bringen. Auch im »Widerstands«-Level ist Intensität von Bedeutung. Mit zunehmender Kraft brauchen Sie mehr Herausforderungen – sei es durch schwerere Gewichte, Felsbrocken oder Familienmitglieder.

Warum benötigen wir Herausforderungen? Der Grund hierfür ist einer der elementarsten Aspekte von Biologie und Evolution: Unsere Anpassung und Weiterentwicklung erfolgen in Reaktion auf Reize, die unsere schon vorhandenen Fähigkeiten stimulieren und vertiefen. Für körperliche Aktivität bedeutet das: Sobald Sie sich eine gewisse Fitness und Kraft angeeignet haben und die positiven Auswirkungen auf Ihr Gehirn registrieren, ist es Zeit für Sprints. Damit sind nicht (nur) Kurzstreckenläufe gemeint. Technisch gesprochen definiert die wissenschaftliche Literatur Sprints beim Fitnesstraining gemeinhin als explosive Bewegungen sehr hoher Intensität von weniger als 30 Sekunden Dauer. In der Praxis können Sprints wenige Sekunden bis einige Minuten dauern, wobei man Letztere häufig als hochintensives Intervalltraining (HIIT) bezeichnet. Oder, wie ich es manchmal ausdrücke, sehr schnelle Bewegung mit einer Pause zwischen den Sätzen (#SSBMEPZDS).[79] Leider hat sich meine Version als nicht so griffig erwiesen ...

Was einige positive Effekte sportlicher Betätigung auf das Gehirn sowie ihre positive Auswirkung im Allgemeinen betrifft, so sind die relevanten Mechanismen gemeinhin intensitätsabhängig. Das heißt, bei einem Fitnesstraining mit einer vorgegebenen Gesamtdauer bewirken kürzere Perioden intensiverer Belastung (mit einigen Pausen dazwischen) möglicherweise eine stärkere Aktivierung von Mechanismen, die eine Anpassung herbeiführen, und größere Zunahmen an Fitness.[80] In manchen Fällen ist ein gewisses Maß an Intensität vonnöten, damit ein Mechanismus vollständig aktiviert wird. Dies bringt uns zu einem faszinierenden und wichtigen Molekül, das in der Welt der sportlichen Betätigung schon so einige Höhen und Tiefen durchlebt hat: Lactat.

Obwohl oft gefürchtet und fälschlich als Abfallprodukt des Stoffwechsels dargestellt, das bei intensiver Beanspruchung für brennende Muskeln sorgt – was beides nicht stimmt –, ist Lactat in Wahrheit ein zentraler Regulierer vieler Vorgänge, die dem Gehirn förderlich sind. Eine intensivere sportliche Aktivität führt zu einer gesteigerten Lactatproduktion, die zur Kompensation der Übersäuerung, welche das »Brennen« verursacht, beiträgt. (Man spricht auch von *anaerobem* Training, weil die erforderliche schnelle Energiegewinnung ohne (*an*) Sauerstoff (*aero*, »Luft«) erfolgt.) Lactat unterstützt mehrere Aspekte der Gehirn- und Körperfunktion; es laufen sogar Untersuchungen dazu, ob es sich bei vielen verschiedenen Gehirnverletzungen zur Behandlung eignet, weil es Mechanismen aktiviert, die Wachstum und Erholung von Nervenzellen fördern.[81] Insbesondere treibt Lactat die Produktion von BDNF an – dem zentralen Wachstumsfaktor, der die neuronale Funktion unterstützt. Wie wir wissen, sorgt aerobes Training für eine intensitätsabhängige Erhöhung des BDNF-Spiegels (je höher die Intensität, desto mehr BDNF).[82] Dies hängt zumindest teilweise damit zusammen, dass ein intensiveres Training eine größere Ansammlung von Lactat bewirkt, welches die BDNF-Produktion unmittelbar aktiviert.[83]

Beim Training im Körper produziertes BDNF erreicht nicht zwangsläufig das Gehirn, weil es die Blut-Hirn-Schranke (BHS) nicht problemlos passieren kann – ein dichtes Netz aus Zellen und ihren Verbindungen (Tight Junctions), das reguliert, was aus dem Blutstrom ins Gehirn gelangt. Hier ist das Lactat der Retter in der Not. Das Gehirn ist ein großer Lactat-Fan und verfügt über Transporter, die dafür sorgen, dass umso mehr Lactat ins Gehirn hineingelangt, je mehr wir davon produzieren.[84] Sobald das Lactat im Gehirn angekommen ist, kurbelt es die lokale BDNF-Produktion an, die die Gehirnfunktion unmittelbar unterstützt.[85] Wir erinnern uns: Das BDNF ist (genau wie viele andere Exerkine) fast so etwas wie ein Kognitions-Tonikum – es fördert die Neuroplastizität und die Stärke neuer Verbindungen und trägt so zum Aufbau von Headroom bei.

Die Beziehung zwischen Lactat und BDNF verrät uns ein wenig darüber, warum Sprints gut für das Gehirn sind. So sollten Probanden bei einer Studie 30 Sekunden lang so kräftig in die Pedale eines Rades treten, wie sie konnten, danach 4,5 Minuten pausieren und dies weitere 5 Runden lang wiederholen (also insgesamt 30 Minuten). Im Vergleich mit einer Gruppe, die nicht aktiv wurde, wiesen verschiedene Maße von kognitiver Flexibilität und Arbeitsgedächtnis bei der Sprintgruppe 20 Minuten nach der Sprinteinheit signifikante Verbesserungen auf. Je mehr Lactat (und BDNF) produziert wurde, desto größer waren die positiven Effekte auf die kognitive Funktion.[86] Selbst *sehr* kurze, explosive Bewegungen können die Gehirnfunktion verbessern. Radfahren in 6-Sekunden-Runden (ja, Sie haben richtig gelesen) unter größtmöglicher Anstrengung mit einer Minute Pause verbessert umgehend einige Maße von Fokus und Konzentration.[87] Über mehrere Wochen hinweg durchgeführt verbessert diese Form des Trainings Fitness, Beinkraft und Gedächtnis.[88]

Es hat sich gezeigt, dass auch etwas längere Intervalle signifikante langfristige Vorteile für das Gehirn erbringen. In einer der bisher längsten Studien über sportliche Betätigung und Gehirnfunktion teilten Forscher in Australien Personen im Alter von 65 bis 85 Jahren in 3 randomisierte Gruppen ein: (1) kein Training, (2) 30 Minuten moderate körperliche Aktivität (ähnlich wie das in »Ankurbelung« beschriebene flotte Gehen), (3) ein 25-minütiges HIIT-Protokoll. Dieses bestand aus 4 Wiederholungen von 4 Minuten Laufen und 3 Minuten Pause. Die Einheiten für die beiden Trainingsgruppen wurden 6 Monate lang dreimal wöchentlich ausgeführt. Die Gruppe mit moderater Intensität hatte einige Erfolge zu verzeichnen, aber bei der HIIT-Gruppe gab es viel größere Verbesserungen der Gedächtnisfunktion, und der Hippocampus verkleinerte sich nicht, obwohl mit fortschreitendem Alter eine Schrumpfung zu erwarten gewesen wäre. Diese Verbesserungen hielten nach dem Ende der Studie noch für mindestens 4 *Jahre* an.[89]

Das in dieser Studie angewandte HIIT-Protokoll wird als norwegisches 4x4-Protokoll bezeichnet, es hat sich immer wieder als zeiteffiziente Methode zur Verbesserung der Fitness erwiesen.[90] Im

Rahmen einer Studie mit Erwachsenen in den Fünfzigern mit einer überwiegend sitzenden Lebensweise erbrachte ein zweijähriges Trainingsprotokoll, in dem ein- oder zweimal pro Woche das 4x4-Work-out durchgeführt wurde, solch signifikante Verbesserungen von Fitness und Herzstruktur, dass Benjamin Levine, der die Studie leitete, mit den Worten zitiert wurde, die Herzen der Teilnehmenden hätten um fast 20 Jahre verjüngt ausgesehen.[91]

Was die Länge der Sprints angeht, können wir recht flexibel sein, denn man hat festgestellt, dass eine weite Spanne von Zeiten und Intensitäten ähnliche Vorteile erbringt. So verbessern 20 Minuten mit abwechselnden 15-Sekunden-Sprints und 15-Sekunden-Pausen die Fitness fast genauso stark wie die 4x4-Methode.[92] Einer von meinen Rudertrainern in Cambridge war ein großer Fan dieses Protokolls, weil sich ein Erfolg schnell einstellte, ohne dass man sehr ermüdete.

Beim Erstellen Ihres eigenen Sprinttrainingsprogramms ist es nicht so wichtig, wie genau das Protokoll aussieht. Je kürzer die Sprints und je länger die Ruhepausen sind, desto mehr können Sie sich bei der Bewegung verausgaben. Jede Übung, bei der mehrere Muskeln zugleich beansprucht werden, funktioniert. Mit wachsendem Selbstvertrauen können Sie längere, 1- bis 4-minütige Sprints bei konstanter Pausenzeit anpeilen. Das Ziel sollte sein, sich bei gleichbleibendem Tempo in allen Runden so sehr anzustrengen, wie es geht. Das Tolle an hochintensiven Work-outs ist jedoch, dass diese Einheiten selbst mit Aufwärmen und Pausen nicht mehr als 20 bis 30 Minuten dauern müssen.

Letzteres ist wichtig in Bezug auf Intensität, denn da ist mehr nicht unbedingt besser – vor allem, wenn Sie nicht jeden Tag stundenlang Zeit haben, um zu trainieren und sich danach wie ein Profisportler zu erholen. Nehmen Sie sich lieber vor, in einer kurzen Zeitspanne gut zu trainieren und dabei das »Brennen« zu genießen, während das Lactat den BDNF-Spiegel in Ihrem Gehirn erhöht. Das reicht. Selbst wenn Sie *während* des Work-outs an Ihre Grenzen gehen, sollten Sie sich *danach* energiegeladen und nicht komplett ausgepowert fühlen. Bewegung soll doch Spaß machen … versprochen!

Vorwärts sprinten

Wenn Sie Sprint-Anfänger sind, versuchen Sie gegen Ende der Work-outs des »Ankurbelungs«-Levels einige kurze Sprints einzustreuen. Steigern Sie die Geschwindigkeit mit der Zeit langsam, bis Sie einige Runden lang etwa nach dem unten angegebenen Muster volle Power geben können. Alternativ können Sie Ihr vertrautes Work-out am Ende auch durch einige kurze Sprints schneller Eigengewichtbewegungen ergänzen. Bewegen Sie sich möglichst schnell (aber sicher), bis Ihre Muskeln in Ihrem gewählten Zeitfenster leicht anfangen zu brennen. Mögliche Optionen sind:

- Kniehebelauf
- Mountain Climbers (Bergsteiger)
- Burpees (Liegestützsprünge)
- Jumping Jacks
- Eigengewicht-Squats
- Sprünge (mit oder ohne Seil)

Wenn Sie danach einige spezielle Sprint-Work-outs ein- bis zweimal pro Woche in Ihre wöchentliche Routine einbauen möchten, könnten Sie Einheiten wählen, die etwa so aussehen:

- 5 Minuten Aufwärmen, passend zur gewählten Übung
- 10 bis 60 Sekunden Sprint

- Pause, die zwei- bis viermal so lang ist wie der Sprint
- Insgesamt 10 Minuten lang wiederholen
- Abwärmen (Cool Down)

Dafür eignen sich alle möglichen aeroben Aktivitäten, wie Laufen, Radfahren, Rudern, Schwimmen, Gehen auf dem Crosstrainer, Seilspringen etc. Laufen geht auch bergauf oder treppauf, wenn Sie möchten. Trainieren auf dem Rad oder Crosstrainer und Rudern gehen leichter auf einem Gerät im Fitnessstudio, wobei Radfahren wohl am benutzerfreundlichsten ist, falls Sie mit den Geräten noch nicht vertraut sind.

Wer sich noch weiter in Sprint-Daten reinfuchsen will, kann die folgenden Protokolle ausprobieren, die in wissenschaftlichen Studien verwendet wurden:

Intervalllänge	Pause	Anzahl der Sätze
8 Sekunden	12 Sekunden	30 (insgesamt 10 Minuten)
10 Sekunden	4 Minuten	6 (25 Minuten)
15 Sekunden	15 Sekunden	40–50 (20–25 Minuten)
20 Sekunden	3 Minuten	2 (4 Minuten)
20 Sekunden	10 Sekunden	8 (4 Minuten, »Tabata«)
30 Sekunden	4 Minuten	4–6 (20–25 Minuten)
60 Sekunden	3 Minuten	8 (30 Minuten)

Intervalllänge	Pause	Anzahl der Sätze
60 Sekunden	60 Sekunden	10 (20 Minuten)
4 Minuten	einzelne größtmögliche Anstrengung	1 (4 Minuten)
4 Minuten	3–4 Minuten	3–5 (20–40 Minuten)

Koordination

Alle Level des Bewegungstrichters wirken sich auf unterschiedliche Weise positiv auf Ihr Gehirn aus. Sobald Sie aber ein gewisses Maß an Kraft und Fitness erworben haben, können Sie damit eine Menge schöner Sachen machen – zum Beispiel einfach rausgehen und Ihre neu entdeckte körperliche Leistungsfähigkeit im Kontakt mit der Außenwelt genießen, nach Herzenslust schleppen und rennen und springen. Darüber hinaus bieten sich aber auch eine Reihe anderer Aktivitäten mit komplexeren Bewegungen und Reaktionen an. Diese scheinen ebenfalls immense positive Effekte auf das Gehirn zu haben, weil sie Gehirn und Körper *gleichzeitig* beanspruchen. Und sie machen oft richtig viel Spaß.

Wenn ich über Bewegungen nachdenke, die Spaß machen, fällt mir sofort Darryl Edwards ein. In einem früheren Leben kümmerte sich Darryl um die Computersysteme von Investmentbanking-Unternehmen. Das war ein lukrativer Job, der viele Stunden in Anspruch nahm und wenig Zeit für etwas anderes ließ. Infolgedessen schlug er sich mit einigen gravierenden gesundheitlichen Problemen herum, die ihn schließlich dazu brachten, eine völlig andere Laufbahn in Angriff zu nehmen. Er fing bei sich selber an und verschrieb sich der Mission, »Kindern im Alter von 4 bis 94«, wie er uns alle nennt, wieder Spaß an Bewegung zu vermitteln. Im Jahr 2023 wurden sowohl Darryl als auch ich zu Ehrenmitgliedern der British Society of Lifestyle Medicine ernannt – eine Ehrung, die jedes Jahr nur wenigen Leuten zuteilwird.

Zehn Jahre zuvor, im Jahr 2013, lernte ich Darryl kennen, als ich bei einer von ihm organisierten kleinen Gesundheitstagung in London einen Vortrag halten durfte. Ich hatte erst vor einem Monat meine Dissertation in Angriff genommen – nun sprach ich zum ersten Mal in aller Öffentlichkeit über Ernährung und Gesundheit. In vielerlei Hinsicht begann meine Mission als Vermittler der Gesundheitswissenschaft mit der Chance, die Darryl mir gegeben hatte.

Bei einem TEDx Talk, der schon über eine Million Mal angeschaut wurde, spricht Darryl über problematische traditionelle Herangehensweisen an sportliche Betätigung und Fitness – einschließlich der Haltung, wonach der Weg zum Erfolg nur über Schmerzen führt, was bewirkt, dass es viele Leute (vielleicht aus gutem Grund) vorziehen, dem Schmerz ganz aus dem Weg zu gehen und möglichst keinen Gedanken an körperliche Anstrengung zu verschwenden. Wie wir nun bereits wissen, widerspricht diese Mentalität der Bewegungsforschung, die besagt, dass *alles zählt*, und Schmerzen sind hier keineswegs obligatorisch (auch wenn manche Menschen sie zu genießen scheinen). Darryl geht jedoch noch einen Schritt weiter und sagt, bei Bewegung sollten wir darauf achten, dass sie uns Freude, Wohlbefinden und Spaß beschert. Das wiederum entspricht der *Brain-Game*-Regel *Sei freundlich zu dir selbst* – im Idealfall sollen Faktoren wie Bewegung, Ernährung und Schlaf angenehm und erfreulich sein.

Als Darryl als sein erster eigener Schützling begann, sich selbst zu trainieren, stand er vor einem vertrackten Problem. Er wusste, dass er sich mehr bewegen musste, aber er wusste auch, dass er sportliche Betätigung *hasste* – zumindest in der Form, wie sie ihm bisher verkauft worden war. Letztlich erfand er die »Primal-Play-Methode«, also die »Methode des ursprünglichen Spiels«, und griff auf die Bewegungen, die Spiele und den Spaß aus Kindertagen zurück, als er mit seinen Freunden herumgetollt war. Auf seinen Social-Media-Seiten ist zu sehen, wie Darryl und »Kinder« von 4 bis 94 Jahren herumkrabbeln, Fangen spielen und auf Bäume klettern.

Meine lebhafteste Erinnerung an Darryl stammt von einer anderen Tagung, wo er die Bewegungseinheiten für alle Teilnehmenden leitete. In der Morgensonne von Arizona stand er vor einer Gruppe mehr oder weniger fremder Leute und rief mich zu sich, um einige Bewegungen vorzuführen. Zuerst demonstrierten wir ein statisches Fangenspiel – wir standen voreinander und versuchten beide, den Oberschenkel des anderen zu berühren. Dann zogen und schoben wir einander in Zeitlupe, um Widerstand ohne Gewichte zu erzeugen. Dann, zum Schluss, packte er mich plötzlich, warf mich über seine Schulter und rannte mit mir herum – eines von Darryls Markenzeichen.

Obwohl Darryl (so gut wie) noch nie einen Fuß in ein Fitnessstudio gesetzt hat, ist er gleichermaßen fit und unglaublich stark. Mehr als einmal hat er mich niedergerungen und durch den Dreck gezogen – und jedes Mal hat's mir riesigen Spaß gemacht. Aber auch wenn ich finde, dass wir uns alle ab und zu mal getrost die Hände (und das Gesicht) schmutzig machen dürfen, setzt Darryls Methode das nicht zwingend voraus. Primal Play ist überwiegend kontaktlos und ungefährlich – ein besonderer Fokus liegt auf der Ergänzung von Übungen durch koordinierte Bewegungen, die in jedes Level des Bewegungstrichters passen. Weitere Beispiele sind mit dem Bauch nach unten auf allen vieren laufen (wie ein Bär) oder nach oben (wie ein Krebs). Ich habe sogar schon gesehen, wie Darryl einen Saal mit 1 000 Leuten dazu gebracht hat, in Zeitlupe kontaktlose Scheinkämpfe auszufechten, als würden sie alte Batman-Comics nachspielen (Soundeffekte sind optional, aber willkommen).

»Koordination« ist der letzte Schritt im Bewegungstrichter, bietet sich aber ebenso gut als Ergänzung für jedes andere Level oder als

Übergang zum nächsten an, ohne dass sich das Ganze wie ein Rückfall in alte Zeiten anfühlt. Auf einen Baum klettern ist eine wunderbare Widerstandsübung, und Fangen ist nichts anderes als eine Serie von Minisprints. Zahlreiche Studien belegen, dass die Ergänzung durch Koordinationsübungen die positiven Wirkungen auch von komplexer strukturierten Aktivitäten auf das Gehirn noch verstärken kann.

In der Sportwissenschaft bezeichnet man Bewegungen oder Sportarten, die viel Koordination erfordern, oft als *Open-Skill*-Fertigkeiten, im Gegensatz zu *Closed-Skill*-Bewegungen, die den Fokus überwiegend auf reine Fitness oder Kraft legen. Radfahren und Laufen sind Beispiele für Closed Skill; eine Sportart, die weniger vorhersehbare Bewegungsmuster erfordert und auf die Umwelt reagiert, ist hingegen Open Skill. Dazu gehören Ballsportarten (Fußball, Basketball, Rugby, Lacrosse), Sportarten mit Schlägern (Tennis, Badminton, Padel) und Brettsportarten (Skateboarden, Surfen, Skifahren). Sie können die Open-Skill-Aktivität, für die Sie sich entschieden haben, entsprechend Ihrer Bequemlichkeit und Ihren Fähigkeiten gestalten. In einer Studie mit gesunden älteren Männern in den Sechzigern verbesserten sowohl flottes Gehen/Radfahren als auch Tischtennis einige Aspekte von Reaktionszeit, Informationsverarbeitung und Arbeitsgedächtnis gegenüber einer nicht-aktiven Gruppe, aber die Tischtennisgruppe verzeichnete größere Effekte.[93]

Eine umfangreiche Analyse von Studien, in denen Probanden verschiedenen Trainingstypen zugewiesen wurden, ergab, dass sich Koordinationstraining am besten eignete, um die kognitive Funktion zu verbessern.[94] Das gilt insbesondere, wenn zwei Interventionen sehr ähnliche Intensitätslevel aufweisen und eine davon eine Koordinationskomponente enthält. So verglich eine Studie mit neun- und zehnjährigen Kindern Laufen mit komplexeren Koordinationsübungen, bei denen Bälle, Schläger und Springseile zum Einsatz kamen. Beide Gruppen verbesserten ihr Arbeitsgedächtnis mehr als eine Gruppe, die sich nicht sportlich betätigte, aber am meisten profitierten die Kinder aus der Koordinationsgruppe.[95]

Auch wenn das in Echtzeit schwer zu messen ist, trainieren Open-Skill-Bewegungen unser Seh- und Reaktionsvermögen sowie unsere Planungs- und Koordinationsfertigkeiten – alles gleichzeitig – und beanspruchen zusätzlich noch Herz und Muskeln. Die erzielten Erfolge lassen sich wohl großenteils dadurch erklären, dass die Koordination der genannten Fertigkeiten mehrere Netzwerke im Gehirn beschäftigt, was eine größere Anstrengung erfordert. Koordinationstraining scheint auch größere Zunahmen an Myokinen und Faktoren wie BDNF zu bewirken. So mussten bei einer Studie Personen eine Laufstrecke mit oder ohne Hindernisse bewältigen (Hütchen, die zu umkurven waren, und Stangen zum Überspringen oder Drunterherkriechen). Alle Teilnehmenden absolvierten beide Work-outs in zufälliger Reihenfolge, und jeweils vorher und nachher wurde ein Bluttest gemacht. Beide Work-outs erbrachten einen Anstieg von BDNF und VEGF (vaskulärer endothelialer Wachstumsfaktor), der für Gesundheit und Wachstum von Blutgefäßen, unter anderem im Gehirn, wichtig ist. Nach dem Hindernislauf waren jedoch größere Zunahmen von BDNF und VEGF zu verzeichnen als nach dem regulären Lauf.[96] Eine andere Studie wies die Teilnehmenden in den Sechzigern und Siebzigern zufällig Tanzgruppen oder traditionellen Trainingsgruppen zu, die sie über sechs Monate hinweg zweimal pro Woche besuchten. In beiden Gruppen gab es ähnliche Verbesserungen in Fitness und kognitiver Funktion, doch nur bei der Tanzgruppe war ein Anstieg von BDNF zu beobachten sowie bei einem MRT-Scan größere Verbesserungen in mehreren Hirnarealen, einschließlich des Hippocampus.[97]

Es ist noch nicht vollständig wissenschaftlich geklärt, warum Open-Skill-Training häufig zu einer verstärkten BDNF-Produktion führt – vielleicht liegt es an der Art des Trainings und der entsprechenden Beanspruchung des Gehirns, oder es könnte sein, dass die verwendeten Bewegungsarten (häufiges Starten und Stoppen, Drehen und Beugen) die Muskeln stärker zur Produktion von BDNF aktivieren. Vermutlich trifft beides zum Teil zu.

Die Vorzüge kontrollierter komplexer Bewegungen sind auch auf andere Aktivitäten übertragbar, die zunächst vielleicht geruhsamer wirken, aber enorm herausfordernd sein können. So verbessert Tai-Chi laut mehreren Studien die kognitive Funktion bei älteren Erwachsenen signifikant.[98] Metaanalysen von Yoga-Studien, die sich stark unterscheiden und eine Vielzahl verschiedener Praktiken untersuchen, haben positive Effekte auf exekutive Funktionen wie Gedächtnis und Aufmerksamkeit sowie die Verarbeitungsgeschwindigkeit gezeigt sowie die Besserung von Depressionssymptomen und erhöhte BDNF-Spiegel.[99] Pilates verbessert die kognitive Funktion von Frauen sowohl vor als auch nach der Menopause, dabei stellte eine Studie nach vier Wochen Pilates-Training im Vergleich zu Ausdauertraining an Geräten aus dem Fitnessstudio (Laufband, Rad, Crosstrainer) ähnliche Verbesserungen fest.[100]

Diese Aktivitäten sorgen nicht nur für mehr Kraft, bessere Balance und Koordination – zusätzlich profitiert man wohl auch von der Art der Bewegungen. Sowohl kontrolliertes und rhythmisches Atmen, was in sehr vielen Bewegungspraktiken östlicher Herkunft angewandt wird, als auch Dreh- und Beugebewegungen können den Transport von Flüssigkeit durch Gehirn und Rückenmark unterstützen.[101] Dieser Flüssigkeitsstrom ist sehr wichtig, um Abfallstoffe aus dem Gehirn zu entfernen, wird aber mit zunehmendem Alter schwächer, was vermutlich zu kognitivem Abbau und Demenz beiträgt.[102] Voraussetzung für einen funktionierenden Flüssigkeitsstrom im Gehirn sind gesunde Blutgefäße – wobei sportliche Betätigung eine besondere Rolle spielt – sowie Positionsänderungen, die die Wirbelsäule bewegen.[103] Demzufolge haben koordinative Bewegungen einen speziellen Effekt, weil sie das *gesamte* Gehirn-Körper-System in Schwung bringen und sich so positiv auf die Kognition auswirken.

Koordination und Spiel

Menschen sind auf vielfältige Weisen besonders gut an komplexe Open-Skill- und koordinative Bewegungen angepasst – denken wir nur daran, wie Kinder lernen sich zu bewegen und zu spielen. Das Beste daran ist, dass man dafür meist weder ein Fitnessstudio noch Ausrüstung benötigt. Darryl Edwards empfiehlt Tierbewegungen – Krebsgang, Bärengang, Klettern, Balancieren auf Baumstämmen oder niedrigen Mauern sowie alles, was Gelegenheit bietet, sich laufend und springend fortzubewegen. Wenn Sie einen Work-out-Partner haben, können Sie einander jagen, schubsen oder tragen. Dies alles fördert Koordination, Fitness und Kraft.

Beispiele für Open-Skill-Aktivitäten, die »Ankurbelungs«-Einheiten ersetzen können, sind:

- Sportarten mit Schlägern (Tennis, Tischtennis, Squash, Padel)
- Mannschaftssport (Fußball, Rugby, Football, Volleyball, Basketball)
- Brettsportarten (Surfen, Skateboarden, Skifahren, Snowboarden)
- Kinder/Hunde/Partner ums Haus jagen
- Tanzen (in einem Kurs, im Wohnzimmer, auf einer Technoparty)

Weitere koordinative Aktivitäten können sein:

- Yoga
- Pilates

- Tai-Chi
- Kampfsport (Karate, Judo, Jiu-Jitsu, Aikido)
- Barre-Work-out oder jede andere Aktivität, die Balance und Kontrolle erfordert

Der Weg durch den Trichter

Mehr Bewegung in unseren Alltag zu bringen ist eine der besten Möglichkeiten, Alterungsprozesse zu verlangsamen, die kognitive Funktion umgehend zu verbessern und langfristig das Demenzrisiko zu verringern. Doch wenn Sie durch das Training mehr Lebenszeit gewinnen möchten, statt so viele Stunden wie möglich im Fitnessstudio zu verbringen, sollten Sie Bewegung als einen Trichter betrachten, in den Sie mit der Zeit immer mehr hineinschütten. Unterbrechen Sie lange Sitzperioden durch Snacks, fügen längere Ankurbelungs-Einheiten mit niedriger Intensität hinzu, um Ihre kardiovaskuläre Fitness zu erhöhen, und beginnen schließlich mit Widerstandsübungen, um Muskeln und Kraft aufzubauen und obendrein eine kognitive Auffrischung zu genießen. Idealerweise finden Sie eine Routine, um sich jeden Tag zu bewegen und dabei zwischen diesen verschiedenen Aktivitätsformen zu wechseln.

Als letztes Element des Trichters lassen sich alle diese Level durch Bewegungen erweitern oder ergänzen, die Koordination erfordern. Nehmen Sie als Bewegungs-Snack einige Yogahaltungen ein, ersetzen Sie einen flotten Spaziergang oder eine Sprinteinheit durch ein Fußballspiel, machen Sie Widerstandsübungen in einem Pilateskurs oder bei Spaßkämpfchen mit Kind, Hund oder Partner. All dies wirkt sich positiv auf den Aufbau ihres physischen und kognitiven Headrooms aus und trägt dazu bei, Ihr Gehirn zukunftssicher zu machen. Sind Sie mal unsicher, wie Sie in Bewegung kommen sollen, lassen

Sie sich von Ihrer Fantasie und der Umwelt inspirieren. Wie Darryl Edwards es ausdrückt: »Die Welt ist unser Fitnessstudio, [oder] noch besser, unser Spielplatz.«

Kapitel 8

Nähren

Von allen Faktoren unserer Lebensweise, die Einfluss auf unsere Gesundheit haben, ist die Ernährung wohl derjenige, über den am meisten Unklarheit und Uneinigkeit besteht. Nichts, wirklich nichts bringt Menschen so wunderbar zusammen wie eine vollkommen ruhige, sachliche Diskussion über Kohlenhydrate ...

Sich über Bewegung und Sport zu unterhalten, ist dagegen ein Kinderspiel. Wir sind uns praktisch alle darin einig, dass Bewegung uns guttut und dass die meisten Menschen profitieren, wenn sie sich mehr bewegen. Zwar lässt sich trefflich darüber streiten, welches Bewegungsprogramm optimal ist, doch steht eindeutig fest, dass so ziemlich jede Bewegung höchstwahrscheinlich gut für unser Gehirn ist.

Bei der Ernährung dagegen ... sieht das anders aus. Daran ist unter anderem der stete Strom an Informationen und Diskussionen darüber schuld, wie die beste Ernährung aussieht. Noch komplizierter wird die Sache dadurch, dass das »Beste« in diesen Diskussionen oft mehr mit Abnehmen zu tun hat als damit, kognitive Funktionen zu schützen und zu bewahren.

Wir alle müssen essen, um zu überleben, und die Nahrungsmittel, zu denen wir tendieren, sind von unzähligen Faktoren gestaltet, von der Kultur bis hin zu der Frage, ob sie verfügbar und bezahlbar sind. Es überrascht daher nicht, dass jede und jeder seine eigene Meinung darüber hat, wie man sich »richtig« ernährt, um als Mensch gut zu gedeihen – und diese Meinungen ändern sich oft, wenn neue Forschungsergebnisse veröffentlicht werden, die ein bestimmtes Nahrungsmittel oder eine bestimmte Ernährungsweise preisen oder verdammen. Wir sind ständig so vielen unterschiedlichen Ansichten zum Thema Ernährung ausgesetzt, dass es nicht verwundert, wie viele sich damit schwertun, zu entscheiden, auf wen sie überhaupt hören sollen.

Klar ist jedenfalls, dass das, was wir essen, unsere kognitive Funktion, unser Wohlbefinden und unser langfristiges Demenzrisiko direkt beeinflusst. Es finden sich immer mehr Belege dafür, dass ein Mangel an bestimmten Nährstoffen zu einer Vielzahl von Leiden beiträgt und Anpassungen der Ernährung dabei helfen können, eine Krankheit zu verlangsamen oder sogar zu beheben. Darum haben Fachleute seit Hippokrates' Zeiten die Ansicht vertreten, Nahrung sei Medizin.[1] Allerdings gibt es dazu auch Gegenstimmen, denn wenn wir eine Handlung, die wir mehrfach täglich ausführen müssen, für medizinisch erklären, verknüpfen wir Nahrung nicht mehr mit Freude, Trost und sozialer Einbindung, so wie es traditionell der Fall ist (und weiter sein sollte). Indem wir alles, was wir zu uns nehmen, überanalysieren, befrachten wir unsere Mahlzeiten mit Stress, was wiederum eigene Probleme mit sich bringt.[2]

Dieses Phänomen ist Ihnen vielleicht von Essen in einem sozialen Rahmen bekannt. Manchmal reicht schon ein Seitenblick von jemand anderem, während wir die Speisekarte studieren. Manchmal ist es eine öffentliche Verkündung: »Ich sündige heute mal und bestelle [bitte hier eine leckere Speise mit meist minderem Nährstoffgehalt einsetzen].« Schon mehrfach haben Freunde beim gemeinsamen Essen zu mir, einem Arzt, gesagt: »Oje, ich hoffe, du verurteilst mich nicht für das, was ich esse.«

Das stimmt mich traurig, denn niemand soll sich verurteilt fühlen. Genau deshalb möchte ich, bevor ich darauf eingehe, wie Nahrung die Gesundheit und Funktion unseres Gehirns fördern kann, eines klarstellen: Uns selbst oder andere für das zu verurteilen, was wir oder sie essen, hilft uns nicht weiter und kann sogar schädlich sein. Die Art, wie wir darüber reden, welchen Einfluss Nahrung auf unsere Gesundheit oder Erscheinung hat, kann unsere Beziehung zum Essen negativ beeinflussen.[3] Entsprechend dem Titel dieses Kapitels soll uns das Essen mit Nährstoffen versorgen und nicht Stress bereiten, besonders da chronischer Stress bekanntermaßen seinerseits schädlich für das Gehirn ist.

Unsere intime Beziehung zur Nahrung ist einer der Gründe dafür, weshalb ich hier keine spezielle (und schwer umsetzbare) Ernährungsempfehlung für ein gesundes Gehirn unterbreiten werde. Ein anderer Grund: Die Forschung bestätigt immer wieder, dass es gar keine spezifische Diät gibt, die ich empfehlen könnte. Wenn ich die Forschungsergebnisse im Hinblick auf ein zukunftssicheres Gehirn betrachte, wird mehr als deutlich, dass es keine Ernährungsweise gibt, die für alle und jeden die richtige ist. Zwar gibt es einige grundlegende diätetische Parameter, die dem Gehirn guttun, aber diese lassen sich auf verschiedenste Weise implementieren. Ich benutze daher ein Schema, das es uns ermöglicht, alle Forschungsergebnisse im Zusammenhang mit Nahrung (und nicht zu vergessen all das Rauschen darum herum) auf zwei grundlegende Aspekte zurückzuführen, mit denen wir unsere Gehirngesundheit langfristig bewahren können.

Möglichst viele Nährstoffe, die dem Gehirn guttun. Treibstoff für unsere persönlichen Bedürfnisse.

Ein Ernährungsgerüst für unser Gehirn

Eine der erstaunlichsten Eigenschaften von uns Menschen ist unsere Anpassungsfähigkeit, die auch unsere Fähigkeit einschließt, in Umgebungen mit unterschiedlichstem Nahrungsangebot zu gedeihen. Diese Fähigkeit ist wunderbar, denn dank ihr können wir mit den verschiedensten Ernährungsweisen die Gesundheit von Körper und

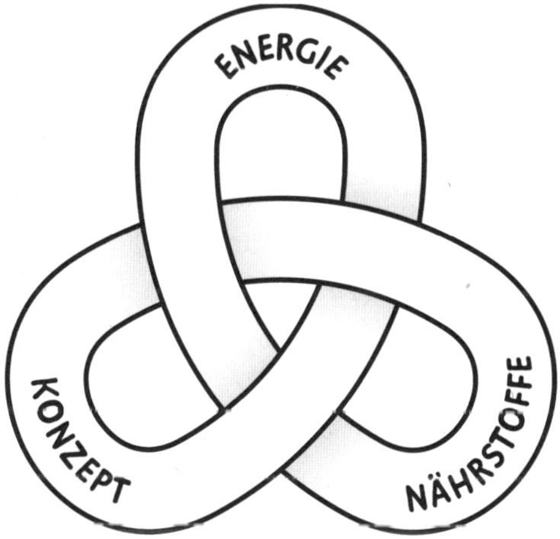

ABBILDUNG 1. Die drei Hauptkomponenten der Ernährung für Gehirngesundheit.

Gehirn fördern. Im Laufe der Zeit konnte ich beobachten, wie unterschiedlichste Ernährungsweisen in unterschiedlichsten Szenarios Erfolg hatten oder versagten – daraus leite ich drei Aspekte einer Ernährungsweise ab, die weit mehr als andere Aufschluss darüber geben, ob sie die Gehirngesundheit auf lange Sicht fördern wird (Abbildung 1):

1. Nährstoffe
2. Energie
3. Konzept

Diese drei Faktoren sind eng miteinander verknüpft. Unser Gehirn benötigt, wie jeder andere Teil unseres Körpers, bestimmte Nährstoffe, um optimal arbeiten zu können. Daher müssen wir Nahrung aufnehmen, die uns mit diesen Nährstoffen versorgt und zugleich den hohen Energiebedarf des Gehirns deckt. Isst man aber zu viel und gerät in einen Zustand des Energieüberschusses, beeinträchtigt das die Gehirngesundheit. Wir müssen uns also entsprechend unseren persönlichen Bedürfnissen mit Energie versorgen. Daher ist die wichtigste Regel des Brain Game hinsichtlich der Ernährung: *Bereite dich auf dein eigenes Rennen vor.* Eine Ernährungsweise, die für uns persönlich am besten funktioniert, versorgt uns mit den nötigen Nährstoffen und der richtigen Kalorienmenge, während wir uns gut versorgt und gesättigt fühlen. Das möchte ich ein bisschen genauer erklären.

Nährstoffe

Wenn ich an das Gehirn und seine zahlreichen Funktionen denke, kommen mir immer zuerst die Nährstoffe in den Sinn, die es braucht, um diesen komplizierten, etwas glibberigen Apparat in unserem Schädel am Laufen zu halten. Vor allem unsere Nahrung als wichtigste Quelle für die unterschiedlichsten Nährstoffe, die für die Hirnfunktion unerlässlich sind, stellt sicher, dass wir so lange und so gesund wie möglich leben.

Einige der wichtigsten Forschungsarbeiten zu Nährstoffen und Gesundheit stammen von Bruce Ames, ehemals Professor für Biochemie an der University of California in Berkeley. Gegen Ende seines Berufslebens forschte er vor allem zu der Frage, wie Nährstoffe das Altern beeinflussen (was vielleicht dazu beitrug, dass er noch mit 92 Jahren wissenschaftliche Artikel verfasste).[4]

Einige wenige Nährstoffe können wir selbst synthetisieren (etwa das Vitamin D, das gebildet wird, wenn wir unsere Haut der Sonne aussetzen), die meisten jedoch entstammen unserer Nahrung. Mit diesen Nährstoffen können wir unsere Zellen bilden, Hormone und Neurotransmitter produzieren, die in unserem Körper eine so wichtige Signalfunktion erfüllen, und ganz generell auf unsere Umwelt reagieren und uns ihr anpassen, sodass wir darin gut überleben können. In unserem Körper – der hauptsächlich aus Protein, Wasser und Fett besteht – fungieren all die anderen Nährstoffe als Nieten, Nägel und Schrauben, als Klebstoffe und sonstige Vorrichtungen, die die ganze Konstruktion erst als unser Zuhause funktionieren lassen.

Eine der wichtigsten von Ames entwickelten Vorstellungen war die, dass Nährstoffe je nach ihrer Verfügbarkeit unterschiedlichen Funktionen zugeführt werden – er nannte das die Triage-Theorie.[5] Während meiner Arbeit als Assistenzarzt in der Notaufnahme war die erste Person, die Patientinnen und Patienten zu Gesicht bekamen, eine Krankenschwester, die darüber entschied, wie dringlich die Behandlung von jemandem war (Triage). In unserer Notaufnahme hatten wir drei entsprechende Bereiche, denen die Patienten gemäß der Schwere ihres Problems zugeordnet wurden. Für Patientinnen und Patienten ist das Triage-Verfahren oft sehr frustrierend. Selbst mit einem gebrochenen Arm kann man weiter unten auf der Warteliste landen, wenn jemand mit Herzstillstand oder Schlaganfall angeliefert wird. Bei begrenzten Ressourcen aber muss man bewusst entscheiden, wofür man diese Ressourcen aufwendet.

Es ist naheliegend, dass Gehirn und Körper bei der Priorisierung die Nährstoffe sehr ähnlich zuteilen. Wie der Körper unterschiedliche Funktionen bewertet, lässt sich beispielsweise bei Athleten beobachten, die nicht ausreichend Kalorien mit der Nahrung aufnehmen. Wenn sie nicht über genügend Energie für all ihre sportliche Aktivität verfügen, geraten Sportlerinnen und Sportler in einen Zustand der geringen Energieverfügbarkeit (englisch *low energy availability*, kurz LEA). Sie sind erschöpft und können nicht klar denken. Außerdem lassen sie sich leichter ablenken und zeigen oft vielerlei Symptome des Verdauungstraktes sowie einen Mangel an Hormonen, die den Stoffwechsel oder auch die Fortpflanzungsfähigkeit steuern (wie Schilddrüsenhormone bzw. Östrogene und Testosteron).[6]

All das ist absolut nachvollziehbar – wenn wir mit begrenzten Ressourcen arbeiten, reduziert man als Erstes die Energiegaben an jene

Prozesse, ohne die man überleben kann. Unser Körper geht viel klüger mit seinen Ressourcen um als wir mit unserem Geld – sobald das Budget knapp wird, sperrt er sozusagen alle Kreditkarten und kündigt sämtliche TV-Abonnements. Die ständige Erneuerung von Darmzellen oder das Heranbilden eines neuen Menschen (Fortpflanzung) erfordern beide ein belastbares Budget, daher wird beides ausgesetzt, bis das Kalorienkonto wieder beständig Eingänge verzeichnet.

Bruce Ames' Theorie von der Nährstofftriage zufolge geschieht genau dasselbe, wenn wir einen Mangel an bestimmten Nährstoffen haben, auch wenn dies schwieriger zu beobachten und auch zu spüren ist. Die Nährstoffe werden dann in jene Prozesse gelenkt, die wir für das Überleben brauchen – auf Kosten langfristiger Investitionen in Reparaturen und Langlebigkeit.[7] Ein Beispiel dafür liefert die Illinois Brain Aging Study. Bei den Testpersonen wurden wiederholt Hirnscans vorgenommen, die kognitive Funktion getestet und per Blutuntersuchung verschiedenste Marker für die Nährstoffversorgung ermittelt.[8] Man teilte sie in zwei Gruppen ein: jene, deren Gehirne schnell alterten (ihre Gehirne waren kleiner, hatten weniger weiße Substanz und schnitten bei allen Tests zu kognitiven Funktionen schlechter ab), und jene, deren Gehirne langsamer alterten. Letztere zeigten höhere Blutspiegel von Omega-3-Fettsäuren, Cholin, Vitamin E und den antioxidativ wirkenden Farbstoffen Lutein und Zeaxanthin, die in Obst, Gemüse und Eigelb vorkommen. Tatsächlich ergaben etliche Studien durchweg einen Zusammenhang zwischen höheren Spiegeln von B-Vitaminen, Omega-3-Fettsäuren, Antioxidanzien und Vitamin D mit gesünderen und jünger wirkenden Gehirnen.[9]

Solche Ergebnisse sind für uns alle wichtig, denn eine unzureichende Nährstoffaufnahme ist unglaublich verbreitet (wenn auch in manchen Ländern durch Anreicherung von Nahrungsmitteln Abhilfe geschaffen wird – etwa durch Jod im Speisesalz, Vitamin D in Milchprodukten oder Folsäure in Mehl).[10] Die Nährstoffaufnahme variiert je nach Land, doch in den USA und Europa sind beispielsweise rund 15 bis 25 Prozent der Menschen mit den meisten B-Vitaminen unterversorgt, noch ausgeprägter ist der Mangel an den Mineralien Eisen, Magnesium und Calcium sowie den antioxidativen Vitaminen C und E. Aufgrund unterschiedlicher Aufnahme und Bedarfe variieren die Nährstoffdefizite zudem je nach Geschlecht – Frauen sind eher unterversorgt mit Vitamin B_{12}, Eisen, Jod und Calcium, während Männer eher zu wenig Magnesium, Zink und andere B-Vitamine aufnehmen. Neben anderen Ernährungsbestandteilen wie Omega-3-Fettsäuren sind diese Nährstoffe aber entscheidend für die Gehirngesundheit, und eine verstärkte Aufnahme geht mit verbesserter kognitiver Funktion und einem verringerten Demenzrisiko einher.[11]

Was die Wirkung der Ernährung auf unsere Gesundheit angeht, sind Nährstoffe der wichtigste Faktor. Es geht vor allem darum, genügend davon aufzunehmen – die Quelle ist zweitrangig. Viele Diätanleitungen wollen beispielsweise die Gesundheit durch weniger Konsum von rotem Fleisch fördern, so auch die MIND-Diät (Mediterranean-DASH Intervention for Neurodegenerative Delay, eine Kombination aus Mittelmeerdiät und der gegen Bluthochdruck gerichteten DASH-Diät), die in den letzten Jahren ein großes Presseecho fand. Einige Studien unterstreichen jedoch die mögliche positive Wirkung des Verzehrs von nicht verarbeitetem roten Fleisch sowohl für mentale Gesundheit als auch kognitive Funktion, da dieser mit einem geringeren Risiko sowohl für Depression als auch für Demenz assoziiert ist.[12] Das liegt wahrscheinlich daran, dass Fleisch viel Protein und viele weitere Nährstoffe liefert, die das Gehirn braucht, darunter Vitamin B_{12}, Eisen und Zink. Randomisierte Studien belegen, dass sich rotes Fleisch nicht negativ auf wichtige Gesundheitsmarker wie Blutzuckerspiegel oder Entzündungswerte auswirkt, und mageres, nicht verarbeitetes Fleisch hat nur einen minimalen Effekt auf Marker für das Risiko für Herz-Kreislauf-Erkrankungen.[13] Bei anderen gesundheitlichen Auswirkungen wie etwa Krebserkrankungen lässt sich das erhöhte Risiko bei Personen, die rotes Fleisch essen, wahrscheinlich auf eine insgesamt unzureichende Ernährungsweise zurückführen, die nicht genug Obst und Gemüse enthält, beide sind ebenfalls entscheidend für die Gehirngesundheit.[14] Ein vermehrter Verzehr von Obst und Gemüse ist durchgängig mit einem geringeren Demenzrisiko, einem größeren Gehirn und langsamerem kognitiven Abbau assoziiert. Wenn es also Ihren Vorlieben entspricht, Sie bei guter Gesundheit sind und sich insgesamt gehirngesund ernähren, spricht nichts dagegen, auch rotes Fleisch als Quelle für Protein und andere Nährstoffe zu essen.

Der Umstand, dass es mehr auf die Nährstoffe selbst ankommt als darauf, welcher Quelle sie entstammen, gibt uns zudem einigen Spielraum hinsichtlich der Herkunft unserer Nahrungsmittel. Sehr oft heißt es, damit Nahrung so gesund wie möglich wäre, müsse sie biologisch angebaut oder wild gesammelt sein, und Fleisch müsse aus Weidehaltung stammen. Eine weniger intensiv betriebene Landwirtschaft hat fraglos Vorteile im Hinblick auf Tierwohl und Umweltschutz, doch tatsächlich übersteigen derartige Produkte das Budget vieler Menschen. Es sei auch gesagt, dass diese Aussagen meist nicht zutreffen. Konventionelle Landwirtschaft bringt Produkte hervor, die genauso nährstoffreich sind, und die Auswirkungen von Pestiziden und anderen vorhandenen Schadstoffen werden meist überbewertet. Im Vergleich zum Nutzen durch den Verzehr der Nahrung selbst treten sie in den Hintergrund.[15]

Dasselbe gilt meiner Auffassung nach beim Fisch. Arten wie Lachs und Thunfisch sind exzellente Lieferanten für Omega-3-Fettsäuren und andere wichtige Nährstoffe, die, wie immer wieder nachgewiesen wurde, die Gehirngesundheit fördern. Aus Furcht vor der Belastung mit Mikroplastik und anderen Schadstoffen scheuen jedoch viele davor zurück, Fisch zu essen. Diese Bedenken lassen sich ausräumen, indem man kleinere Fische und Schalentiere isst, unabhängig von der Art aber profitiert das Gehirn vom Verzehr von Fisch weitaus mehr, als es durch potenzielle Nachteile Schaden nimmt. Studien sowohl mit Kindern als auch mit älteren Erwachsenen etwa ergaben, dass die Vorteile des Fischverzehrs die erhöhte Aufnahme von Quecksilber mehr als wettmachen, unterm Strich blieben eine verbesserte kognitive Funktion und ein geringeres Demenzrisiko.[16] Der Grund dafür ist, dass Fisch eine ganze Reihe förderlicher Nährstoffe enthält, darunter Selen, das der potenziell negativen Wirkung von Quecksilber entgegenwirkt. Selbst wenn also das Gesamtbild oft kompliziert ist, sprechen doch Belege durchgängig dafür, dass die Vorteile von nährstoffreichen Nahrungsmitteln wie Seefisch und Meeresfrüchten die möglichen, oft stark beachteten Nachteile aufwiegen. Außerdem schmecken diese Nahrungsmittel einfach gut.

Nährstoffe für Entwicklung und Erhalt des Gehirns

Was wir über Ernährung und das Gehirn wissen, geht oft auf unsere Erforschung dessen zurück, was an Nährstoffen zunächst einmal für das Heranbilden des Gehirns benötigt wird (Abbildung 2). Unsere Kenntnisse darüber, wie unterschiedlich Nährstoffe die Kognition im Mutterleib beziehungsweise nach der Geburt beeinflussen, vermitteln eine Vorstellung davon, auf welche Hirnfunktionen sie sich auswirken. Und wie Sie vielleicht schon vermuten, sind viele Bedürfnisse des sich entwickelnden Gehirns auch essenziell, um das Gehirn langfristig gesund zu erhalten. Eisen trägt beispielsweise im Mutterleib und in den ersten Lebensjahren entscheidend zur Bildung der weißen Substanz bei, während eine Anämie oder Eisenmangel in späteren Lebensjahren auch mit einer Degeneration von weißer Substanz und einem erhöhten Risiko für Demenz assoziiert ist.[17] Eine Studie mit Frauen in den Wechseljahren ergab, dass diejenigen mit besserem Eisen-Blutstatus hinsichtlich der kognitiven

Funktionen besser abschnitten als die anderen, selbst wenn diese nicht anämisch waren.[18]

Langkettige Omega-3-Fettsäuren wie Docosahexaensäure (DHA, oft gemeinsam mit Eicosapentaensäure, EPA, zu finden), die typischerweise in Seefisch vorkommen, sind ebenfalls so wichtig für die Entwicklung des Gehirns, dass die Mutter, wenn nötig, ihre eigenen Speicher opfert, um die ausreichende Versorgung des Fötus sicherzustellen.[19] Die Bedeutung von DHA für das sich entwickelnde Gehirn ist vermutlich der Grund dafür, dass Frauen so viel besser andere Omega-3-Fettsäuren (wie Alpha-Linolensäure, ALA, die in Nüssen und Samen vorkommt) in DHA umwandeln können als Männer.[20] In späteren Lebensjahren ist der Omega-3-Status assoziiert mit dem langfristigen Demenzrisiko, eine Supplementierung mit Omega-3-Fettsäuren kann den kognitiven Abbau verlangsamen und auch bei von Depression Betroffenen die Symptome mildern.[21]

Ein großes Problem bei der Erforschung spezifischer Nährstoffe besteht jedoch darin, dass wir dabei oft einen reduktionistischen Ansatz wählen und die Substanzen individuell betrachten. Wenn jeder Nährstoff einem anderen Bauteil Ihres kaputten Radios entspricht, gehen wir, wenn wir nur einen einzelnen Nährstoff betrachten (etwa mit der Aussage, dass mehr Omega-3-Fettsäuren Demenz vorbeugen), im Grunde davon aus, dass bei jedem kaputten Radio dasselbe Bauteil defekt ist. Tatsächlich gibt es eine lange Tradition klinischer Studien, bei denen ein spezifischer Nährstoff als Supplement zur Behandlung oder Vorbeugung gegen eine Krankheit verabreicht und keine Wirkung gefunden wurde. Daraus leitete sich die Annahme ab, dass eine Supplementierung oder vermehrte Aufnahme dieses Nährstoffs »nicht wirkt«. Angesichts der Unterschiedlichkeit unserer Ernährungsweisen aber braucht es nicht viel Fantasie, um sich vorzustellen, dass es durchaus eine Gruppe von Menschen (oder Radios) gibt, bei denen dieser Nährstoff helfen *würde*. Indem diese aber in eine größere Gruppe von Radios gesteckt

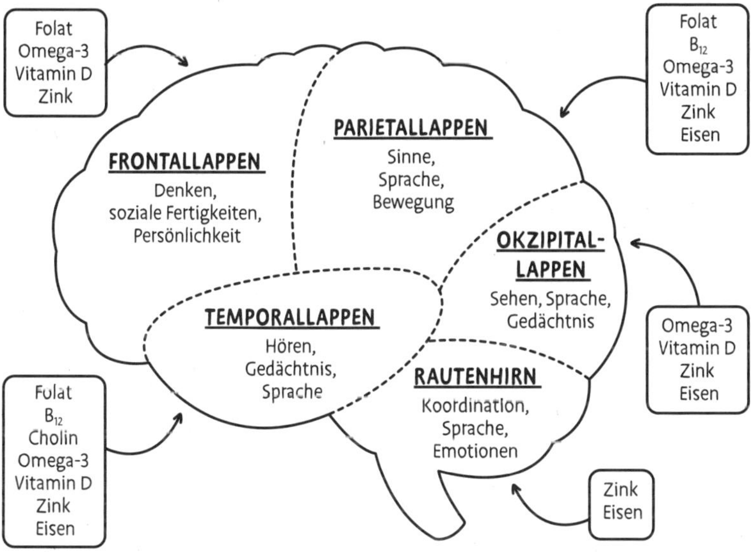

ABBILDUNG 2. Hirnregionen und ihre Aufgaben sowie Nährstoffe, die für ihre Entwicklung und Gesundheit entscheidend sind. Nach Na et al., *Nutrients* 2024.

wurden, die aus anderen Gründen kaputt waren, ging dieses Ergebnis unter.

Eines der besten Beispiele hierfür sind wiederum die Omega-3-Fettsäuren, die bis heute in zahlreichen klinischen Studien zur Demenzprävention erforscht wurden, manchmal ohne Erfolg (und ja, ich habe Ihnen tatsächlich gerade empfohlen, mehr Fisch zu essen, und die potenziellen positiven Wirkungen einer Supplementierung mit Omega-3-Fettsäuren beschrieben). Es gibt viele mögliche Gründe für die Ergebnislosigkeit dieser Studien, der Hauptgrund aber ist in meinen Augen die reduktionistische Herangehensweise. Bei vielen dieser Studien etwa wurde gar nicht untersucht, ob bei den Testpersonen anfangs ein Mangel an diesen Fettsäuren bestand.[22] Der Fokus auf Omega-3-Fettsäuren lässt zudem die vielen anderen nützlichen Nährstoffe außer Acht, die wir ebenfalls aus Seefisch beziehen können, sowie jene Nährstoffe, die es braucht, damit die Fettsäuren ihre Funktion im Gehirn erfüllen können. Diesen Gedanken möchte ich veranschaulichen, nicht indem ich eine lange Liste von Nährstoffen anführe, die Sie als einzelne Bauteile in Ihrem Radio ansehen sollen, sondern indem ich den Weg eines Signals beschreibe, das durch das Gehirn weitergeleitet wird – und die Nährstoffe, die diesen Weg erst möglich machen.

Die Nährstoffkaskade im Gehirn

Wenn man sich näher mit den Prozessen im menschlichen Gehirn befasst, gerät man manchmal ins Staunen darüber, dass sie überhaupt ablaufen. So ergeht es mir jedenfalls, wenn ich an die hochkomplexe Kommunikation denke, die ständig zwischen Milliarden Zellen in unserem Gehirn stattfindet. Selbst bei stark vereinfachter Darstellung bleiben etliche Stationen im Prozess, bei denen Probleme auftauchen können, die sich mit einem reduktionistischen Ansatz kaum lösen lassen.

Wenn im Gehirn Abläufe vonstattengehen sollen, brauchen die Neuronen Energie. B-Vitamine etwa werden oft wegen ihrer Bedeutung für die Energieversorgung gepriesen, weil sie die Funktion der Mitochondrien fördern, jener »Kraftwerke der Zelle«, in denen die meisten Kalorien aus unserer Nahrung in eine Energieform umgewandelt werden, die für die Zelle nutzbar ist. In der B-Gruppe werden acht Vitamine zusammengefasst: B_1 (Thiamin), B_2 (Riboflavin), B_3 (Nicotinsäure/Niacin), B5 (Pantothensäure), B_6 (Pyridoxin), B_7 (Biotin), B_9 (Folsäure/Folat) und B_{12} (Cobalamin). Sie sind sehr unterschiedlich, aber alle in dieser oder jener Form unerlässlich für die Hirnfunktion und Energiebereitstellung. Der Prozess der Energiebereitstellung bringt immer eine gewisse Belastung in Form von oxidativem Stress mit sich (dem Äquivalent von Rost in unserem

Körper, bei dem Zellbestandteile durch freie Radikale geschädigt werden). Daher brauchen wir antioxidativ wirkende Vitamine wie C und E – und antioxidative Moleküle wie Polyphenole, die in Obst und Gemüse enthalten sind – in unserer Nahrung, um den oxidativen Stress in Grenzen zu halten.

Ist eine gewisse Menge Energie gebildet, will unser Neuron vielleicht ein Signal generieren, um mit einer anderen Zelle zu kommunizieren. Die Mitochondrien und die von ihnen gebildete Energie werden benötigt, um den Strom der Mineralien – Natrium, Kalium und Calcium – zu regulieren, die das Signal entlang der Zelle übermitteln. Für die schnelle und effektive Fortleitung eines Signals entlang des Axons (also des ableitenden Nervenzellfortsatzes) der Nervenzelle in der weißen Substanz ist, so wissen wir, ausreichend Eisen wichtig, denn es trägt zum strukturellen Aufbau und Erhalt der weißen Substanz bei. Die weiße Substanz besteht hauptsächlich aus Fetten. Einige davon (wie die Omega-3-Fettsäuren) müssen wir mit der Nahrung aufnehmen, viele andere werden vom Gehirn aus Glucose oder Ketonen sowie Vorläufersubstanzen wie Cholin selbst zusammengebaut.[23]

Erreicht das Signal die Synapse, muss es zur Nachbarzelle übermittelt werden, was einige Abläufe erfordert. Winzige, mit Neurotransmittern gefüllte Bläschen (Vesikel) stehen an der Synapse bereit, um ihren Inhalt freizusetzen. Diese Neurotransmitter werden zwar nach Gebrauch oft wieder in die Zellen aufgenommen, doch für ihre ursprüngliche Bildung braucht es oft eine Aminosäure (aus Protein) oder einen Nährstoff wie Cholin sowie verschiedene Vitamine, die den Prozess der Botenstoffbildung regulieren. Bei einer Synapse, die den Stimmung, Schlaf und Gedächtnis modulierenden Neurotransmitter Serotonin freisetzt, braucht es beispielsweise Vitamin D, um die Bildung des Enzyms zu stimulieren, das Serotonin aus der Aminosäure Tryptophan entstehen lässt.[24]

Damit die Synapse den jeweiligen Neurotransmitter akkurat und schnell freisetzen kann, muss in ihrer Membran die Fettsäure DHA enthalten sein, daher befindet sich DHA im Gehirn vor allen in den Synapsen. Doch die von uns mit der Nahrung aufgenommene DHA gelangt nicht wie von Zauberhand in die Synapsen. Zunächst muss sie ins Gehirn vordringen, was durch die beim Typ-2-Diabetes vorliegende Insulinresistenz beeinträchtigt werden kann.[25] Da es sich um eine Fettsäure handelt und sich Fette schlecht mit der wässrigen Flüssigkeit zwischen unseren Zellen vermischen, muss die DHA sogenannte polare Kopfgruppen bestimmter Moleküle, der Phospholipide, binden, die sie an der Zellmembran festhalten, sodass sie ihre Funktion erfüllen kann. Diese Kopfgruppen sind meist Cholin oder das ähnliche Ethanolamin, die ebenfalls mit der Nahrung aufgenommen werden müssen. Die Bindung der DHA an diese polaren Kopfgruppen erfordert eine Methylation, einen chemischen Prozess, zu dem es mindestens vier der B-Vitamine braucht – Riboflavin, B_6, B_{12} und Folsäure.[26] Im Zusammenhang mit Entzündungen oder Verletzungen hat die DHA sogar eine vielleicht noch größere Bedeutung, denn sie dient der Bildung antientzündlicher Substanzen (Resolvine und Protektine), die zu Reparaturen im Gehirn beitragen.[27]

Im letzten Schritt wird der Neurotransmitter in den synaptischen Spalt freigesetzt und bindet an einen Rezeptor der Nachbarzelle, um das Signal weiterzugeben. Bei vielen Synapsen wird das Andocken des Neurotransmitters an den Rezeptor auf der anderen Seite durch Mineralien vermittelt, die gleichzeitig mit dem Botenstoff freigesetzt werden, etwa Magnesium oder Zink.[28]

Schon bei der Weitergabe eines einzelnen Signals spielt also jeder in Abbildung 2 genannte Nährstoff eine wichtige Rolle. Tatsächlich aber brauchen Sie sich das nicht alles zu merken. Ich wollte nur veranschaulichen, dass eine ganze Reihe von Nährstoffen zusammenwirken muss, um im Gehirn ein bestimmtes Ergebnis zu erzielen. Daher ergibt es nicht allzu viel Sinn, jeden Nährstoff für sich allein zu betrachten, selbst wenn für jeden einzelnen nachgewiesen ist, dass er eine wichtige Rolle für die kognitive Funktion, mentale Gesundheit und das Demenzrisiko spielt. Viele dieser Nährstoffe sind zudem bedeutsam für die Herzgesundheit. Nicht ohne Grund sagen viele Ärzte, dass was für das Herz gut ist, auch für das Gehirn gut ist: Beide Organe bestehen aus ähnlichen Bausteinen, und was immer das Herz negativ beeinflusst, kann auch das Gehirn beeinträchtigen.

Eines der besten Beispiele für das Zusammenwirken von Nährstoffen im Gehirn findet sich in mehreren Studien, die die Wirkung von B-Vitaminen und Omega-3-Fettsäuren auf den kognitiven Abbau untersuchten. Vieles davon basiert auf der Forschung von David Smith, ehemals Professor für Pharmakologie an der University of Oxford. Ende der 2000er-Jahre führte man dort die VITACOG-Studie durch, bei der Testpersonen mit geringer kognitiver Beeinträchtigung randomisiert entweder ein Placebo oder B-Vitamine (B_6, Folsäure und B_{12}) verabreicht wurden. Das Ergebnis: B-Vitamine verlangsamten das Schrumpfen des Gehirns und den kognitiven Abbau.[29] Wie vielleicht zu erwarten war, zeigte sich die positive Wirkung der B-Vitamine am stärksten bei jenen Personen, die einen erhöhten Homocysteinspiegel zeigten – einen Marker für Methylierung und den B-Vitaminstatus im Blut, der bei Menschen mit erhöhtem Bedarf an B-Vitaminen (besonders Riboflavin, B_6, Folsäure und B_{12}) erhöht ist.

Die Sache ist allerdings ein bisschen komplizierter als gedacht. Wie Folgestudien ergaben, waren die den Homocysteinspiegel senkenden B-Vitamine, die in der VITACOG-Studie verabreicht wurden, nur bei solchen Teilnehmenden positiv wirksam, die gut mit Omega-3-Fettsäuren versorgt waren. Etliche Studien mit Supplementierung sowohl von Omega-3-Fettsäuren als auch von B-Vitaminen zeigten, dass nur beide zusammen ihre positive Wirkung entfalten.[30] Das ergibt eindeutig Sinn, wenn man bedenkt, dass die

DHA auf ebenjene B-Vitamine angewiesen ist, um in die Synapse zu gelangen und dort ihre Aufgabe zu erfüllen.

Da zahlreiche Nährstoffe miteinander interagieren, um eine bestimmte Wirkung im Körper zu entfalten, ist es oft einfacher, sie zu erforschen, wenn sie zusammen verabreicht werden, etwa als Multivitaminpräparat. Die Ergebnisse für Multivitaminpräparate sind nicht eindeutig, weil die Mittel jeweils unterschiedliche Nährstoffkombinationen in unterschiedlicher Dosierung und Zubereitung aufweisen, die für ein Individuum optimal sein können oder auch nicht. Dennoch deutet eine wachsende Zahl von Studienergebnissen darauf hin, dass die Aufnahme von vielen verschiedenen Nährstoffen zur gleichen Zeit vorteilhaft ist. Eine Analyse im Rahmen der COSMOS-Studie (abgekürzt aus Cocoa Supplement and Multivitamin Outcomes Study), an der über 5 000 US-Bürgerinnen und -Bürger über sechzig teilnahmen, ergab beispielsweise, dass die tägliche Einnahme eines Multivitaminpräparats die kognitive Funktion insgesamt und das Gedächtnis so verbesserte, als seien die Personen zwei Jahre jünger.[31]

Will man all diese Nährstoffe und ihre Wechselwirkungen im Blick behalten, ist man schnell überfordert. Daher sind die für das Gehirn gesündesten Ernährungsweisen einfach diejenigen, die ein breites Spektrum nährstoffreicher Nahrungsmittel umfassen. Statt auf jeden Nährstoff einzeln zu achten, verschafft man sich eine Vielzahl wichtiger Nährstoffe viel eher, wenn man sich auf nährstoffreiche Lebensmittel wie die im folgenden Kasten genannten konzentriert. Zusätzlich nimmt man aus Nahrungsmitteln noch andere potenziell wichtige Substanzen auf, deren Bedeutung wir in vielen Fällen erst erahnen.

Einige dieser Bonusnährstoffe sind die von Bruce Ames so genannten Langlebigkeitsvitamine (*longevity vitamins*). Wir bilden sie nicht selbst, und sie sind nicht überlebensnotwendig, doch sie scheinen die langfristige Gesundheit zu fördern. Zu ihnen gehört unter anderem das Ergothionein, das in Pilzen vorkommt und wegen seiner Wirkung auf die kognitive Funktion und das Risiko von Herz-Kreislauf-Erkrankungen viel Aufmerksamkeit auf sich zieht.[32] Die Langlebigkeitsvitamine mit den meisten Wirkungsbelegen aber sind wohl die Carotinoide – Lutein, Zeaxanthin, β-Carotin und Lycopin, die Obst und Gemüse rot, orange oder gelb färben, und Astaxanthin, das Garnelen und Lachs die rote oder rosa Farbe verleiht.[33]

Diese Carotinoide haben vielerlei antioxidative Funktionen im Körper und wirken förderlich auf die Gesundheit des Gehirns und der Augen (mit ihren vielen Nerven und Rezeptoren in direkter Verbindung zum Gehirn). Die Gehirne von Personen mit Alzheimer-Krankheit weisen zudem oft geringere Gehalte an Carotinoiden auf.[34] Ähnlich positive Wirkungen schreibt man auch einer verwandten Gruppe von meist farbigen antioxidativen Molekülen zu, den Polyphenolen. Zu diesen gehören die Flavonoide, die Beeren eine rote oder violette Farbe verleihen, sowie zahlreiche ähnliche Moleküle, die in Obst, Schokolade, Tee und Kaffee vorkommen.

Eine Vielzahl von Studien hat nachgewiesen, dass die Aufnahme einer Menge, wie sie in ungefähr 500 Millilitern an Beeren (Blaubeeren, Cranberries, Kirschen, Erdbeeren etc.) enthalten ist, die kognitive Funktion sowohl kurz- als auch langfristig verbessert.[35] Grund dafür kann eine direkte Wirkung im Gehirn sein, doch die Polyphenole aus Beeren und anderen farbenfrohen Nahrungsmitteln beeinflussen auch die Funktion der Darmgefäße[36] und potenziell zudem viele Aspekte des Alterns. Beeren enthalten viele Ballaststoffe sowie Nährstoffe, die sich positiv auf den Blutzuckerhaushalt auswirken können.[37] Tiefgefrorenes Beerenobst (eigentlich jegliches tiefgefrorene Obst und Gemüse) ist ungeheuer praktisch. Gefrorene Beeren können die Vorbereitungszeit beim Kochen verkürzen, sind meistens preiswerter als die frische Variante und bewahren ihre Nährstoffe oft länger.[38]

Bei den Polyphenolen in Tee und Kaffee vermutet man, dass sie der Grund dafür sind, dass Personen, die diese regelmäßig zu sich nehmen (zwei bis vier Tassen am Tag), möglicherweise ein geringeres Demenzrisiko haben, besonders da diese Getränke bei der Ernährungsweise mancher Menschen die Hauptquelle für Antioxidanzien darstellen.[39] Desgleichen kann der Verzehr von dunkler Schokolade (Kakaogehalt 80 Prozent oder mehr), die viele Polyphenole enthält, die Durchblutung des Gehirns fördern und mentale Erschöpfung lindern.[40] Im Rahmen der COSMOS-Studie erhielten einige Testpersonen einen Extrakt aus Kakao-Polyphenolen, der bei Personen mit qualitativ geringerwertiger Ernährung (und weniger Aufnahme von Antioxidanzien) offenbar eine positive Wirkung zeigte.[41]

Mit dem Ziel, die gesamte Nährstoffversorgung zu fördern, entwickelte Bruce Ames einen nährstoffreichen Riegel, der Polyphenole aus Obst, DHA plus einen Multivitaminmix enthält und in vielen Studien bei Testpersonen binnen zwei Wochen eine positive Wirkung auf die Gesundheit bewirkte sowie das Risiko für kognitiven Abbau verringerte – ohne dass die Ernährung ansonsten geändert werden musste.[42] Und selbst wenn Beeren oder Schokolade allein Ihnen nicht zu übermenschlicher Kognition verhelfen sollten, hätten Sie schlimmstenfalls einfach einen leckeren, nährstoffreichen Snack zu sich genommen.

All diese Studien bilden zusammengefasst die Grundlage für die erste Regel der Ernährung für ein gesundes Gehirn: *Nährstoffe maximieren*. Wenn Sie Ihren Teller mit vollwertigen, nährstoffreichen Nahrungsmitteln füllen, statt bloß mehr von irgendeinem gerade angesagten Superfood zu sich zu nehmen, können Sie das Zusammenspiel der Nährstoffe für sich nutzen und Ihr Gehirn mit allem versorgen, was es braucht.

Nährstoffreiche Lebensmittel für langfristige Gehirngesundheit

Ich werfe nicht gern mit dem Begriff Superfood um mich, und wenn mich jemand danach fragt, empfehle ich eher Blaubeeren und Leber zum Verzehr (vielleicht nicht unbedingt zusammen) als irgendwelche angesagteren oder exklusiveren Nahrungsmittel. Grundsätzlich sind alle vollwertigen, nährstoffreichen Nahrungsmittel auf ihre Weise »super«. Sie sollten entsprechend Ihrem Hintergrund, dem Preis und Ihren persönlichen Vorlieben auswählen, welche davon Sie essen. Unter dieser Voraussetzung biete ich im Folgenden eine Liste von Nahrungsmitteln, die von Nährstoffen nur so strotzen. Alle, die mehr als eine Nährstoffkategorie abdecken, sind in Fettschrift gesetzt, sodass Sie auf einen Blick die beste Wahl treffen können. Das ist eine ganze Reihe von Nahrungsmitteln, daher finden Sie gewiss einige, die Sie auf Ihren Speiseplan nehmen wollen.

Reich an Eisen:
Leber
Rotes Fleisch
Linsen
Kichererbsen
Grünes Blattgemüse (Kohl, Spinat, Mangold)
Eier
Geflügelfleisch
Meeresfrüchte/Seefisch

Reich an Omega-3-Fettsäuren:
Meeresfrüchte/Seefisch
Walnüsse
Eier (wenn Hühnerfutter damit angereichert)
Chiasamen
Leinsamen

Reich an B-Vitaminen:
Leber
Eier
Lachs
Milch
Thunfisch
Quinoa
Naturreis
Linsen
Erbsen
Bananen
Avocado

Reich an Vitamin D:
Leber
Eier
Lachs
Milchprodukte (besonders angereicherte)
Thunfisch
Pilze

Reich an Magnesium:
Avocado

Bohnen
Spinat
Bananen
Vollkornprodukte

Reich an Zink:
Austern
Rindfleisch
Lammfleisch
Geflügelfleisch
Eier

Reich an Carotinoiden wie Lutein und Zeaxanthin:
Karotten
Süßkartoffeln
Spinat
Paprika
Gartenkürbis
Brokkoli
Dunkles Blattgemüse
Erbsen
Cantaloupmelone
Butternutkürbis
Tomaten
Papaya

Reich an Polyphenolen:
Olivenöl
Blaubeeren (auch Him-, Brom- und Erdbeeren)
Äpfel

Spinat
Zwiebeln
Mandeln
Walnüsse
Dunkle Schokolade

Reich an Cholin und/oder Ethanolamin:
Eier (Dotter)
Leber
Meeresfrüchte/Seefisch
Rindfleisch
Milchprodukte (Milch, Joghurt, Käse)
Sojabohnen
Kidney- und Mungobohnen
Kartoffeln
Quinoa
Kreuzblütler (Rosenkohl, Brokkoli und weitere Kohlarten)
Dunkelblaue oder violette Beeren

Energie

Was Energie angeht, ist das Gehirn enorm gefräßig. Eine lange bekannte Tatsache ist, dass es 20 Prozent unserer Energie verbraucht, aber nur zwei Prozent unseres Körpergewichts ausmacht. Schon um überhaupt *irgendetwas* zu tun, braucht unser Gehirn eine Menge Energie. Und diese beziehen wir aus der Nahrung, die wir aufnehmen.

Schon unsere Vorfahren hatten immer wieder Schwierigkeiten, eine beständige und ausreichende Energieversorgung für unser großes, hungriges Gehirn sicherzustellen. Nahrung war oft knapp, und der Körper wird grundsätzlich nicht überlebenswichtige Bestandteile opfern, um zu überleben. Diesen Effekt haben wir bereits bei Sportlerinnen und Sportlern kennengelernt, die unter unzureichender Energiezufuhr leiden. Dieser Zustand kann sogar recht schnell eintreten. Eine neuere Studie legt nahe, dass die Gehirne von Marathonläuferinnen und -läufern das Fett in ihrem eigenen Myelin aufzehren, um Energie bereitzustellen.[43] Glücklicherweise kehrt sich dieser Vorgang in der Erholungsphase nach dem Lauf wieder um, und es gibt keine Hinweise darauf, dass solche kurzfristigen Veränderungen für die Sportler problematisch sind. Doch dies verdeutlicht den Energiehunger des Gehirns und was es zu opfern bereit ist, wenn es ihm an Treibstoff mangelt.

Es ist belegt, dass eine verringerte Energieverfügbarkeit über einen längeren Zeitraum tatsächlich das Volumen kritischer Gehirnareale verringert und dies mit einem erhöhten Risiko für Demenz assoziiert ist. Wenn wir weniger Kalorien aufnehmen, als unser Körper braucht, ist dieser zur Triage gezwungen. Wir erhalten dann – wahrscheinlich über Jahrzehnte – eine für alltägliche Aktivitäten ausreichende Gehirnfunktion, doch bleibt wahrscheinlich nicht genügend Energie, um in zusätzliche Reserven, in Headroom, zu investieren. Ein wohlgenährtes, ausreichend mit Energie versorgtes Gehirn dagegen stellt sicher, dass es Reserven für die Zukunft hat. Die Aufnahme von ausreichend Nahrung bewirkt, dass unser Gehirn mit mehr Größe und mehr Funktionen Headroom für spätere Zeiten anlegt.

Ein solcher Puffer ist unter anderem deshalb wichtig, weil die Gehirngröße mit dem Alter meist abnimmt, und etliche Studien belegen einen starken Zusammenhang zwischen dem im Laufe der Zeit abgebauten Hirnvolumen und dem Risiko für kognitiven Abbau und Demenz.[44] Wenn wir uns also mit Ernährung befassen, sollten wir unbedingt darüber nachdenken, ob die von uns aufgenommenen Nahrungsmittel unser Gehirn mit der Energie versorgen, die es braucht, um sein Volumen beizubehalten. Je größer unser Gehirn nämlich ist, umso mehr Headroom haben wir als Schutz vor altersbedingter Neurodegeneration und kognitivem Abbau.

Natürlich genügt es nicht, einfach so viele Milkshakes und Multivitamin-Präparate wie möglich zu vertilgen, um das Maximum fürs Gehirn herauszuholen. Im Hinblick auf Energie und Gehirn gibt es durchaus auch zu viel des Guten. Isst man längere Zeit bis zum Energie*überschuss*, kann das den Stoffwechsel im Gehirn beeinträchtigen und Entzündungsprozesse sowie oxidativen Stress verstärken. Weitere mögliche Folgen sind ein sich verringerndes Gehirnvolumen sowie ein erhöhtes Risiko für kognitiven Abbau und Demenz.

Unsere Nahrung liefert also nicht bloß Nährstoffe, sondern hat auch entscheidenden Einfluss auf die Gesundheit unseres Gehirns, indem sie uns mit dem richtigen Treibstoff versorgt. Eine gesundheitsfördernde Energiebilanz ist mit dem Betanken eines Formel-1-Rennwagens vergleichbar. Zu Beginn des Rennens müssen die Teams entscheiden, wie viel Treibstoff sie in den Tank geben. (Früher betankte man die Wagen während der Boxenstopps sehr schnell, aber es zeigte sich, dass das Betanken mit einem Löschschlauch ziemlich gefährlich ist.) Bei diesem Sport entscheiden oft Hundertstelsekunden, und jedes Gramm kann einen Unterschied machen, daher gilt es, genau das richtige Maß zu treffen – zu viel Treibstoff macht den Wagen langsam und verschleißt die Reifen zu stark. Zu wenig Treibstoff wiederum birgt die Gefahr, dass der Wagen das Rennen gar nicht beenden kann.

Zum Glück sind Menschen anpassungsfähiger, und ihr Energiegleichgewicht ist nicht so eng gefasst wie das eines Formel-1-Boliden. Dennoch ist es für unser Gehirn wichtig, ein Gleichgewicht zu finden, während wir älter werden. Betrachten wir noch einmal die Tsimané in Bolivien, die wir bereits in Teil 1 kennengelernt haben. Wissenschaftler haben Daten der Tsimané mit solchen ihrer global stärker integrierten Nachbarn, den Mosetén, verglichen und anhand dessen ein Modell entwickelt, das erklärt, wie die Energieverfügbar-

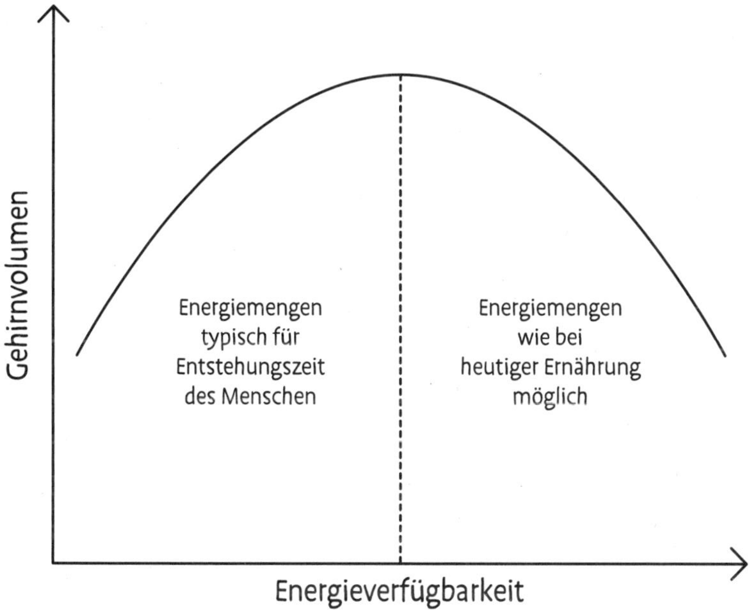

ABBILDUNG 3. Energiemodell zur Veranschaulichung der Beziehung von Gehirngröße (Volumen) zu Gesamtenergieverfügbarkeit. Unter den typischen Bedingungen zur Zeit unserer Urahnen bedeutete ein Mehr an Ressourcen, das mehr in das Gehirn investiert werden konnte. In unserer Zeit jedoch sind wir dem Risiko einer übermäßigen Energieverfügbarkeit ausgesetzt (rechte Seite der Grafik). Steht langfristig zu viel Energie zur Verfügung, resultiert dies in einer geringeren Hirngröße. Nach Kaplan et al., *PNAS 2023*.

keit offenbar das Gehirn beeinflusst. Beide Gruppen leben eher wie unsere Vorfahren, als Jäger und Sammler sowie bäuerliche Selbstversorger, und weisen sehr geringe Demenzraten auf, selbst wenn sie älter werden als 80 Jahre – die Lebensweise der Mosetén ähnelt aber eher derjenigen von Ihnen und mir als der der Tsimané.[45] Folglich leiden die Mosetén auch eher unter Krankheiten, die mit überhöhter Energieaufnahme zusammenhängen, wie Fettleibigkeit oder Diabetes Typ 2, die wiederum das Gehirn beeinträchtigen können.

Eine große Forschungsgruppe von Wissenschaftlern aus vier Kontinenten untersuchte die Zusammenhänge zwischen Energiestatus und Gehirngröße bei den Tsimané, den Mosetén sowie bei Erwachsenen aus den USA und Europa. Stellt man die Energieverfügbarkeit bei diesen Gruppen auf einer Achse dar, befinden sich die Tsimané im unteren Bereich, die Personen aus den USA und Europa im oberen und die Mosetén irgendwo dazwischen. Zugleich ergibt sich, wenn man Energieverfügbarkeit und Hirnvolumen gegeneinander aufträgt, eine Glockenkurve (Abbildung 3).

Im unteren Bereich der Energieverfügbarkeit (gemessen anhand von BMI und Cholesterinspiegel) geht ein Mehr an Energie mit einem größeren Gehirnvolumen einher. Daraus lässt sich ableiten, dass bei Nahrungsknappheit – die im Laufe unserer Evolution durchaus überwog – Hirnvolumen geopfert wird. In dieser Situation ist also eine höhere Energieverfügbarkeit von Vorteil. Wenn Nahrung zur Verfügung steht und es der Energiehaushalt erlaubt, wird mehr Energie für die Entwicklung größerer Gehirne investiert. Doch es gibt noch eine andere Seite der Medaille. Ist die Energiezufuhr sehr hoch, so wie es bei unserer heutigen Ernährung häufiger der Fall ist, kann eine übermäßige Energieverfügbarkeit eintreten, die sowohl mit vermehrtem Auftreten von Arteriosklerose (einer Veränderung der arteriellen Blutgefäße, die Herz-Kreislauf-Erkrankungen und Schlaganfälle begünstigt) als auch mit kleineren Gehirnen assoziiert ist. Wir wissen, dass eine verminderte Durchblutung des Gehirns dessen Fähigkeit, seine Größe und Funktion aufrechtzuerhalten, beeinträchtigen kann, doch tragen auch andere Aspekte des Energieüberschusses – wie erhöhte Entzündungswerte und ein erhöhter Blutzuckerspiegel – zu diesem Effekt bei.[46]

Die uns vorliegenden Daten sprechen zudem dafür, dass die veränderte Energieverfügbarkeit die Häufigkeit von Demenzerkrankungen in den USA beeinflusst, die im Verlauf des 20. Jahrhunderts allgemein zurückging. Ein Beispiel ist die Framingham Heart Study (Framingham-Herz-Studie), die seit 1948 mehrere Generationen von Testpersonen aus Framingham im US-Bundesstaat Massachusetts begleitet. Fast 70 Jahre nach Beginn der Studie berichteten die Forscherinnen und Forscher, dass die Rate der Demenzerkrankungen bei ihren Teilnehmern im Laufe der Zeit kontinuierlich zurückgegangen war.[47] Im selben Zeitraum hatten Wissenschaftler eine Größenzu*nahme* der Gehirne bei den Untersuchten festgestellt. Die Gehirne in Framingham wurden also im Laufe der Zeit größer, und das lieferte offenbar einen physischen Headroom, der den altersbedingten Rückgang der Gehirngröße und -funktion aufzufangen und damit das Demenzrisiko zu verringern schien.

Die Tendenzen in der Framingham-Kohorte zeigen, dass der größte Sprung (im Vergleich zu den im Jahrzehnt zuvor geborenen Teilnehmern) hinsichtlich der Gehirngröße bei den Personen erfolgte, die in den 1940er-Jahren geboren waren, später erfolgte die Zunahme langsamer. Diese Veränderungen zeichnen die enorme Zunahme der Nahrungsverfügbarkeit in den USA nach der Weltwirtschaftskrise und dem Zweiten Weltkrieg nach, auch wenn ich nicht direkt belegen kann, dass dies die Ursache ist. Offenbar aber wurden die Gehirne größer, als mehr Nahrung zur Verfügung stand.

Das Problem ist jedoch, dass wir heute an dem in Abbildung 3 dargestellten Kipppunkt stehen. In unserem immer moderneren und industrielleren Ernährungssystem geraten wir leicht in einen Zustand der exzessiven Energieverfügbarkeit, der unser Gehirn negativ beeinflussen kann. Auch das wird durch die Framingham-Kohorte abgebildet. Zwar gingen die meisten Risikofaktoren für Demenz im Laufe der Zeit zurück, doch sowohl Fettleibigkeit als auch Diabetes vom Typ 2 – Krankheiten der übermäßigen Energieverfügbarkeit – nahmen zu, genau wie in der allgemeinen Bevölkerung.[48]

Etliche groß angelegte Studien belegen, dass Fettleibigkeit und Typ-2-Diabetes mit geringeren Gehirnvolumina, einem beschleunigten kognitiven Abbau und einem erhöhten Demenzrisiko assoziiert sind.[49] Die English Longitudinal Study of Ageing (kurz ELSA,

Englische Längsschnittstudie des Alterns) etwa wies nach, dass Personen mit einer Diabetes-Vorstufe (Prädiabetes) einen schnelleren kognitiven Abbau zeigten als jene mit normalem Blutzuckerspiegel, und dieser Abbau erfolgte sogar noch schneller als bei Personen mit Diabetes vom Typ 2. Unsere jüngere Geschichte zeigt also, wie wichtig genügend Energie für das Gehirn ist, doch zugleich ist es heute wahrscheinlicher, dass uns das gegenteilige Problem zu schaffen macht, nämlich ein Übermaß an Energie.

Die Auswirkung eines solchen Übermaßes auf das Tempo des Verfalls unseres Gehirns mit dem Alter ist vermutlich der Grund dafür, dass bei den Tsimané das Gehirnvolumen mit zunehmendem Lebensalter langsamer zurückgeht als bei Erwachsenen aus den USA und Europa, während der Wert der Mosetén irgendwo dazwischen liegt. Steht uns zu viel Energie zur Verfügung, baut unser Gehirn im Alter schneller ab. Somit tragen wohl nicht nur das allgemeine Altern der Bevölkerung, sondern auch die gesundheitlichen Auswirkungen des Zuviels an Energie dazu bei, dass der Anteil der Demenzerkrankungen wieder zunimmt.[50]

Je nach unserem Ausgangspunkt können beide Seiten des Modells zu Gehirn und Energie wichtig sein. Hunger und Mangelernährung sind auch in vielen wohlhabenden Ländern noch verbreitet, allerdings braucht es hier eher Veränderungen auf gesellschaftlicher als auf individueller Ebene, um dies zu beenden.[51] Auch Athletinnen und Athleten, die sehr viel Energie verbrauchen, oder Menschen, die eine strikte Diät verfolgen, können Gefahr laufen, zu wenig Energie für ein optimal entwickeltes und arbeitendes Gehirn zur Verfügung zu haben. Mögliche Warnzeichen sind unter anderem niedrige Hormonspiegel, Darmbeschwerden bzw. Veränderungen der Darmmotilität, Rückgang an Muskelmasse, Kraft, Fitness bzw. eine mangelnde Fähigkeit, sich nach dem Training zu regenerieren, sowie chronische Erschöpfung und Schlafstörungen.

Andererseits verschafft uns die heutige Welt der Lebensmittel allzu leicht Zugang zu mehr Energie, als wir brauchen. Dieses Missverhältnis hat neben anderen dazu beigetragen, dass die Gesellschaft überhaupt erst über Diäten (eine recht neue Erfindung) nachgedacht hat. In einem Essay von 2023 drückt der Langlebigkeitsforscher Charles Brenner es so aus:

> Eine eingeschränkte Kalorienaufnahme verlängert die Lebensspanne bei Tieren im Vergleich zu solchen, die ständig Zugang zu Nahrung haben. Exakter ausgedrückt heißt das allerdings: Der unbegrenzte Zugang zu Nahrung ist ein lebensverkürzender Umstand und entspricht nicht den Bedingungen in freier Natur, an die Tiere angepasst sind.[52]

Das spiegelt wider, was wir im vorigen Kapitel zum Thema Bewegung erfahren haben: Es ist nicht so, dass Sport plötzlich als gesundheitsfördernde Maßnahme erkannt wurde. Das Problem ist, dass wir für Bewegung geschaffen sind und sie uns schlichtweg fehlt. Genauso sind wir nicht für die moderne Ernährungsweise mit ihrer übermäßigen Energieverfügbarkeit geschaffen und müssen ihr durch die Entwicklung von Diäten aktiv entgegenwirken.

Gegen die nachteiligen Effekte der übermäßigen Energieverfügbarkeit in unserer modernen Ernährungswelt gibt es vielerlei mögliche Maßnahmen, etwa die Kalorienrestriktion (weniger essen als bisher) oder bestimmte Formen der zeitlich begrenzten Nahrungsaufnahme, wie intermittierendes oder Intervallfasten (bei dem man während längerer Phasen am Tag keine Nahrung zu sich nimmt oder aber unter der Woche Fastentage einlegt)

Intervallfasten soll die Langlebigkeit fördern, weil es angeblich die Mitochondrienfunktion sowie zellreinigende Prozesse wie die Autophagie befeuert.[53] Die meisten dieser positiven Effekte wurden jedoch in Studien an Mäusen nachgewiesen, und viele davon lassen sich nicht direkt auf den Menschen übertragen. Meine Kollegin

Kristi Storoschuk etwa verglich vor Kurzem die Wirkung des Fastens auf die Mitochondrien in der Muskulatur von Menschen und Nagern. Die Effekte waren nicht nur bei den Nagetieren viel variabler als üblicherweise dargestellt, sondern auch beim Menschen gar nicht erkennbar.[54] Der Grund liegt vermutlich darin, dass Fasten für Mäuse einen viel größeren Stress bedeutet als für Menschen – Mäuse können nach nur 24 Stunden ohne Nahrung sogar sterben.

Das bedeutet nicht, dass Kalorienrestriktion und verschiedene Formen des Fastens nicht nützlich sind – für alle ist in zahlreichen Studien mit Menschen nachgewiesen, dass sie Marker für verschiedene Krankheitsrisiken verringern.[55] Ihre Wirkung kommt jedoch in erster Linie dadurch zustande, dass sie die Energieaufnahme senken und die negativen Effekte der exzessiven Energieverfügbarkeit umkehren. Jede Restriktion darüber hinaus aber wird wahrscheinlich weder für den Körper noch für das Gehirn zuträglich sein, besonders wenn sie zusätzlich mit dem Abbau von Muskelmasse, Kraft oder hormoneller Gesundheit einhergeht.

In mehreren klinischen Studien wurden diese Strategien der Energiereduktion miteinander verglichen, wobei die Unterschiede meist an der Frage festgemacht wurden, welche Strategie die nachhaltigste Reduktion der Kalorienaufnahme mit sich brachte.[56] Überdies zeigt Intervallfasten bei Studien mit menschlichen Testpersonen manchmal keine nennenswerten positiven Wirkungen, unter anderem weil sich diese Diätform auch durchführen lässt, ohne die Energiezufuhr zu reduzieren – nämlich wenn man seine Ernährung ansonsten nicht ändert.[57] Wenn Sie eine dieser Strategien ausprobieren möchten, wählen Sie diejenige, die sich gemäß Ihrer Lebensweise am nachhaltigsten anfühlt – manchmal ist es das gelegentliche Einlegen eines Fastentages, manchmal der Verzicht auf Essen am Abend (was oft die Ernährung verbessert, weil weniger abendliche Snacks und Desserts verspeist werden). Ich persönlich wähle Nahrungsmittel mit einer Energiedichte, die meinen Bedürfnissen entspricht, ohne dass ich ändern muss, wann oder wie viel ich esse, wie im folgenden Kasten dargestellt. All diese Nahrungsmittel können bewirken, dass Sie angemessen viel Energie tanken.

Ein eindringliches Beispiel für die große Bedeutung der Energieverfügbarkeit für unsere Gesundheit ist die seit einiger Zeit zu beobachtende Zunahme von Diabetes sowie der Vormarsch von Arzneimitteln zum Abnehmen, wie Semaglutid, Tirzepatid und weiter entwickelten Folgepräparaten. Diese greifen in den Inkretin-Effekt ein, der bei Nahrungsaufnahme und Stoffwechsel eine wichtige regulierende Rolle spielt. Die Medikamente bewirken so oft eine merkliche Reduktion des Blutzuckerspiegels und des Körpergewichts und somit ein verringertes Risiko für chronische Leiden wie Herz-Kreislauf-Erkrankungen.[58] Das geschieht in erster Linie, indem Hunger und Nahrungsaufnahme gedämpft werden – so stark, dass seit Einführung dieser Arzneimittel in den USA eine Veränderung des Kaufverhaltens zu beobachten ist.[59] Außerdem haben diese Arzneimittel insofern eine direkte Wirkung auf den Stoffwechsel, als sie die negativen Folgen einer übermäßigen Energieverfügbarkeit verringern – sie unterstützen die Regulierung des Blutzuckerspiegels und der Insulinresistenz.

Die Wirksamkeit dieser Medikamente im Hinblick auf eine Verbesserung des Gesundheitszustandes bei Fettleibigen und Diabetikern sowie die Verbindung zwischen diesen Leiden und einem kognitiven Abbau hat inzwischen ihren möglichen Einsatz zur Verringerung des Demenzrisikos stark in den Fokus gerückt.[60] Diese Arzneimittel sind im Zusammenhang mit kognitiver Gesundheit außerdem interessant, weil viele Zellen im Gehirn über Rezeptoren verfügen, an die die Wirkstoffe binden können. Semaglutid etwa bindet an GLP-1-Rezeptoren (GLP-1 steht für das Hormon Glucagon-like Peptide 1), die sich bei Neuronen, Mikrogliazellen und Astrozyten finden. Präparate früherer Generationen mit dem Wirkstoff Exenatid – der synthetischen Kopie eines Proteins, das Bestandteil des Gifts der Gila-Krustenechse ist – sind als neuroprotektive Therapie recht vielversprechend; dazu forschen wir aktuell in meinem Labor. Exenatid bindet an GLP-1-Rezeptoren, verlängert damit die Lebensdauer von Neuronen und kann entzündliche Prozesse im neuronalen Gewebe verringern.[61]

Aufgrund der möglichen unmittelbaren Wirkung dieser Arzneimittel auf das Gehirn sowie der indirekten positiven Wirkung über die Veränderung der Energieverfügbarkeit laufen aktuell mehrere Studien zu Wirkstoffen wie Semaglutid. Dabei wird überprüft, ob diese zur Behandlung oder Vorbeugung von kognitivem Abbau und Demenz geeignet sind.[62] Zwar braucht es noch viel Forschungsarbeit, um entscheiden zu können, wer diese Medikamente einnehmen sollte und wer nicht, aber ihre Auswirkungen zeigen doch deutlich, welchen Einfluss die Energieverfügbarkeit auf unsere Gesundheit im Allgemeinen hat und somit auch maßgeblich auf unser Gehirn. Alles in allem unterstreichen diese Befunde meine zweite Regel der Ernährung zur Verringerung des Demenzrisikos: *Energie nach dem eigenen Bedarf*. Wir benötigen ausreichend Energie, um einen gewissen Puffer aufzubauen und mit dem Älterwerden die kognitive Funktion aufrechtzuerhalten. Nehmen wir jedoch zu viel Energie auf, kann das langfristig unsere Gesundheit und Leistungsfähigkeit beeinträchtigen.

Energie für *Sie*!

Da Sie jetzt mit den Risiken vertraut sind, die sowohl ein Zuwenig als auch ein Zuviel an Energie für das Gehirn bedeuten, möchten Sie vermutlich wissen, ob Sie die Ihrem Bedarf entsprechende Energiemenge aufnehmen. Es gibt mehrere Methoden, dies einzuschätzen, darunter für den Anfang einige recht einfache:

Körperliche Symptome

Menschen, die zu viel Energie aufnehmen, fühlen sich oft erschöpft – entweder unmittelbar nach Mahlzeiten oder generell. Sie fühlen sich manchmal auch »*hangry*« – eine unangenehme Mischung aus hungrig (englisch *hungry*) und ärgerlich (englisch *angry*), und das nur wenige Stunden nach der letzten Mahlzeit.[63] Ein Zuviel an Energie kann auch auf unsere Stimmung schlagen. Etliche Leiden, die im Zusammenhang mit einer übermäßigen Energieverfügbarkeit stehen – wie Prädiabetes und das metabolische Syndrom –, sind beispielsweise mit einem erhöhten Risiko für depressive Symptome assoziiert.[64]

Body-Mass-Index (BMI)

Der BMI ist zwar nicht geeignet, um den Gesundheitszustand zu beurteilen, aber das Risiko für kognitiven Abbau und verringertes Gehirnvolumen scheint bei Personen mit einem BMI über 30 doch erhöht zu sein, besonders wenn er in Kombination mit bestimmten Werten bei folgenden Körpermaßen einhergeht. Bei fettleibigen Personen, deren Körpergewicht im Laufe der Zeit immer weiter zunimmt, ist das Risiko für einen kognitiven Abbau erhöht, der mit strukturellen, mit MRT-Bildgebung darstellbaren Veränderungen im Gehirn assoziiert ist.[65] Andererseits ergab eine Analyse der Ernährungsinterventionsstudie DIRECT PLUS (Dietary Intervention Randomized Controlled Trial Polyphenols Unprocessed Study), bei der zufällig ausgewählten Testpersonen mit Übergewicht eine mediterrane Ernährung plus Sport verordnet werden, dass ein Gewichts verlust sowie weniger Verzehr von hoch verarbeiteten Lebensmitteln, Süßigkeiten und gesüßten Getränken mit einer langsameren Alterung des Gehirns assoziiert waren.[66]

Körpermaße

Mit einem Maßband können Sie den Umfang Ihrer Hüfte (an der breitesten Stelle des Gesäßes) und Ihrer Taille (etwa zwei bis drei Zentimeter oberhalb des Nabels) sowie Ihre Größe (von den Fußsohlen bis zum Oberkopf) messen. Teilen Sie dann den Wert Ihres Taillenumfangs durch den Ihrer Hüfte sowie durch Ihre Größe. So erhalten Sie die Quotienten Waist-to-Hip-Ratio (Taille-Hüft-Verhältnis) und Waist-to-Height-Ratio (Taille-zu-Größe-Verhältnis). Studienergebnisse deuten darauf hin, dass ein Taillenumfang von mehr als 90 cm auf ein Übermaß an Energie hindeutet. Ein Taille-Hüft-Verhältnis von mehr als 0,85 bei Frauen oder 0,90 bei Männern bzw. ein Taille-zu-Größe-Verhältnis von mehr als 0,55 weisen ebenfalls darauf hin, dass die Betroffenen zu viel Energie aufnehmen – und ein erhöhtes Risiko für kognitiven Abbau und Demenz sowie ein erhöhtes Gesamtmortalitätsrisiko haben.[67] Das Bewahren eines niedrigeren Taille-Hüft-Verhältnisses in mittleren Lebensjahren ist mit einem besseren Gesundheitszustand des Gehirns und besseren kognitiven Leistungen im höheren Lebensalter assoziiert.[68]

Laborwerte

Ihre Ärztin oder Ihr Arzt kann grundlegende Blutwerte bestimmen lassen, um zu prüfen, ob Ihnen übermäßig viel Energie zur Verfügung steht. Hinweise auf Prädiabetes oder Diabetes anhand von Untersuchungswerten zu Nüchternblutzucker (über 100 mg/dl oder 5,6 mmol/l) oder dem Marker für Langzeitblutzucker, HbA1c (über 5,6 % oder 40 mmol/mol), geben Anlass, die eigene Energieaufnahme zu überprüfen. Ein erhöhter Wert beim Nüchternblutzucker ist eine der fünf Komponenten des Metabolischen Syndroms, in erster Linie einer Krankheit aufgrund von Insulinresistenz und exzessiver Energieverfügbarkeit. Weitere Komponenten sind ein vergrößerter Taillenumfang (siehe oben), Bluthochdruck, ein niedriger LDL-Cholesterin-Wert (unter 40 mg/dl bei Männern oder unter 50 mg/dl bei Frauen) sowie erhöhte Blutfettwerte (Hypertriglyzeridämie, über 150 mg/dl). Das Metabolische Syndrom ist, besonders bei erhöhten Blutzuckerwerten und Bluthochdruck, mit einem erhöhten Risiko für verschiedene Demenzformen assoziiert, doch ist dies reversibel, wenn sich der Gesundheitszustand wieder bessert.[69]

Konzept

Wir wissen nun also, wie wichtig es ist, die richtigen Nährstoffe zu sich zu nehmen und einen ausgeglichenen Energiehaushalt zu pflegen, der unserem individuellen Bedarf entspricht. Dann kommen wir jetzt auf die Logistik zu sprechen: Damit meine ich ein diätetisches Konzept (ich vermeide bewusst das Wort Diät), das uns hilft, unsere Ziele zu erreichen.

Es gibt wichtige Gründe dafür, dass ich hier lieber über Ernährungskonzepte schreiben möchte als über spezielle Diäten. Der erste und allerwichtigste: Ob Diäten überhaupt »wirken«, wird sehr heiß diskutiert, vor allem (natürlich) in den heiligen Hallen der sozialen Medien, wo sich die Diskussion zumeist um das Abnehmen dreht.

Selbstverständlich ist dies *kein* Abnehmbuch. Sie können (und sollten) unzählige wunderbare Dinge tun, die Ihrem Gehirn, Ihrer Gesundheit und Ihrem Wohlbefinden guttun, ohne dabei auch nur einmal auf die Waage zu steigen. Unser Gewicht ist überdies kein guter Indikator für Gesundheit. Wenn wir ein bisschen zunehmen, weil wir nach all den in Kapitel 7 beschriebenen Aktivitäten an Muskel- und Knochenmasse zulegen, ist das definitiv etwas Gutes!

Unter diesem Vorbehalt können wir aus Studien, die sich mit Gewichtsverlust beschäftigen, durchaus einiges über die Umstellung der Ernährung lernen. Grundprinzip jeder Abnehmdiät ist es, die mit der Nahrung aufgenommene Energie zu reduzieren. Gegner von Diäten werden sagen, dass dieser Ansatz langfristig nicht funktioniert, weil viele Menschen, die mit Diäten Gewicht verlieren, letztlich doch wieder zunehmen. Und das ist absolut richtig.[70] Aber es ist nicht so, dass eine Umstellung der Ernährung nicht »funktioniert« – es ist einfach *schwierig*. Wir müssen vielleicht unsere Einkaufsgewohnheiten ebenso ändern wie das, was wir kochen (und wie), und wir müssen für all das die Zeit und Ressourcen aufbringen. Womöglich müssen wir sogar unsere Einstellung zum Essen und unsere Beziehung dazu umfassend ändern.

Die Testpersonen in einer Studie können oft für ein paar Wochen oder Monate die Zähne zusammenbeißen und eine neue Ernährungsweise durchhalten, besonders wenn diejenigen, die die Studie durchführen, mit ihnen regelmäßig Kontakt halten, sie unterstützen oder ihnen die Nahrung zur Verfügung stellen. Ohne diese Unterstützung aber oder nach einiger Zeit im normalen Alltag verfallen viele in alte Ernährungsgewohnheiten und landen wieder bei ihrem alten Gewicht. Das ist nun einmal die menschliche Natur: Es ist sehr schwer, sein Verhalten zu ändern, besonders wenn es etwas so Verinnerlichtes ist wie das, was und wie wir essen.

Neue Gewohnheiten

Es gibt viele Ansätze und Methoden, sich neue Gewohnheiten zuzulegen, und alle haben sie gemeinsam, dass der Prozess einfach und machbar sein sollte. Zudem sollte man im Vorfeld darüber nachdenken, wo es schwierig werden könnte.

Implementierungsintentionen

Ein Hauptproblem mit neuen Gewohnheiten besteht darin, dass sie oft zu ambitioniert und zugleich viel zu vage sind. Implementierungsintentionen (Handlungspläne, englisch *implementation intentions*) geben dem Prozess mehr Verbindlichkeit. Statt zu sagen »Ich möchte abnehmen«, verschreibt man sich einem exakteren Handlungsplan. Die Nährstoffaufnahme lässt sich, ohne sich eingeschränkt zu fühlen, leicht steigern und die Kalorienaufnahme gleichzeitig senken, indem man den Gemüseanteil der Mahlzeiten erhöht. Versuchen Sie es doch einmal mit »Diese Woche werde ich mein Abendessen an jedem Tag mit einer Extraportion Gemüse ergänzen«. Und statt einfach über »mehr Sport« nachzudenken, könnten Sie jeden Tag direkt nach der Arbeit ein kleines Fünf-Minuten-Work-out durchführen. Besser noch: Tragen Sie diese Aktivitäten in Ihren Kalender ein, damit Sie daran denken. Bei Zielen, die etwas mit unserer Gesundheit zu tun haben, erhöht eine Implementierungsintention die Erfolgschancen signifikant. Wir bleiben konsequenter »dran«, und das Ziel erscheint besser erreichbar. Und noch ein Tipp: Das Ganze funktioniert am besten, wenn wir uns immer nur ein Ziel setzen.[71]

WOOP

Gabriele Oettingen ist Professorin für Psychologie und spezialisiert auf Kognition und Verhalten. Im Rahmen ihrer Forschung entwickelte sie die WOOP-Strategie (abgekürzt aus *wish*, *outcome*, *obstacle*, *plan*, also Wunsch, Ergebnis, Hindernis, Plan), die Menschen dabei helfen soll, ihre Ziele zu erreichen. Die WOOP-Strategie richtet ihren Fokus besonders auf die Frage, welche Hindernisse uns aufhalten könnten. Oettingens Studien ergaben, dass Menschen mit dieser Strategie mit größerer Wahrscheinlichkeit mehr Sport trieben oder ihre Ernährung verbesserten (mehr Obst und Gemüse).[72] Wenn Sie über eine Veränderung nachdenken, die Sie vornehmen wollen, überlegen Sie sich (oder notieren Sie) Antworten auf die folgenden Fragen – Sie werden sich dann mit größerer Wahrscheinlichkeit an Ihren Plan halten, auch wenn sich Hindernisse auftun.

1. **Wunsch** (*wish*). Was möchten Sie erreichen? Nehmen Sie einen Wunsch, der zwar herausfordernd ist, den Sie aber durchaus innerhalb weniger Wochen erfüllen können.
2. **Ergebnis** (*outcome*). Malen Sie sich das beste denkbare Ergebnis bei Erfüllung Ihres Wunsches aus. Wie würden Sie sich dabei fühlen?
3. **Hindernis** (*obstacle*). Was könnte Sie darin hemmen oder daran hindern, sich Ihren Wunsch zu erfüllen? Vielleicht eine Emotion, ein Glaube, die Ihnen verfügbare Zeit oder eine schlechte Angewohnheit? Denken Sie pragmatisch, aber auch intensiv nach, um alle möglichen Hindernisse auszumachen.

4. **Plan** (*plan*). Finden Sie für jedes Hindernis eine Maßnahme, mit der Sie dieses überwinden können.
5. Vielleicht wünschen Sie sich ja, jeden Abend mehr Gemüse zu essen. Sie hoffen, dass Sie sich im Ergebnis gesünder, energiegeladener und stolz auf Ihre Ernährungsgewohnheiten fühlen. Ein größeres Hindernis könnte sein, dass Sie womöglich abends zu müde sind, um zu kochen. In diesem Fall planen Sie dann, tiefgekühltes oder bereits geschnittenes Gemüse oder Salat zu verwenden, um sich die Sache zu erleichtern.

Es gibt ein paar Wege und Schliche um die Tatsache herum, dass es schwierig ist, unsere Ernährung dauerhaft umzustellen, beginnend damit, dass wir darüber nachdenken, inwiefern diese Veränderung zu unserem Leben, unseren Zielen und uns als Person passt. Ja, an diesem Punkt müssen wir ein bisschen auf die Metaebene gehen und etwas Selbstreflexion betreiben.[73]

Eine der weithin akzeptiertesten Theorien zu Motivation und psychologischen Bedürfnissen ist die Selbstbestimmungstheorie, entwickelt Mitte der 1980er-Jahre von Richard M. Ryan und Edward L. Deci, Psychologen an der University of Rochester. Die Selbstbestimmungstheorie besagt, dass Menschen drei Grundbedürfnisse haben: Autonomie, Kompetenz und soziale Eingebundenheit. Autonomie steht für die Freiheit, eigene Entscheidungen zu treffen, unser eigenes Verhalten zu steuern und uns eigene Ziele zu setzen. Kompetenz entspricht dem Empfinden, dass wir zu etwas fähig sind und unser Leben selbst meistern. Eingebundenheit ist das Gefühl der Zugehörigkeit und Verbindung mit anderen Menschen.

Jede Veränderung, die wir vornehmen, bleibt dann mit größter

Wahrscheinlichkeit bestehen, wenn wir dabei diesen drei Grundbedürfnissen entsprechen. So muss es sich gleich zu Anfang so anfühlen, dass wir aktiv eine Entscheidung treffen, die mit unseren Zielen im Einklang steht (Autonomie). In Kapitel 6 haben wir uns mit der Suche nach unserem *Warum* beschäftigt, und dasselbe gilt hier. Als Beispiel wage ich hier einmal die Vermutung, dass die meisten Menschen nicht mehr Brokkoli essen, weil sie bei seinem Verzehr eine solch reine, unbändige Freude empfinden. Stattdessen gibt es ein mit Brokkoli verknüpftes Zukunftsszenario, das sie erreichen wollen, etwa die Verbesserung ihrer Gehirngesundheit oder eine allgemeine Langlebigkeit, um später einmal zuschauen zu können, wie die Urenkelchen ihrerseits Brokkoli essen. Wenn wir aber auf eine von Brokkoli geprägte Zukunft hinarbeiten, weil wir denken, dass wir das *müssen*, ist ein Erfolg viel unwahrscheinlicher.[74]

Zusätzlich zur Autonomie brauchen wir Kompetenz: Wir müssen uns in der Lage dazu fühlen, die von uns geplante Veränderung auch durchzuhalten. Vielleicht bereiten wir uns darauf vor, indem wir uns bei einem Lieferservice namens »Brokkoli des Monats« anmelden und den Kochbuch-Bestseller *Freude am Brokkoli* kaufen. Oder wir fangen klein an, indem wir alle paar Wochen Brokkoli kochen und ihn in den Käsemakkaroni verstecken. Oder aber wir essen an den meisten Tagen reichlich Brokkoli, gönnen uns aber hier und da eine Auszeit davon, wenn sich dieser Speiseplan zu restriktiv oder eintönig anfühlt.[75] All dies sind evidenzbasierte Strategien, um die Kompetenz zu erhöhen und ebenso die Wahrscheinlichkeit, dass wir eine Änderung unserer Ernährungsweise beibehalten.

Das letzte Puzzlestück ist die soziale Eingebundenheit. Wenn Sie dafür sorgen, dass Sie bei Ihrem Brokkoli-Trip die Unterstützung anderer haben, erhöht das Ihre Aussicht auf Erfolg.[76] Vielleicht bringen Sie Ihre Familie dazu, Sie auf dieser kulinarischen Reise zu begleiten, und alle wechseln sich darin ab, mit viel Spaß leckere Brokkoligerichte zu kochen. Servieren Sie ihn erst einmal als Vorspeise (wir essen, was vor uns steht, daher ist es ein einfacher Trick, eine Mahlzeit mit etwas zu beginnen, von dem Sie mehr zu sich nehmen wollen).[77] Veranstalten Sie ein Essen mit Freunden, bei dem alle etwas mitbringen, und genießen Sie Brokkoli gemeinsam. Richten Sie eine Gruppe namens Brokkoli Bros in den sozialen Medien ein und teilen Sie Ihre Brokkolispäße mit Gleichgesinnten. Und weil das Thema Ernährung einen kleinen Wettstreit gut vertragen kann, könnten Sie sich online mit den Blumenkohl-Buddies messen. Es gibt unzählige Möglichkeiten, sich mit Kreuzblütlergemüse einzulassen. Letztlich zählt, ob Sie sich dabei von anderen unterstützt und mit ihnen verbunden fühlen.

Diese drei psychologischen Grundbedürfnisse haben mir nicht bloß Gelegenheit gegeben, zu meiner eigenen Belustigung so oft wie möglich das Wort »Brokkoli« zu schreiben, nein: Sie sollten tatsächlich stets Teil unseres Plans sein, wann immer wir versuchen, eine Änderung in unserer Ernährung oder Lebensführung vorzunehmen. Sie erklären in meinen Augen auch eine der erfolgreichsten aktuellen Untersuchungen zum Abnehmen. Die BROAD-Studie nahm Testpersonen mit Fettleibigkeit und Stoffwechselerkrankungen (Herz-Kreislauf-Erkrankungen, Bluthochdruck oder Diabetes vom Typ 2) auf und ordnete sie entweder einer Kontrollgruppe oder einer Interventions- oder Behandlungsgruppe zu – bei letzterer wurde die Ernährung komplett auf eine pflanzenbasierte Vollwertkost umgestellt.

Zwar wurden dabei etliche Nahrungsmittel vom Speiseplan gestrichen, doch konnten die Teilnehmerinnen und Teilnehmer dieser Gruppe so viel essen, wie sie wollten, was ihnen Autonomie verschaffte. Man zeigte ihnen, wie sie sich diese neuartigen Nahrungsmittel beschaffen und zubereiten konnten (Kompetenz) und hielt drei Monate lang zweimal wöchentlich Treffen ab, die auch soziale Unternehmungen und gemeinsame Abendessen umfassten und soziale Unterstützung und Eingebundenheit vermittelten. Die Personen der Behandlungsgruppe zeigten im Vergleich zur Kontrollgruppe nicht nur Verbesserungen bei einer ganzen Reihe von Markern des Gesundheitszustands, sondern hatten auch noch neun Monate nach Ende der Intervention alle Veränderungen beibehalten – einschließlich des Gewichtsverlustes.[78] Diäten *können* also funktionieren, aber dabei ist es sehr wichtig sicherzustellen, dass sie dem entsprechen, was wir zum Ziel haben, was wir leisten können und worin wir Unterstützung haben. Und genau da liegt das Problem. Denn genau das tun die meisten Diäten nicht, ganz gleich, welche Absichten wir haben.

Welche Ernährungsform ist die Beste, um Headroom aufzubauen?

Diese Frage wird mir oft gestellt. Die einfache Antwort lautet: keine.

Wie schon in Teil 1 erwähnt, resultiert mein Standpunkt vor allem aus einer Mischung von wissenschaftlichen Belegen und einer gesunden Portion Versuch und Irrtum. Es würde lange dauern, all die Fehler aufzuzählen, die ich im Laufe der Jahre als Coach und Wissenschaftler gemacht habe, und was ich aus ihnen gelernt habe. Einige passende Beispiele aber stechen heraus. So muss ich beispielsweise eingestehen, dass ich mehrfach davon überzeugt war, dass eine sehr spezifische Ernährungsweise die Lösung für eine Vielzahl gesundheitlicher Leiden sein würde, wie eine Art Allheilmittel. So war ich 2004 als Student ein vehementer Verfechter der Paläo-Diät, die angeblich am meisten unseren angestammten Bedürfnissen entspricht und komplett auf Milchprodukte, Getreide und Hülsenfrüchte verzichtet. Kurz darauf war ich mir sicher, dass eine Low-Carb-Ernährung die Lösung sei.

Verstehen Sie mich nicht falsch, es gibt spezifische Szenarien, in denen jede dieser Diäten sehr wirkungsvoll sein kann. Doch ich kenne Menschen, die sich auch mit völlig anderen Ernährungsformen bester Gesundheit erfreuen. Auf der anderen Seite wiederum habe ich während meiner Promotion mit Sportlerinnen und Sportlern gearbeitet, die Probleme mit ihrer Gesundheit und ihrer Performance bekamen, weil sie sich nach restriktiven Mustern ernährt hatten, die laut irgendwelchen Podcasts und Ansagen in den sozialen Medien optimal für ihre Gesundheit sein sollten. In Wirklichkeit aber war es für sie, weil sie sich zu sehr darauf konzentrierten, bestimmte Nahrungsmittel von ihrem Speiseplan zu streichen, praktisch unmöglich, ausreichend Kalorien aufzunehmen, um auf hohem Niveau zu trainieren und Leistung zu bringen.

Ich erinnere mich auch an die Arbeit mit zwei Formel-1-Fahrern, die (ohne voneinander zu wissen) in derselben Saisonpause beschlossen hatten, dieselbe spezifische Ernährungsweise auszuprobieren. Diesen Fahrern stellten sich nicht die üblichen Probleme wie unsereinem, wenn wir unsere Ernährung umzustellen versuchen. Für sie standen jederzeit Leute bereit, um die nötigen Speisen zu beschaffen und zuzubereiten und um sicherzustellen, dass ihre Kalorien- und Nährstoffbedarfe gedeckt würden. Doch obwohl ihnen die Schwierigkeiten einer Ernährungsänderung abgenommen und sie sorgfältig überwacht wurden, war es so, dass sich die Leistung bei dem einen Fahrer verbesserte und bei dem anderen verschlechterte.

Diese Beispiele führten mir vor Augen, wie unterschiedlich die Menschen oft sind, daher können wir meiner Ansicht nach durchaus sagen, dass jedes Ernährungskonzept funktionieren kann, solange es dem Individuum die nötigen Nährstoffe verschafft, um dem Bedarf seines Gehirns gerecht zu werden und auf längere Sicht eine ausgeglichene Energiebilanz zu bewahren. Ob wir uns lieber pflanzenbasiert-vegan ernähren, mediterran oder nach dem Muster »alles in Maßen«, ob Low-Carb- oder ketogene Ernährung – es gibt viele, viele Menschen, denen genau dieser Ansatz gutgetan hat, und Forschungsergebnisse, die das stützen. Der Erfolg stellt sich letztlich mit der Einhaltung der beiden entscheidenden Regeln ein: *Nährstoffe maximieren* und *Energie nach dem eigenen Bedarf*.

Wollen wir also der modernen Welt der Lebensmittel Paroli bieten, müssen wir über Marken-Diäten hinausblicken und über das grundsätzliche Prinzip unserer Ernährung nachdenken. Betrachtet man nämlich die meisten Diäten genauer, die angeblich die Gehirngesundheit fördern, besteht ihre größte Übereinstimmung darin, dass sie die oben genannten Regeln befolgen. Sie erhöhen oft die Nährstoffdichte (also die Anzahl der Nährstoffe und Mineralien in einer bestimmten Menge Nahrungsmittel) und senken die Energiedichte (die in einer bestimmten Menge Nahrungsmittel enthaltene Energie).

Solange unser Bedarf an Energie und Nährstoffen gedeckt wird, kommt es nicht wirklich darauf an, woher die Nahrung stammt. Die Journalistin Tamar Haspel, deren Fachgebiet die Schnittstelle zwischen Nahrung und Wissenschaft ist, fasst dies mit folgenden Worten zusammen: Menschen »kann es mit praktisch jeder Ernährungsweise dieser Welt gut gehen, außer mit unserer«. *Unsere* bezieht sich auf die Ernährungsweise und Nahrungsmittel, die in unserer heutigen Ernährungslandschaft am leichtesten verfügbar sind – reich an Energie und arm an Nährstoffen.

Allzu leicht tappen wir in die Falle und glauben, dass Ernährungsweisen der früheren Menschheitsgeschichte schlichtweg die *besten* sind (man könnte von einem *naturalistischen Fehlschluss* sprechen), doch der Blick auf die Ernährungsformen von Menschen in eher ursprünglichen Lebensräumen zeigt uns vielmehr, wie vielfältig die Ernährungsmuster sein können, die Menschen gesund erhalten. Der Evolutionsbiologe Daniel Lieberman etwa, den wir bereits aus Kapitel 7 kennen, untersuchte vor Kurzem die Kalorienquellen von elf unterschiedlichen Gruppen von Jägern und Sammlern aus Südamerika, Afrika, Südostasien und Australien. Diese unterschieden sich zwischen den Gruppen stark. Nahrungsmittel tierischer Herkunft machten mal lediglich 8, mal aber ganze 88 Prozent der Ernährung aus. Pflanzliche Nahrungsmittel stellten entsprechend zwischen 3 und 87 Prozent der aufgenommenen Kalorienmenge. Alle Kalorien, die weder tierisch noch pflanzlich waren (und das waren bis zu 22 Prozent), stammten aus Honig.

Auch die Energiemengen, die aus den wichtigsten Makronährstoffen bezogen wurden, variierten stark: Aus Kohlenhydraten stammten 5 bis 67 Prozent, aus Proteinen 14 bis 48 und aus Fetten 10 bis 65 Prozent. Ähnliche Befunde gibt es aus anderen Gebieten, wobei der Anteil der Kohlenhydrate meist zurückgeht und die Aufnahme von Fetten zunimmt, je weiter entfernt vom Äquator die Menschen leben.[79]

Wenn wir danach suchen, worin der Unterschied zwischen traditionelleren menschlichen Ernährungsweisen und der heutigen Ernährung liegt, landen wir wahrscheinlich nicht beim exakten Verhältnis der Makronährstoffe oder der Frage, ob die Nahrungsmittel tierischen oder pflanzlichen Ursprungs sind, denn Menschen in aller Welt ernähren sich auf vielfältigste Weise, und ihnen geht es gut damit.

Der Unterschied zwischen traditionellen Ernährungsformen und der modernen Ernährung besteht vielmehr im relativen Anteil von vollwertigen, nährstoffreichen Nahrungsmitteln. Und genau diesen Faktor haben die erfolgreichsten (und somit auch für die Gehirngesundheit positivsten) diätetischen Interventionen gemeinsam. Mehrere Forschungsgruppen kamen beispielsweise zu dem Ergebnis, dass Menschen, deren Ernährung eher Formen wie der mediterranen Ernährung oder DASH (*Dietary Approaches to Stop Hypertension*, also Ernährungsformen gegen Bluthochdruck) ähnelt, psychisch und kognitiv gesünder sind.[80] Diese Ernährungskonzepte unterscheiden sich in ein paar Details, generell aber bewirken sie den Verzehr von mehr Gemüse und Obst, von mehr kaum verarbeiteten Vollkornprodukten (wie Haferflocken und Naturreis), Hülsenfrüchten (Bohnen und Linsen), magerem Fleisch und Fisch. Zugleich empfehlen sie, weniger stark verarbeitete Fleischprodukte (Bacon, Hotdogs), stark verarbeitete Kohlenhydrate (vor allem Kuchen, Kekse und anderes Gebäck) sowie frittierte Speisen zu essen.

Die wohl bekannteste, bereits erwähnte, speziell auf das Gehirn ausgerichtete Ernährungsweise ist MIND (Mediterranean-DASH Intervention for Neurodegenerative Delay), entwickelt 2015 von der Ernährungsepidemiologin Martha Clare Morris vom Rush University Medical Center in Chicago als Mischung aus der mediterranen Ernährung und DASH-Diäten.[81] Unter fast tausend älteren Teilnehmern am Rush Memory and Aging Project, Teil einer von Morris geleiteten Studie, wiesen jene, die bei der MIND-Diät besser abschnitten, ein verringertes Risiko für die Alzheimer-Krankheit auf.

Die MIND-Ernährungsweise wurde vor nicht langer Zeit in einer umfangreichen Studie untersucht, bei der 600 Personen über 65 Jahre, in deren Familien es Demenzfälle gegeben hatte, randomisiert entweder MIND zugeteilt wurden oder einer Gruppe, die sich allein auf die Kalorienreduktion konzentrierte, ohne ihr Ernährungsschema an sich zu ändern. Nach drei Jahren der jeweiligen Ernährungsweise zeigten beide Gruppen ähnliche Verbesserungen hinsichtlich der kognitiven Funktion.[82] Beide Gruppen zeigten auch ähnliche Gewichtsverluste. Das könnte man durchaus so interpretieren, dass MIND nicht besser ist als ein herkömmlicherer Diätansatz der Kalorienrestriktion. Für mich aber unterstreicht es die Bedeutung der Gesamt-Energieverfügbarkeit, die in beiden Gruppen verringert wurde. Und obwohl sie nicht dazu angewiesen wurden, verbesserten doch die Teilnehmer aus der Kalorienreduktionsgruppe ein wenig ihre Ernährung. Wie bei der BROAD-Studie wurden die Testpersonen ermuntert, sich durch gemeinsames Kochen, Spiele, Wettbewerbe oder gemeinsames Verbringen von Feiertagen miteinander bekannt zu machen. Wir wissen, dass all diese Faktoren den Erfolg steigern, ganz gleich, welche Ernährungsstrategie zugrunde liegt.

Ergebnisse wie diese bestärken mich auch in meiner Ansicht, dass es wichtiger ist, sich über Ernährungskonzepte zu unterhalten als über exakt ausgearbeitete Diäten, denn es ist das Gesamtbild einer Ernährungsweise, auf das es ankommt, nicht irgendeine seiner Einzelkomponenten. Eine Studie etwa, die diätetische Daten von mehr als 60 000 Personen aus der UK Biobank nutzte, ergab, dass eine ausgeprägtere mediterrane Ernährung mit einem geringeren Risiko für eine spätere Demenz assoziiert war und sich positiv auf die Herz-Kreislauf-Gesundheit auswirkte.[83] Beim Blick auf die einzelnen Komponenten der mediterranen Ernährung jedoch tat sich kein Nahrungsmittel oder keine Gruppe von Nahrungsmitteln hervor, die den Zusammenhang zwischen mediterraner Ernährung und Demenz erklärt hätte. An der mediterranen Ernährung ist also nichts Wundersames – ihre positive Wirkung leitet sich wahrscheinlich daraus ab, dass mehr vollwertige Nahrungsmittel konsumiert werden, die nährstoffreicher und energieärmer sind.

Zu wissen, dass das Konzept wichtiger ist als einzelne Nahrungsmittel, macht es für uns flexibler und praktikabler, ein solches Prinzip auf unsere eigene Ernährung anzuwenden. Es muss nicht jeder plötzlich tonnenweise Olivenöl heranschaffen, um sich gegen Demenz zu wappnen – wir können einfach das, was für uns verfügbar und bezahlbar ist, für eine Ernährung nutzen, die uns mehr Headroom verschafft.

Nahrungsergänzung oder nicht, das ist hier die Frage

Beim Blick auf die eigene Ernährung und darauf, welche Nahrungsmittel eine maximale Nährstoffdichte versprechen, stellen Sie sich vielleicht die Frage, welche Rolle Nahrungsergänzungsmittel spielen sollten. Ich hoffe, dass die meisten Menschen eine Ernährungsweise finden, die so viele Nährstoffe bietet, dass sie keine Nahrungsergänzungsmittel brauchen, zweifellos aber spricht einiges dafür, dass eine gezielte Ergänzung Nährstofflücken schließen und damit die kognitive Funktion fördern kann. Wenn Ihnen beispielsweise bestimmte nährstoffreiche Nahrungsmittel nicht zur Verfügung stehen (oder Sie diese schlichtweg nicht mögen), können Sie Ihre Ernährung gezielt durch wichtige Nährstoffe ergänzen.

Langkettige Omega-3-Fettsäuren

Der Omega-3-Fettsäurenstatus ist eine der aussagekräftigsten Vorhersagevariablen für das Demenzrisiko, zudem kann eine Supplementierung mit Omega-3-Fettsäuren Depressionssymptome lindern und den Schlaf verbessern.[84] Pflanzliche Nahrungsmittel enthalten meist eine bestimmte Omega-3-Fettsäure (ALA), doch deren Umwandlung in längerkettige Omega-3-Fettsäuren wie DHA (wichtig für das Gehirn) und EPA (wichtig für die Herzgesundheit) variiert stark, sodass die meisten Menschen EPA und DHA zusätzlich einnehmen müssen. Wer nicht zwei oder drei Portionen Fettfisch (wie Lachs, Thun, Makrele oder Sardine) à etwa 120 Gramm pro Woche verzehrt, sollte erwägen, täglich etwa zwei bis drei Gramm

Omega-3-Fettsäure mit einem Präparat zu supplementieren, das sowohl EPA als auch DHA enthält. Im Rahmen einer pflanzenbasierten Ernährung kommt hierfür Algenöl infrage.

An der Methylierung beteiligte B-Vitamine

Verschiedene Studien legen nahe, dass eine Nahrungsergänzung mit B-Vitaminen mit einem verlangsamten kognitiven Abbau assoziiert ist.[85] Ein niedriger B_{12}-Spiegel ist mit einer schlechteren kognitiven Funktion assoziiert, selbst wenn die Betroffenen technisch gesehen keinen Mangel aufweisen.[86] Und, wie schon erwähnt, fördert die Wechselwirkung von B-Vitaminen und Omega-3-Fettsäuren die Gehirngesundheit. Bei Studien zur Senkung des Homocystein-Blutspiegels mit B-Vitaminen erwies es sich als am vorteilhaftesten, den Homocysteinspiegel unter 13 mmol/l zu halten; andere Ergebnisse legen sogar nahe, dass weniger als 10–11 mmol/l wahrscheinlich noch günstiger sind.[87] Bei erhöhtem Homocysteinspiegel bestanden die Behandlungen in jenen Studien unter anderem in der Gabe von Supplementen mit etwa 500 mg B_{12} und 700 µg Folat-Äquivalenten pro Tag.[88] Manche Studien zur Senkung des Homocysteinspiegels mit B-Vitaminen verwendeten außerdem rund 20 mg B_6 und 1–2 mg Riboflavin (B_2) pro Tag.[89]

Vitamin D

Vitamin-D-Mangel ist weltweit verbreitet, besonders bei Menschen mit geringer Sonnenlichtexposition oder dunkleren Hauttönen. Tatsächlich könnte jeder vierte Erwachsene mehr Vitamin D benötigen.[90] Ein Vitamin-D-Mangel (Blutspiegel unter 20 ng/ml) ist mit einem erhöhten Risiko für Demenz und geringeres Hirnvolumen assoziiert, für Sportler werden generell höhere Zielwerte (40–50 ng/l) empfohlen.[91] In einer Studie des National Alzheimer's Coordinating Center mit mehr als 12 000 Testpersonen zeigten diejenigen, deren Nahrung mit Vitamin D ergänzt wurde, hinsichtlich späterer Demenzerkrankungen eine geringere Inzidenz.[92] Zwar wird empfohlen, die Vitamin-D-Versorgung regelmäßig zu überprüfen, doch gilt eine Dosis von 2 000 IE (Internationalen Einheiten) pro Tag als sicher und gewährleistet bei den meisten Menschen eine angemessene Versorgung.[93] Eine Vitamin-D-Nahrungsergänzung in dieser Größenordnung ist zudem mit einer signifikanten Verringerung von Depressionssymptomen assoziiert.[94] Untersuchungen zu Vitamin-D- und auch Omega-3-Fettsäuren-Supplementierung legen sogar nahe, dass diese den Alterungsprozess unmittelbar verlangsamen können.[95]

Magnesium

Auch eine unzureichende Magnesium-Aufnahme ist verbreitet. Manche Studien deuten darauf hin, dass fast die Hälfte der Bevölkerung der USA nicht die empfohlene Menge zu sich nimmt.[96] Magnesium spielt für die Verstoffwechselung von Vitamin D eine entscheidende Rolle, eine gute Versorgung mit Magnesium ist also vermutlich wichtig für den Vitamin-D-Spiegel.[97] Die tatsächliche Versorgung mit Magnesium lässt sich nur schwer feststellen, aber wenn Sie diese steigern wollen, sollten Sie ein Präparat erwägen, dass 50–100 Prozent der empfohlenen Tagesmenge (rund 200–400 mg) enthält. Meiden Sie Magnesiumoxid und höhere Dosen von Magnesiumcitrat, da beide eine geringere Bioverfügbarkeit haben und Magenbeschwerden verursachen können.

Kreatin

Kreatin findet sich in Fleisch und Fisch und ist für energiezehrende Gewebe wie Muskulatur und Gehirn von großer Bedeutung. Zwar bilden wir selbst Kreatin, doch ist eine Supplementierung bei Sportlerinnen und Sportlern beliebt, weil sie Muskelaufbau und -kraft fördern kann.[98] Zudem wird Kreatin im Hinblick auf verschiedene mögliche Vorteile für die Hirngesundheit immer intensiver erforscht. Die Substanz kann einige der negativen Effekte von Schlafmangel auf die kognitive Funktion ausgleichen und viele Aspekte der kognitiven Funktion generell unterstützen (Gedächtnis und Verarbeitungsgeschwindigkeit), besonders bei älteren Menschen.[99] Etliche Studien deuten überdies darauf hin, dass Kreatin die Behandlung von Depressionen unterstützen kann.[100] Die Standarddosis für Kreatin-Monohydrat liegt bei 5 g pro Tag, und das ist für den Anfang optimal. Manche Studien fanden bei Dosen von 10–30 g eine positive Wirkung bei Depressionen, beim Resistenztraining oder nach akutem Schlafmangel – mit sehr wenigen Nebenwirkungen.[101] Wenn Sie sich für die Supplementierung von Kreatin entscheiden, wählen Sie möglichst Kreatin-Monohydrat, die in den allermeisten Studien verwendete Darreichungsform. Zu beachten ist, dass die Wirkung von Kreatin oft übertrieben wird und in erster Linie darin besteht, dass es dabei hilft, eine energieintensive Tätigkeit ein bisschen intensiver oder länger auszuüben, etwa ein paar mehr Wiederholungen im Fitnessstudio oder bei einer komplexen Gedächtnisübung.[102] Um die volle Wirkung zu erzielen, müssen Sie sich also selbst fordern.

Was noch?

Es gibt jede Menge Supplemente, die sich an dieser Stelle mit aufführen ließen, jeweils mit eigenen Forschungsergebnissen und Erläuterungen dazu, wann sie von Nutzen sein könnten. Ich beschränke mich hier aber bewusst auf Nahrungsergänzungsmittel, bei denen entweder eine ausgeprägte Verbindung zwischen einem Mangel und der Gehirngesundheit oder aber eine positive Asymmetrie besteht – die große Wahrscheinlichkeit eines Nutzens in der passenden Situation und zugleich ein geringes Risiko. Abgesehen von diesen gibt es – zumindest zum aktuellen Zeitpunkt – nur sehr wenige Nahrungsergänzungsmittel, die ich routinemäßig einer Vielzahl von Menschen empfehlen würde. Natürlich ist zu berücksichtigen, dass diese Mittel oft teuer und von sehr unterschiedlicher Qualität sind. Die besten Hersteller lassen ihre Produkte von unabhängiger Seite auf Reinheit prüfen und sorgen dafür, dass keine Verunreinigungen auftreten. Jeder seriöse Hersteller sollte ein Analysezertifikat vorlegen können, das dies nachweist.

Manchmal hilft eine Blutuntersuchung zur Bestimmung der Nährstoffspiegel bei der Entscheidung, ob Supplementierung ja oder nein, man kann aber auch ein gutes Multivitaminprodukt einnehmen, um seinen Grundbedarf zu stillen. Dabei muss jedoch klar sein, dass wir nicht mit Nahrungsergänzungsmitteln eine schlechte Ernährung ausgleichen können. Will man etwas für die Gesundheit des Gehirns tun, sollte das oberste Ziel sein, erst gar keine Nahrungsergänzungsmittel zu benötigen, weil man so viele Nährstoffe wie möglich mit der Nahrung aufnimmt.

Ein Brownie ist und bleibt ein Brownie

Es gibt noch einen Grund, warum ich es lieber sehe, dass Menschen sich ein Ernährungskonzept zulegen und nicht einer Diät folgen. Viele Diäten nämlich lassen uns denken, dass etwas gesund sei, nur weil es »vegan« oder »keto« ist, ganz gleich, ob es tatsächlich dem entspricht, was gesund für unser Gehirn ist.

Wie wir bereits wissen, essen wir, wenn mehr Gemüse, Obst, mageres Fleisch und Fisch auf unserem Speiseplan stehen, *weniger* andere Dinge. Und das bedeutet meist, dass wir weniger Nahrungsmittel zu uns nehmen, die insofern problematisch sind, als sie kalorienreich und äußerst schmackhaft sind (sodass man schnell zu viel davon isst) und wenig Proteine und Nährstoffe zu bieten haben. Viele verweisen in diesem Zusammenhang besonders auf hoch verarbeitete Lebensmittel, die so bezeichnet werden, weil ihre Herstellung viele Verarbeitungsschritte erfordert oder sie Zusatzstoffe enthalten. Obwohl manche Befunde dafürsprechen, dass ein hoher Anteil hoch verarbeiteter Lebensmittel auf dem Speiseplan mit schlechterer mentaler Gesundheit und schnellerem kognitiven Abbau assoziiert ist,[103] gibt es viele hoch verarbeitete Nahrungsmittel, die nicht zwangsläufig problematisch sind, weil sie eben nicht kalorienreich, schmackhaft oder arm an Protein sind. Ein hochwertiges Proteinpulver etwa ist technisch gesehen hoch verarbeitet. Proteinpulver können aber beispielsweise für Veganer, Sportlerinnen und Sportler und alle anderen eine hervorragende Möglichkeit darstellen, Mahlzeiten bei Bedarf mit Proteinen anzureichern.

Die gängige westliche Ernährungsweise umfasst viele kalorienreiche, nährstoffarme, schmackhafte, ballaststoff- und proteinarme Nahrungsmittel. Diese Eigenschaften stellen eher ein Problem dar als die Tatsache, dass die Nahrung hoch verarbeitet ist. Und auch wenn man diese Nahrungsmittel nicht dämonisieren muss, ist es doch im Hinblick auf die Gehirngesundheit keine allzu gute Idee, sie regelmäßig zu verzehren. So bestand bei Teilnehmern einer Studie eine Woche lang eine der täglichen Mahlzeiten aus einer typisch westlichen Speise (entweder Waffeln oder eine Hauptmahlzeit mit Dessert von einer Fast-Food-Kette). Im Ergebnis schnitten sie bei einem den Hippocampus fordernden Gedächtnistest schlechter ab als eine Kontrollgruppe.[104] Wir erinnern uns: Der Hippocampus ist eng mit Gedächtnis und kognitiver Funktion verbunden und bei von der Alzheimer-Krankheit Betroffenen besonders oft in Mitleidenschaft gezogen.

Andere Studien ergaben, dass ein Zuviel an westlicher Ernährung oder der Verzehr einiger Schokoriegel neben der normalen Ernährung schon nach wenigen Tagen eine Insulinresistenz und oxidativen Stress hervorrufen und die Insulin-Signalwege im Gehirn stören kann.[105] Im Hinblick auf die Gehirngesundheit steht seit einigen Jahren die mediterrane Ernährung insofern im Fokus, als die bessere Qualität der Nahrungsmittel und Nährstoffe wie Polyphenole gemeinsam zugunsten des Gehirns die Steuerung des Blutzuckerspiegels verbessern.[106]

Sie mögen mir zustimmen, dass es nicht unbedingt die beste Strategie für ein langfristig gesundes Gehirn ist, sich nur von Burgern, Milchshakes und Waffeln zu ernähren. Überraschend mag aber sein, wie oft Nahrungsmittel, die zu einer vermeintlich gesunden Ernährung passen, vom Nährwert her kaum besser sind. Das möchte ich an einem großen Teller voller Brownies veranschaulichen. Bitte hassen Sie mich nicht dafür – ich musste irgendein Beispiel wählen, und ich liebe Brownies genauso wie jede und jeder andere (außer meiner Frau, die aus unerfindlichen Gründen kein großer Brownie-Fan ist).

Also die Brownies. Wir können sie fix und fertig verpackt im Supermarkt kaufen oder zu Hause backen. Per Backmischung, auf altmodische Art. Oder selbst, mit einer ganzen Reihe von Zutaten, auf *altmodisch*-altmodische Art. Wir können sie vegan zubereiten, ohne Eier und Butter. Wir können das normale Mehl und den Zucker durch Mandelmehl und eine alternative Süße ersetzen, um Low-Carb-Brownies zu erhalten. Vermutlich gibt es sogar eine mediterrane Version, bei der man sie mit Nussmus, Vollkorn-Weizenmehl und Olivenöl backt. All diese Brownies sind lecker, besonders wenn wir noch eine Prise Salz darauf streuen, für den ultimativen Gaumenkitzel. Und während nur der im Supermarkt gekaufte Brownie als hoch verarbeitet gilt, ist jede Variante dieses leckeren Gebäcks energiereich, aber arm an Ballaststoffen, Nährstoffen und Proteinen, und lädt dazu ein, zu viel davon zu essen. Unterm Strich bleibt ein Brownie ein Brownie.

Darum kommt es am meisten darauf an, nach welchem *Konzept* wir uns ernähren. Ein Brownie hin und wieder beeinflusst nicht unser gesamtes Ernährungskonzept, und er passt in jeden Speiseplan, für den wir uns entscheiden, solange wir insgesamt alle nötigen Nährstoffe und Energiemengen bekommen. Wir müssen aber auch bedenken, wie schnell es passiert, dass wir unser Energie-Budget regelmäßig mit Tellern voller Brownies sprengen – ganz gleich, wie sie hergestellt wurden.

Unsere Nahrung verändert, wie wir essen

Kevin Hall ist weltweit einer der führenden Forscher zu der Frage, wie unsere Nahrung beeinflusst, wie viel wir essen. Anders als bei den meisten Ernährungsstudien, die die Teilnehmerinnen und Teilnehmer einfach nach ihrem Essverhalten befragen, oder Studien wie der BROAD-Studie, die den Probanden eine neue Ernährungsweise nahebringen, sperrt Dr. Hall seine Testpersonen in einer »Stoffwechselabteilung« ein, in der ihre Aktivitäten, Nahrungsaufnahme und metabolischen Vorgänge akribisch dokumentiert werden können. Mit ihrem Einverständnis natürlich.

Die erste Studie, die ich (im Rahmen meiner Studienarbeit) je durchführte, war ganz ähnlich ausgerichtet. Da es mein erstes Forschungsprojekt war, bestand meine Aufgabe natürlich vor allem darin, das zu tun, was mir gesagt wurde, und kein allzu großes Durcheinander zu stiften. Die Human Nutrition Unit an der University of Cambridge, in die ich damals eintrat, verfügte über eine Einrichtung, in der die Testpersonen wohnten und Speisen mit je nach Person unterschiedlich hohem Zuckergehalt erhielten. Ziel war es, herauszufinden, ob sich die aufgenommene Zuckermenge im Urin messen ließ.[107] Die vom Team entwickelte Methode wurde dann in großen epidemiologischen Studien genutzt, da man so akkuratere Ergebnisse erhielt, als wenn man die Teilnehmenden danach fragte, wie viel Zucker sie aufnahmen. Schließlich kann man selten genau sagen, ob man zwei Brownies gegessen hat oder sieben.

Halls Forschung konzentriert sich stets auf die Frage, inwiefern die Zusammensetzung und Verarbeitung von Nahrungsmitteln beeinflussen, wie viel wir essen. Die Befunde seiner Forschungsgruppe entsprechen im Großen und Ganzen den grundlegenden Prinzipien der Ernährung, die offenbar die Gesundheit beeinflussen. Zunächst einmal fanden die Forscherinnen und Forscher heraus, dass Menschen mehr essen, wenn ihre Mahlzeiten aus hoch verarbeiteten Lebensmitteln bestehen, als wenn sie ähnliche Mahlzeiten aus minimal verarbeiteten Lebensmitteln zu sich nehmen. Das liegt unter anderem daran, dass hoch verarbeitete Lebensmittel oft weniger Proteine enthalten. Die Personen nahmen deshalb mehr Kalorien zu sich, bis sie dieselbe Proteinmenge aufgenommen hatten wie mit minimal verarbeiteten Nahrungsmitteln.[108] Spätere Studien ergaben durchweg, dass Menschen mehr essen, wenn die Speisen weniger Kauen erfordern, und dass sie eher zu viel essen, wenn die Speise wenig Ballaststoffe und Proteine enthält, aber einen hohen Energiegehalt aufweist.[109] Der wichtigste Faktor ist demnach nicht so sehr die Verarbeitung der Nahrungsmittel, sondern eher ihre Zusammensetzung und ihre Energiedichte.

Andere Studien kamen zu ähnlichen Ergebnissen. In der eine Woche laufenden Studie mit den Waffeln und dem Fast Food etwa zeigte sich bei den Testpersonen außer den Veränderungen bei Gedächtnisfunktionen auch eine veränderte Appetitkontrolle. Wie sich zeigte, sind wir nicht besonders gut darin zu beurteilen, wie viel wir essen, wenn die Nahrung sehr energiereich ist (viel Zucker, viel Fette und raffinierte Kohlenhydrate).[110] Das liegt vermutlich daran, dass die vollendete, verführerische Kombination aus Kohlenhydraten und Fetten eine relativ neue Erscheinung in unserer Lebensmittelwelt ist – sie liefert uns Energie, aber nicht die anderen Komponenten wie Ballaststoffe, Wasser, Proteine und Nährstoffe, die unser Gehirn begleitend erwartet. Daher ist eine ballaststoffreiche Ernährung, die viele dieser fehlenden Komponenten enthält (und echtes Kauen erfordert) das perfekte Gegenmittel gegen die moderne Lebensmittelwelt.

Zwar ist vielfach belegt, dass Menschen mit unterschiedlichsten Ernährungsformen aus unterschiedlichsten Nahrungsquellen gut zurechtkommen, doch ist der Fokus auf Proteine von großer Bedeutung. Daniel Liebermans Studie bei den Jägern und Sammlern ermittelte, dass diese mit ihrer traditionellen Ernährung verhältnismäßig viel Protein aufnahmen – durchschnittlich 30 Prozent der Kalorienmenge. Bei der durchschnittlichen Ernährungsweise in den USA liegt der Anteil bei 15 bis 18 Prozent. Die relativ demenzimmunen Tsimané nehmen ebenfalls viel Protein auf – rund zwei Gramm pro Kilogramm Körpergewicht im täglichen Durchschnitt.[111] Das entspricht dem 2,5-Fachen der in den USA empfohlenen Tagesmenge. Und die Belege mehren sich, dass die Tsimané eher etwas richtig machen als wir.

Die Aufnahme von mehr Proteinen verschafft uns ein besseres Sättigungsgefühl nach der Mahlzeit und unterstützt zudem die Muskulatur sowie die Gehirngesundheit. Ältere Erwachsene, die mehr Proteine zu sich nehmen, bauen beispielsweise mit dem Älterwerden weniger Muskelmasse ab. Bevölkerungsstudien deuten allgemein darauf hin, dass Menschen, die mehr Proteine zu sich nehmen, ein geringeres Risiko für kognitiven Abbau und Demenz haben.[112] Vor allem aber müssen wir mit zunehmendem Alter offenbar immer mehr Proteine zu uns nehmen, um daraus gleichbleibenden Nutzen zu ziehen, die meisten Mengenempfehlungen aber orientieren sich an der physiologischen Norm jüngerer Menschen und beziehen sich auf die Vermeidung von Mängeln, nicht auf die Unterstützung der Gesundheit.[113] Eine Studie mit Erwachsenen im Alter von mehr als sechzig Jahren ergab, dass erst eine Proteinaufnahme, die etwa um die Hälfte über der empfohlenen Tagesmenge lag, die Bildung von Glutathion maximierte, einem Antioxidans, das mit einem verringerten Demenzrisiko in Verbindung gebracht wird.[114] Und Verbesserungen hinsichtlich der Muskelmasse erreichen den Höchstwert offenbar, wenn etwa das Doppelte der empfohlenen Tagesmenge aufgenommen wird.[115] Daher ist aktueller Konsens, dass wir alle mindestens 1,1 g Protein pro Kilogramm Körpergewicht pro Tag zu uns nehmen sollten, besser aber 1,4 bis 1,6 g, und nicht bloß die empfohlene Tagesmenge von 0,8 g pro Kilogramm Körpergewicht.[116] Diese erhöhte Proteinaufnahme fördert – besonders in Kombination mit Widerstandstraining – den Aufbau und Erhalt von Kraft und Muskelmasse am besten, ebenso die Gesundheit generell. Falls Sie zu hören bekommen, eine hohe Proteinaufnahme sei langfristig nicht gut für die Gesundheit: Neuere Übersichtsarbeiten durch Fachleute finden in der Literatur kaum Belege, die dies stützen (aber viele Belege für den Nutzen von Proteinen).[117]

Wer sich schwer damit tut, mit zunehmendem Alter oder ganz generell genügend Kalorien und Proteine zu sich zu nehmen, kann auf einige Annehmlichkeiten der modernen Lebensweise zurückgreifen und bestimmte proteinreiche verarbeitete Nahrungsmittel konsumieren, etwa Proteinriegel und Proteinpulver. Es gibt sogar einige erstaunlich hochwertige Protein-Cerealien, die ich selbst manchmal esse, wenn mir die Zeit oder Energie fehlt, um mir zum Frühstück eine Schale Joghurt mit Beeren zu machen oder ein paar Reste aufzuwärmen (was ich meistens tue). Natürlich enthalten diese verarbeiteten, auf Proteine ausgerichteten Nahrungsmittel nicht unbedingt allzu viele andere Nährstoffe, daher sind sie mehr als Ergänzung zu betrachten.

Zu bedenken ist auch, dass etwas, das viele Proteine *verspricht*, nicht unbedingt auch viele Proteine *enthält* (oder etwas ist, wovon wir viel essen sollten). Das gilt etwa für Proteinkekse, süße Proteinriegel und Proteinbrownies (kurzes Augenrollen – ein Brownie ist und bleibt nun einmal ein Brownie). Einen schnellen Überblick verschaffen Sie sich mit folgendem Trick, den ich von Ted Naiman habe, Ingenieur und Hausarzt (zufälligerweise auch meiner), der unendlich viele Informationen über den Einfluss unterschiedlicher Speisen auf unser Hungergefühl in seinem Buch *Satiety per Calorie* (»Sättigung pro Kalorie«) zusammengetragen hat:[118] Wenn Sie verarbeitete Snacks mit hohem Proteingehalt suchen, achten Sie darauf, dass sie wenigstens so viel Gramm Protein enthalten wie die Zahl der Kalorien geteilt durch zehn (also beispielsweise 20 g Protein bei einem Proteinriegel mit 200 kcal), bestenfalls sogar mehr. Das ist nur eine grobe Annäherung, aber man kann sie sich leicht merken, und sie funktioniert nach meiner Erfahrung bei Profisportlern ebenso gut wie bei allen anderen Menschen.

Berechnen Sie Ihren Proteinbedarf

Viele Menschen nehmen zu wenig Proteine auf, was besonders dann ein Problem darstellt, wenn wir älter werden und unser Bedarf steigt – vor allem, wenn wir nicht die Zeit haben, regelmäßig zu kochen und unsere Mahlzeiten frisch zuzubereiten, bei Personen, die insgesamt weniger Nahrung zu sich nehmen (etwa wenn sie GLP-1-Medikamente einnehmen), oder bei jenen, die eine eher pflanzenbasierte Ernährung verfolgen. Wenn Sie ermitteln wollen, wie viel Protein – ob in Gestalt von magerem Fleisch oder Bohnen – Sie möglichst pro Tag zu sich nehmen sollten, berechnen Sie die folgenden Werte:

Minimum

1,1 g Protein mal Körpergewicht in kg = ____________

Maximum

1,6 g Protein mal Körpergewicht in kg = ____________

Eine Person, die 75 kg wiegt, sollte also täglich zwischen 82,5 und 120 g Proteine aufnehmen, oder 30 bis 40 g pro Mahlzeit. Ein durchschnittliches Hähnchenbrustfilet ohne Haut enthält rund 56 g Protein. Eine 90-Gramm-Portion Fisch enthält zwischen 16 und 26 g. Und 250 ml Bohnen enthalten je nach Art um die 10 g Protein.

Die ungefähre Menge lässt sich auch danach bemessen, wie viel Protein auf die Fläche Ihrer geöffneten Hand passt. Da die Größe Ihrer Hand mit Ihrer Körpergröße korreliert, brauchen Sie nichts zu wiegen. Bei Fleisch oder Fisch sollten es »zwei Handvoll« pro Mahlzeit sein, bei Joghurt, Bohnen, Tofu oder Ei mindestens drei. Wenn Sie Ihren Proteinbedarf auf diese Weise aus vollwertigen Nahrungsmitteln decken, versorgen Sie sich ganz nebenbei noch mit verschiedensten weiteren Nährstoffen, Sie bleiben länger satt und erhalten Energie nach dem eigenen Bedarf.

Was bedeutet all das für uns, wenn wir versuchen, unsere Ernährung zu verbessern, um etwas für unsere Gesundheit zu tun? Wenn wir nicht das Gefühl haben wollen, in unserer Ernährung auf etwas verzichten zu müssen, ist es oft am einfachsten, gezielt etwas zu *ergänzen*, statt etwas zu streichen. Ergänzen Sie insbesondere mehr Nahrungsmittel, die viele Nährstoffe, aber wenig Energie enthalten – Früchte, Beeren und Gemüse jeglicher Art, Bohnen und Linsen, Kartoffeln (eine überraschende Nährstoff- und Sättigungsbombe) und minimal verarbeitetes Getreide wie Vollkornreis und Haferflocken – sowie solche, die viele Nährstoffe und viele Proteine enthalten, wie mageres Fleisch, Fisch, fermentierte Milchprodukte wie Käse und Joghurt, Sojaprodukte wie Tofu und Tempeh sowie Eier. Nüsse und Saaten dürfen ebenfalls nicht fehlen, doch wenn wir sie in Form von Erdnussbutter und gerösteten Macadamianüssen mit Honig zu uns nehmen, bewegt sich das Ganze schnell in Richtung unseres Brownie-Szenarios.

Ein guter Anfang ist vielleicht, die Empfehlungen der SMILES-Studie (Supporting the Modification of Lifestyle in Lowered Emotional States, »Förderung einer veränderten Lebensweise bei niedergedrückter Gefühlslage«) umzusetzen, der ersten randomisierten Studie, die belegte, dass man Depressionssymptome über die Ernährung lindern kann.[119] Die Empfehlungen bestanden darin, die Qualität der Ernährung zu verbessern, indem man vor allem Gemüse (sechs Portionen pro Tag), Obst (drei Portionen pro Tag), Hülsenfrüchte (zwei bis drei Portionen pro Woche), fettarme und ungesüßte Milchprodukte (zwei bis drei Portionen pro Tag), rohe und ungesalzene Nüsse (eine Portion pro Tag), Fisch (mindestens zwei Portionen pro Woche), mageres rotes Fleisch (drei oder vier Portionen pro Woche), Hähnchenfleisch (zwei oder drei Portionen pro Woche), Eier (bis zu sechs Stück pro Woche) und Olivenöl (drei Esslöffel pro Tag) zu sich nimmt und dafür weniger Süßigkeiten, raffiniertes Getreide, frittierte Speisen, Fast Food, verarbeitete Fleischprodukte und gezuckerte Getränke (nicht mehr als drei Portionen insgesamt pro Woche). Wichtig war dabei, dass die Testpersonen zwar die empfohlenen Mengen jeder Speise erhielten, aber essen sollten, so viel sie wollten.

Zugegeben, die Liste der Empfehlungen der SMILES-Studie ist lang. Konzentrieren wir uns anfangs aber auf eine oder zwei davon, um uns dann zu steigern, wird das nach und nach unser Ernährungskonzept verändern und uns mit mehr Nährstoffen versorgen, die gut für unsere Gehirngesundheit sind.

Manchmal wollen meine Klientinnen und Klienten spezifischere Tipps als die der SMILES-Studie. Um ihre Ernährung zu verbessern, empfehle ich dann folgende Methode, nach der ich mir auch selbst meine Mahlzeiten zusammenstelle: Teilen Sie einen Teller (ca. 26 cm Durchmesser) in Drittel auf (Abbildung 4). Füllen Sie das erste Drittel mit einem mageren Protein Ihrer Wahl. Hähnchen, Fisch, mageres Rindfleisch, Linsen – was immer Sie mögen. Das zweite Drittel füllen Sie mit Ihrem bevorzugten nährstoffreichen Gemüse und Obst. Auch hier gilt: Essen Sie, was Sie am liebsten mögen. Die Mahlzeit soll nährstoffreich sein, und sie soll Ihnen schmecken! Tatsächlich wurde in Studien nachgewiesen, dass der Umstand, dass etwas *gesund* ist, oft allein nicht bewirkt, dass Menschen es auch regelmäßig essen – viel besser ist es, wenn wir uns auf Nahrungsmittel konzentrieren, die unseren Zielen hinsichtlich Nährstoff- und Energiegehalt entsprechen, die wir aber auch verlockend finden.[120]

Beim letzten Drittel Ihres Tellers stehen Ihnen je nach den aktuellen Bedürfnissen Ihres Körpers (und Ihres Gehirns) einige Entscheidungen offen. Sind Sie Sportlerin oder Sportler und brauchen Sie demnach mehr Kalorien, ist eine Portion Naturreis, Pasta oder einer anderen Kohlenhydratquelle wohl die beste Wahl (höhere Energiedichte). Wenn Sie sich aber in einem Zustand der exzessiven Energieverfügbarkeit befinden, sollten Sie das letzte Drittel mit noch mehr Obst und Gemüse füllen. Die Auswahl der Proteinquelle sollte sich ebenfalls nach dem Energiebedarf richten. Sind Sie auf einen

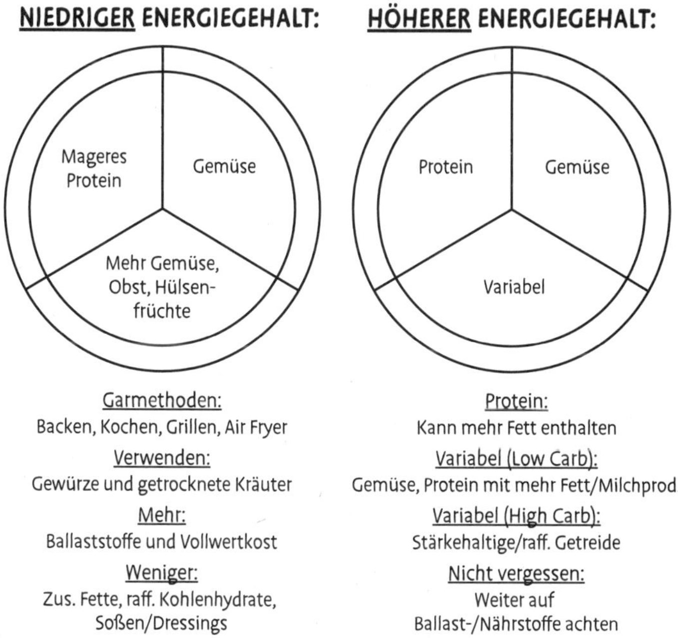

ABBILDUNG 4. Vorschläge für Gerichte je nach Energiebedarf. Wählen Sie zunächst das Protein aus – mageres Protein für geringeren Energiegehalt oder fettreicheres Protein bei höherem Energiebedarf. Ergänzen Sie dann Gemüse und Kohlenhydrate nach Ihren Vorlieben und Zielen.

geringeren Energiegehalt aus, wählen Sie eher mageres Fleisch, und ergänzen Sie stärkehaltige Nahrungsmittel wie Pasta oder Reis mit Gemüse, um Nähr- und Ballaststoffe zu erhalten. Bedenken Sie auch, dass manche pflanzenbasierten Proteinquellen, wie Linsen und Bohnen, gleichzeitig Proteine und Kohlenhydrate liefern. Brauchen Sie mehr Energie oder ernähren Sie sich kohlenhydratarm, können fettreichere Fleisch- oder Fischsorten oder aber mehr Nüsse und Produkte auf Sojabasis zum Einsatz kommen.

Wenn Sie Ihre Ernährung nachhaltig verändern wollen, sollten die Mahlzeiten Sie zufriedenstellen, und das richtet sich maßgeblich nach Ihrer Sättigung. Einer der vielen Nachteile der westlichen Ernährung besteht darin, dass sie viele Kalorien in wenig Volumen liefert, sodass wir das Gefühl haben, noch mehr essen zu müssen. Knusprige Nahrungsmittel oder solche, die gründlich gekaut werden müssen, können ebenfalls die Sättigung erhöhen (man vergleiche die Mühe, einen Salat zu essen, mit der Leichtigkeit, mit der sich ein großer Milkshake wegtrinken lässt). Randomisierte Studien belegen, dass Nahrungsmittel, die wenig gekaut werden müssen, unter anderem deshalb in zu großer Menge gegessen werden, weil das Gehirn weniger Zeit hat zu ermitteln, wie viele Kalorien da tatsächlich aufgenommen werden.[121] All diese Widrigkeiten umschiffen wir am einfachsten, indem wir sicherstellen, dass unsere Mahlzeit vor allem aus wasser- oder ballaststoffreichen Nahrungsmitteln besteht, die gekaut werden müssen, etwa vollwertige Proteinquellen wie nicht verarbeitetes Fleisch und Bohnen sowie die meisten Obst- und Gemüsearten. Zu bedenken ist nur, dass viele Salatdressings, Soßen und Würzen den Energiegehalt in die Höhe treiben – die sollte man also sparsam einsetzen.

Was wir uns auf den Teller legen, kann sich mit der Zeit entsprechend unseren Bedürfnissen verändern. Ich beginne immer mit dem Protein, weil es schnell zu kurz kommt. Dann folgen Salat oder Gemüse (oder Obst wie Äpfel oder Beeren, je nach Vorliebe), die oft den kompletten Rest der Mahlzeit stellen, etwa wenn ich – bei der Arbeit oder auch auf Reisen – körperlich weniger aktiv bin. Treibe ich aber viel Sport und brauche ich die Energie, besteht das letzte Drittel meiner Mahlzeit oft aus Reis, (Süß-)Kartoffeln oder Pasta. Frühstück und Mittagessen bestehen oft aus Resten, daher sehen meine Mahlzeiten über den Tag verteilt meist ziemlich ähnlich aus. (Tatsächlich gebe ich Reste in eine Schale und stecke sie einfach in die Mikrowelle, weil das schneller geht.)

Wenn wir die Mehrheit unserer Mahlzeiten nach diesem Grundkonzept zusammenstellen, dürfen wir durchaus auch hin und wieder davon abweichen. Ich greife beispielsweise manchmal auf proteinreichere Snacks zurück, wenn es schnell gehen muss. Zwar koche ich mein Essen ganz überwiegend zu Hause, aber wenn wir uns auswärts etwas holen, wähle ich meist eine gegrillte Proteinvariante und ein oder zwei Portionen Gemüse, auf die Pommes frites verzichte ich. Und ich esse auch nur selten Nachtisch oder Süßigkeiten – selten, nicht nie! Weil Brownies nun einmal lecker sind, ganz gleich, was meine Frau davon hält.

Dies ist eine sehr einfache Methode, die eigene Ernährung so zu gestalten, dass sie uns maximal mit Nährstoffen versorgt und gleichzeitig unserem Bedarf an Energie entspricht. Und wir können auf diese Weise unser Gehirn, dieses unglaublich komplexe und energiezehrende Organ, mit allen Vitaminen und Mineralien versorgen, die es braucht, um die kognitive Funktion und psychische Gesundheit zu bewahren und letztlich unser Risiko für einen späteren kognitiven Abbau zu verringern.

Denken Sie an die Regeln

Statt sich obsessiv auf eine bestimmte Diät (oder ein Superfood oder einen Nährstoff) zu konzentrieren, sollten wir stets bedenken, dass es bei der optimalen Förderung der Gehirngesundheit letztlich darum geht, mehr vollwertige und gering verarbeitete Nahrungsmittel zu sich zu nehmen. Diese liefern uns dann automatisch die ganze Bandbreite an Nährstoffen, die gemeinsam die kognitive Funktion stützen und unser Gehirn vor dem Abbau schützen. Wir müssen nichts essen, was wir absolut nicht mögen. Denken Sie einfach nur an die Regeln, wenn Sie Ihre Mahlzeiten zusammenstellen: *Nährstoffe maximieren* und *Energie nach dem eigenen Bedarf*. Das ist die Formel, mit der wir unser Gehirn heute (und auf Jahrzehnte) zukunftssicher machen.

Flüssigkeitsversorgung

Ein wichtiger, aber in seiner Auswirkung auf kognitive Funktionen oft unbeachteter Teil dessen, was wir zu uns nehmen, ist Flüssigkeit. Schon eine geringe Dehydratation (Austrocknung) kann unser Gedächtnis und unsere Konzentrationsfähigkeit beeinträchtigen, ab einem Flüssigkeitsverlust von etwa zwei Prozent des Körpergewichts werden die Auswirkungen dann schwerwiegender.[122] Nach meiner Erfahrung sind viele Menschen über längere Phasen leicht dehydriert, ohne sich dessen bewusst zu sein – sie greifen dann nach Koffein oder einem Snack und nicht nach einem Glas Wasser, wenn sie sich erschöpft fühlen oder schlecht konzentrieren können.

Generell gibt es keine exakten Empfehlungen bezüglich der täglichen Trinkmenge. Bei den meisten Menschen reicht es aus, wenn sie trinken, sobald sie Durst verspüren. Bei guter Flüssigkeitsversorgung ist der Urin klar und nur leicht gelblich, ist er konzentrierter oder dunkler, ist das ein guter Hinweis darauf, dass man mehr trinken sollte. Es muss nicht immer Wasser sein – fast alle Getränke haben einen ähnlichen Effekt auf den Flüssigkeitshaushalt. Sogar koffeinhaltige Getränke enthalten meist genügend Wasser, um die leicht entwässernde Wirkung des Koffeins auszugleichen, die sich zudem normalerweise erst bei höherer Dosierung zeigt.[123]

Wenn Sie sehr aktiv sind, viel schwitzen oder Durst verspüren, obwohl Sie viel trinken, kann ein Getränk mit Elektrolyten wie Natrium, Kalium und Magnesium helfen, die aufgenommene Flüssigkeit im Körper zu behalten. Allerdings brauchen wir meist kein Getränk mit Kohlenhydraten, außer vielleicht bei sehr langen oder intensiven Trainingseinheiten.

Kapitel 9

Stimulieren

Bei den meisten Spielen entscheidet über Sieg oder Niederlage nicht der finale Showdown – der Endgegner oder der letzte Würfelwurf. Man gewinnt das Spiel schon viele Züge vorher, indem man Strategien wirkungsvoll einsetzt und die dabei gewonnenen Erfahrungen und Guthaben zu nutzen weiß. Das können bei einem Brettspiel gesammelte Ressourcen sein oder bei einem Videospiel erworbene Rüstungsgegenstände, Fertigkeiten und Waffen. Genauso funktioniert auch das Gehirngesundheits-Game. Wenn unsere letzten Lebensjahre näher rücken – wovor niemand von uns gefeit ist –, wollen wir so gut gerüstet sein und so viele Fertigkeiten und Reserven zur Verfügung haben wie möglich.

Wenn es eine Komponente dieses Spiels gibt, die am besten definiert, wie wir lebenslange Gehirnressourcen sammeln, dann ist dies die Art und Weise, wie wir unser Gehirn stimulieren. In vielerlei Hinsicht wird unser Gehirn zugleich sowohl über- als auch unterstimuliert, und wahrscheinlich trägt die Kombination von beidem zu den tief sitzenden Ängsten bei, die viele Menschen befallen, wenn sie über den aktuellen und zukünftigen Zustand ihres Gehirns nachdenken. Doch wenn es darum geht, wie wir unser Gehirn unseren gesamten Lebensweg über benutzen, kommt einem Aspekt entscheidende Bedeutung für unser Brain Game zu, nämlich dass wir, ganz unabhängig von unserem Alter, für die *richtige* Stimulation unseres Geistes sorgen.

Das ist wichtig, weil es ein zentrales Merkmal biologischer Systeme – einschließlich des Gehirns – ist, dass ihre Funktion von den

Herausforderungen und Reizen angetrieben wird, denen sie ausgesetzt sind. Und nicht nur das – für eine optimale Gehirnfunktion sind kognitive Herausforderungen sogar *zwingend erforderlich*, genauso wie der Körper physische Aktivität benötigt.

Was haben Bizeps und Gehirn gemeinsam?

Unsere ganz individuelle Biologie wird kontinuierlich von unserer Umwelt geformt. Im Gehirn ermöglicht uns diese Anpassung, Prozesse, die wir zum täglichen »Überleben« brauchen, zu lernen und zu automatisieren. Beispiele sind eine Chirurgin, die eine spezielle Operationstechnik immer weiter verfeinert, die Fähigkeit meiner Frau, in Lücken am Straßenrand einzuparken, die den Gesetzen der Physik zu trotzen scheinen, oder meine *ebenso wichtige* Fähigkeit, einen Schauspieler wiederzuerkennen, den ich einmal vor 20 Jahren in einem Kurzauftritt bei einer Sitcom gesehen habe. (Wir bringen halt beide eine Menge in unsere Ehe ein – das ist kein Wettstreit, okay?)

Jeder Mensch weiß die erstaunlichen und einzigartigen Fähigkeiten, die wir entwickeln können, zu schätzen, aber oft unterschätzen wir, in welchem Ausmaß die Gesamtgesundheit und Funktion des Gehirns von diesem Prozess abhängt. Immerhin haben wir aber wohl eine leise Ahnung davon. So kennen wir den Ausspruch »Wer rastet, der rostet« und wissen im Grunde auch, dass er nicht nur auf unsere Muskeln und Gelenke, sondern ebenfalls auf unser Gehirn zutrifft. Im tiefsten Innern ist uns bewusst, dass es ständiger Stimulation bedarf, um bestmöglich zu funktionieren. Allerdings sollten wir uns da nicht mit zu wenig zufriedengeben. Wir haben wohl alle schon mal gehört, dass wir im Alter – oder im Ruhestand – viele Kreuzworträtsel oder ähnliche Denkaufgaben lösen sollten. Derlei Aktivitäten sind jedoch bestenfalls eine nette geistige Abwechslung, indem sie Konzentration erfordern, ohne allzu große mentale Anforderungen zu stellen.[1] Manchmal müssen wir aber etwas tiefer schürfen, um den Reiz zu aktivieren, der die Gehirnfunktion wirklich in Schwung bringt.

Um zu verstehen, wie wichtig es ist, das Gehirn zu stimulieren, müssen wir einige Ideen aus vorangegangenen Kapiteln zusammenbringen. Erstens ist das Gehirn mehr als die Summe seiner Teile. Wir können nicht einfach nur eine Liste von Zellen, Proteinen und Genen nehmen und aus ihnen ableiten, wie das Gehirn damit funktioniert, denn jede einzelne Komponente ist fein abgestimmt und interagiert mit anderen Komponenten. In der Praxis heißt das: Es genügt nicht, eine Liste mit für das Gehirn wichtigen Einzelelementen abzuhaken – wir müssen auch eine Vorstellung davon haben, wie sie zusammenpassen.

Zweitens wird die Funktion zahlreicher Organe oder Teile des Körpers durch die Anforderungen bestimmt, die an sie gestellt werden. Dies trifft zum Beispiel auf das Immunsystem zu, das mit Infektionen, Impfstoffen oder Allergenen konfrontiert wird.[2] Entsprechend kann sich auch die Leber so anpassen, dass ihr das Verstoffwechseln von Verbindungen, denen sie häufig ausgesetzt wird, wie Alkohol oder Medikamenten, zunehmend besser gelingt.[3] Und natürlich werden auch unsere Muskeln, Knochen, das Herz (und das Gehirn) leistungsfähiger, wenn wir sie trainieren. Doch obwohl ich diese Prinzipien auf dem College und an der medizinischen Hochschule studiert und sie Sportlerinnen und Sportlern, die fitter und kräftiger werden wollten, vermittelt habe, ist mir ihre wahre Bedeutung für das Gehirn erst mehrere Jahre spater wirklich aufgegangen.

Während meiner Dissertation, etwa zu der Zeit, als ich lernte, wie gut Neurowissenschaftler neue Therapien zur Behandlung von Schlaganfällen bei Ratten entwickeln konnten, während ihnen das Gleiche beim Menschen weitaus schwerer fiel, wurde ich gebeten, bei einer kleinen Tagung in Scottsdale, Arizona, einen Vortrag zu halten. Ziel der Tagung und ihres Organisationsteams war es, zu untersuchen, inwiefern Fehlanpassungen an die Umwelt die Fallzahlen verbreiteter chronischer Erkrankungen wie Typ-2-Diabetes und die Alzheimer-Krankheit steigen lassen. Auf genau dieser Tagung warf mich Darryl Edwards erstmals über seine Schulter, um mir die Vorzüge koordinativer Bewegungen vor Augen zu führen. Und genau dort lernte ich auch Josh Turknett kennen, der mit seiner *Angry-Birds*-Parabel aus Teil I erläuterte, dass man nicht lernen kann, ein Videospiel zu gewinnen, indem man den betreffenden Quellcode manipuliert.

Josh ist ein Neurologe, dessen Begeisterung für alles, was mit dem Gehirn zu tun hat, nur von seiner Liebe fürs Banjospielen getoppt wird. Er brennt für sein Banjo ebenso sehr wie ich für Bizeps-Curls. Und Josh war es auch, der mir vor Augen führte, dass unsere beiden Passionen mehr gemein haben, als Sie vielleicht vermutet hätten. In seinem Buch *Anyone Can Play Music* (»Jeder kann musizieren«) schreibt Josh:

> Wahrscheinlich ist Ihnen schon einmal der Unterschied zwischen dem Körper eines 75-Jährigen, der sein Leben lang ins Fitnessstudio gegangen ist, und dem eines Gleichaltrigen, der seit der Schulzeit nie mehr Sport getrieben hat, aufgefallen. Der Körper einer älteren Person, die ihn kontinuierlich herausgefordert hat, sieht nicht nur gesünder aus, sondern auch viel *leistungsfähiger*. Bei unserem Gehirn ist das nicht so leicht zu erkennen, weil es sich vor unseren Blicken verbirgt, aber dort verhält es sich ganz genauso. Je mehr wir es fordern, desto gesünder sieht es aus und desto leistungsfähiger wird es.

Was die zugrunde liegende Biochemie angeht, ähnelt der Prozess, in dem sich ein Gehirn einem Reiz anpasst, sehr stark der Art und

Weise, wie Muskeln auf Training reagieren.[4] Und von all den vielen Faktoren, die die Funktion des Gehirns unserer Kenntnis nach beeinflussen können, ist Stimulation vermutlich der wichtigste – sie ist das Schlüsselelement der Gehirngesundheit, das alle anderen miteinander verknüpft.

Stellen Sie sich vor, Sie wären ein Bizeps, der so groß und stark werden will, wie es nur geht. Als denkender und fühlender Muskel (genauer gesagt, *mehrere* Muskeln, wie die Anatomieexperten bestimmt sofort gedacht haben) wissen Sie, dass Ernährungsentscheidungen – beispielsweise genug Protein zu sich zu nehmen – für Ihr Vorhaben von Wichtigkeit sind. Eine gesunde Blutzufuhr, die Ihnen die Nahrung liefert, ist ebenfalls entscheidend. Sollten Sie ein besonders schlauer Bizeps sein, so wissen Sie außerdem, dass Sie für Ihr Wachstum Ruhe und Erholung benötigen. Doch ohne Reize ist das alles nichts wert. Tut mir leid, Ihnen sagen zu müssen, dass es rein gar nichts zum Wachstum eines Bizeps beiträgt, jede Menge Proteinshakes in sich hineinzuschütten und andauernd ein Nickerchen zu machen, denn der allerwichtigste Wachstumsfaktor für einen Bizeps sind Bizeps-Curls. Dieser Reiz ist der Katalysator – er bringt den Wachstumsprozess in Gang und sorgt für die erforderliche zusätzliche Zufuhr von Blut und Nährstoffen.

Da Ihr Gehirn mit Umweltreizen interagiert und auf sie reagiert, verhält es sich ganz genauso wie mein imaginärer denkender Bizeps – Blutfluss und Nährstoffe werden zu aktiven Netzwerken im Gehirn geleitet, um Wachstums- und Instandhaltungsprozesse in diesen Arealen anzuregen. Das sorgt für Kraft und Kapazitäten, wobei kurzfristig die Funktion verbessert, aber auch Headroom als Puffer geschaffen wird, der langfristig zur Leistungsfähigkeit dieser Regionen beiträgt. Wenn man das weiß und auch, dass das Gehirn mehr als die Summe seiner Teile ist, wird klar: Die kognitive Funktion ist *stimulationsabhängig*. So bedeutsam auch all die anderen Faktoren sind, die die Gehirngesundheit unterstützen – die Wirkung dieser Faktoren wird in erster Linie dadurch bestimmt, *wie* wir unser Gehirn nutzen. Um die kognitive Funktion mit zunehmendem Alter aufrechtzuerhalten, müssen wir also sehr genau darauf achten, ob unser Gehirn ausreichend stimuliert wird.

In einem kürzlich erschienenen Artikel haben Josh und ich die Idee des stimulationsabhängigen kognitiven Abbaus vorgestellt.[5] Sehr einfach ausgedrückt meinen wir damit: Einer der Hauptgründe für einen Abbau der kognitiven Funktionen mit dem Alter ist, dass wir diese Funktionen nicht mehr so herausfordern, dass sie gestärkt werden. Wenn wir jung sind und sich unser Gehirn erst noch entwickelt, verbringen wir die meiste Zeit damit, uns neue Fertigkeiten anzueignen und die Gehirnfunktion aufzubauen. Doch sobald wir erwachsen sind, stellen wir dieses Gehirntraining ein, und infolgedessen wird die Funktion geschwächt. Denken wir noch einmal an die Regeln des Brain Games. Die vielleicht wichtigste lautet: *Gib niemals auf*. Immerhin ist es doch viel einfacher, das zu bewahren, was man schon hat, als es von Grund auf zu erwerben, und das bewahrheitet sich umso mehr, je älter wir werden. Doch selbst wenn Sie damit noch nicht begonnen haben oder nicht wissen, wo Sie anfangen sollen – keine Panik! Darauf werden wir auch noch zu sprechen kommen.

Reize halten das Gehirn länger fit

Auch wenn uns allen irgendwie bewusst ist, dass wir unser Gehirn möglichst lange nutzen und ihm Anreize geben sollten, war es bis vor Kurzem noch sehr umstritten, ob wir auf diese Weise die kognitive Funktion, insbesondere bei älteren Menschen, tatsächlich verbessern oder aufrechterhalten können.

In den 1980er-Jahren erfolgte allmählich ein Umdenken; Vorreiter waren Psychologen wie Warner Schaie, der an der University of Washington, wo ich heute arbeite, als Professor für Psychiatrie und Verhaltensforschung tätig war. Am bekanntesten war er wohl dafür, die Langzeitstudie Seattle Longitudinal Study (SLS) ins Leben gerufen zu haben.[6] Von 1956 an untersuchte die SLS alle sieben Jahre die kognitive Funktion von Individuen, wobei bis 2012 immer wieder neue Probanden hinzukamen. Insgesamt nahmen über 6 000 Erwachsene zwischen 22 und über 100 Jahren an der Studie teil.

Bei der SLS wurden Fragen zum Alter und zur kognitiven Funktion auf eine neue Art und Weise gestellt. Zuvor hatte man einfach eine große Gruppe unterschiedlichen Alters genommen und ihre Leistungen bei ganz verschiedenen kognitiven Tests gemessen. Dabei stellte man fest, dass die Leistungen von Funktionen wie Verarbeitungsgeschwindigkeit oder Gedächtnis mit zunehmendem Alter der Teilnehmenden stetig abnehmen. Daher geht man davon aus, dass jeder Mensch im Alter einen ähnlichen Abbau der kognitiven Funktion erlebt.

Aber die kognitive Funktion einer durchschnittlichen Person zu kennen, die zwanzig Jahre älter ist als man selbst, lässt nicht darauf schließen, in welcher Verfassung sich die eigene kognitive Funktion in zwanzig Jahren befinden wird. Sie sind schließlich keine Statistik, Sie sind ein spezifischer Mensch in einem spezifischen Kontext. Was uns *wirklich* interessiert, ist nicht ein Gruppendurchschnitt, sondern vielmehr individuelle Veränderungen der kognitiven Funktion, die im Laufe des Älterwerdens auftreten.

Indem die SLS ein und dieselben Teilnehmenden alle sieben Jahre untersuchte, war sie eine der ersten großen Studien, die Veränderungen der kognitiven Funktion *bei einem Individuum* über lange Zeiträume hinweg betrachtete. Dabei stellte sich heraus, dass die kognitive Funktion relativ stabil bleibt, bis Menschen das siebte Lebensjahrzehnt erreichen. Bei den meisten Personen blieb die kognitive Funktion auch bis in die Siebziger und frühen Achtziger auf einem mehr oder weniger gleichbleibenden Niveau.[7] Auch wenn sich die kognitive Funktion im Schnitt tatsächlich verschlechtert, wenn man älter wird, heißt das nicht, dass dies bei *jeder* Person so sein muss oder dass wir alle einen signifikanten Abbau erleben, wenn wir älter werden. Festzuhalten ist: Fast nichts ist in Stein gemeißelt, wenn es um die Frage geht, wie wir altern.

Selbst heute noch ist diese Idee ziemlich umwerfend. Indem Schaie und seine Kollegin und Ehefrau Sherry Willis aufzeigten, dass ein signifikanter kognitiver Abbau keineswegs unausweichlich ist, lieferten sie die ersten handfesten wissenschaftlichen Belege gegen die altersdiskriminierende Idee des Mediziners William Osler, Menschen zum Ruhestand zu zwingen, sobald sie mit sechzig Jahren »nutzlos« würden. Tatsächlich wurden Daten aus der SLS später als Argument herangezogen, um das Renteneintrittsalter in den Vereinigten Staaten anzuheben.[8] Die SLS räumte nicht nur mit einigen Mythen über das Alter auf, wie wir sie in Kapitel 7 behandelt haben, sondern war auch eine der ersten umfangreichen Studien, die einen Zusammenhang zwischen bestimmten Gesundheitszuständen, wie etwa Erkrankungen des Herzens, mit fortschreitenden Veränderungen der Kognition herstellten.[9]

Die bedeutendste Leistung der SLS war jedoch die Erforschung des Einflusses, den die Umwelt und unsere Interaktion mit ihr auf die kognitive Funktion hat.[10] Insbesondere richtete die SLS den Fokus auf sogenannte *komplexe Umwelten*, die ein breites Spektrum kognitiver Inputs bieten und komplexe Entscheidungsfindungen erfordern. Es stellte sich heraus, dass Personen, die mit einer größeren Komplexität der Umwelt konfrontiert wurden – einem Maß für die Reize, die ihr Gehirn täglich aus ihrer beruflichen und privaten Umgebung erhielt –, besser in der Lage waren, ihre kognitive Funktion zu bewahren.[11] Die damals untersuchten Aspekte der Umweltkomplexität – Bildungsniveau, Beruf, Lesezeit und Beziehungsstatus – waren im Licht der Komplexität der modernen Welt relativ einfache, dennoch bilden sie nach wie vor eine Grundlage, um zu verstehen, wie die Umwelt die Kognition beeinflusst.

Gerade eben hatten Sie sich noch in den Geisteszustand eines Bizeps versetzt. Nun möchte ich Sie auffordern, wieder in Ihren eigenen Körper zurückzukehren und sich Ihre kognitive Funktion als eine Klinge aus Stahl vorzustellen. Die ideale Klinge ist auf ihre Umgebung abgestimmt, passend für ihre Nutzung geformt und geschliffen. Mit der Zeit wird sie möglicherweise einige Abnutzungserscheinungen aufweisen, aber mit regelmäßiger Wartung und Pflege lässt sich das wieder ausgleichen. Und obwohl absolut nichts dagegen einzuwenden ist, diese Klinge ihrer ursprünglichen Bestimmung gemäß zu benutzen, bedeutet die Tatsache, dass sie aus Metall besteht, dass sie sich mit genügend Energie (Hitze) und Aufwand langfristig härten und umformen lässt.

Dieser Aufwand ist ganz besonders wichtig. Genau wie bei sportlicher Betätigung ist die *Intensität* von großer Bedeutung. Demzufolge können einige kognitive Unannehmlichkeiten auftreten, wenn sich das Gehirn in Reaktion auf Erfahrungen ändert. Und wenn man genauer darüber nachdenkt, ist das auch absolut sinnvoll. Ein adultes Gehirn hat Jahrzehnte damit verbracht, sich immer weiter zu vervollkommnen, um Ihnen und Ihrer Umwelt gerecht zu werden. Vielleicht wird es uns nicht bewusst, aber eigentlich *wollen* wir, dass unser Gehirn bleibt, wie es ist, und sich nur verändert, wenn es wirklich sein muss. Wäre es zu einfach, unser Gehirn zu verändern, so würde jeden Tag Chaos ausbrechen, wenn es aus einer Laune heraus alles Mögliche lernen, vergessen und neu lernen würde. Oder es wäre gar unmöglich, überhaupt *irgendetwas* zu lernen. Stellen Sie sich vor, Sie müssten Ihr Haus bei jedem Wetterumschwung umbauen – Sie wären nur noch damit beschäftigt, Wände einzuziehen und Bäder zu installieren, und hätten keine Zeit mehr für andere Dinge.

Man könnte also sagen, dass sich ein Gehirn nur verändert, wenn es das auch will. Was aber bewirkt, *dass* es das will? Nun – ein Gefühl, dass etwas wichtig ist, aber die Fähigkeit fehlt, es zu tun. Wenn das Gehirn bereits imstande ist, eine bestimmte Aufgabe zu lösen, besteht keinerlei Notwendigkeit zur Verbesserung oder Anpassung. Demnach vollzieht sich das Wunder der Neuroplastizität erst, wenn wir etwas, das wir gerne tun würden, nicht hinbekommen. Dann entsteht ein Gefühl von Beunruhigung oder Stress, das unserem Gehirn sagt, dass neue Prozesse und Verdrahtungen zu entwickeln sind.

Wenn wir ein zukunftssicheres Gehirn haben möchten, sind Lernen und kognitive Herausforderungen das Äquivalent zu Squats und Sprints – die Reize, die unser Gehirn größer und stärker machen. Doch das Training unseres Körpers kann wie das Trainieren des Geistes zuweilen mühsam sein. Dieses Unbehagen und unser Wunsch, ihm aus dem Weg zu gehen, könnte einen kognitiven Abbau im Alter entscheidend beeinflussen. Wie wir gesehen haben, scheinen Gehirn und Körper schneller zu altern, wenn wir Aktivitäten wie Lernen und körperliche Anstrengung aufgeben, die während unserer frühen Entwicklung als Kinder und Jugendliche von zentraler Bedeutung waren. Und dass wir damit aufhören, hängt unter anderem damit zusammen, dass wir es *hassen*, etwas nicht gut zu können. Lieber machen wir einen großen Bogen um Fitnessstudios und Sprachkurse, als dass wir das Risiko eingehen, uns zu blamieren. Doch das ist das genaue *Gegenteil* von dem, was wir tun sollten. Der Psychiater Thomas Szasz hat es so ausgedrückt:

> Jeder Akt bewussten Lernens erfordert die Bereitschaft, einen Dämpfer des Selbstwertgefühls zu ertragen. Darum lernen kleine Kinder, bevor sie sich ihrer Selbstgefälligkeit bewusst werden, so leicht, und darum sind ältere Menschen, vor allem, wenn sie eitel oder bedeutend sind, außerstande zu lernen.[12]

Obwohl Szasz absolut recht hat, bin ich doch noch ein wenig optimistischer als er. Wenn wir es schaffen, die Anspannung und das Unbehagen, die Lernen und Scheitern verursachen, zu überwinden, können wir weiterhin ganz unabhängig vom Alter Neuroplastizität und Gehirngesundheit fördern. Vor allem anderen aber schafft dieser Prozess Headroom, auf den wir bauen können, wenn wir älter werden oder unser Gehirn unter Leistungsdruck gerät. So wie bei der Körperkraft verbessern wir nahezu jede Funktion, auch die des Gehirns, wenn wir unsere derzeitigen Fähigkeiten herausfordern. Wenn wir, wie die Eulen im Vorwort, Zeit und Mühe in eine neue Herausforderung investieren, mobilisiert unser Gehirn in einem stimulationsabhängigen Prozess die für die Anpassung an diese Herausforderung benötigten Ressourcen.

Ihr Gehirn ist das, was Sie daraus machen

Das Beste an der ungeheuren Vielzahl an Fertigkeiten, die wir uns aneignen können, ist, dass wir letztlich selber entscheiden können, worin unser Gehirn gut sein soll. Entweder verwenden wir Zeit und Mühe darauf, unser Gehirn zu außergewöhnlichen Leistungen auf einem ganz bestimmten Gebiet zu ertüchtigen, oder wir wählen ein weiter gefasstes Spektrum von Reizen und schaffen uns so etwas wie ein Mehrzweckgehirn. Beide Ansätze sind gleich gut. Aber da wir wissen, dass sich unser Gehirn dem anpasst, was es vorfindet, sind wir in der Lage, unsere ganz eigenen Ziele und Trainingsprogramme zu gestalten und darüber nachzudenken, inwiefern eine erlernte Fertigkeit auch in anderen Bereichen hilfreich sein könnte.

Jedes Mal, wenn Ihr Gehirn einen neuen Reiz wie das Erlernen einer neuen Fertigkeit (oder auch das Scheitern dabei) erfährt, wird ein Netzwerk von Hirnarealen aktiviert und setzt eine biochemische Kaskade in Gang, die die Funktion des Netzwerks verbessert.[13] Verschiedene Reize und Fertigkeiten aktivieren demnach auf unterschiedliche Weisen verschiedene Hirnregionen, und sobald das Gehirn vor eine Herausforderung gestellt wird, laufen immer die gleichen grundlegenden Prozesse ab. So werden neue Verbindungen gebildet oder auch alte Verbindungen gekappt, die nicht benötigt werden oder die neu zu entwickelnde Fertigkeit nicht unterstützen, oder es werden Instandhaltungsprozesse wie Autophagie initiiert, um zu gewährleisten, dass die Neuronen in diesem Netzwerk in Topform bleiben.[14] Auf diese Weise formt sich das Gehirn kontinuierlich in Reaktion auf die empfangenen Inputs – es verbessert seine Funktion und fungiert als sein eigener Mechaniker, indem es altersbedingte Prozesse in den stimulierten Arealen bekämpft.

Zu den ersten Beispielen einer aktiven Formung des Gehirns durch Stimulation gehörte eine Studie, bei der Personen in den Zwanzigern Jonglieren beigebracht wurde. Im Verlauf von drei Monaten sollten die Teilnehmenden der Jongliergruppe eine Drei-Ball-Kaskade erlernen – das klassische Manöver, mit dem man drei Bälle jongliert. Auf Hirnscans, die vor und nach der dreimonatigen Trainingsperiode gemacht wurden, war zu sehen, dass sich das Gehirn in Arealen, die mit der Koordination von Sehen und Bewegen in Zusammenhang stehen, vergrößert hatte. Und je umfangreicher die beobachteten Veränderungen im Gehirn waren, desto besser jonglierten die Probanden. Nach der ersten Lernperiode jonglierten sie drei Monate lang überhaupt nicht mehr, und ein dritter Scan zeigte, dass die durch das Jonglieren bewirkten Veränderungen teilweise wieder verschwunden waren.[15]

Obwohl die Jonglierstudie mittlerweile schon mehr als zwanzig Jahre alt ist, verrät sie uns fast alles, was wir über stimulationsabhängige Veränderungen im Gehirn wissen müssen. Werden wir mit einer neuen Herausforderung konfrontiert und erlernen eine neue Fertigkeit, so werden diejenigen Hirnareale aktiviert, in denen eine zusätzliche Funktion vonnöten ist. Nach und nach werden Ressourcen in die betreffenden Areale investiert, und diese Effekte schlagen sich in Größe oder Struktur der Areale nieder. Und je mehr Zeit man für die Weiterentwicklung der Fertigkeit aufwendet, desto größer sind die Veränderungen. Wenn jedoch ein Reiz nicht mehr präsentiert wird, reagiert das Gehirn darauf, indem es die Funktion vernachlässigt, weil sie nicht mehr gebraucht wird – so wie auch die Muskeln wieder schrumpfen, wenn man aufhört, Gewichte zu stemmen.

Wie das Gehirn von der täglichen Plackerei profitiert

Neben meiner Vorliebe für Bizeps-Curls haben Sie vielleicht auch registriert, dass der Lernprozess ein wiederkehrendes Thema meiner beruflichen Karriere ist. Bis Mitte dreißig war ich immer irgendeine Art von Schüler, Student oder Auszubildendem – entweder in einem Unterrichtsraum oder als praktizierender Coach und Arzt. Bei mir zu Hause wird gewitzelt, dass ich mehr als genug Abschlüsse gemacht habe und es jetzt reicht – zugegebenermaßen ist diese Vorstellung gelegentlich sogar verlockend. Doch auch wenn man im Medizinstudium oder an einer Hochschule nur sehr wenig darüber lernt, wie man ein Forschungsprogramm aufzieht oder Studierende unterrichtet und betreut (oder Bücher schreibt ...), besteht mein Job nach wie vor zu einem großen Teil aus aktivem Lernen – obwohl ich doch vermeintlich schon weiß, worum es geht. Als ich mich letztes Jahr einem Kurs in Neurowissenschaften vorstellte, habe ich (halb im Spaß) gemeint, ich sei jetzt in der 37. Klasse und wisse immer noch nicht, was ich werden will, wenn ich groß bin.

Im meistgesehenen (und meiner Meinung nach immer noch besten) TED Talk aller Zeiten witzelt Sir Ken Robinson, das wichtigste Ziel des Bildungssystems sei die Produktion von Hochschulprofessoren. Als Hochschulprofessor muss ich zugeben, dass ich wahrscheinlich ein wenig voreingenommen bin, was Lernen betrifft. Doch was ich mit all dem sagen will, ist: Einige der fundiertesten Belege dafür, dass Lernen ein entscheidender Reiz zur Weiterentwicklung der kognitiven Funktion ist, stammen aus Untersuchungen über die Effekte der Schulbildung. Ich weiß natürlich, wie es wirkt, wenn jemand, der fast sein ganzes Leben Berufsstudent war, Sie davon zu überzeugen versucht, wie großartig Bildung für Ihr Gehirn ist. Aber zum Glück werden Sie sehen, dass man die Vorzüge des Lernens auch ganz unabhängig von Schulbildung genießen kann.

Wie in Teil I erwähnt, wurde im Livingston-Report zur Demenzprävention Bildung als einer von mehreren Faktoren behandelt, die erwiesenermaßen das Demenzrisiko signifikant senken.[16] So sind die Demenzraten in Regionen, in denen die Schulbildung und der Zugang zu ihr mit der Zeit verbessert wurden, parallel dazu zurückgegangen. Bei Personen mit einem Collegeabschluss wurde ebenfalls ein niedrigeres Demenzrisiko festgestellt als bei denjenigen, die nach dem Highschool-Abschluss keine formale Bildung mehr erhielten. Wer auf ein College geht oder ein Hochschulexamen macht, bekommt möglicherweise natürlich auch andere Jobs, lebt an anderen Orten und hat mehr Zeit und Ressourcen für weitere Aktivitäten, die ebenfalls das Demenzrisiko verringern. Doch selbst wenn man das berücksichtigt, ist eine längere Phase der Bildung offensichtlich von Vorteil.[17]

Man hat festgestellt, dass das erreichte Bildungsniveau ein besserer Prädiktor für das Demenzrisiko ist als die Anzahl der Jahre, die man an einer Schule verbracht hat. Das entspricht der Idee, dass die durch Bildung erzeugte *Stimulation* den Zusammenhang mit der kognitiven Funktion erklärt.[18] Wo könnten die unterschiedlichen Effekte herrühren, die diese beiden Bildungsaspekte – Abschlusslevel und Länge der Schulzeit – auf das Gehirn haben? Wenn man einen Abschluss oder eine Qualifikation erwirbt, eignet man sich nicht nur neue Kenntnisse an, sondern benötigt auch kritisches

Denken und Strategien zur Problemlösung. Diese dynamische Herausforderung kontinuierlicher Gehirnarbeit und -anpassung fällt einem nicht durch simples Sitzen im Unterricht in den Schoß – man muss sich für ein spezielles Ziel ins Zeug legen. Aktiv zu lernen und sich der Herausforderung des Lernens ernsthaft zu stellen ist eindeutig von großer Bedeutung.

Man hat viel darüber diskutiert, *wie* die schulische Bildung das Demenzrisiko verringern könnte. Ein wiederkehrender Befund ist, dass Menschen mit höheren Bildungsabschlüssen bei Tests zur kognitiven Funktion (im Schnitt) besser abschneiden. So untersuchte eine Studie von Wissenschaftlern der University of California, Berkeley, Daten von fast 200 000 Personen, die online ein kognitives Training absolvierten, und das Ergebnis lautete: Das durchschnittliche individuelle Leistungsmaximum der kognitiven Funktion war umso höher und wurde umso später erreicht, je höher das Bildungsniveau war. Gemeinhin ist die Höchstleistung der kognitiven Funktion etwa um den Zeitpunkt zu beobachten, an dem wir unsere schulische Bildung abschließen – also dann, wenn wir damit aufhören, den größten Teil unserer Zeit für die Stimulierung unseres Gehirns aufzuwenden.[19]

Dass Personen mit höheren Bildungsabschlüssen bei kognitiven Tests besser abschneiden, liegt vermutlich auch daran, dass man im Laufe einer längeren Schulzeit beim Umgang mit Tests routinierter wird. Doch das breite Spektrum an Fertigkeiten und Denkweisen, die uns im Unterricht (hoffentlich) vermittelt werden, verbessert auch unmittelbar Fokus, Gedächtnis und Entscheidungsfindung, weil diese Funktionen stimuliert und trainiert werden.

Der durch vermehrte Lernreize in jungen Jahren beförderte bessere Spitzenwert der kognitiven Funktion und Gehirngesundheit schafft kognitive Reserven und Resilienz, die zwei Drittel meiner Definition von Headroom ausmachen – Upgrades für Software und Hardware des Gehirns, die es gegen altersbedingte Veränderungen wappnen.[20] In Teil I ging es darum, wie wichtig es ist, eine größere Kapazität unserer kognitiven Systeme zu entwickeln, sodass wir im Alter über einen größeren Puffer verfügen. Dann besteht letztlich eine geringere Wahrscheinlichkeit, dass wir dement werden, oder zumindest erst später.

Im Gegensatz zu kognitiver Reserve und Resilienz, wie sie gemeinhin verstanden werden, wird Headroom in einem lebenslangen Prozess aktiv aufgebaut. Manchmal müssen wir auf unseren Headroom zurückgreifen, wenn wir viel zu tun haben, zu wenig Schlaf bekommen oder gestresst sind. Doch sobald die Umstände es erlauben und wir genug Zeit haben, sollten wir unseren Headroom aktiv aufbauen und erhalten, denn wir können nie wissen, wann wir ihn brauchen. Dieser aktive Prozess ist gekennzeichnet von der Bereitschaft zu lebenslangem Lernen und der Beschäftigung mit immer neuen Dingen. Aus diesem Grund lautet die dritte Komponente des Headrooms *Entschlossenheit*.

Ein wunderbares Beispiel ist die Neurowissenschaftlerin Rita Levi-Montalcini, die für die Entdeckung des Nervenwachstumsfaktors den Nobelpreis erhielt. Selbst mit über neunzig war sie noch auf der Suche nach neuen neurowissenschaftlichen Erkenntnissen und entdeckte wichtige Einflüsse des Immunsystems auf das Gehirn,[21] während sie gleichzeitig eine Laufbahn als Politikerin einschlug – bis zu ihrem Tod mit 103 Jahren war sie Mitglied des italienischen Senats. Vergleichen wir nun Dr. Levi-Montalcinis Leben und ihr kontinuierliches akademisches und politisches Engagement mit der allseits bekannten Karikatur eines verstaubten alten Professors (bestimmt wissen Sie, was ich meine), der immer klappriger durch die Hörsäle tapst und die Zeit bis zur Pensionierung absitzt, ohne sich noch wirklich für irgendetwas (oder irgendjemanden) zu interessieren. Natürlich kann ich nicht *beweisen*, dass diese Unterschiede mit Stimulation und Engagement zu tun haben, aber höchstwahrscheinlich sind wir alle schon mal Menschen be-

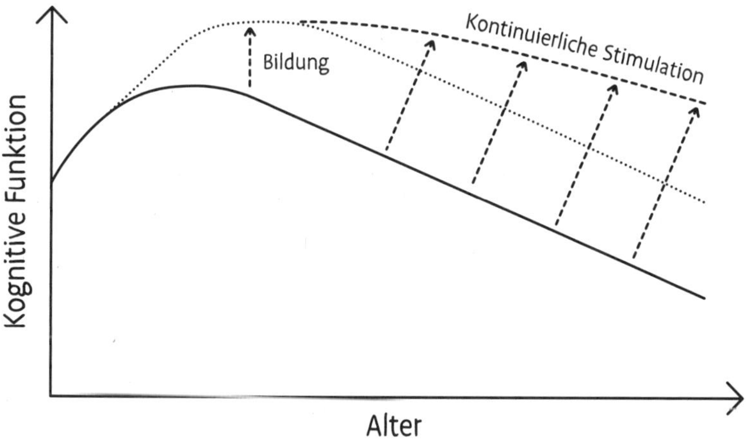

ABBILDUNG 1. Stimulationsabhängige Verläufe der kognitiven Funktion. Die schulische Bildung in jungen Jahren verbessert die Funktion und sorgt im Schnitt in jedem gegebenen Alter für bessere Leistungen. Ohne kontinuierliche Stimulation verändert sich die Abbaurate jedoch genauso wenig wie bei jemandem mit einem niedrigeren Bildungsniveau. Um die altersbedingte Abbaurate zu verlangsamen, ist kontinuierliche Stimulation erforderlich.

gegnet, die sich ihr Leben lang geistigen Herausforderungen stellen oder eben nicht und deren kognitive Funktion ihr jeweiliges Verhalten widerspiegelt.

Abgesehen von herausragenden Wissenschaftlern und akademischen Klischees legt auch die Forschung über Bildung und die Rate des kognitiven Abbaus nahe, dass wir uns das ganze Leben lang um die Stimulierung unseres Gehirns bemühen sollten, um unseren Headroom zu erhalten und weiterzuentwickeln. Ein in jungen Jahren erworbenes höheres Bildungsniveau scheint zwar die kognitive Funktion allgemein zu verbessern, was später in einem gegebenen Alter zu ihrem im Schnitt höheren Niveau beiträgt, aber das *verlangsamt* die Rate des kognitiven Abbaus im Alter nicht zwangsläufig (Abbildung 1).[22] Will man den Abbau hinauszögern, benötigt man eine kontinuierliche Stimulation zur Erhaltung des Headrooms. Angesichts altersbedingter Prozesse müssen Sie weiter am Aufbau dieses Puffers arbeiten. Wer »wach im Kopf« bleiben möchte, sollte für kontinuierliche Stimulation sorgen.

Denken Sie daran, dass viele Hirnareale, die besonders anfällig für Alterungsprozesse sind, zugleich die Verantwortung für einige unserer komplexesten kognitiven Funktionen tragen. Und just diese Areale erfahren nach der Geburt und das Erwachsenenleben hindurch die stärkste umweltbedingte Entwicklung. Wenn wir die Funktion dieser Hirnregionen auch im Alter beibehalten wollen, müssen wir für Reize sorgen, die dem Gehirn sagen, dass es sich lohnt, diese Bereiche zu hegen und zu pflegen. Genau das machen viele Leute aber typischerweise nicht. Wie wir an der Pianisten-Studie aus Teil I gesehen haben, vernachlässigen wir mit zunehmendem Alter das Lernen und komplexe Fertigkeiten, weil uns das Leben und der Erwachsenenkram dazwischenkommen.

Glücklicherweise muss das nicht so sein, und fortwährende kognitive Reize können aus erwartbaren, aber auch ungewöhnlichen Richtungen kommen. Nach dem Abschluss der Schulbildung werden die meisten Leute erwerbstätig. Da der Arbeitsplatz derjenige Ort ist, an dem wir am durchgängigsten Zeit mit bewusster Gehirnarbeit verbringen, wird es Sie nicht überraschen, dass die Art unserer Arbeit unsere kognitive Funktion im späteren Leben beeinflusst. Laut einer großen Studie mit über 100 000 Personen aus den USA und Europa verringerten sowohl Bildung als auch Arbeit das Risiko, später dement zu werden. Wer einen hohen Bildungsabschluss (mindestens einen Collegeabschluss) und noch dazu einen kognitiv stimulierenden Job hatte, wies das niedrigste Demenzrisiko auf. Wer einen hohen Bildungsabschluss *oder* einen kognitiv stimulierenden Job hatte, konnte gegenüber Personen, denen beides fehlte, ebenso ein geringeres Demenzrisiko verzeichnen.[23]

Letzteres ist entscheidend, denn es bedeutet, dass man im späteren Leben auch unabhängig von den Bildungschancen in jüngeren Jahren noch signifikant von kognitiver Stimulation profitieren kann.

Was einen kognitiv stimulierenden Job ausmacht, ist umstritten, doch in besagter Studie galt eine Arbeit als stimulierend, wenn eine Person ihren Job als anstrengend empfand, aber das Gefühl hatte, ein großes Maß an Kontrolle darüber auszuüben. Eine ähnliche Studie aus Finnland untersuchte die Monotonie einer beruflichen Tätigkeit und das Risiko einer kognitiven Beeinträchtigung und Demenz.[24] Die Forscher stellten fest, dass Jobs, die wenig Routine und Monotonie, dafür viel kreatives Denken, Datenanalyse, Entscheidungsfindung und Bedarf an sozialer Kompetenz beinhalteten, mit einem geringeren Risiko für späteren kognitiven Abbau und Demenz assoziiert waren.

An diesem Punkt sollten wir kurz innehalten und darüber nachdenken, was diese Studien uns sagen. Fest steht: Wer in jüngeren Jahren länger und intensiver lernt, unterstützt und erweitert damit eine Reihe kognitiver Funktionen. Außerdem fördert ein kognitiv stimulierender Beruf – aufgrund der Komplexität und Neuartigkeit der damit verbundenen Aufgaben, der Notwendigkeit komplexer Entscheidungen oder eines aktiven sozialen Umfelds – ebenfalls die kognitive Funktion und beugt einem Abbau im Alter vor. Allerdings heißt dies keineswegs, dass zwingend Bildung oder Arbeit diese Reize liefern müssen. Wissenschaftler untersuchen schulische Bildung und Arbeit vor allem auch deswegen, weil die meisten Menschen zumindest der einen oder der anderen nachgehen. Es ist viel einfacher, Bildungsabschlüsse zu betrachten, als die kognitive Stimulation einzuschätzen, die jemand im Laufe seines Lebens sonst woher bekommt. Auch die berufliche Tätigkeit stellt meist eine über Jahrzehnte hinweg konsistente Größe dar – selbst wenn wir den Job wechseln, verändert sich die Art der Arbeit normalerweise nicht grundlegend. Im Gegensatz dazu kommt es vor, dass man immer mal wieder verschiedenen Hobbys oder Aktivitäten nachgeht, sodass auch ein Job leichter beurteilen lässt, welchen langfristigen Effekt die von ihm ausgehende kognitive Stimulation hat.

Nun kann nicht jeder von uns mehrere Bildungsabschlüsse machen (viele Menschen haben weder die Mittel dazu noch das Interesse daran), und nicht jeder hat eine Arbeit, die er als besonders stimulierend oder komplex empfindet. Erfreulicherweise gibt es Belege dafür, dass eine breite Palette von Aktivitäten ähnliche funktionsfördernde Wirkungen hat, von denen wir alle profitieren können – ganz unabhängig von Schulbildung oder Beruf. So zeigen verschiedene Studien über ältere Erwachsene niedrigere Raten von kognitivem Abbau und Demenz bei denjenigen Personen auf, die täglich einem Hobby nachgehen (etwa Lesen, Basteln, Spiele spielen oder sogar Karaoke singen).[25] Das lässt vermuten, dass es mehr um kontinuierliches Engagement und Stimulieren geht als um die Frage, was für die Stimulation sorgt.

Können wir die kognitive Funktion *wirklich* verbessern?

Beim Coaching, in der Medizin und im Geschäftsleben pflegt man zu sagen: »Man kann nichts verbessern, was man nicht misst.« Im Arztberuf stützt man sich häufig auf einen spezifischen Risikomarker – etwa den Blutzucker bei Diabetikern –, um zu überprüfen, ob eine Intervention oder Medikation anschlägt. Man kann auch die Intervention fortlaufend überprüfen – zum Beispiel die Medikamentendosis oder vielleicht sogar, wie oft der Patient daran denkt, das Medikament zu nehmen.

Während meiner Zeit als Rudertrainer drehte sich ein Großteil der Arbeit um das Messen und Nachverfolgen verschiedener Variablen. Oft gab es Dutzende Ruderer mit jeweils leicht unterschiedlichen Trainingsplänen, je nach ihrem aktuellen Fitnesslevel und den Zielen der Mannschaft für die laufende Rudersaison. Für manche Mannschaften lautete das Ziel, an einem Rennen teilzunehmen, das

Boot einigermaßen auf einer geraden Linie zu halten, zu vermeiden, in den Fluss zu fallen, und eine Menge Spaß zu haben. Für andere lautete es, gegen einige der landesweit besten Ruderer anzutreten (und zu gewinnen). Mein Job war es, die erforderlichen Trainingsprogramme zu strukturieren und im Auge zu behalten, ob das, was wir taten, die Mannschaft ihrem Ziel näher brachte. Nicht alles war exakte Wissenschaft, und eine große Rolle spielte auch Erfahrung, doch mir standen einige Zahlen zur Verfügung, die mir halfen, den Überblick zu behalten.

In der Fitnesswissenschaft und beim Sporttraining hat uns jahrzehntelange Forschung so weit gebracht, dass wir recht genau wissen, inwiefern ein spezifischer Reiz die Leistung beeinflusst. Eine gewisse Schwankungsbreite gibt es immer, und ein guter Trainer achtet darauf, das Trainingsprogramm auf die jeweilige Person abzustimmen. Wie wir jedoch in Kapitel 7 gesehen haben, stehen uns einige brauchbare generelle Parameter zur Verfügung, die uns verraten, wie sich Fortschritte in Fitness oder Kraft erzielen lassen. Diese Art von Messung und Überprüfung auch für das Gehirn und die kognitive Funktion durchzuführen, ist hingegen *richtig* schwierig.

Die Verbesserung der kognitiven Funktion ist seit Jahren ein solch heiß diskutiertes Thema, weil es wirklich schwierig ist, sie zu messen. Jeder weiß, dass man in neuen Fertigkeiten oder Hobbys besser wird, wenn man sie übt. Und obwohl ältere Erwachsene im Schnitt meist langsamer Erfolge erzielen als jüngere, wirkt sich Üben auch bei ihnen positiv aus.[26] Aber eine spezifische Fertigkeit zu trainieren ist etwas anderes als die generelle Idee, dass es die allgemeine kognitive Funktion verbessern kann, wenn man sein Gehirn vor Herausforderungen stellt. Und auch wenn ich fest davon überzeugt bin, dass dies möglich ist und es mit fortschreitenden Forschungen immer leichter sein wird, kognitive Verbesserungen zu messen und nachzuverfolgen, muss ich mich für den Moment leider auf allgemeinere übergreifende Konzepte zur Gehirnstimulation und -funktion stützen als zu der Zeit, als ich im Fitnessstudio meine Schützlinge trainierte und Übungswiederholungen zählte.

Wie beeinflusst ein Reiz die Gehirnfunktion? In den Neurowissenschaften verwendet man hier den Begriff des *Transfers*. Es gibt verschiedene Transferlevel, aber generell meint man damit, dass eine Verbesserung beim Lösen einer Aufgabe auch die Funktionen beim Lösen einer anderen Aufgabe verbessert oder unterstützt. Am häufigsten ist *naher* Transfer – eine Aufgabe zu beherrschen erleichtert uns das Erlernen einer sehr ähnlichen Aufgabe. Hat man beispielsweise gelernt, mit einem bestimmten Pkw zu fahren, lässt sich diese Fähigkeit auch auf andere Pkws übertragen. *Mittlerer* Transfer würde etwa bedeuten, dass wir leichter lernen, einen Sattelzug zu fahren, wenn wir bereits einen Pkw steuern können – die benötigten Fertigkeiten ähneln sich zwar, weisen aber bereits größere Unterschiede auf. Von *fernem* Transfer spricht man, wenn das Beherrschen einer Fertigkeit das Erlernen einer völlig anderen erleichtert – falls unsere neu erworbene Fahrtüchtigkeit uns zum Beispiel dabei helfen würde, Französisch zu lernen.

Vielleicht lachen Sie jetzt, aber es gibt tatsächlich Nachweise für fernen Transfer, obgleich er teilweise davon abhängt, um welchen Reiz und welche ganz andere Fertigkeit es sich dabei handelt.[27] Schulische Bildung kann die allgemeine kognitive Funktion fördern, weil dabei Fokus und Aufmerksamkeit ebenso gefragt sind wie das Gedächtnis und die Fähigkeit zu kritischem Denken. Natürlich hängt das auch davon ab, wie interessant und fesselnd man das jeweilige Thema und das Lehrpersonal findet, doch gute Noten zu erzielen erfordert gemeinhin intensive Beschäftigung mit der Materie und längere Phasen, in denen man fokussiert und aufmerksam ist. Dieser Prozess des *Lernens, wie man lernt*, lässt sich offenbar häufig auf ganz andere Aufgaben übertragen, die Konzentration und Aufmerksamkeit erfordern, weil dies eigenständige Fertigkeiten sind.

Die Kognitionspsychologen Chantel Prat und Andrea Stocco arbeiten wie ich an der University of Washington und sind sehr gute Freunde von mir. Sie untersuchen (unter anderem), welche Auswirkungen das Sprechen von zwei Sprachen auf das Gehirn hat. Laut mehreren Studien ist zweisprachig aufzuwachsen mit einem niedrigeren allgemeinen Demenzrisiko assoziiert, was vermuten lässt, dass das Lernen und Sprechen mehrerer Sprachen den Headroom erweitert.[28] Überdies schneiden zweisprachige Menschen gemeinhin besser bei Tests zum Ultrakurzzeitgedächtnis sowie bei Aufgaben ab, die Aufmerksamkeit und schnelle Entscheidungen erfordern.[29] Laut Chantel und Andrea verbessert die kontinuierliche Notwendigkeit, zwischen zwei verschiedenen Sprachen, die man beherrscht, zu wählen und sie zu kontrollieren, die übergeordnete Fähigkeit, Aufmerksamkeit zu steuern und mit konkurrierenden Informationen umzugehen.[30] Chantel hat Muster elektrischer Aktivität im Gehirn gemessen, die mit der Fähigkeit zur Aufmerksamkeitskontrolle assoziiert sind, und festgestellt, dass sie bei bilingualen Personen oft stärker ausgeprägt sind.[31]

Auch hier heißt das jedoch nicht, dass einsprachig aufgewachsene Menschen gegenüber mehrsprachigen für alle Zeiten im Hintertreffen sind. So drücken sich Einsprachige in ihrer Muttersprache gewandter aus, weil sie nicht über mehrere Sprachen gleichzeitig nachdenken müssen. Und obwohl Zweisprachige meist im Multitasking – zum Beispiel gleichzeitig Auto fahren und Französisch sprechen – besser sind, zeigt Chantels und Andreas Forschung, dass bei zweisprachigen Menschen die neuronalen Netze, die für die interne Informationsverarbeitung zuständig sind, ihre Reaktionsfähigkeit bei plötzlichen Veränderungen der Außenwelt einschränken können – wenn etwa ein Fußgänger plötzlich vor ihr Auto läuft.

Auch wenn ich auf Chantels und Andreas Expertise als hervorragende Neurowissenschaftler vertraue, beschleicht mich das Gefühl, dass die letzte Behauptung womöglich ein wenig durch persönliche Erfahrung gefärbt wurde, weil Chantel (einsprachig) zufällig mit Andrea (flüssig zweisprachig) verheiratet ist und sich häufig über sein mangelndes Situationsbewusstsein beklagt. Wenn ich es mir recht überlege, behauptet meine Frau Elizabeth (einsprachig) oft genau das Gleiche von mir (an guten Tagen holpere ich durch mehrere verschiedene Sprachen). Aber das ist bestimmt nur Zufall ...

Zum Glück müssen Sie nicht zweisprachig aufwachsen, um die Vorzüge genießen zu können, eine andere Sprache zu lernen. Bereits wenige Monate Fremdsprachenunterricht können verschiedene Maße der kognitiven Funktion bei älteren Erwachsenen verbessern, auch dokumentiert durch Veränderungen in vor und nach dem Unterricht erstellten Hirnscans.[32] Positive Effekte haben sich sowohl beim Präsenzunterricht als auch bei der Verwendung von Sprachapps gezeigt, und das gilt möglicherweise besonders für Personen, die bereits einen gewissen kognitiven Abbau aufweisen.[33] Ja, ganz recht – regelmäßiger Duolingo-Unterricht (nach drei Tagen aufgeben zählt nicht) könnte tatsächlich dazu beitragen, Ihr Gehirn vor späterer Demenz zu bewahren.

Abgesehen von Sprachen gibt es unzählige weitere Fertigkeiten und Aktivitäten, die dem Aufbau von Headroom und kognitiver Funktion dienen können. So verbessert körperliche Aktivität offensichtlich Struktur und Funktion von Hirnregionen, die für dieselbe kognitive Flexibilität sorgen, die auch durch Sprachenlernen erreicht wird.[34] In unserem Artikel über die stimulationsabhängige kognitive Funktion haben Josh Turknett und ich die Hypothese aufgestellt, dass diejenigen Aktivitätsbereiche, die die allgemeine Gehirngesundheit und -funktion am meisten fördern, zugleich besonders typisch für den Menschen sind. Dazu gehören Sprache, Musik, soziale Verbundenheit und Fertigkeiten, die komplexe, koordinative Bewegungen erfordern, wie Mannschaftssport und Tanzen. Das liegt vor allem daran, dass diese Aktivitäten in der evolutionären Entwicklung des Menschen verwurzelt sind, die ihn zum Lernen und Interagieren mit der Umwelt befähigt hat, und sie darum mit der bestmöglichen Funktion des menschlichen Gehirns Hand in Hand gehen. Die Art dieser Aktivitäten erfordert zudem die parallele Nutzung mehrerer Netzwerke im Gehirn – die Integration verschiedener Fertigkeiten, die gleichzeitig mit Gedächtnis, Bewegung, Hören, Sehen und Entscheidungsfindung in Zusammenhang stehen.

Das Erlernen dieser komplexen, aber sehr menschlichen Fertigkeiten und Aktivitäten, wobei verschiedenste Arten von Informationen gemeinsam zu verarbeiten sind, eignet sich womöglich besonders gut zur Steigerung der kognitiven *Effizienz* – ein weiteres Beispiel für fernen Transfer.[35] Wenn sich das Gehirn an die Verarbeitung komplexer Reize anpasst, wird zum Erledigen einer Aufgabe weniger geistige Energie benötigt. Demzufolge verfügt man bei Bedarf über mehr freie Kapazitäten und hat bessere Chancen, auch mit einem überlasteten oder gestressten Gehirn Leistung zu erbringen. Insofern ist kognitive Effizienz ein weiterer zentraler Aspekt des Headrooms.

Unser Gehirn weiterhin (oder neuerdings) mit komplexen Reizen zu stimulieren wird mit zunehmendem Alter immer wichtiger, denn dann büßen neuronale Netze an Stabilität und Effizienz ein, was mit einer Verschlechterung der kognitiven Funktion assoziiert wird.[36] Das bringt uns zu einer besonders interessanten typisch menschlichen Erfindung, die das Gehirn verjüngt: Musik.

Musikalische Intermezzos

Meine gesamte Kindheit und Jugend hindurch habe ich auf irgendeine Art und Weise Musik gemacht. In einer meiner frühesten Erinnerungen sehe ich mich im Cello-Gruppenunterricht sitzen, mit einem Instrument nicht viel größer als eine Geige zwischen den Knien. Ich glaube, damals war ich vier. Die Cellophase war nur ein kurzes Zwischenspiel, aber in den darauffolgenden vierzehn Jahren versuchte ich mich (zeitweise) an einer Reihe von Instrumenten – Klavier, Flöte, Trompete, Saxofon, Fagott. Auf der Highschool stümperte ich mit elektronischer Musik herum, komponierte Stücke am Computer und Synthesizer und nahm sie auf.

Ich kann nicht behaupten, dass mir meine Streifzüge durch die Welt des Musizierens wirklich Spaß gemacht haben. Es war eher etwas, dass ich machen *sollte*, weil es »gut für mich« war. Das war zweifellos richtig, aber welches Kind isst schon gerne Brokkoli oder müht sich mit einem Klavierstück ab, weil ihm das irgendwann in der Zukunft vielleicht mal von Nutzen ist? Im Grunde war es das Herumstümpern, das mir zum Verhängnis wurde, denn mir graute sehr oft davor, üben zu müssen – oder, genauer, anderen Leuten zumuten zu müssen, mich üben zu *hören*.

Die meisten Menschen können sich daran erinnern, schon mal einem Kind beim Erlernen eines Instruments zugehört zu haben. Ich habe zwar nie auf einer gespielt, aber mir fällt dann immer sofort die Geige ein. Quietschend und schmerzhaft an Ton und Takt vorbei klingt sie wie ein besonders perfides Folterinstrument. Und diese grausamen Töne wollen kein Ende nehmen, während sich die tapferen Kleinen *Stunde um Stunde* abmühen. Diese Ausdauer ist freilich bewundernswert, und ich empfinde den allergrößten Respekt für jedes Kind, das zustande bringt, was ich nie geschafft habe.

Ich bin in einem Haus aufgewachsen, das direkt neben einem Tante-Emma-Laden lag. In diesem kleinen Geschäft kauften alle Leute aus der Nachbarschaft ein, wenn sie keine Zeit (oder Veranlassung) hatten, in den Supermarkt zu gehen. Der Laden gehörte der Familie Johnson, der ich fünfzehn Jahre meines Lebens jeden Tag über den Weg lief. Immer wenn ich den Deckel meines Klaviers öffnete oder das Saxofon aus seinem Koffer holte, stellte ich mir vor, wie meine Nachbarn und die Johnsons im Laden standen und mir bei meinen vergeblichen Versuchen zuhörten, Musik zu machen – immer und immer und immer wieder. Weil ich sie vor dieser imaginären Tortur bewahren wollte, stellte ich das Üben ein. So mancher Lehrer weigerte sich irgendwann, mich weiter zu unterrichten, weil ich Woche für Woche erschien, ohne Fortschritte gemacht zu haben.

Was ich damals nicht begriffen habe (was aber entscheidend für die Idee ist, dass Gehirnfunktionen stimulationsabhängig sind): Es *muss* so sein, dass man irgendwas nicht gut kann. Mitten im Miessein – und in dem langsamen Lernprozess, der uns Schrittchen für Schrittchen weniger mies werden lässt – vollzieht sich das Wunder. Als ich von den Segnungen des Lernens gesprochen habe und dass Neuroplastizität Unbehagen erfordert, habe ich genau das gemeint. Wir müssen Zeit dafür aufwenden, etwas zu tun, bei dem wir mies sind.

Wenn das Gehirn seinem Job nachgeht, sich unserer ganz persönlichen Umwelt anzupassen, muss es ständig vorhersagen, was wahrscheinlich als Nächstes passiert. Gleichzeitig überprüft es die Welt auf Unterschiede zwischen dem, was es erwartet, und dem, was tatsächlich geschieht. Wenn wir etwas so Grundlegendes tun wie unsere Schnürsenkel zu binden oder als Profimusikerin Vivaldi zu spielen, laufen Handlungen erwartungsgemäß ab. Alles geht so weiter wie vorher.

Machen wir jedoch einen Fehler, so entdeckt das Gehirn ein Missverhältnis zwischen Erwartung und Realität, und das öffnet die Tür zur magischen Welt der Neuroplastizität. Sobald die Mechanismen zur Fehlererkennung ausgelöst werden, weiß das Gehirn, dass neue oder stärkere Verbindungen und Muster gebildet werden müssen, um den Fehler zu beheben. Diese Fehlererkennung lässt sich anhand der elektrischen Aktivität im Gehirn messen, und stärkere Fehlersignale sind meist mit besseren späteren Lernerfolgen assoziiert.[37] Begleitet – und stimuliert – wird die Aktivierung dieser Signale von der Ausschüttung stressbezogener Neurotransmitter wie Adrenalin und Norepinephrin, was teilweise erklärt, warum sich Fehler so unangenehm anfühlen.[38]

Es gibt eine Menge Untersuchungen darüber, dass Versagen einer der besten Motivatoren fürs Lernen ist.[39] Ironischerweise ist die schulische Bildung generell darauf ausgerichtet, Misserfolge zu *vermeiden*. Es gibt sogar Studien, die zeigen, dass Schülerinnen und Schüler es schlimm finden, Fehler zu machen, obwohl sie von ihnen profitieren, weil sie dann schneller lernen. Wie bereits gesagt, ist es jedoch völlig logisch, dass Misserfolge das Lernen befeuern, weil das Gehirn einen *Grund* dafür braucht, all diejenigen Prozesse in Gang zu bringen, die seine Verschaltung und Funktion verbessern. Es gibt sogar Hirnregionen, die genau dann besser funktionieren, wenn wir uns Herausforderungen stellen, die höchstwahrscheinlich ein Scheitern oder Unbehagen garantieren, denn das macht uns womöglich fitter für weitere herausfordernde Situationen und das Ausüben kognitiver Kontrolle – also Dinge zu tun, zu denen wir eigentlich keine Lust haben.[40] Genau wie wir lernen können, zu lernen, können (und sollten) wir lernen, Situationen zu begrüßen, in denen wir möglicherweise Fehler machen und uns dabei unbehaglich fühlen.

Musiker veranschaulichen auf besonders interessante Weise, inwiefern es gut fürs Gehirn sein kann, etwas nicht gut zu können. Wie wir wissen, ist das Alter der Hauptrisikofaktor für kognitiven Abbau und Demenz. Trotzdem können Menschen, die gleichaltrig sind, sehr unterschiedlich funktionierende Gehirne haben, und auch das Risiko für späteren geistigen Abbau kann sich erheblich unterscheiden. Das hat man untersucht, indem man das *Gehirnalter* angeschaut hat. Forscher können einen Scan vom Gehirn einer Person erstellen und dann ein Machine-Learning-Modell, das mit Daten von Tausenden Gehirnen gefüttert wurde, fragen, wie alt dieses Gehirn »aussieht«. Personen, deren Gehirn älter aussieht, als es ihrem *tatsächlichen* Alter entsprechen würde, schneiden bei Tests zur kognitiven Funktion im Allgemeinen schlechter ab, und das Gehirn von Personen mit kognitivem Abbau und Demenz altert von Jahr zu Jahr immer schneller.[41] Bereits erörterte Faktoren wie körperliche Inaktivität, schlechte Ernährung, Diabetes sowie Rauchen und ein schlechter körperlicher und kardiovaskulärer Gesundheitszustand beschleunigen die Gehirnalterung offensichtlich unmittelbar, was dann wiederum die kognitive Funktion beeinträchtigt.[42]

Als man begann zu untersuchen, wie die Umwelt das Gehirnalter beeinflussen kann, verglichen Forscher unter anderem Hirnscans von Nichtmusikern, Amateurmusikern und Profimusikern in den Dreißigern. Sie stellten fest, dass das Gehirn von Musikern jünger aussah als das von Nichtmusikern, aber dieser Effekt war bei den *Amateur*musikern stärker ausgeprägt. Das führte zu der Theorie, dass das Spielen eines Instruments für Amateure schwieriger sei, ihr Gehirn demzufolge stärker stimuliert werde und entsprechend jünger aussehe.[43] Das entspricht dem Ergebnis mehrerer Studien, wonach aktives Musizieren mit einer besseren kognitiven Funktion assoziiert ist.[44]

Wie von der Sprache profitieren auch von Musik bereits blutige Anfänger. Laut einer Studie verbesserten sich bei Kindern, die acht Monate lang Unterricht in einem Musikinstrument ihrer Wahl erhielten, mehrere exekutive Funktionen wie Aufmerksamkeit und Arbeitsgedächtnis.[45] In über hundert weiteren Studien wurde ebenfalls festgestellt, dass Musikunterricht bei Kindern mit besseren Intelligenz- und Gedächtniswerten assoziiert war.[46] Bei älteren Erwachsenen, die zum ersten Mal Klavierunterricht erhielten, zeigten sich Verbesserungen in der Gehirnstruktur wie auch beim Arbeitsgedächtnis, wobei diejenigen, die fleißiger ihre »Hausaufgaben« machten, also zwischen den Unterrichtsstunden mehr übten, noch stärker profitierten.[47]

Die vielfältigen komplexen sensorischen und motorischen Reize, die mit Musizieren assoziiert werden, eignen sich offenbar besonders gut zur Anregung der Neuroplastizität – auch im Erwachsenenalter. Dazu gehören das Interpretieren und Erlernen komplexer visueller und motorischer Muster (musikalische Notation und präzise Körperbewegungen), während man kontinuierlich ein multisensorisches Feedback erhält. Musizieren zu lernen ist mit stärkeren Verbindungen zwischen den auditorischen und motorischen Hirnarealen assoziiert sowie auch den Regionen, die an der Integration und Übermittlung verschiedener Formen von Information und dem Treffen von Entscheidungen beteiligt sind.[48] Schon sehr kurze Perioden von Musikunterricht scheinen diesen Effekt auf die Neuroplastizität zu haben.[49]

Ich bin zwar nicht sicher, ob mein jugendliches Ich eher bereit gewesen wäre, Saxofon zu üben, wenn man mir einen enthusiastischen und wissenschaftlich fundierten Vortrag über die positiven Auswirkungen von Musik auf die Gehirnfunktion gehalten hätte, aber zu guter Letzt waren meine musikalischen Erfahrungen dann doch überwiegend erfreulich. Das lag vor allem daran, dass ich dazu übergegangen bin, meinen eigenen Körper als Instrument zu nutzen – zum Singen (nur falls Sie jetzt etwas anderes angenommen haben ...)

Im Alter von elf bis siebzehn habe ich, sowohl in der Schule als auch außerschulisch, in vielen Chören gesungen und bei ein paar Musicals mitgewirkt. Später, während meiner jugendlichen Null-Bock-Phase, war ich auch Sänger einer Band. Dann, nach zwei Jahrzehnten Pause, widmete ich mich voll Eifer der nicht unerheblichen Mühsal, eine alte Fertigkeit wieder aufzuwärmen. Ich folgte dem Ruf meines mich verehrenden Publikums und entstaubte meine Stimmbänder, um als Hochzeitsgeschenk für meine Frau ein Tanzlied zu singen und aufzunehmen. Josh Turknett sorgte für die Instrumentalbegleitung, und über hundert Leute lauschten uns ohne erkennbare Anzeichen von Unwohlsein oder Qualen.

Ich glaube, dass mir Singen mehr Spaß machte als ein Instrument zu spielen, weil all diese Gesangsaktivitäten einen geselligen Charakter hatten. Besonders im Chor fühlte ich mich wohl, weil die anfänglichen Irrtümer und Patzer in der gesamten Gruppe vorkamen und wir ein gemeinsames Ziel hatten. Das Gleiche galt für das Musikmachen in der Band, mit dem zusätzlichen Bonus, dass man einen guten Grund hatte, dem Schulunterricht (gelegentlich) fernzubleiben. Außerdem hatten wir so ein Ventil für unsere Teenagerängste und konnten die Vorliebe für peinliche Frisuren teilen.

Meine Erfahrungen zeigen, dass man vom Musizieren auch deshalb profitiert, weil es einen sozialen Charakter hat. Es bietet nicht nur Gelegenheit, Kontakte zu knüpfen – die Herausforderung, sich in eine Gruppe von Musikern zu integrieren, verstärkt überdies die kognitive Komplexität. Das trifft auch auf Sprache zu sowie auf viele andere Möglichkeiten, unser Gehirn zu stimulieren und dabei Spaß zu haben und etwas für unsere Gesundheit zu tun. Im Grunde ist es ganz einfach: Finde etwas, das neu für dich ist und das du – Misserfolge inbegriffen – aktiv lernen kannst. Allerdings sollte es unbedingt etwas sein, worin man besser werden *will*, denn sonst hält man nicht lange durch. Und wenn man dabei auch mit anderen Leuten zu tun hat, umso besser und herausfordernder! In diesem Sinne: Falls Sprachen und Musikinstrumente nicht Ihr Ding sind, wie wäre es dann mit Tanzen?

»Zuerst tanzen und dann denken«

Ich weiß zwar nicht genau, ob Samuel Beckett an die kognitiven Vorzüge des Tanzens dachte, als er diese Worte schrieb, aber trotzdem sagen sie uns eine Menge. Weil wir uns den Kopf über die Schmach des Scheiterns zerbrechen oder die Befürchtung, Fehler zu machen, schrecken wir häufig vor Aktivitäten zurück, die wunderbar für unser Gehirn wären. Und das wird mit zunehmendem Alter immer schlimmer. Wir staunen darüber, wie begeistert Kinder etwas ausprobieren, scheitern, sich aufrappeln und es erneut versuchen, doch nur selten – wenn überhaupt – sind wir bereit, es ihnen gleichzutun. Falls Sie irgendetwas aus diesem Kapitel mitnehmen, wäre ein Schritt in die Richtung von »Zuerst versuchen (und scheitern) und dann denken« vermutlich das Beste, was Sie je für Ihr Gehirn tun könnten.

Als jemand, der sehr viel besser mit dem modernen und fitnessorientierten Blick auf Bewegung vertraut ist, muss ich zugeben, dass ich die Vorteile des Tanzens lange außer Acht gelassen habe. Menschen tanzen jedoch schon sehr viel länger, als sie ins Fitnessstudio gehen. Wie uns das Level »Koordination« des Bewegungstrichters gezeigt hat, bringt es zusätzliche Pluspunkte, wenn sportliche Betätigung über rein physische Effekte auf Herz und Muskeln hinausgeht und auch unseren Gleichgewichtssinn und komplexe motorische Fertigkeiten fordert. Darum sollte es nicht überraschen, dass Tanzen diejenige Bewegungsart ist, die ganz besonders beeindruckende Vorteile für das Gehirn zu bieten hat.

2003 erschien ein Artikel im renommierten *New England Journal of Medicine*, in dem es um Untersuchungen über Freizeitaktivitäten und spätere Demenzdiagnosen bei Erwachsenen über fünfundsiebzig Jahren ging. Die Aktivität, die die stärkste Assoziation mit einem verminderten Demenzrisiko aufwies, war Tanzen.[50] Seitdem haben mehrere Studien Tanzkurse mit anderen Arten körperlicher Aktivität verglichen, die *körperlich* gesehen das gleiche Schwierigkeitsniveau haben wie etwa flottes Gehen. Letztere wirken sich zwar konsistent positiv aus, doch die Tanzgruppen schneiden noch besser ab – sie verzeichnen größere Zunahmen der Hippocampusgröße auf einem Hirnscan und größere Verbesserungen bei Maßen der kognitiven Funktion wie Verarbeitungsgeschwindigkeit.[51] All die Studien über Erwachsene in den Fünfzigern oder älter haben erbracht, dass Tanzen – insbesondere Gesellschaftstänze und Squaredance, die eine signifikante soziale Komponente aufweisen – konsistente Verbesserungen von exekutiven Funktionen wie Gedächtnis und Aufmerksamkeit sowie der psychischen Gesundheit bewirken.[52] Außerdem ist Tanzen ein signifikanter Stimmungsaufheller; laut einer der bisher umfangreichsten Analysen, die den Effekt körperlicher Aktivität auf Symptome depressiver Menschen untersucht haben, war Tanzen diejenige Aktivität mit der offensichtlich größten Wirkung.[53]

Falls wir Tanzen ansatzweise neurowissenschaftlich betrachten wollten, hätten wir vermutlich Probleme zu erklären, *woher* seine positive Wirkung kommt. Wahrscheinlich ist es die Kombination vieler Faktoren – das Hören von Musik, das Erlernen neuer motorischer Fertigkeiten, körperliche Aktivität und das Zusammensein mit anderen in einem sozialen Umfeld. Und dann ist da der noch schwerer zu quantifizierende *Spaßfaktor*. Genau wie das Gehirn ist Tanzen mehr als die Summe seiner Teile. Weil dabei so viele Inputs eine Rolle spielen, aktiviert und erfordert es die Koordination mehrerer neuronaler Netze.[54] Aus diesem Grund wird Tanzen zur Behandlung einer Reihe von neurologischen Erkrankungen eingesetzt, darunter Multiple Sklerose, Parkinson-Krankheit und Demenz.[55] Das soll nicht heißen, dass traditionelle medizinische Behandlungsansätze hier unwichtig wären, aber Tanzen scheint sich doch immer mehr als äußerst wirkungsvolles Werkzeug zur Unterstützung vieler Aspekte der Gehirngesundheit und -funktion zu erweisen.

Was wir bisher über die Relevanz der *Stimulation* für das Gehirn erfahren haben, lässt hoffentlich keinen Zweifel darüber aufkommen, dass die Gehirnfunktion in vielen kognitiven Aspekten stimulationsabhängig ist. Selbst der Vater der modernen Neurowissenschaften hat auf die Bedeutung von Reizen hingewiesen. 1894 soll Santiago Ramón y Cajal gesagt haben: »Die Fähigkeit von Nervenzellen, in einem adulten Menschen zu wachsen, und ihr Vermögen, neue Verbindungen zu schaffen, kann das Lernen erklären.«[56] Cajal hat also schon vor über hundert Jahren über die Stimulation des Geistes gesprochen.

Die Steigerung der Gehirnfunktion durch Stimulation kann sehr spezifische Fertigkeiten (zum Beispiel Jonglieren lernen) betreffen oder auch weiter gefasste Fähigkeiten, wie man sie etwa in der Schule lernt. Wie gesagt, profitiert man dabei auf besonders beeindruckende Weise vom Erlernen typisch menschlicher Fertigkeiten wie Sprachen sprechen, Musik machen und Tanzen, die die Koordination verschiedener Netzwerke im Gehirn erfordern. Man muss nicht unbedingt alles davon praktizieren; picken Sie sich eine Sache heraus, die Ihnen Freude macht, und genießen Sie das Gefühl des Unbehagens, das sich mit dem Erlernen von etwas Neuem einstellt – dann wissen Sie, dass sich Ihr Gehirn verändert. Allerdings haben uns die Studien mit Jongleuren und Pianisten gezeigt, dass die *kontinuierliche* Konfrontation mit einem Reiz notwendig ist, um die erforderlichen Anpassungen im Gehirn aufrechtzuerhalten. Und das gilt auch für alltäglichere Aktivitäten als das Tanzparkett zu strapazieren.

Demzufolge ist die Brain-Game-Regel *Gib niemals auf* in mehrfacher Hinsicht von Bedeutung. Sie kann uns als zusätzliche Ermutigung dienen, den Sprach- oder Kochkurs zu besuchen, an dem wir schon immer mal teilnehmen wollten, oder als Erinnerung, dass wir unser Gehirn kontinuierlich mit Input füttern müssen, um zu bewahren, was wir schon haben. So untersuchte eine Studie in den USA mit über 2 000 Personen im Alter von dreiunddreißig bis dreiundachtzig Jahren die Beziehung zwischen längerfristigen Veränderungen der kognitiven Funktion und Aktivitäten wie Lesen, Spielen von Wortspielen, Besuchen von Bildungsvorträgen oder -kursen und Schreiben. Es zeigte sich, dass ein kognitiver Abbau bei Personen, die einer größeren Anzahl dieser Aktivitäten nachgingen – vor allem, wenn sie das Pensum mit der Zeit erhöhten –, langsamer erfolgte. Bei Personen ohne Collegeabschluss war dieser Effekt *stärker* ausgeprägt, was erneut dafürspricht, dass wir Unterschiede in der Schulbildung ausgleichen können, indem wir im späteren Leben kognitiv stimulierenderen Aktivitäten nachgehen.[57]

Das vielleicht erste bedeutende Beispiel dafür, dass diese alltäglichen Aktivitäten mit dem Demenzrisiko in Zusammenhang stehen könnten, lieferte die besagte Studie von 2003, die zeigte, wie sehr auch Menschen über fünfundsiebzig vom Tanzen profitieren können.[58] Auf einer Tabelle mit kognitiven Aktivitäten erhielten die Teilnehmenden jeweils einen Punkt für jeden Tag in der Woche, an dem sie einer der folgenden Aktivitäten nachgingen: Bücher oder Zeitungen lesen, nur zum Vergnügen etwas schreiben, Kreuzworträtsel lösen, Brettspiele oder Karten spielen, an organisierten Gruppendiskussionen teilnehmen und ein Musikinstrument spielen. Die Forscher werteten die Ergebnisse über einen Zeitraum von bis zu 21 Jahren hinweg alle 12 bis 18 Monate aus und stellten fest, dass diejenigen Personen, die pro Tag mindestens einer oder zwei kognitiven Aktivitäten nachgingen, das geringste Risiko für eine spätere Demenzdiagnose aufwiesen, und das selbst unter Berücksichtigung der anfänglichen Werte für die kognitive Funktion. Da sich alle Teilnehmenden bereits im Ruhestand befanden, begründeten Studien wie diese die Idee des »Wer rastet, der rostet«, die Ruheständler beflügelt, sich die Kreuzworträtselseite der Tageszeitung vorzunehmen (auch wenn es noch besser wäre, stattdessen zu einer Klarinette zu greifen).

Allerdings sollten wir uns vor Augen führen, dass diese Ruheständler-Studie bereits 1980 begann. Die damals gefundenen Erkenntnisse werden mit Sicherheit noch lange relevant bleiben, doch wenn es darum geht, sie fast fünfzig Jahre später in die Tat umzusetzen, stellt sich die Frage, ob wir unser Gehirn nach wie vor genauso stimulieren müssen wie unsere Großeltern oder ob es nicht doch möglich wäre, ein bisschen was, nun ja, Moderneres zu machen.

Verblüffende positive Effekte moderner Reize

Bisher habe ich viel über Mismatch gesprochen – dass Aspekte der modernen Umwelt wie Ruhestand, Ernährungsverhalten und Bewegungsmangel oft nicht dem Input genügen, den Körper und Geist benötigen, um lange gesund und funktionsfähig zu leben. Demnach sei Ihnen verziehen, wenn Sie nun die Vorstellung haben, ich würde beim Thema *Stimulation* jetzt wie ein übellauniger Greis mit dem Gehstock fuchteln und schimpfen, dass heutzutage nichts mehr so sei wie in den guten alten Zeiten und man den Gefahren der modernen Technologie tunlichst aus dem Wege gehen solle.

Tatsächlich *haben* sich die Zeiten geändert, und wir werden auch auf einige Tücken im Umgang mit Technologie eingehen, dennoch glaube ich, dass die Schwarzmalerei rund um die Nutzung von Technologie zum Teil ungerechtfertigt ist oder zumindest etwas geradegerückt werden sollte. Genaue Untersuchungsergebnisse sind zwar schwer zu finden – und falls doch, wären sie vermutlich in dem Moment, in dem Sie diesen Satz lesen, bereits wieder überholt –, doch ist völlig klar, dass unser Gehirn heutzutage mit Unmengen von Informationen bombardiert wird, die sich selbst unsere Großeltern und Urgroßeltern nie hätten träumen lassen. Und genauso klar ist, dass wir unser Gehirn demzufolge anders nutzen als früher.

Ein Beispiel ist der *Google-Effekt* – auch als Digitale Amnesie bezeichnet. Geprägt wurde der Begriff von Betsy Sparrow und Mitarbeitern in einem Artikel, in dem mehrere Studien über die sich wandelnde Nutzung von Informationen besprochen wurden. Unter anderem ging daraus hervor, dass Teilnehmende, die Fakten lernten, bevor sie sie in einen Computer tippten, sich diese Fakten schlechter einprägten, wenn sie davon ausgingen, dass die Information gespeichert worden war (und sie daher später wieder auf sie zurückgreifen konnten). Außerdem konnten sich die Personen besser daran erinnern, *wo* die Information gespeichert war, als an die Information selbst.[59]

Es ist wichtig festzuhalten, dass die Probanden nicht etwa grundsätzlich Probleme damit hatten, sich Dinge zu merken. Wenn sie glaubten, der Computer habe die Information gelöscht, statt sie zu speichern, konnten sie sich besser daran erinnern. Unser kollektives Gedächtnis funktioniert also auch im Google-Zeitalter noch, wir greifen nur anders darauf zurück. Und das ist durchaus sinnvoll, wenn wir uns den stetig anwachsenden Wust von Informationen vor Augen halten, dem wir Tag für Tag ausgesetzt sind.

Natürlich dürfen wir uns nicht auf Google verlassen, wenn wir ein Examen bestehen oder beim Kneipenquiz gewinnen wollen, und darum müssen wir unsere Gedächtnismuskeln gelegentlich trainieren. Aber statt zu versuchen, sich jede Tatsache und jedes Detail einzuprägen, mit denen wir konfrontiert werden, was wohl auch gar nicht möglich wäre, könnten wir uns daran erinnern, wo wir sie bei Bedarf wiederfinden. Wenn unser Ziel lautet, ein zukunftssicheres Gehirn zu besitzen, ist es unumgänglich, sich an die Welt um uns herum anzupassen. Beim Google-Effekt geht es also nicht um Gut oder Schlecht. Er zeigt uns lediglich: Wir können – und sollten wahrscheinlich auch – davon ausgehen, dass sich unser Gehirn gemeinsam mit der Welt um uns herum verändert.

Gleiches gilt für Möglichkeiten, mithilfe moderner Technologie unser Gehirn nutzbringend zu stimulieren und Headroom aufzubauen. Das ginge beispielsweise mit ausgewiesenen Gehirntrainingsprogrammen, doch vorteilhaft können auch regelmäßige Videospiele und generell der Gebrauch von Technologie sein. Vor Kurzem hat Chantel Prat aufgezeigt, dass Programmierenlernen dem Erlernen einer Sprache ähnelt und ähnliche kognitive Fertigkeiten erfordert, was nahelegt, dass es sich als neuartige Methode zur Gehirnstimulierung eignet, während es zugleich eine Fertigkeit darstellt, die in der modernen Welt oft von Wichtigkeit ist.[60]

All dies widerspricht der Hypothese, dass wir uns alle auf dem Weg zur *Digitalen Demenz* befinden – ein Begriff, den der Neurowissenschaftler Manfred Spitzer 2012 geprägt hat. Er war der Meinung, dass eine eher passive Bildschirmzeit, die Übertragung kognitiver Fähigkeiten auf Maschinen und verstärkte Ablenkung die kognitive Funktion negativ beeinflussen würden. Diese Idee entspringt der Sorge, dass Technologie letztlich zum *Gegenteil* von Stimulation führt, weil die kognitiven Inputs, von denen sich unser Gehirn ernährt, dann verschwinden. Je nachdem, wie wir mit Technologie interagieren, ist diese Sorge natürlich berechtigt, doch glücklicherweise scheint die Akzeptanz modernerer kognitiver Reize auch mehrere Vorzüge zu bieten.

Da gibt es natürlich zunächst einmal Technologien, die *darauf ausgelegt* sind, die kognitive Funktion durch Onlinetraining oder per App zu stimulieren. Diesen Apps begegnet die Wissenschaftsgemeinde – zu Recht – mit großer Skepsis. Es hat sich zwar herausgestellt, dass viele Programme zur Verbesserung verschiedener kognitiver Funktionen wie Schlussfolgern oder Gedächtnis diese spezifischen Funktionen fördern, aber normalerweise nur, wenn sie in einem Format getestet werden, das dem des Trainings ähnelt. Gewissermaßen trainiert man dann nur für den Test, statt weiter gefasste kognitive Fertigkeiten zu erwerben, die man in der wirklichen Welt anwenden kann.[61] Vermutlich liegt das daran, dass die meisten Gehirntrainingsprogramme relativ rudimentär sind – weit entfernt von der multisensorischen realen Stimulation, an die das Gehirn gewöhnt ist.

Doch obwohl eine App auf dem Handy, die man mit dem Daumen bedient, wohl kaum als Ersatz für das Erlernen eines Instruments herhalten kann, für die Reise in ein fremdes Land zur Erprobung einer neuen Sprache oder für das Zaubern komplizierter Schrittfolgen auf das Tanzparkett, gibt es Belege dafür, dass selbst ein recht simples Gehirntraining die kognitive Funktion auf unerwartete und positive Weise beeinflussen kann. Die vielleicht erste große Studie über Gehirntraining und nach wie vor eines der besten Beispiele für den gewinnbringenden Transfer eines solchen Trainings auf andere Lebensbereiche ist die Studie Advanced Cognitive Training for Independent and Vital Elderly (ACTIVE) (»Fortgeschrittenes kognitives Training für eigenständige und vitale ältere Menschen«).

Sherry Willis, eine zentrale Figur aus dem Team der Seattle Longitudinal Study, war eine der treibenden Kräfte von ACTIVE. Die Studie startete im Jahr 1996 und wurde in sechs Großstädten in den USA durchgeführt. 2 800 Probanden ab fünfundsechzig wurden zufällig einer Kontrollgruppe oder einer von drei Gehirntrainingsgruppen – Verarbeitungsgeschwindigkeit, Schlussfolgern oder Gedächtnis – zugeteilt. Beim Gedächtnistraining wurden Lernwerkzeuge wie Mnemotechnik angewandt, um sich Wortlisten besser einprägen zu können. Beim Schlussfolgerungstraining musste man Muster in Zahl- oder Buchstabensequenzen erkennen. Beim Training der Verarbeitungsgeschwindigkeit sollte man auf einem Computerbildschirm ein Objekt identifizieren, das in immer kürzeren Zeitabständen aufleuchtete, und zwei Suchaufgaben gleichzeitig erledigen. Die Probanden absolvierten 10 etwa 60 Minuten lange Trainingseinheiten über einen Zeitraum von fünf bis sechs Wochen, gefolgt von kurzen Auffrischungseinheiten nach einem Jahr und drei Jahren.

Alle drei Trainingsgruppen verbesserten sich bei der Aufgabe, auf die sie trainiert wurden, und dieser Effekt blieb für mindestens fünf Jahre nach dem Training bestehen. Es gab keine Hinweise auf einen Transfer – wer in einem Bereich trainierte, wurde in den beiden anderen nicht besser –, aber fünf Jahre nach dem Training waren bei allen drei Trainingsgruppen weniger Einbußen der Lebensqualität und der Eigenständigkeit zu verzeichnen als bei der Kontrollgruppe.[62] Wer in Verarbeitungsgeschwindigkeit trainiert worden war, fuhr mit größerer Wahrscheinlichkeit mehrere Jahre nach der Intervention immer noch Auto, und sowohl das Training in Schlussfolgern als auch in Verarbeitungsgeschwindigkeit war mit einer signifikant geringeren Quote selbst verschuldeter Autounfälle assoziiert.[63] Insgesamt fanden sich die besten Resultate beim Training in Verarbeitungsgeschwindigkeit, was vermutlich daran lag, dass schnell zusätzliche kognitive Effizienz aufgebaut wird, wenn man lernt, seine Aufmerksamkeit aufzuteilen und Informationen rasch zu analysieren – der Headroom wird vergrößert und die kognitive Last verringert, was einem bei komplexen Aufgaben wie Autofahren zugutekommt.

Einer der bedeutendsten Wissenschaftler im Bereich des Gehirntrainings ist Michael Merzenich – früher Professor an der University of California, San Francisco –, dessen Laborforschung für unser Verständnis der Neuroplastizität im adulten Gehirn von zentraler Bedeutung war. In seinem Buch *Soft-Wired* gibt er einen Überblick über einen Großteil seiner Arbeit, mit der er zeigte, dass das adulte Gehirn in verblüffendem Maße zu Neuroplastizität fähig ist, wenn wir ihm geeigneten Input liefern. Im Zuge seiner Forschung entwickelte Merzenich eine Onlineplattform für kognitives Training namens BrainHQ, die Trainingsaufgaben wie beispielsweise eine aktualisierte Fassung der Aufgabe für Verarbeitungsgeschwindigkeit aus der ACTIVE-Studie enthält.[64] Ich persönlich hatte zwar noch nicht mit BrainHQ zu tun, aber sie ist wahrscheinlich die bestfundierte Plattform für Gehirntraining, mittlerweile erprobt in Hunderten Forschungsstudien.[65]

Wir dürfen weitere Verbesserungen der Verfügbarkeit und Qualität von kognitiven Trainingstechnologien erwarten. Die faszinierendste Entwicklung ist die erfolgversprechende Aussicht auf (relativ) kostengünstiges und leicht zugängliches Virtual-Reality-Training (VR-Training) mit Headsets, die man kaufen und zu Hause nutzen kann. Im Gegensatz zum Gehirntraining am Computerbildschirm liefert VR multisensorische kognitive Inputs, die sowohl Sehen als auch Hören berücksichtigen sowie Informationsverarbeitung und körperliche Aktivität, was den komplexen Reizen, an die das Gehirn gewöhnt ist, besser entspricht.

Ein Paradebeispiel hierfür ist das sogenannte *Dual-Task-Training*, das körperliche Aktivität sowie Elemente der motorischen Koordination oder Gehirntraining umfasst. Damit erlebt man die Vorzüge von Koordinations- oder Open-Skill-Training, die der evolutionären Anpassung des Gehirns an Lernen und Informationsverarbeitung entgegenkommen, in einer virtuellen Umgebung, was erwiesenermaßen die kognitive Funktion signifikant fördert, und das auch bei Menschen, bei denen bereits ein gewisser kognitiver Abbau vorliegt.[66] Ich persönlich hege eine besondere Vorliebe fürs VR-Boxen, bei dem man auf Ziele aus mehreren Richtungen reagieren muss – ein schnelles Koordinations-Work-out des »Ankurbelungs«- oder »Sprint«-Levels, bei dem ich gleichzeitig meine Lieblingsmusik hören und mich im Wohnzimmer zum Affen machen kann.

Noch werden weiterhin Belege für die Wirksamkeit von VR gesammelt, doch aufgrund ihres immersiven Charakters empfiehlt sie sich als Form der kognitiven Stimulation sowie als ein Instrument für die Rehabilitation nach traumatischen Hirnverletzungen oder Schlaganfällen.[67] Auch in medizinischen Fachrichtungen wie der Chirurgie dient sie als Trainingsinstrument; man kann komplexe Fertigkeiten oder Notfallsituationen in einer sicheren Umgebung üben, bevor man in der Realität damit konfrontiert wird. Im Vergleich mit derzeitigen Ansätzen erweist sich VR letztlich vielleicht sogar als vorteilhafter und sensibler, um die kognitive Funktion zu *testen* und ihre Entwicklung über einen gewissen Zeitraum zu beobachten, weil sie die Integration mehrerer Sinne erfordert. Einige VR-Headsets können die Bewegungen von Körper und Augen präzise verfolgen, und so ließen sich geringfügige Veränderungen, etwa nach Gehirnerschütterungen oder bei der Parkinson-Krankheit, früher erkennen und entsprechend besser behandeln. Auch im Sport wird VR immer häufiger eingesetzt. Laut einigen noch unveröffentlichten, aber erfolgversprechenden Daten lässt sich durch ein komplexes VR-Training mit Fokus auf Verarbeitungsgeschwindigkeit und exekutiven Funktionen möglicherweise die Zahl von Sportverletzungen verringern. Das wird auf einen größeren Headroom zurückgeführt: Wenn Sportler die Verarbeitung vielfacher komplexer Inputs trainieren, verringert sich auf dem Spielfeld ihre kognitive Last, und so bringen sie sich seltener in Situationen, in denen eine Verletzung droht.

Solange noch untersucht wird, wie sich VR am besten anwenden lässt, können wir (falls gewünscht) auf einen konventionelleren technologischen Reiz zurückgreifen – Videospiele. Dieser Vorschlag ruft oft Skepsis hervor, aber auch hier glaube ich, dass Videospiele mit einer entsprechenden Neuausrichtung und praktischen Anwendungsmöglichkeiten unseren Werkzeugkasten für die kognitive Stimulierung wunderbar ergänzen können (und Spaß machen sie obendrein).

Weil viele moderne Videospiele mit immersiven Umwelten aufwarten, haben mehrere Studien gezeigt, dass das Gehirn von Personen, die regelmäßig Videospiele spielen, andere Verschaltungsmuster aufweist als das von Nichtspielern. So ist in Hirnarealen, die an visuomotorischer Koordination beteiligt sind – damit ist die Initiierung von Bewegungen in Reaktion auf visuelle Inputs gemeint, was etwa beim Autofahren relevant ist –, bei Spielern häufig eine stärkere Aktivierung zu beobachten.[68] Bei Videospielen muss man oft durch eine weitläufige und komplexe Welt navigieren und dabei Probleme lösen, schnell auf die Umgebung reagieren und sorgfältig strategisch planen. Demzufolge spricht einiges dafür, dass Videospiele – insbesondere bei Anfängern – bestimmte Aspekte der kognitiven Funktion fördern können.

Das in dieser Hinsicht wohl bestdokumentierte Videospiel ist *Super Mario*, dessen aktuelle 3D-Varianten sämtliche oben genannten Fertigkeiten und Aktivitäten erfordern und fördern. Bei einer klassischen Studie spielten Sechzig- bis Achtzigjährige vier Wochen lang jeden Tag für 30 Minuten *Solitär*, *Angry Birds* oder *Super Mario*.[69] Zum Ende der Intervention wiesen die Probanden der *Super-Mario*-Gruppe bei einem Test der Hippocampus-Funktion größere Verbesserungen auf, ähnliche Ergebnisse waren zuvor bei einer Gruppe von Studienanfängern festgestellt worden.[70] In weiteren Studien wurde gezeigt, dass das Spielen von *Super Mario* die graue Substanz im Hippocampus älterer Erwachsener vergrößert und bei depressiven Menschen für eine Verbesserung von Wohlbefinden und Arbeitsgedächtnis sorgt.[71] Es muss aber nicht unbedingt *Super Mario* sein – für das kognitive Training ist vor allem der immersive Charakter des Spiels von Bedeutung. So haben beispielsweise auch *Minecraft* und verschiedene Actionspiele ähnlich positive Ergebnisse erbracht.[72]

Was Videospiele und generell die Nutzung von Technologie betrifft, sollte man unbedingt den größeren Zusammenhang im Blick haben. In einem neueren Artikel über Digitale Demenz wurden die meisten Befürchtungen hinsichtlich Bildschirmzeit und moderner Technologie dahingehend analysiert, wie sie sich auf *andere* Aspekte des Lebensstils auswirken können – etwa in Form von Schlafstörungen, verminderter körperlicher Aktivität, sozialer Isolation und geringerem akademischen und beruflichen Engagement.[73] Demnach ähneln die Risikofaktoren für Digitale Demenz wahrscheinlich traditionelleren Demenzrisikofaktoren.

Wenn die Nutzung von Technologie in einen Lebensstil eingebettet ist, der berücksichtigt, sich zu bewegen, sich gut zu ernähren, ausreichend zu schlafen und mit echten Menschen im echten Leben sozial aktiv zu sein, dann ist sie unterm Strich so gut wie sicher eine Bereicherung für unsere kognitive Funktion, weil sie komplexe neuartige Reize bietet, die uns helfen, sich in der modernen Welt zurechtzufinden. Tatsächlich kam eine aktuelle Metaanalyse von über 400 000 älteren Erwachsenen zu dem Ergebnis, dass eine gesteigerte Nutzung von Technologie mit einer verminderten Rate des kognitiven Abbaus und einem geringeren Demenzrisiko assoziiert war.[74]

Interessant ist auch, dass einige der erfolgversprechendsten modernen Behandlungen neurologischer Erkrankungen Elemente einer direkteren Stimulation durch Technologie beinhalten. Dazu zählen durch das knöcherne Schädeldach fortgeleitete magnetische Felder und elektrische Ströme, wie bei der transkraniellen Magnetstimulation (TMS), der transkraniellen Gleichstromstimulation (tDCS), der transkraniellen Wechselstromstimulation (tACS) und der transkraniellen Rauschstromstimulation (tRNS) sowie beim Stimulieren des Gehirns und der Nerven mit spezifischen Schall- und Lichtfrequenzen. Diese Technologien, die bestimmte Hirnregionen unmittelbar stimulieren – und dabei Aktivität und Anpassung auslösen –, versprechen insbesondere Erfolge bei der Linderung von Symptomen und der Behandlung von Erkrankungen wie Alzheimer und Depression, darüber hinaus fördern sie wichtige Gehirnfunktionen wie erholsamen Schlaf. Die Entwicklung ist noch nicht abgeschlossen, aber derzeit laufen zahlreiche entsprechende klinische Versuche.[75] So lautet unser Fazit: Zum einen sollten wir unbedingt unserem Gehirn Reize bieten, indem wir uns mit zunehmendem Alter kontinuierlich kognitiven Herausforderungen stellen und Fertigkeiten erlernen, und zum anderen möglichst viele Optionen nutzen, die uns helfen, einem altersbedingten Verlust an Reizen und Funktionen entgegenzuwirken sowie auftretende neurologische Probleme anzugehen. Und einige dieser Optionen bieten sich uns in Gestalt neuer und überraschender Nutzungen von Technologien.

Wie wird KI unser Gehirn beeinflussen?

Angesichts des immer rasanteren Tempos des technologischen Fortschritts sollten wir kurz innehalten und darüber nachdenken, wie die Zukunft wohl aussehen mag – und welche Auswirkungen dies auf unser Gehirn haben könnte. Wie meistens bei diesen Entwicklungen kommt es ganz darauf an, was wir daraus machen.

Nehmen wir zum Beispiel Large Language Models (LLMs) wie ChatGPT. Ein Aspekt der LLMs und von KI, die letzten Endes für uns alle von Relevanz sein werden – falls sie es nicht schon sind –, ist ihre Integration in unsere tägliche Arbeit. Im Grunde lautet die schlichte Frage, die bei der Nutzung dieser Werkzeuge zu stellen ist: Helfen sie uns bei der Förderung und Aufrechterhaltung der für uns wichtigen kognitiven Stimulation und Fertigkeiten oder nehmen sie uns die Arbeit ab und bewirken dadurch, dass diese Fertigkeiten verkümmern?

Ich habe Kollegen, die LLMs erfolgreich als *kognitive Anschubhilfe* verwenden – also gewissermaßen als Werkzeuge, die Brainstorming und Planungen auf eine Weise in Gang setzen, dass der eigene Denkapparat nach wie vor komplexe Überlegungen anstellen muss. Und wie alle gewissenhaften Nutzer von KI müssen sie die Aussagen der Modelle nach wie vor überprüfen und bestätigen, denn diese schaffen sich oft ihre eigenen Fakten und wissenschaftlichen Quellen – sie *halluzinieren*, wie man sagt.[76] Versetzt uns KI tatsächlich in die Lage, eine komplexe Arbeit effizienter auszuführen, sodass wir unseren Hirnschmalz für Aufgaben höherer Ebenen reservieren können, dann sind diese Werkzeuge vielversprechend und lassen für die Zukunft noch einiges mehr erwarten.

Es wird jedoch immer üblicher, Aufgaben samt und sonders der KI zu überlassen und selber kaum gedankliche Vorarbeit oder kognitiven Input zu investieren. Ich erhalte jeden Tag E-Mails von Kolleginnen und Kollegen, die eindeutig von einem Chatbot verfasst worden sind, und immer häufiger werden von KIs Experimente geplant, Daten analysiert und Forschungsberichte geschrieben. In diesen Fällen kann man förmlich zusehen, wie die individuellen Fertigkeiten (und die kognitive Funktion?) in Echtzeit schwinden. Oder sie werden gar nicht erst erworben. Wenn Studierende (oder auch Dozenten) ihre Versuchsplanung, ihre Datenanalyse oder das Verfassen ihrer Publikationen der KI überlassen, wie wissenschaftlich haben sie dann tatsächlich gearbeitet? Welche Fertigkeiten haben sie erworben, und wie hat ihr Gehirn davon profitiert? Es überrascht vielleicht nicht, dass laut einigen Studien KI-Werkzeuge für komplexe Aufgaben die Aktivität in Hirnregionen vermindern können, die mit der entsprechenden Aufgabe assoziiert sind, weil das Gehirn nicht mehr in dem Maße gefordert ist wie vorher. Demzufolge wird weniger gelernt und erinnert. Das ist völlig okay, sofern es Zeit spart, die sich dann für eine anderweitige Stimulation des Gehirns nutzen lässt, ist aber riskant, wenn man das Lernen aufgibt oder wichtige Fertigkeiten verloren gehen.

Die kognitiven Reize, die uns unsere Ausbildung und Arbeit liefern – und die, wie wir wissen, für den Aufbau und Erhalt der kognitiven Funktion unerlässlich sind –, schwinden rasch, wenn wir Lernen und kritisches Denken der KI überlassen wollen. Im Extremfall endet es damit, dass wir nur noch Anstöße für Algorithmen liefern und sonst nicht mehr viel tun. Ich weiß nicht, wie es Ihnen geht, aber das wären nicht die Fertigkeiten, mit denen ich meine Zukunft gestalten möchte.

Ich selbst nutze auch LLMs, aber in erster Linie als Unterstützung beim Erstellen von Programmiercode für die statistische Datenanalyse. So wie auch bei anderen Aspekten der Technologie entwickeln und erweitern sich die Algorithmen, die uns helfen, komplexe Daten zu durchschauen, ständig. Wenn ich zur Unterstützung auf KI-Modelle zurückgreife, muss ich zwar oft Fehler im Code korrigieren, damit er so funktioniert, wie ich mir das vorstelle, aber trotzdem geht dann alles sehr viel schneller. Das bedeutet, dass ich mehr Zeit darauf verwenden kann, Fragen an meine Daten zu stellen und darüber nachzudenken, was die Ergebnisse aussagen, und damit fördere ich die wissenschaftlichen Fertigkeiten, die mir wichtig sind. Dagegen habe ich dieses Buch auf ganz altmodische Weise geschrieben. Ich wollte mir die Fertigkeit, Ideen in schriftlicher Form zu vermitteln, selbst aneignen – mit all dem Zögern und Zaudern, den Fehlstarts, dem Selbstzweifel, den Versuchen und Irrtümern, die dazugehören. Demnach nutze ich KI, um die von mir angestrebten Reize und Fertigkeiten zu verbessern, statt komplexe Aufgaben zu delegieren, die ich tunlichst selber erledigen sollte.

In unserer stets im Wandel befindlichen Welt gelten diese Gedanken, wie ich glaube, für jede neue Technologie. Es wird vielleicht nicht immer klar auf der Hand liegen, doch versuchen Sie immer zuerst zu fragen, ob ein Werkzeug Ihnen beim Erwerb von Fertigkeiten, die Sie erlernen möchten, behilflich ist oder Sie eher davon abhält, und ob es tatsächlich die zentralen Reize bietet, die Ihr Gehirn benötigt, um zu gedeihen.

Im Kampf gegen die Kräfte des kognitiven Abbaus

Wie wir in Teil I gesehen haben, ist der Ruhestand eine Lebensspanne, in der die kognitive Funktion ernsthaft in Gefahr geraten kann. Laut mehreren Studien in verschiedenen Ländern beschleunigt sich der kognitive Abbau um die Zeit der Pensionierung, und wer sich *früh* aus dem Arbeitsleben zurückzieht, geht ein besonders hohes Demenzrisiko ein – selbst wenn man Erkrankungen berücksichtigt, die jemanden früher zum Ruhestand zwingen als geplant.

Die Mechanismen in diesem Prozess sind zwar komplex, aber ganz offensichtlich trägt zu dem erhöhten Risiko eines kognitiven Abbaus nach dem Ruhestand bei, dass man gewissermaßen kognitiv, sozial und physisch ausgebremst wird, wenn man nicht länger einer geregelten Arbeit nachgeht. Dementsprechend konnte mindestens eine Studie aufzeigen, dass die *Rückkehr* ins Arbeitsleben nach einem vormaligen Ausscheiden dazu führte, die kognitive Funktion in gewissen Aspekten wieder zu verbessern.[77]

Damit will ich nicht sagen, dass unser Lebenszweck darin bestehen sollte, uns bis zum Ende unserer Tage für irgendein Unternehmen krummzuschuften. Klar ist jedoch, dass wir schon während der Berufstätigkeit oder auch später im Ruhestand darauf achten sollten, die täglichen kognitiven Reize, die uns der Job und entsprechende Freizeitaktivitäten bieten, nicht zu verlieren. So kam eine Studie mit fast 600 000 Teilnehmenden aus mehreren Großstädten in Frankreich zu dem Ergebnis, dass sich bei Personen über fünfundsechzig das Demenzrisiko verringerte, wenn sie mehr Zeit damit verbrachten, Kreuzworträtsel zu lösen, Karten zu spielen, sich Organisationen anzuschließen, ins Kino oder Theater zu gehen und sich künstlerisch zu betätigen.[78] Das heißt: Solange der Beruf durch Aktivitäten ersetzt wird, die sich ähnlich positiv auf die Kognition auswirken – wie etwa das Erlernen neuer Hobbys und Fertigkeiten, die Teilnahme an gemeinschaftlichen Unternehmungen oder Kursen, Reisen oder ehrenamtliche Tätigkeiten –, sollte der Ruhestand kein gesteigertes Risiko bergen. Und natürlich darf im Ruhestand auch mehr Zeit zum Ausruhen und Entspannen sein!

Neben den alltäglichen Möglichkeiten, unser Gehirn regelmäßig zu stimulieren, gibt es weitere Inputs, die wir im Auge behalten sollten, weil sie für die Aufrechterhaltung der Gehirngesundheit und -funktion äußerst wichtig sind, denn diese kann man allmählich mit der Zeit einbüßen – oder zuweilen auch ganz plötzlich.

Anfang 2019, einen knappen Monat nachdem ich meine Stelle als Dozent an der University of Washington angetreten hatte, wurde ich im Dschungel Costa Ricas von einer Grubenotter gebissen. Ich war aus beruflichen Gründen dort und hatte den Aufenthalt sehr genossen. An meinem vermeintlich letzten Abend im Land war ich mit einigen Kollegen zu einer kleinen Wanderung aufgebrochen. Es wurde bereits dunkel (was ziemlich ungünstig war, denn dann sind die Schlangen besonders umtriebig). Als wir durch einen Bach wateten, verspürte ich plötzlich einen stechenden Schmerz über dem Knöchel. Ich blickte nach unten und sah gerade noch, wie die Schlange, die mich gebissen hatte, davonschlängelte.

Mein Freund Ben und ich hatten von Schlangen keine Ahnung und beschlossen, am besten zur nächsten Notaufnahme zu fahren. Also sprangen wir in seinen Truck und machten uns auf den Weg über eine unbefestigte Gebirgsstraße, die uns nach einer Dreiviertelstunde Fahrt zum Krankenhaus führte. Von unterwegs rief ich meine Frau zu Hause in Seattle an. Bis heute reitet sie darauf herum, dass ich als Erstes die Worte sagte, die jede Ehefrau liebt: »Ich will dich ja nicht beunruhigen, aber ...«

Etwa auf halbem Weg zum Krankenhaus erhielt Ben eine SMS, und sobald er sie gelesen hatte, wurde ich in den Sitz gedrückt, weil er mächtig aufs Gaspedal trat. Der Leiter des Zentrums, in dem wir untergebracht waren, hatte sich auf die Suche nach der Schlange begeben und ihr mit einer Machete kurzerhand den Garaus gemacht. Er teilte uns mit, ich sei von einer Terciopelo-Lanzenotter, oder auch Fer de lance, gebissen worden. Die Fer de lance gilt wegen ihrer Aggressivität und der Neigung, alles zu beißen, was ihr über den Weg läuft, als »Nonplusultra einer Grubenotter« (also ein wahres »Erst-beißen-und-dann-denken«-Reptil). Bisse von Terciopelo-

Lanzenottern erfordern die Verabreichung eines Gegengifts, oder Antivenins, um die gravierendste Wirkung des Bisses – massive innere Blutungen – zu verhindern, außerdem Antibiotika zur Behandlung der unvermeidlichen Begleiterscheinung einer bakteriellen Infektion.

Hier sind einige Tipps für den Fall, dass Sie jemals von einer Terciopelo-Lanzenotter gebissen werden. Erstens: Googeln Sie nicht »Terciopelo-Lanzenotter«, sondern gehen Sie sofort auf die entsprechende Wikipedia-Seite und schauen sich die Fotos von nekrotischen Gliedmaßen an, die eine Amputation erfordern. Zweitens: Achten Sie darauf, dass es möglichst in Costa Rica passiert. Dank der großen Expertise bei der Behandlung derartiger Schlangenbisse und der weltweit führenden Forschung und Entwicklung von Gegengiften hatte selbst ein relativ kleines Krankenhaus auf dem Land alles zu bieten, was zu meiner Behandlung nötig war.

Es folgten elf Tage voller Qualen, in denen ich immer wieder mal das Bewusstsein verlor. Wie es für Touristen typisch sei, so mein Arzt, zeigte ich (fast) jede mögliche Nebenwirkung eines Fer-de-lance-Bisses. Darunter litt besonders meine Frau Elizabeth, die sich nicht nur Tausende Kilometer entfernt von mir um meine Gesundheit und mein Wohlergehen sorgte, sondern auch rund um die Uhr für das Management eines internationalen Informationsnetzwerks verantwortlich war, um unsere Familienmitglieder auf dem Laufenden zu halten (ganz zu schweigen von all den Pflichten rund um Haus und Hund, während der Ehemann auf unabsehbare Zeit in einem Krankenhaus in Costa Rica um seine Genesung rang).

Zu meinem großen Glück tat das Antivenin, was es sollte, und ich entging einer der unangenehmeren Folgen eines Schlangenbisses – dem Kompartmentsyndrom. Dabei kommt es zu einer so starken Schwellung, dass die Blutzufuhr im Bein unterbunden wird. Behandelt wird das Kompartmentsyndrom durch Aufschneiden des Unterschenkels vom Knie bis zum Sprunggelenk, um den Druck zu mildern (ein Typ, der ein paar Tage nach mir gebissen wurde, hatte leider weniger Glück als ich). Meine Infektion schlug Kapriolen, und es brauchte mehrere Tage und mehrere verschiedene Antibiotika, um sie unter Kontrolle zu bringen, während sie sich vom Knöchel bis zum oberen Ende meines Beins ausbreitete. Außerdem musste ein großer Abszess drainiert werden, und ich erinnere mich lebhaft, wie ich mich schweißgebadet und verzweifelt am Bett festklammerte, während aus meiner Wade der Eiter herausgepresst wurde. Und als Krönung des ganzen Martyriums ereilte mich schließlich noch die Serumkrankheit – eine verzögerte allergische Reaktion auf Antivenin, die dazu führte, dass mein ganzer Körper mehrere Tage lang von einem unerträglichen Juckreiz befallen wurde, während man mich mit Steroiden und Antihistaminen vollpumpte. Wenn ich die Geschichte heute erzähle, hat diese Kaskade an Heimsuchungen fast schon komische Züge (allerdings nicht für Elizabeth, die mir vor meiner Abreise nach Costa Rica ausdrücklich aufgetragen hatte, mich *nicht* von einer Schlange beißen zu lassen).

Auch wenn das, was mich da ereilt hat, eher ungewöhnlich ist, illustriert es doch recht gut, dass unvorhergesehene Ereignisse, die uns komplett umhauen, jederzeit jedem von uns zustoßen können, und darum brauchen wir alle so viel wertvollen Headroom wie möglich. Wie es hoffentlich auch bei Ihnen der Fall sein wird, wenn es Sie mal richtig erwischt, kam ich dank der Menschen und Ressourcen, die für mich da waren, letztlich unbeschadet (wenn auch mit einigen Narben) davon. Freunde und Familie sorgten dafür, dass mir alles Notwendige zur Verfügung stand, von ansässigen Schlangenexperten bis zu Ärzten mit jahrzehntelanger Erfahrung im Evakuieren von Notfallpatienten.

Vor Ort kam Ben jeden Tag ins Krankenhaus, um nach mir zu sehen und mich mit dem, was ich brauchte, zu versorgen. Da Spanisch nicht zu den Sprachen gehört, in denen ich mich radebrechend verständigen kann, war er zur Stelle, um sich zu erkundigen, was

Sache war, und um zu dolmetschen, was das medizinische Personal sagte. Elizabeth setzte sich in den Flieger, um meine Rückholaktion zu einem glücklichen Ende zu bringen, und kümmerte sich anschließend zu Hause wochenlang um mich, während ich auf der Couch allmählich wieder zu Kräften kam. Irgendwie brachte sie es sogar fertig, einen Forschungsantrag mit baldiger Abgabefrist, an dem wir gemeinsam gearbeitet hatten, termingerecht einzureichen.

In dieser ganzen Zeit bemerkte Ben mehr als einmal, er sei verblüfft, wie scheinbar gelassen und unerschütterlich ich diese Tortur durchstand. Nun könnte ich zwar mit Nachdruck behaupten, dass mir mein Fokus auf kognitive Stimulation, Schlaf, Ernährung und Sport eine Menge Headroom verschafft hatte, um mit diesem unerwarteten Ereignis klarzukommen, aber das wäre zu viel der Ehre. All dies war möglich, weil mir andere die Sorgen abgenommen haben.

Warum erzähle ich Ihnen das alles? Nun – es ist nicht nur eine gute Story, sondern auch von Relevanz für das Gehirn. Obwohl ich vorher gesund und fit war, wurde ich für recht lange Zeit außer Gefecht gesetzt. Selbst als ich wieder zu Hause war – die Infektion war überstanden und mein Bein geheilt –, dauerte es noch *Wochen*, bis ich das Gefühl hatte, dass mein Gehirn wieder ordnungsgemäß funktionierte. Das ist nicht ungewöhnlich. An ein Krankenhausbett gefesselt zu sein plus Infektion und Entzündung führte dazu, dass ich rund 20 Pfund abnahm. Und so brauchte es mehrere Monate harter Arbeit, um die Folgen von ein paar Wochen Kranksein zu überwinden.

So wie bei meiner unfreiwilligen Auszeit werden Phasen mit gravierenden Erkrankungen, wenn wir älter werden, mit einer plötzlichen Verschlechterung der körperlichen wie auch kognitiven Funktion assoziiert. Eine Analyse aus der Studie Adult Changes in Thought – bei der die kognitive Funktion von Erwachsenen über fünfundsechzig in regelmäßigen Abständen mehrere Jahre lang beurteilt wurde – kam zu dem Ergebnis, dass sich der kognitive Abbau rapide beschleunigte, wenn es zwischen den Messungen zu Krankenhausaufenthalten kam. Und je schwerwiegender die Erkrankung war, desto gravierender fiel der Abbau aus.[79] Laut anderen Studien können bereits zwei Wochen erzwungener Bettruhe bei ansonsten gesunden Menschen die kognitive Funktion gravierend beeinträchtigen, weil entscheidende Inputs durch körperliche Aktivität und weitere geistige Reize fehlen.[80] Überdies verringert sich die Geschwindigkeit, mit der wir Informationen verarbeiten – eine der grundlegendsten Gehirnfunktionen –, schon nach einer wenige Wochen andauernden Reizflaute.[81]

Bei all den Erkrankungen, die wir im Laufe von Jahrzehnten möglicherweise durchmachen, geht jedes Mal ein bisschen von unserer Fitness, Muskelmasse und kognitiven Funktion verloren, und das summiert sich mit der Zeit. Wenn wir nicht aktiv daran arbeiten, das, was wir eingebüßt haben, wiederzugewinnen, zehren die Verluste an unserem Headroom und beeinträchtigen schließlich unsere allgemeine Leistungsfähigkeit. Vielleicht glauben wir, dass dies dem unausweichlichen Alterungsprozess geschuldet ist, während es sich in Wahrheit um den Gesamteffekt von Phasen handelt, in denen unser Körper nicht in der Lage war, Inputs aus der Umwelt aufzunehmen (und darauf zu reagieren), was zu einem verminderten Funktionsvermögen geführt hat. Demnach brauchen wir nicht nur Headroom, um Krankheitsphasen zu überstehen, sondern müssen auch anschließend aktiv am erneuten Aufbau von Headroom arbeiten, damit wir uns auch in Zukunft wieder auf ihn verlassen können.

Bewahren, was man hat

Neben dem plötzlichen Verlust von Input etwa durch Krankheiten steigt das Demenzrisiko auch durch die stete Abnahme von Input in unserem Alltag. Das trifft insbesondere auf Sinneswahrnehmungen zu. Laut verschiedenen Studien sind Menschen, die im Alter schlechter hören oder sehen, stärker gefährdet, dement zu werden – vor allem dann, wenn weitere altersbedingte Risikofaktoren oder gesundheitliche Probleme hinzukommen.[82] Dass dieses höhere Risiko anscheinend unmittelbar auf die Einbuße eines wichtigen sensorischen Reizes zurückzuführen ist, erkennt man daran, dass dieser Effekt reversibel ist – etwa wenn die betreffenden Personen Hörgeräte erhalten oder am Grauen Star operiert werden. Eine Studie erbrachte sogar, dass eine Graue-Star-OP ebenso wirksam vor Demenz schützt wie vier zusätzliche Jahre schulischer Bildung.[83]

Dass der Verlust oder die Beeinträchtigung eines Sinnes das Demenzrisiko erhöhen kann, hat mehrere Gründe. Erstens hat die Einbuße eines Reizes direkte Auswirkungen, weil sich das Gehirn daran anpasst, dass bestimmte Regionen oder Netzwerke nicht mehr beansprucht werden. Darüber hinaus werden aber auch oft die Kontakte mit der Außenwelt eingeschränkt, weil die betroffenen Personen das Gefühl haben, sich nicht mehr so sicher wie zuvor in ihrer Umwelt bewegen zu können. Wenn Seh- oder Hörsinn schwächer werden, kostet das Sehen oder Hören zudem mehr Mühe, was mehr kognitive Ressourcen beansprucht und den Headroom oder die kognitive Reserve dezimiert, die sonst anderen Aufgaben zur Verfügung ständen. Demzufolge bleiben die Personen eher zu Hause und gehen weniger Aktivitäten nach, was die Stimulation indirekt noch weiter einschränkt.

Allerdings ist zu bemerken, dass ein Sinnesverlust die Gehirnfunktion nur dann beeinträchtigt, wenn der Sinn vorher intakt war. Blind oder gehörlos geboren zu werden scheint das Demenzrisiko nicht zu erhöhen, weil das Gehirn nie die entsprechenden Inputs erfahren oder erwartet hat oder sich daran anpassen musste. Stattdessen wendet es zusätzliche Ressourcen dafür auf, diejenigen Netzwerke und Hirnregionen, die für die *funktionierenden* Sinne zuständig sind, bestmöglich zu nutzen.[84]

Die kontinuierliche Stimulation des Gehirns durch die Sinne ist für jeden Menschen wichtig, ganz unabhängig vom Alter. Die Belege sind zwar noch nicht hieb- und stichfest, doch einige Ärzte äußern die Sorge, dass der ständige Gebrauch von Kopfhörern mit Rauschunterdrückung möglicherweise mit Beeinträchtigungen der geistigen Gesundheit bei jungen Erwachsenen assoziiert ist, weil Ohren und Gehirn dann weniger darauf trainiert werden, Störgeräusche herauszufiltern.[85] Der Verlust des Geruchssinns durch Covid-19 wird als eine mögliche Ursache für Brain Fog (Konzentrations- und Gedächtnisstörungen) angesehen, an dem manche Menschen nach einer Infektion leiden. Geht dem Gehirn ein Input verloren, wird die Funktion geschwächt (wobei eine unmittelbare Auswirkung der Infektion auf Gehirn und Nase sicherlich auch zu berücksichtigen ist).[86] Selbst unsere Ernährung kann eine Rolle spielen – wenn wir mit zunehmendem Alter eher pürierte und breiige Speisen bevorzugen, wartet unser Gehirn vergeblich auf den gewohnten sensorischen Input, der ihm sonst über den Mund zugeführt wird, was einige Aspekte des kognitiven Abbaus beschleunigt.[87]

Erfreulicherweise muss all dies nichts Schlimmes bedeuten. Wir sollten nur wissen, dass diese Risiken bestehen, und dafür sorgen, die Folgen so weit wie möglich einzudämmen. Obwohl wir viele Verfallserscheinungen, die im Laufe der Jahre auftreten, schlicht als »unvermeidlichen« Teil des Alterungsprozesses ertragen und akzeptieren (und auch erwarten), gibt es in Wahrheit zahlreiche Möglichkeiten, diesem Schicksal entgegenzuwirken. Solange es uns gelingt, all unseren Sinnen vielfältige beständige und neue Reize zu bieten, und wir uns bemühen, durch Krankheit oder lange Ruhepausen erlittene Einbußen wieder auszugleichen, wird unser Gehirn noch für mehrere Jahrzehnte weiterhin darauf reagieren und funktionieren.

Kurz: *Gib niemals auf.*

Stimulieren Sie sich

Wie wir inzwischen wissen, gibt es eine Unmenge stimulierender und gehirnanregender Aktivitäten, die uns beim Aufbau von Headroom und kognitiver Funktion unterstützen. Viele davon wurden bereits durch Beobachtungsstudien in ihrer generellen Wirksamkeit bestätigt; dabei befragte man Personen nach ihren Aktivitäten und behielt ihr Risiko für kognitiven Abbau und Demenz eine Zeitlang im Blick. Solche Studien können die Beziehung zwischen einer gegebenen Aktivität und der kognitiven Funktion nicht eindeutig belegen. Dennoch zeigt sich in zahlreichen Untersuchungen immer wieder, dass im Zuge neuer Fertigkeiten oder Aktivitäten Verbesserungen der kognitiven Funktion zu beobachten sind. Daher habe ich einige Beispiele und Konzepte aus hier erwähnten Studien zusammengefasst, damit Sie sie ausprobieren können. Suchen Sie sich etwas aus, das Ihnen Spaß macht, neu für Sie ist oder sich für einige Zeit leicht in die Tat umsetzen lässt. Lassen Sie sich auf Fehlschläge ein (die treiben die Neuroplastizität voran). Sobald Sie etwas richtig gut beherrschen, ist es an der Zeit, etwas Neues auszuprobieren!

Jonglieren

Üben Sie 6 bis 12 Wochen lang für 10 bis 30 Minuten am Tag eine 3-Ball-Kaskade. Das wird mit Verbesserungen in der Struktur der weißen Substanz und der räumlichen Orientierung assoziiert.[88]

Sprachen

Die meisten Studien umfassen 2 bis 5 Kursstunden pro Woche (einschließlich Hausaufgaben) für einige Wochen bis Monate.

Festgestellt wurden Verbesserungen bei exekutiven Funktionen wie Aufmerksamkeit und Arbeitsgedächtnis.[89] Auch 30 Minuten pro Tag mit einer Lern-App zu arbeiten hatte positive Effekte.[90]

Musikinstrumente

Die Studien arbeiten oft mit wöchentlichem Instrumentalunterricht (jeweils etwa 60 Minuten) plus mehrmals pro Woche jeweils mindestens 30 Minuten Üben über mehrere Monate hinweg, wobei damit assoziierte Verbesserungen bei einigen Aspekten der exekutiven Funktionen und der Verarbeitungsgeschwindigkeit festgestellt wurden.[91]

Tanzen

Der Besuch eines Kurses zweimal pro Woche für jeweils 90 Minuten über mindestens 3 oder 4 Monate hinweg hat zu Verbesserungen der Mobilität, Balance, kognitiven Funktion und Stimmung geführt,[92] längere Interventionen zudem zu Verbesserungen der Hippocampusstruktur, sichtbar auf einem MRT Scan.[93]

Gehirntraining

Übungen mindestens 1 bis 2 Stunden pro Woche über etwa 3 bis 4 Monate hinweg können die trainierten Funktionen – etwa das Arbeitsgedächtnis – verbessern, zusätzlich profitiert man möglicherweise von Aufgaben, die die Verarbeitungsgeschwindigkeit trainieren (wie Double Decision auf BrainHQ).[94] Zudem scheint ein computergestütztes Gehirntraining positive Effekte zu haben, wenn bereits ein kognitiver Abbau vorliegt, und kann die Funktion in altersanfälligen Hirnarealen verbessern.[95]

Videospiele

Art und Umfang der untersuchten Aktivitäten unterscheiden sich zwar stark, aber in den *Super-Mario*-Studien wurde mit etwa 30 Minuten am Tag mehrmals pro Woche gearbeitet. Laut Metaanalysen können ganz verschiedene Videospiele (etwa Action-/Kriegsspiele sowie Renn- und Rollenspiele) die allgemeine kognitive Funktion und Aufmerksamkeit positiv beeinflussen. Komplexere Spiele mit interaktiven Spielwelten scheinen einen größeren Effekt zu haben.[96]

Gegen Sinnesverlust angehen

Beobachtungsstudien legen nahe, dass Hörgeräte oder Operationen am Grauen Star das Risiko eines mit Sinnesverlust assoziierten kognitiven Abbaus vermindern. Bei einer klinischen Studie wurde jedoch auch gezeigt, dass Hörgeräte bei Personen mit einem hohen Demenzrisiko (etwa aufgrund einer niedrigeren Schulbildung oder eines erhöhten Risikos für kardiovaskuläre Erkrankungen) besonders gut anschlugen.[97]

Neuartige Gerüche

Nicht mit allen Reizen müssen Sie sich aktiv auseinandersetzen. Im Rahmen einer interessanten Studie wurde im Schlafzimmer der Teilnehmenden im Alter von mindestens 60 Jahren für 2 Stunden pro Nacht eines von 7 ätherischen Ölen versprüht (an jedem Tag der Woche ein anderes). Nach 6 Monaten schnitt die olfaktorisch stimulierte Gruppe im Vergleich mit einer Kontrollgruppe bei einem Gedächtnistest besser ab, entsprechende Veränderungen waren auch auf einem MRT-Scan des Gehirns zu sehen.[98]

Diese Beispiele aus der Forschung dienen als Anregung und

lassen sich auch abwandeln. Jonglieren und Tanzen könnten Sie, wie in Kapitel 7 erläutert, durch andere komplexe koordinative motorische Fertigkeiten ersetzen. Wenn Sie möchten, können Sie, statt eine Fremdsprache zu lernen oder Videospiele zu spielen, auch Programmieren lernen oder Schach spielen (oder Ihr Trainingsprogramm damit erweitern).[99] Berücksichtigen Sie bei der Planung vor allem die Zeit und die Art von Fertigkeiten und Reizen, die Sie Ihrem Gehirn mit diesen Aktivitäten bieten.

Was passiert, wenn ich in Rente gehe?

Auch wenn wir uns nicht komplett zur Ruhe setzen, werden wir irgendwann in fortgeschrittenem Alter vermutlich einen Großteil unserer Aufmerksamkeit anderen Dingen widmen als der täglichen Tretmühle des Berufslebens. Arthur C. Brooks ist Professor an der Harvard Business School und schreibt über Lebensglück und Leadership. In seinem Buch *From Strength to Strength* (dt. *Der beste Rat für ein gutes Leben*) beschreibt er den *Fluch der Ehrgeizigen*, wie er es nennt. Damit meint er, dass es Menschen, die an die Erfolge und Anerkennung einer komplexen und konkurrenzgetriebenen Arbeitsumwelt gewöhnt sind, am schwersten fällt, in den Ruhestand zu gehen. Erinnern wir uns an die in Kapitel 8 erwähnte Selbstbestimmungstheorie als eines der zentralen menschlichen Bedürfnisse für unser Wohlbefinden – wer seine beruflichen Fachkenntnisse nicht mehr unter Beweis stellen kann, verliert womöglich auch das Gefühl von Kompetenz.

Vom psychologischen Standpunkt aus betrachtet ist das absolut nachvollziehbar, doch einige Aspekte dieses Phänomens spiegeln sich auch in den Daten zur kognitiven Funktion nach dem Eintritt ins Rentenalter wider. Auch wenn die Ergebnisse aus verschiedenen

Studien teilweise nicht übereinstimmen, sprechen einige dafür, dass die Abbaurate variieren kann, und zwar abhängig vom Ausmaß der Stimulation, an das sich das Gehirn in früheren Lebensphasen gewöhnt hat.[100] Insbesondere Personen mit einem höheren Bildungsniveau können im Ruhestand einen rascheren Verlust bestimmter kognitiver Funktionen erleiden. In der Studie Reasons for Geographic and Racial Differences in Stroke (REGARDS) mit mehr als 2 000 Erwachsenen wiesen diejenigen Teilnehmenden, die ein College besucht hatten, vor dem Eintritt in den Ruhestand ein höheres Niveau der kognitiven Funktion auf, erlebten danach aber einen rascheren Abbau.[101]

Dies alles lässt sich möglicherweise zum Teil auf den Fluch der Ehrgeizigen zurückführen. Ohne die Sinnhaftigkeit, die man in Beruf oder Ausbildung erfahren hat, ist es schwieriger, sich in der noch nicht vertrauten Welt des Ruhestands zurechtzufinden, wenn man nicht irgendein Ziel vor Augen hat. Ich würde jedoch behaupten, dass der plötzliche Mangel an Stimulation dabei eine ganz erhebliche Rolle spielt. Ein Gehirn, das jahrzehntelang Tag für Tag vor Herausforderungen gestellt wurde, benötigt mit größerer Wahrscheinlichkeit weiterhin Reize, um das Niveau der kognitiven Funktion aufrechtzuerhalten. Das ist wie bei Athleten, die ihren Sport aufgeben und schlagartig nicht mehr trainieren. Sie haben eine Menge mehr an Kraft und Fitness zu verlieren als jemand, der nie ein derartiges Trainingspensum hatte.

Die Lösungen für dieses Problem sind relativ simpel, wenn auch nicht unbedingt leicht zu bewerkstelligen. Brooks empfiehlt, im Übergang vom mittleren Alter zum Ruhestand in einen anderen Gang zu schalten und neue Stärken in sich zu entdecken. Insbesondere lässt sich die altersbedingt verlangsamte Verarbeitungsgeschwindigkeit des Gehirns durch mehr kristalline Intelligenz ausgleichen – also diejenigen Anteile der kognitiven Funktion, die die Lebenserfahrung ausmachen, wie wir in Teil I erörtert haben. Demnach könnten wir uns von einer Person, die etwas *macht*, in eine Person, die etwas *lehrt*, verwandeln – so würden wir aus dem Reichtum unserer Erfahrungen schöpfen und ihn dazu nutzen, etwas davon den jüngeren Generationen und der Gemeinschaft mitzugeben.

Das war wohl typisch für vorindustrielle Kulturen, in denen die Hypothese der aktiven Großeltern ihren Ursprung hat. Laut dieser Hypothese waren die Menschen dem Evolutionsdruck ausgesetzt, möglichst noch für Jahrzehnte zu leben, nachdem sie sich fortgepflanzt hatten, um weiterhin eine wichtige Rolle für das Überleben ihrer Familie und der gesamten Gemeinschaft zu spielen. Ältere Individuen sind Sammelbecken von kollektivem Wissen, was sie in die Lage versetzt, den Stamm zu unterweisen und zu betreuen. Wenn wir in neue Arbeitsphasen eintreten oder ganz aus dem Berufsleben ausscheiden, sollten wir also einen Platz in der Welt finden, an dem wir uns immer noch gebraucht fühlen und zu etwas nütze sind.[102] In einer kürzlich durchgeführten Metaanalyse von über 30 000 Personen wurde ein stärker empfundenes Gefühl von Sinnhaftigkeit unabhängig von Alter, Gesundheitszustand, Geschlecht oder Bildungsniveau mit einem niedrigeren Demenzrisiko assoziiert.[103] Wenn wir in unserem Leben einen Sinn sehen, sind wir stärker engagiert und besser sozial eingebunden, was Reize schafft. Und erstaunlicherweise (oder auch nicht) ergab die Metaanalyse darüber hinaus, dass Individuen, die gebraucht wurden, auch sonst gesünder lebten und weniger Gefahr liefen, depressiv zu werden.

Wie Sie ein neues (oder erneuertes) Gefühl von Sinnhaftigkeit abseits vom Beruf erwerben, bleibt ganz Ihnen überlassen. Sie könnten beispielsweise darüber nachdenken, neue Formen körperlicher Aktivität auszuprobieren. Oder schauen, wo sich – etwa in Gruppen oder Kursen – neue soziale Netzwerke knüpfen ließen oder alte wiederauffrischen, indem Sie eingeschlafene Kontakte zu Freunden oder Familienmitgliedern reaktivieren. Und wie wäre es damit, wieder mal ein Buch zu lesen oder gar einem Buchclub beizutreten? Lesen ist mit einem geringeren Risiko für kognitiven Abbau assoziiert, und Buchclubs machen gute Laune, weil man sich über die Lektüre austauscht und neue Bekannte und Freunde findet.[104] Wir brauchen einen triftigen Grund dafür, uns um die nachhaltige Pflege von kognitiver Funktion und Headroom zu kümmern. In aller Regel sind dazu auch andere Menschen erforderlich – vor allem, weil wir uns sozial eingebunden fühlen wollen. Wir sollten dies alles also nicht allein angehen. Als Menschen brauchen wir einen Platz, wo wir hingehören und wo all die harte Arbeit zum Aufbau von Headroom der Mühe wert ist.

Wichtig ist auch, dass Sie auf dem Weg Richtung Ruhestand Ihre Vorstellungen über das Altern generell auf den Prüfstand stellen. Solange wir, wie in Teil I besprochen, davon ausgehen, dass Älterwerden einen allmählichen Niedergang und den Verlust von Funktion bedeutet, werden wir Aktivitäten aufgeben, die diese Funktion *erhalten*, und schon bewahrheiten sich diese Erwartungen. Doch andererseits hat es vermutlich auch etwas für sich, gewisse unausweichliche Begleitumstände des Alterns willkommen zu heißen.

Dieser letzte Punkt ist von Bedeutung, denn ich glaube, wenn wir aktiv versuchen, gegen das Altern anzugehen, hat das letztlich einige unerwartete (und potenziell negative) Auswirkungen. In den letzten Jahren hat das Konzept der Langlebigkeit – die Lebenszeit um so viele Jahre wie möglich zu verlängern – einen ungeheuren Boom erfahren. Zum Glück geht der Fokus auf Langlebigkeit meist mit dem mehr ganzheitlichen Konzept der *gesunden Lebenszeit* einher, also der Zahl unserer Lebensjahre, die wir bei guter Gesundheit verbringen, und nicht bloß der Gesamtzahl der Jahre, in denen wir nicht tot sind. Das ist eine wichtige Differenzierung, denn eine längere gesunde Lebenszeit lässt sich anscheinend erreichen, indem man sich auf die gleichen zentralen Risikofaktoren konzentriert, die die meisten chronischen Erkrankungen sowie das Risiko, dement zu werden, beeinflussen.

Fokussiert man sich zu sehr auf Langlebigkeit, empfindet man

Altern im Extremfall grundsätzlich als *schlecht*, obwohl dagegen noch kein Kraut gewachsen ist (zumindest bis heute). Und ich fürchte, dass diejenigen, die sich am meisten abrackern, um den Zwängen des Alterns zu entkommen, irgendwann ein böses Erwachen erleben, wenn der Alterungsprozess trotz all ihrer Bemühungen unerbittlich fortschreitet. Der Stress, den die Furcht vor dem Altern mit sich bringt, könnte dann zu einem Faktor werden, der genau diesen Prozess noch *beschleunigt*.

In der Wissenschaft ermittelt man die Art und Weise, wie Menschen das Altern angehen, unter anderem, indem man ihre Wahrnehmung dazu untersucht. So fragte man bei der Ohio Longitudinal Study of Aging and Retirement Personen ab fünfzig, wie stark sie Aussagen zustimmten wie »Wenn man älter wird, ist man weniger von Nutzen«. Die Teilnehmenden wurden mehr als 20 Jahre lang begleitet, und es stellte sich heraus, dass diejenigen, die dem Altern positiver gegenüberstanden, im Schnitt 7,5 Jahre länger lebten.[105] Natürlich könnte das auch auf Verschlechterungen des Gesundheitszustands zurückzuführen sein, die die Sicht auf das Alter verdüsterten und auch das Risiko zu sterben erhöhten, aber die Studie erbrachte, dass die Wahrnehmung des eigenen Älterwerdens die Länge des Lebens stärker beeinflusste als Geschlecht, sozioökonomischer Status, Gesundheit oder Einsamkeit. Angesichts der Tatsache, dass unsere Gedanken Auswirkungen auf unsere Physiologie haben, sollte man durchaus einmal darüber nachdenken, dass ein Feldzug gegen den Alterungsprozess letzten Endes kontraproduktiv sein kann.

Neben einer positiveren Einstellung zum Älterwerden scheint Optimismus generell ein Faktor zu sein, der mit einem längeren und gesünderen Leben assoziiert ist.[106] Der beste und ausgewogenste Ansatz, den ich Ihnen vorschlagen kann, lautet: Vermeiden Sie die Prozesse, die das Altern beschleunigen, durch Mismatch-Minimierung. Seien Sie optimistisch, dass Sie weiterhin einen bedeutsamen und sinnvollen Platz in der Welt haben werden und achten Sie auf vielfältige Stimulierungen. Zugleich sollten Sie zu schätzen wissen, dass das Altern auch *Vorteile* hat – zum Beispiel Lebenserfahrung oder die Gelegenheit, besser über die eigene Zeit zu verfügen und neue Dinge auszuprobieren. Mit dieser Einstellung machen Sie das Beste aus Ihren Fähigkeiten, genießen die Früchte Ihrer Arbeit und profitieren von all dem, was Ihr Gehirn heute leisten kann und in Zukunft weiterhin leisten wird.

Das stimulierte Gehirn

In vielerlei Hinsicht ist das Gehirn wie ein Muskel. Vom Augenblick unserer Geburt an (und wahrscheinlich auch schon vorher) spielt sich das Gehirn auf seine Umgebung ein, damit wir uns an unsere Umwelt anpassen und in ihr überleben können. Demnach wird unser Gehirn durch die Fertigkeiten und Kenntnisse geformt, die letztlich seine Funktion bestimmen. Auch wenn es von entscheidender Bedeutung ist, das biologische Grundgerüst des Gehirns durch körperliche Aktivität, Ernährung und genügend Ruhepausen (davon bald mehr) zu unterstützen, sind die Reize, denen es ausgesetzt wird, der wichtigste Antrieb für unsere Gehirnfunktion – gewissermaßen die Anzahl der mentalen Bizeps-Curls, die wir zeit unseres Lebens ausführen.

Die Entwicklung unserer kognitiven Funktion wird also durch Aktivitäten angetrieben, die die Funktion *erweitern* – Bildung, Erlernen von Fertigkeiten und andere kognitiv stimulierende Tätigkeiten. Außerdem müssen wir die Inputs, an die sich das Gehirn angepasst hat, *erhalten* – seien es Fertigkeiten, die wir ausüben, oder Sinneswahrnehmungen –, damit die zugrunde liegende Struktur bewahrt wird. Ein weiteres Puzzlestück ist Engagement in einem sozialen Umfeld, denn auch das kann entscheidenden Input zum Aufbau von Headroom liefern, um das Gehirn zukunftssicher zu machen.

Kapitel 10

Verbinden

In Teil I habe ich die Frage gestellt, was am menschlichen Gehirn so besonders ist, und erwähnt, dass unsere soziale Umwelt als ein Hauptgrund dafür gilt, dass wir große und komplexe Gehirne entwickelt haben. Das scheint zur Erklärung jedoch nicht auszureichen. So gibt es kleine Vögel und Fische, die in (relativ) komplexen sozialen Gruppen leben, obwohl sie winzige Gehirne haben.[1] Als entscheidender Faktor für die Evolution des Menschengehirns wurde auch der Zugang zu genügend Kalorien und bestimmten Nährstoffen wie Omega-3-Fettsäuren in Erwägung gezogen, und zweifellos hat das auch eine Rolle gespielt.[2]

Der eigentliche Motor der Evolution des menschlichen Gehirns war jedoch vielleicht etwas, wovon Charles Darwin fasziniert war: Mitgefühl. Im Jahr 1871, zwölf Jahre nach der Veröffentlichung von *On the Origin of Species* (dt. *Über die Entstehung der Arten*), das als Grundlage der Evolutionstheorie und der Idee vom »Überleben der Bestangepassten« gilt, schrieb Darwin *The Descent of Man* (dt. *Die Abstammung des Menschen*), worin es speziell um die menschliche Evolution geht. Er hatte erkannt, dass ein Jedes-Tier-für-sich-Ansatz nicht ausreichte, um die Evolution von einigen zentralen Aspekten menschlichen Verhaltens zu erklären. Stattdessen behauptete er: »... jene Gemeinschaften, welche die grösste Zahl der sympathischsten Mitglieder umfassen, werden am besten gedeihen und die grösste Anzahl von Nachkommen erzielen«.

Was Darwin als »Sympathie« bezeichnet hat, würden wir heute »Empathie« oder »Mitgefühl« nennen. Statt des Stärksten oder Bestangepassten war es das Individuum oder die Gruppe von Individuen, die am besten füreinander sorgten, welche die größte Chance hatten zu überleben und sich fortzupflanzen. Diese Idee wurde schließlich als *survival of the kindest*, also »Überleben des Nettesten«, bekannt, oft dem Psychologen Dacher Keltner zugeschrieben (der zumindest dafür gesorgt hat, dass der Begriff populär wurde).[3] Dies unterstreicht auch eine der Grundregeln des Brain Games: *Geh das Spiel nicht allein an.*

Das Überleben des Nettesten ist vor allem für Menschen von großer Bedeutung, weil sie jahrelang (oder sogar jahrzehntelang) auf die Betreuung durch andere angewiesen sind, bevor sie wirklich für sich selbst sorgen können. Demzufolge geht man davon aus, dass die Kombination aus gesellschaftlicher Komplexität, prosozialem Verhalten und der Weitergabe kultureller Informationen durch ältere Mitglieder der Gemeinschaft an die nächste Generation die einzigartige Evolution des menschlichen Gehirns erklärt.[4] Es ist also kein Wunder, dass unserem sozialen Umfeld eine Schlüsselrolle für unsere langfristige körperliche Gesundheit, die Gehirngesundheit und die kognitive Funktion zukommt.

Sozialer Headroom

Kurz nachdem Josh Turknett und ich unseren Artikel über kognitiven Abbau als natürliche Reaktion auf verminderte Stimulation im Alter veröffentlicht hatten, war ich wegen einer Tagung in London und traf mich zum Frühstück mit meinem Freund Julian Abel. Julian ist ein pensionierter Palliativmediziner, der sich mit der Gründung mitfühlender Gemeinschaften einen Namen gemacht hat. Als ich Julian unsere Idee der stimulationsabhängigen kognitiven Funktion erläuterte, schaute er mich an und sagte: »Da habt ihr sicher recht, aber *letztendlich* beruht der Nutzen kognitiver Stimulation auf unserem biologischen Bedürfnis nach sozialer Bindung.«

Von 2013 bis 2017 leitete Julian ein Projekt, mit dem in Frome, einer Kleinstadt im Südwesten Englands, eine mitfühlende Gemeinschaft ins Leben gerufen wurde. Das Ziel war, für dort lebende Individuen, vor allem, wenn sie an einer chronischen Krankheit litten, soziale Netzwerke zu schaffen. Jeder betroffenen Person wurde ein »Gemeinschaftsvermittler« zugewiesen, der ihr half, Ziele zu formulieren und das gewünschte Maß an Unterstützung zu bestimmen. Je nach persönlicher Situation und Interessen wurden die Patientinnen und Patienten mit einer oder mehreren von Hunderten lokaler Fach- und Freiwilligengruppen sowie Gruppengemeinschaften vernetzt. Bei Bedarf wurden auch neue Gruppen gebildet. Die Mitglieder dieser Gruppen arbeiteten aktiv daran, ein soziales Netzwerk für die betroffene Person zu knüpfen. Im Laufe von vier Jahren sank die Zahl der Patientenvorstellungen in einer Notaufnahme in dem betreffenden Bezirk um 14 Prozent, während sie in allen Bezirken der Umgebung um 28 Prozent *anstieg*.[5] Entsprechende Rückgänge sind mittlerweile auch in anderen Städten beobachtet worden, und in mehreren Ländern weltweit soll das System übernommen werden.[6]

Die Relevanz von sozialer Bindung und Mitgefühl, die in der Evolution des Menschen verankert ist, erklärt womöglich auch die Biologie vieler chronischer Erkrankungen, unter anderem von kognitivem Abbau und Demenz. Vor Kurzem haben Julian und ich eine Sammlung wissenschaftlicher Artikel von weltweit anerkannten einschlägigen Fachleuten herausgegeben, die beschreiben, auf welch zahlreiche Weisen Gemeinschaft die Gesundheit beeinflussen kann.[7] Zu ihnen gehörte die Psychologin und Neurowissenschaftlerin Julianne Holt-Lunstad, die die führende Wissenschaftsredakteurin für den Bericht *Our Epidemic of Loneliness and Isolation* (Unsere Epidemie der Isolation und Einsamkeit) vom Leiter des öffentlichen Gesundheitsdienstes der USA war.[8] 2010 veröffentlichte sie einen Artikel, der aufzeigte, dass Einsamkeit einer der größten lebensbedrohenden Risikofaktoren ist, noch vor Rauchen, Fettleibigkeit und körperlicher Inaktivität.[9] Seitdem haben viele umfangreiche Studien bestätigt, dass soziale Bindungen einen Schutz vor diesem Risiko bieten.[10] Ein weiterer Artikel der Sammlung, den George Slavich und Steven Cole von der UCLA verfasst haben, beschreibt physiologisch detailliert, inwiefern das Fehlen sozialer Bindungen unsere langfristige Gesundheit beeinträchtigen kann. Die Autoren stellen einen Zusammenhang zwischen Einsamkeit und dem verstärkten Auftreten von Stress, Entzündungsprozessen und anderen gesundheitlichen Problemen fest, die wiederum direkt mit einem langfristigen kognitiven Abbau und Demenz assoziiert sind.[11]

Vielleicht fragen Sie sich jetzt, wieso soziale Isolation solch dramatische Auswirkungen auf die Gehirngesundheit haben kann. Doch mit Blick auf die menschliche Evolution ist das gar nicht so abwegig. Stellen Sie sich vor, Sie seien einer Ihrer Urahnen und lebten als Mitglied einer Gruppc aus einigen Dutzend Personen in einer nichtindustrialisierten Umwelt. Bei mir könnte diese aus grasgedeckten Hütten an einem eiskalten moosbewachsenen Hang in Island bestehen. Wenn wir andere Menschen um uns haben, reagiert unser Nerven- und Immunsystem entsprechend. Menschen in einer enggefügten sozialen Gruppe, deren Mitglieder füreinander da sind, weisen ein niedrigeres Stressniveau und eine stärkere Aktivierung des parasympathischen Nervensystems auf – insbesondere des Vagusnerven, der dafür verantwortlich ist, im gesamten Körper ein Gefühl von Entspannung herbeizuführen.[12] So hat man festgestellt, dass prosoziale und mitfühlende Gedanken und Verhaltensweisen den Vagusnerv aktivieren. Eine grundlegende mit der Mitgliedschaft in einer Gruppe assoziierte physiologische Veränderung besteht darin, dass das Immunsystem Atemwegserkrankungen wie Erkältungen oder grippale Infekte besser bekämpfen kann, denen wir, umgeben von anderen Menschen, stärker ausgesetzt sind.

Werden wir jedoch plötzlich von der Gruppe getrennt und wandern einsam und verlassen über die isländischen Lavafelder, passt sich unser Körper an diese Situation an. Entweder weil die stresslindernden Aspekte der sozialen Einbindung weggefallen sind oder weil das Alleinsein den Stresspegel erhöht (oder aufgrund einer Mischung von beidem), wird dann eine schwache Kampf-oder-Flucht-Reaktion aktiviert, sodass das Immunsystem den Fokus nicht mehr auf antivirale Prozesse lenkt, sondern uns bewusst werden lässt, dass wir eine Verletzung erleiden könnten. Es ist ja niemand mehr da, der uns mit Grippe anstecken könnte, aber auch niemand, der uns helfen würde, falls wir stürzen und uns ein Bein brechen. Diese Überlebensreaktion beschleunigt das Tempo der Wundheilung, erhöht aber auch die allgemeine Entzündungsaktivität im Körper.[13]

Kurzfristig würde die von der Isolation hervorgerufene Stressreaktion uns helfen zu überleben, bis wir wieder zu unserem Stamm stoßen. Doch falls sie jahre- oder jahrzehntelang aktiviert bleibt, weil wir isoliert sind und keine soziale Unterstützung bekommen oder Gelegenheit haben, anderen mitfühlend zu begegnen, kann dieser chronische Anstieg des Stress- und Entzündungspegels zu Angst, Depression und vorzeitigem Altern führen. Der Zusammenhang zwischen Einsamkeit und Entzündung lässt sich sogar messen. So entdeckte eine Studie mit über 40 000 Personen fast 200 Proteine im Blut, die mit sozialer Isolation in Verbindung gebracht werden und dann mit Herzerkrankungen, Depression, Schlaganfällen, Demenz und Tod assoziiert wurden.[14] Ein spezifisches mit Einsamkeit verknüpftes Protein, Adrenomedullin, korrelierte stark mit Entzündungsmarkern, unter anderem dem C-reaktiven Protein und GlycA, und schien zumindest teilweise für den Zusammenhang zwischen Einsamkeit und Demenzrisiko verantwortlich zu sein.

Die Vorteile, die es bringt, sich fürsorglich und mitfühlend um andere zu kümmern – wie auch die damit verbundenen vielfältigen kognitiven Reize –, erklären vielleicht ein interessantes Rätsel um die Gehirngesundheit von Eltern. Eigentlich sollte es katastrophale Folgen für das Gehirn haben, Eltern zu werden. Kinder zu haben bringt jahrelangen Schlafentzug mit sich, vielerlei Arten von Stress und weniger Zeit für Nahrungsaufnahme und Sport. Aber Kinder bedeuten auch ganz viel Liebe, inspirieren zu prosozialem und fürsorglichem Verhalten und sorgen für eine Menge Stimulation und Freude. Diese letzteren Faktoren geben vermutlich den Ausschlag für den Effekt, den Kinder auf unser Gehirn haben können. Eine Studie mit mehr als 35 000 Eltern in Großbritannien – wobei etwa genauso viele Männer wie Frauen vertreten waren – stellte einen positiven Zusammenhang zwischen der Zahl der Kinder, die eine Person hatte, und der Funktion bestimmter neuronaler Netze fest, die mit dem Alter gemeinhin einem Abbau unterliegen. Also ist es durchaus denkbar, auch wenn es sich manchmal nicht so anfühlt, dass es unser Gehirn *verjüngt*, Kinder zu haben![15]

Isolation versus Einsamkeit

Im Hinblick auf unsere sozialen Beziehungen konzentrieren sich Studien oft auf zwei separate, aber verwandte Konzepte: Isolation und Einsamkeit. Bei Isolation geht es mehr um die *Quantität* sozialer Kontakte – mit wie vielen Personen haben wir häufig zu tun? –, während es bei Einsamkeit mehr um die *Qualität* geht. Wir können uns einsam fühlen, obwohl wir jeden Tag mit vielen Leuten zusammentreffen, und wir können mit nur sehr wenigen Menschen in Kontakt stehen, aber eine so enge Beziehung zu ihnen haben, dass wir uns nie allein fühlen. In einer gegebenen Situation können verschiedene Menschen aufgrund ihrer Persönlichkeit auch unterschiedliche Grade der Isolation und Einsamkeit empfinden. Doch sowohl Extravertierte als auch Introvertierte brauchen soziale Unterstützung, wobei Qualität sehr viel wichtiger ist als Quantität. (Genau, soziale Medien, ihr seid gemeint!)[16]

In Bezug auf unsere Gehirngesundheit ist die Differenzierung zwischen Isolation und Einsamkeit besonders wichtig, denn es kann schwierig werden, Ursache und Wirkung zu unterscheiden. So kommt es vor, dass sich depressive Menschen von ihren sozialen Kontakten zurückziehen und sich isolieren, aber die Isolation hat die Depression nicht *verursacht*. Das bedeutet, dass der Zusammenhang zwischen sozialer Isolation und Demenz möglicherweise auf anderen Faktoren beruht, die sowohl unsere Gesundheit als auch unseren Wunsch, Kontakt zu anderen Menschen zu pflegen, beeinträchtigen. Es scheint jedoch so zu sein, dass Einsamkeit und Isolation (welche ihrerseits die Einsamkeit verstärkt) eine wechselseitige Beziehung zu Depressionssymptomen haben – beide verursachen eine Depression und werden durch eine Depression hervorgerufen.[17] Das ist sowohl für unsere tägliche geistige Gesundheit relevant als auch für den Zusammenhang zwischen Depression und Demenz. Studien belegen, dass Depression das Demenzrisiko erhöht und Demenz das Risiko, an Depression zu erkranken.[18] Diese zweite bidirektionale Beziehung könnte eine Reihe möglicher Gründe haben – sie könnte etwa mit Änderungen von Reizen und sozialer Einbindung zusammenhängen oder auch damit, dass Einsamkeit Stress und Entzündungsprozesse hervorrufen kann.

Weil soziale Einbindung und Gehirngesundheit so eng miteinander verwoben sind, lässt sich das Fehlen von sozialen Beziehungen unmittelbar in unserem Gehirn und an der kognitiven Funktion ablesen.[19] Belege hierfür erbrachten faszinierende Forschungen, die untersuchten, wie Menschen mit langen Phasen der Isolation bei einem Weltraumflug zurechtkommen würden. So mussten bei dem Forschungsprojekt MARS-500 mehrere Menschen 520 Tage in einer dem Mars nachempfundenen Umgebung verbringen, was zu einem chronischen Anstieg des Stresshormons Cortisol und verminderter

Gehirnaktivität führte.[20] In einem ähnlichen, von der NASA durchgeführten Experiment kam es bei Personen, die lediglich 30 Tage isoliert wurden, ebenfalls zu einem höheren Cortisolspiegel und verminderter Gehirnaktivität, was die Wissenschaftler als »neuronale Anpassung an verringerte Außenreize« bezeichneten.

Kombiniert man die Ergebnisse dieser Studien mit anderen, die beispielsweise das Gehirn von Menschen vor und nach einer Polarexpedition untersuchten, so ergibt sich ein interessantes Muster. Die wichtigen Hirnareale, die am meisten durch Isolation beeinflusst werden, sind anscheinend *dieselben*, die sich nach der Geburt entwickeln und mit unseren komplexesten kognitiven (und sozialen) Funktionen verknüpft sind – und diese wiederum sind, wie wir gesehen haben, diejenigen Hirnregionen, die im Alter am stärksten gefährdet sind.[21] Demnach ist zum einen soziale Aktivität eine Triebfeder für Entwicklung und Funktion des Gehirns, zum anderen können aber auch soziale Isolation und Einsamkeit die Alterung des Gehirns in späteren Jahren beschleunigen.

Diese Theorie wird von mindestens zwei Studien unterstützt, die zu dem Ergebnis kamen, dass soziale Bindungen im Alter mit einer größeren Hirnreserve assoziiert sind. In einer Gruppe von knapp 9 000 Japanerinnen und Japanern über fünfundsechzig war ein häufigerer sozialer Kontakt mit größerem Hirnvolumen und weniger altersbedingten Schädigungen der weißen Substanz assoziiert.[22] In einer ähnlichen Studie in Deutschland gingen sowohl wenige soziale Bindungen zu Beginn als auch ein Rückgang von sozialen Beziehungen im Laufe der Zeit mit einem kleineren Hippocampus und schlechteren Werten von Gedächtnis, Verarbeitungsgeschwindigkeit und exekutiven Funktionen einher. Laut umfangreichen Metaanalysen schützen ein starkes soziales Netz und das Gefühl, unterstützt zu werden, vor Demenz.[23] Demnach sorgen die Reize, die Unterstützung und die Interaktionen, die uns unsere sozialen Kontakte bieten, für Headroom – größeres Hirnvolumen, eine bessere kognitive Funktion und ein geringeres langfristiges Demenzrisiko.

Die Studien zeigen übereinstimmend, dass ein starkes soziales Umfeld entscheidend zu einer langfristigen Gehirngesundheit beiträgt. Und nicht nur das – wie Julian Abel vermutet, fördern unsere sozialen Beziehungen auch viele andere Faktoren, die dem Gehirn dienlich sind. Unsere sozialen Aktivitäten liefern ihm vielfältige Reize und können zudem unsere Lebensweise beeinflussen, zum Beispiel, was Ernährung und Bewegung betrifft. So kam der World Happiness Report von 2025 zu dem Schluss, dass in 142 Ländern einer der stärksten Prädiktoren für Wohlergehen die Zahl der Mahlzeiten ist, die man wöchentlich gemeinsam mit anderen Menschen einnimmt.[24] Und laut faszinierenden neuen Untersuchungen weist unser Gehirn völlig eigenständige Netzwerke und Konnektivitätsmuster auf, die speziell für soziale Koordination zuständig sind und aktiviert werden, wenn wir sozialen Aktivitäten wie Tanzen nachgehen.[25]

Der Kampf gegen die Einsamkeit

Die am besten untersuchte direkte Maßnahme gegen die Effekte sozialer Isolation ist sportliche Betätigung.[26] Sport kann man natürlich allein treiben, aber er eignet sich, genau wie Tanzen, hervorragend dazu, neue soziale Kontakte zu knüpfen. Ich selbst habe davon in meinem letzten Studienabschnitt an der medizinischen Hochschule profitiert. Nach den letzten Prüfungen, aber noch bevor man das Examen ablegt und als Assistenzarzt in die weite Welt entlassen wird, absolvieren Medizinstudierende in Großbritannien einige Monate lang ein »*Elective*«. Das beinhaltet die Chance zu reisen und irgendwo auf der Welt als Mediziner zu arbeiten. Ich erhielt für einige Zeit ein Stipendium bei der Sportmedizin an der University of Iowa (*Go, Hawkeyes!*). Danach bereiste ich verschiedene Städte der USA, machte Sightseeing und besuchte Mitglieder meiner Familie und Freunde. Nach drei Monaten hatte ich eine Routine entwickelt. An meinem ersten Tag in einer neuen Stadt fuhr ich zum CrossFit-Studio vor Ort und meldete mich dort an. CrossFit hat als Unternehmen wie auch als Fitnessprogramm einige Höhen und Tiefen hinter sich, aber beim Training wurde immer Wert auf die Gemeinschaft gelegt. Wann immer ich in einem neuen Studio auftauchte, hatte ich eine Stunde später mindestens fünf neue Freunde. Ich nahm an Wohltätigkeitsveranstaltungen teil und unternahm sogar Reisen mit Leuten, die ich erst wenige Wochen zuvor beim Training kennengelernt hatte.

Diese persönliche Erfahrung teile ich mit Ihnen, weil es zugegebenermaßen schwierig sein kann, ein gesundes Maß an sozialer Einbindung aufrechtzuerhalten. Ich kann nicht hier sitzen und Ihnen auftragen, rauszugehen und eben mal ein paar Freundschaften zu schließen, denn so einfach läuft das nicht. Sich bereits bestehenden Gruppen mit einem bestimmten Themenschwerpunkt, der Sie interessiert, anzuschließen, ist jedoch ein prima Ausgangspunkt. Das könnte zum Beispiel ein Sport-, Tanz-, Sprach- oder Musikkurs sein. Es könnte auch mit etwas ganz anderem zu tun haben – etwa mit einem persönlichen Anliegen oder einer ehrenamtlichen Tätigkeit in einer Gruppe, die sich für die Lösung eines Problems einsetzt oder ein gemeinsames Ziel verfolgt.[27]

Um herauszufinden, ob kognitives Engagement tatsächlich die kognitive Funktion stimuliert oder ob Personen mit einer besseren kognitiven Funktion eher kognitiv anspruchsvollen Aktivitäten nachgehen, wiesen Wissenschaftler der University of Illinois Urbana-Champaign Personen im Alter von achtundfünfzig bis dreiundneunzig Jahren zufällig einer Kontrollgruppe oder aber Teams zu, die im Rahmen eines Programms zur kognitiven Förderung bestimmte Probleme lösen sollten.

Die Teams der Problemlösegruppe trafen sich zwanzigmal zu

einer wöchentlichen Sitzung, um gemeinsam verschiedene Dinge zu erarbeiten, die bei einem Wettbewerb präsentiert werden sollten. Dazu gehörte der Bau einer Struktur aus Balsaholz, die möglichst viel Gewicht tragen konnte, und eine Aufführung, bei der ein klassisches Werk der Literatur oder ein historisches Ereignis neu interpretiert wurde. Ohne perfekte Lösung oder Plan in der Hinterhand wurden die Teilnehmenden dazu ermuntert, beim Vorschlagen von Lösungen Risiken einzugehen und wechselseitig Ideen aufzugreifen, die Koordination, räumliches Verständnis, Sprachverarbeitung und Gedächtnisleistungen erforderten. Nach der Intervention verzeichneten die Mitglieder eines Problemlöseteams im Vergleich zur Kontrollgruppe Verbesserungen in kognitiven Funktionen wie Verarbeitungsgeschwindigkeit und Schlussfolgern.[28] Das beweist, dass kognitiv stimulierende soziale Aktivitäten das Potenzial haben, die kognitive Funktion unmittelbar zu verbessern.

Während Personen, die sozial aktiver sind, allgemein ein geringeres Demenzrisiko, ein größeres Gehirn und eine insgesamt bessere kognitive Funktion aufweisen[29] und zudem *jede* Form unterstützender oder stimulierender sozialer Interaktion den Headroom vergrößern und die Gesundheit fördern kann, scheinen sich vor allen Dingen ehrenamtliche Aktivitäten positiv auszuwirken. Eine Studie über britische Haushalte stellte einen Zusammenhang zwischen häufig ausgeübten ehrenamtlichen Tätigkeiten und verbesserter geistiger Gesundheit her, und zwar insbesondere bei Menschen über vierzig. Eine weitere Studie mit über 400 Ehepaaren aus Detroit erbrachte, dass besonders das *Leisten* von sozialer Unterstützung mit einem geringeren Sterberisiko assoziiert war. Wie die Forscher vermuteten, könnte mitfühlendes und prosoziales Verhalten die eigene Gesundheit und das Wohlbefinden generell fördern.[30]

In der Harvard Study of Adult Development, die 1938 begann – und damit die am längsten durchgeführte Studie über menschliches Glück ist –, gingen stärkere Verbundenheit und ein Gefühl von

Sicherheit bei älteren Paaren mit besserer Laune und einer geringeren Wahrscheinlichkeit von kognitiven Defiziten einher.[31] Wieder lässt sich dies wohl auf die Kombination aus prosozialem Verhalten und sozialer Bindung zurückführen. Allerdings sollte man sich nicht deshalb ehrenamtlich engagieren oder sich um den Ehepartner kümmern, damit das eigene Gehirn oder die eigene Gesundheit davon profitiert, denn das ist streng genommen weder altruistisch noch mitfühlend. Selbstlosigkeit und Empathie machen sich nicht nur an Handlungen fest – sie sind auch Gefühle. Daher sollten Sie vielleicht einfach losziehen und Gutes tun, ohne zu viel darüber nachzudenken. Legen Sie den Fokus auf die Beziehungen und Aktivitäten, die Ihnen wirklich etwas bedeuten.

Wenn Sie dies lesen, denken Sie möglicherweise, dass manche Leute einfach von Natur aus sozialer eingestellt sind als andere. In der Tat erklären die vielen verknüpften Aspekte von Gesundheit, sozialer Einbindung, Stimulation und Demenzrisiko vermutlich einige sehr interessante Ergebnisse einer neueren umfangreichen Metaanalyse von Persönlichkeitsmerkmalen und Demenzrisiko. Anhand von Patientendaten aus acht verschiedenen Studien in drei Kontinenten und fünf Ländern, bei denen über 44 000 Personen in einem Zeitraum von bis zu 21 Jahren begleitet wurden, kamen Wissenschaftler zu dem Ergebnis, dass Individuen mit stärker ausgeprägten Persönlichkeitsmerkmalen, die Engagement und prosoziales Verhalten begünstigen – Gewissenhaftigkeit, Extraversion, Offenheit für Erfahrungen und Verträglichkeit –, im Allgemeinen ein geringeres Demenzrisiko aufwiesen.[32] Am deutlichsten zeigte sich das bei der Gewissenhaftigkeit, die man mit den Eigenschaften organisiert, zuverlässig und zielorientiert verbindet.[33] Zugleich wurde bei Personen mit stärker ausgeprägtem Neurotizismus ein durchweg höheres Risiko festgestellt, später dement zu werden. Da diese Merkmale die Persönlichkeit entscheidend prägen, sich mit der Zeit aber auch ändern können und dem Einfluss von Alter und Gesundheit unterliegen, vermuteten die Autoren, dass der Zusammenhang zwischen Neurotizismus und Demenz zumindest teilweise auf Stress und entzündliche Erkrankungen zurückzuführen ist, die sowohl Neurotizismus als auch das Demenzrisiko verstärken.[34] Entsprechend könnte man zumindest die Hypothese wagen, dass die übrigen Persönlichkeitsmerkmale sowohl die kognitive Stimulation als auch soziale Bindungen fördern und damit auch mehr Headroom schaffen.

Interessanterweise gibt es keinerlei Hinweise darauf, dass sich prosoziales Verhalten oder Bindung allein auf Menschen beschränken muss.[35] Laut Studien, die die Beziehung zwischen sozialer Isolation und Demenz untersuchten, ist anscheinend jede Lebenssituation von Vorteil, in der man nicht allein lebt. So erbrachte eine Studie, dass Personen über fünfundsechzig, die über einen längeren Zeitraum hinweg Haustiere hielten, eine bessere Gedächtnisfunktion aufwiesen.[36] Bei alleinstehenden englischen Erwachsenen wurde zudem der längere Besitz eines Haustiers mit dem langfristigen Erhalt von Gedächtnisfunktionen und sprachlichen Fertigkeiten assoziiert – für ein Haustier zu sorgen wirkt sich also möglicherweise ähnlich positiv aus wie Kinder großzuziehen.[37] Das liegt vielleicht an den Vorteilen und Reizen, die aus der Fürsorge für ein Lebewesen erwachsen, oder auch an anderen Effekten, die noch nicht vollständig erforscht sind. Zum Beispiel korreliert die Herzfrequenzvariabilität – ein Maß für die Aktivität des Vagusnerven – von Hunden mit der ihrer Halter.[38] Neben der unmittelbaren Haustier-Halter-Bindung könnten soziale Beziehungen – entweder zu Tieren oder anderen Menschen – auch deshalb vorteilhaft sein, weil sie den Aufbau eines diverseren Mikrobioms fördern, also von Bakterien und verschiedenen weiteren Mikroorganismen, die auf und in uns leben.[39] Außerdem sorgt ein Haustier für mehr zwischenmenschliche Kontakte. Wenn ich gerne hören möchte: »Ist der aber ein Hübscher!«, muss ich nur mal kurz mit unserem Boxer Morgan eine Runde um den Block drehen.[40]

Wie knüpft man Kontakte?

Das Maß an sozialer Einbindung und Unterstützung beeinflusst unmittelbar unsere kognitive und körperliche Gesundheit. Dieser Gedanke kann jedoch beängstigend sein, wenn wir uns nicht gut eingebunden oder unterstützt fühlen. Die unten aufgelisteten Möglichkeiten, soziale Beziehungen und prosoziales Verhalten zu fördern, sind für sich genommen noch keine perfekte Lösung, können aber gute Ausgangspunkte sein.

Schließen Sie sich einer Gruppe an

Sich auf die Suche nach Menschen mit ähnlichen Interessen zu machen oder neue Fertigkeiten zu erwerben eignet sich bestens, um Kontakte zu knüpfen. Das kann im Grunde alles Mögliche sein, aber zusätzliche Bonuspunkte verdienen Sie sich in Gruppen oder Kursen mit Bewegung (viele in Kapitel 7 erwähnte Open-Skill-Sportarten haben sozialen Charakter), kognitiven Reizen (etwa ein Buchclub) oder der Gelegenheit, etwas Nahrhaftes zu essen (eine Mahlzeit mit Kollegen, zu der jeder etwas mitbringt, oder Kochkurse).

Berühren Sie jemanden

Oder lassen Sie sich berühren. (Natürlich nur, wenn alle damit einverstanden sind und es bleiben.) Einfühlsame und liebevolle Berührungen bauen Stress ab und wirken vielen physiologischen Reaktionen auf Einsamkeit entgegen.[41] Wenn gewünscht, lassen sich ähnliche Effekte auch durch Haustiere oder mit professionellen Massagen erzielen.[42]

Engagieren Sie sich ehrenamtlich

Dies ist eine spezielle Art, sich einer Gruppe anzuschließen. Seine Zeit anderen Menschen zu widmen, scheint insbesondere für unsere langfristige Gehirngesundheit von Vorteil zu sein. Auch Blutspenden wird mit positiven Effekten auf Blutdruck und Wohlbefinden assoziiert, obwohl ein unmittelbarer Einfluss auf die Gesundheit umstritten ist.[43] So oder so haben Sie letzten Endes ein gutes Werk getan. Win-win!

Gehen Sie in eine Bibliothek

In vielen Städten sind Bibliotheken sowohl soziale Treffpunkte als auch wunderbare Orte, um zu lesen und über Angebote für gemeinschaftliche Unternehmungen auf dem Laufenden zu bleiben, wie Veranstaltungen und Gruppen, denen Sie vielleicht beitreten möchten.

Rufen Sie einen lieben Menschen an

Statt eine E-Mail oder SMS zu verschicken (oder eine Nachricht in den sozialen Medien), rufen Sie einen Menschen an, den Sie mögen. So konstatierte eine Studie im Resümee der Ergebnisse aus drei Experimenten mit insgesamt knapp 1 000 Personen: »Bereits nur einmal am Tag mit einem Freund oder einer Freundin zu kommunizieren kann das tägliche Wohlbefinden steigern.«[44]

Bindung im digitalen Zeitalter

Ein direkter sozialer Kontakt mit anderen Menschen und unseren Haustieren scheint eine Menge an gesundheitlichen Vorteilen und positiven kognitiven Reizen zu bieten, aber was ist mit sozialen Interaktionen, die online stattfinden?

Ich erinnere mich noch sehr gut an die friedliche erste Zeit mit sozialen Medien. Im März 2005, in meinem ersten Studienjahr, wurde Facebook an den ersten drei Universitäten außerhalb der Vereinigten Staaten verfügbar, und Cambridge war eine davon. Zuerst widerstand ich dem sanften Druck seitens meiner Kommilitonen, doch während einer Prokrastinationsphase vor den Prüfungen meldete ich mich schließlich an. Damals war Facebook noch sehr überschaubar – man konnte nicht einmal Statusmeldungen posten oder Leuten eine Nachricht schicken. Meistens beschäftigte man sich damit, Fotos hochzuladen und Freunde »anzustupsen«.

Vor über zwei Jahrzehnten versprach Facebook, unsere sozialen Beziehungen virtuell massiv zu fördern. Ich denke, dass dieses Versprechen in vielerlei Hinsicht heute noch Substanz hat. Problematisch ist jedoch, dass es in nachfolgenden Varianten sozialer Medien immer weniger um soziale Einbindung und das Teilen mit Freunden und Familie ging, sondern eher um die Erzeugung von Content und Konsum. Somit sind wir in stärkerem Maße Situationen ausgesetzt, die Gefühle von Einsamkeit und sozialer Isolation nähren, während die potenziellen Vorzüge von sozialen Beziehungen über das Internet in den Hintergrund treten.

Bald nachdem Facebook einem größeren Personenkreis zugänglich wurde, begann man mit Untersuchungen dazu, wie Facebook-Gruppen sich auf verschiedenste Gesundheitsaspekte auswirkten, besonders auf Menschen, die mit chronischen Erkrankungen zu kämpfen hatten. Obwohl es natürlich auch Gruppen mit einer Wir-gegen-die-Mentalität gab, fanden Menschen dort im Allgemeinen Unterstützung durch Gleichgesinnte und praktischen Rat; sie erfuhren Selbstwirksamkeit und konnten persönliche Erfahrungen austauschen.[45] Online-Unterstützergruppen gibt es nicht nur im Hinblick auf bestimmte Krankheiten, sie können Orte sein, wo man Leute kennenlernen und Informationen aus allen möglichen Themenbereichen bekommen kann – von Kreuzblütler-Rezepten aus der Gruppe Broccoli Bros bis hin zu Expertentipps für den nächsten Tanzkurs. Mein Kollege Josh Turknett ist Mitglied einer Facebook-Gruppe, die anderen die wunderbare Welt der Banjos nahebringen will. Solche Gruppen – die sich vermehrt von traditionellen Social-Media-Plattformen hin zu anderen Content-Plattformen wie Substack und Discord orientieren – eignen sich hervorragend, um Menschen mit den gleichen Interessen kennenzulernen oder Unterstützung beim Umgang mit Lebensstiländerungen zu erhalten.

Genau wie bei sozialer Bindung im wirklichen Leben scheint die *Qualität* virtueller Interaktionen entscheidend für die Gesamtwirkung zu sein – dafür, wie sie in den Kontext unserer anderen sozialen Beziehungen passen. Mehrere Studien haben untersucht, inwiefern die virtuelle Kommunikation über Facebook, Videoanrufe und Messenger-Apps bewirkt, dass sich ältere Menschen weniger einsam fühlen und sozial besser eingebunden werden.[46] Die Möglichkeit, virtuell mit Angehörigen Kontakt aufzunehmen, wirkt im Allgemeinen Gefühlen von Einsamkeit entgegen und verbessert einige Aspekte des Gedächtnisses – was eventuell auch mit dem Reiz zusammenhängt, eine neuartige Technologie zu verwenden.[47] Insbesondere die Interaktion über Videoanrufe kann zum Teil die gleiche Synchronie und Harmonisierung hervorrufen, die Menschen bei persönlichem Kontakt erfahren.

Wichtig ist jedoch: Es besteht ein großer Unterschied zwischen der Nutzung von Online-Plattformen, um eine neue Kommunikationsmethode kennenzulernen – was wegen des *Nettogewinns* an Stimulation und sozialem Kontakt eher einen Vorteil verspricht –, und der Nutzung von sozialen Medien als wichtigster Form sozialer Bindung. Letzteres trifft oft auf Personen zu, die mit diesen Technologien aufgewachsen sind und sie täglich verwenden. Die veränderten

Kontakte und Beziehungen aufgrund der Covid-19-Pandemie sind Paradebeispiele dieser Diskrepanz.

Die betreffenden Studien unterscheiden sich zwar in ihren Methoden und Schlussfolgerungen, doch generell scheinen die direkteren Formen virtuellen Kontakts – wie Anrufe und Textnachrichten – einige negative Effekte sozialer Isolation abzufedern.[48] Dennoch ist virtuelle Bindung kein adäquater Ersatz für persönliche Bindung.[49] Eine Studie mit fast 1 000 Erwachsenen hat den Zusammenhang zwischen verschiedenen Graden persönlicher und virtueller sozialer Interaktion und Stimmungen während der Covid-19-Lockdowns untersucht.[50] Dabei stellte sich heraus, dass Textnachrichten und Anrufe das Gefühl der sozialen Einbindung verstärkten, Posten und Kommentieren in den sozialen Medien dagegen nicht. Was die Stimmung betraf, war jedoch nur persönliche Interaktion mit größerer Zufriedenheit assoziiert. Mehr Zeit, die mit dem Browsing von Social-Media-Inhalten verbracht wurde, war mit *geringerer* Zufriedenheit assoziiert (wobei man allerdings zugeben muss, dass Online-Content damals grundsätzlich eher deprimierend war). Man kann sich die Effekte virtueller Kontakte also auf einer gleitenden Skala vorstellen – mit direktem Kontakt zu Freunden und Familie am einen Ende und dem passiven Konsum von Social-Media-Content am anderen.

Die vielleicht umfangreichste Studie zur Nutzung von sozialen Medien während der Pandemie stützte sich auf britische Daten aus vier Längsschnittkohorten, die während des Lockdowns verschiedenen Altersgruppen angehörten. Berücksichtigt wurden die Millennium Cohort Study, deren Teilnehmende 19 bis 21 Jahre alt waren, Next Steps mit 31- und 32-Jährigen, die British Cohort Study mit 50- und 51-Jährigen und die National Child Development Study mit 62- und 63-Jährigen. Dabei kam heraus, dass sowohl persönliche Besuche als auch Video- oder herkömmliche Anrufe mit weniger Angst und Depressionen assoziiert waren, eine umfangreichere Nutzung von sozialen Medien jedoch mit mehr Angst und Depressionen – am stärksten waren diese Effekte in der jüngsten Gruppe ausgeprägt.[51] Verglichen mit Daten aus der Zeit vor der Pandemie war eine gestiegene Nutzung von sozialen Medien während des Lockdowns mit stärker ausgeprägter Angst und Depressionswerten assoziiert. Eine weitere Studie zu mehreren Ländern stellte ebenfalls je nach Altersgruppe unterschiedliche Effekte der Nutzung von sozialen Medien während der Pandemie fest – eine verstärkte Nutzung stand in den älteren Gruppen (vierzig und älter) in Zusammenhang mit geringerer Einsamkeit, in der jüngsten Gruppe (achtzehn bis neununddreißig) hingegen mit größerer Einsamkeit.[52]

Auch wenn diese Studien nicht belegen können, dass die Nutzung von sozialen Medien die psychische Gesundheit *unmittelbar* beeinträchtigt, entsprechen sie der durch immer mehr wissenschaftliche Literatur gestützten Vermutung, dass die ausgedehnte Beschäftigung mit sozialen Medien zumindest teilweise für die sich verschlechternde psychische Gesundheit jüngerer Generationen verantwortlich ist (obwohl eine beeinträchtigte psychische Gesundheit junge Menschen auch dazu bewegen kann, eher in den sozialen Medien unterwegs zu sein, als persönliche Kontakte zu pflegen).

Dafür, dass ein Zusammenhang zwischen den sozialen Medien und Wohlbefinden besteht, sprechen ganz besonders die negativen Auswirkungen, die diese Medien auf unsere Physiologie haben können. Viele Online-Interaktionen scheinen die gleichen physiologischen Reaktionen auszulösen wie soziale Isolation, denn diese ist eine Form von sozialem *Stress*, dem insbesondere Personen im Umgang mit sozialen Medien ausgesetzt sind. Ein bekanntes Symptom ist FOMO (*fear of missing out*) – die Angst, etwas zu verpassen: Zu sehen, dass »Freunde« oder Gleichaltrige Spaß haben und man selbst nicht dabei ist, löst das Gefühl aus, zurückgewiesen zu werden. Das Gleiche kann passieren, wenn man etwas postet und nicht viele Likes oder Aufrufe oder gar negative Kommentare erhält.

Aufgrund der großen Bedeutung, die soziale Reize für das menschliche Gehirn haben, können selbst diese relativ kleinen und kurzen Online-Interaktionen gravierende Folgen nach sich ziehen. Unser Gehirn interpretiert soziale Zurückweisung ganz ähnlich wie körperlichen Schmerz – Hirnareale, die für die Verarbeitung physischer Schmerzen zuständig sind, werden auch von »sozialen Schmerzen« aktiviert.[53]

Eine weitere bedeutsame Quelle von sozialem Stress ist der Vergleich mit anderen – unser von uns selbst wahrgenommener sozialer »Rang«. Wenn wir unsere eigenen Verhaltensweisen, die zu unserer Gesundheit beitragen sollen, mit dem Verhalten anderer vergleichen – womit wir, wie wir in Kapitel 6 gesehen haben, unseren Rang in der Welt bestimmen können –, kann das beeinflussen, wie sehr wir von diesen Verhaltensweisen profitieren. Wenn wir eine Menge Social-Media-Content über Leute konsumieren, die muskulöser, schöner, erfolgreicher und reicher sind als wir, werten wir unser Selbstbild ab. Diese innere Degradierung unseres sozialen Rangs löst einige von genau den Stressreaktionen aus, die Personen zeigen, wenn sie sozial isoliert sind, und die, wie erwähnt, mit einem erhöhten Risiko für chronische Krankheiten sowie Depressionen, kognitiven Abbau und Demenz assoziiert sind.[54]

Doch wenn die sozialen Medien eine solch verheerende Brutstätte für Selbsthass sind, warum können wir dann nicht die Finger von ihnen lassen? Noch einmal: Das rührt zumindest zum Teil davon her, dass wir von Natur aus soziale Tiere sind – wir sind darauf angelegt, Informationen zu suchen, die helfen, uns in der sozialen Umwelt zurechtzufinden. Vor allem suchen wir nach PRIME-trächtigen Informationen – Prestige, Ingroup (d. h. basierend auf Cliquen oder der eigenen sozialen Blase), Moral oder Emotion.[55] Dass wir mit unserer Sehnsucht nach Wissen auf diese Art von Informationen gepolt sind, machen sich Social-Media-Algorithmen gezielt zunutze, um unsere Aufmerksamkeit zu erregen.

Dopamin ist an vielen Prozessen im Gehirn beteiligt, die mit Gedächtnis und Stimmung sowie Motivation und Lernen zu tun haben; sie alle sind für unsere Interaktion mit den sozialen Medien relevant. Das menschliche Gehirn hat Dopamin-Netzwerke entwickelt, die offenbar sehr spezifische Aspekte des Lernens wie auch des Nachdenkens und der allgemeinen Intelligenz unterstützen.[56] Zu den bekanntesten Funktionen von Dopamin gehören die Belohnungswege, wobei das Dopamin das Streben nach einer Belohnung antreibt. Ist eine Belohnung ungewiss – wie zum Beispiel die Anzahl der Likes, die man für einen Instagram-Post erhält –, schüttet das Gehirn eine größere Menge von Dopamin aus. Fällt eine Belohnung besonders üppig aus – wenn der Post plötzlich viral geht –, ist der Dopaminschub noch heftiger, weil die eigenen Erwartungen übertroffen wurden. Dann nutzt das Gehirn diese Schübe, um zu lernen, welche Faktoren oder Elemente den Post so erfolgreich gemacht haben.

Beim Lernen ist mehr Dopamin allerdings nicht unbedingt besser. Ein niedrigerer Dopaminspiegel kann auch hilfreich sein, vor allem beim Registrieren von Patzern und Fehlern.[57] Allgemein fördern größere Veränderungen des Spiegels in beide Richtungen intensivere Lernreaktionen. Dieses dopamingestützte Lernen kommt überdies stärker in sozialen Kontexten zum Tragen, weil wir PRIME-Informationen und dem Lernen von anderen Menschen eine solch große Bedeutung beimessen. Demzufolge rufen die sozialen Medien regelmäßig starke Dopaminantworten hervor – größere Anstiege, wenn die TikTok-Videos brandneu und fesselnd sind oder richtig viele Leute unsere Posts liken, und größere Abfälle, wenn wir mit unerwarteten politisierten oder emotionalen Informationen konfrontiert werden, die uns rasend machen, oder sich jemand über unsere Meinung zum angesagtesten Restaurant der Gegend lustig macht.

Dieses Auf und Ab des Dopaminspiegels erklärt, warum die sozialen Medien ultimatives soziales Mismatch verkörpern. Wir priorisieren PRIME-Informationen, weil sie uns dabei helfen sollen, uns in unserer sozialen Umwelt zurechtzufinden und dort bestens eingebunden und sicher zu sein. Die Medien aber nutzen dieses Verlangen aus und bieten uns das Gegenteil – Isolation. Trotzdem kehren wir immer wieder zu ihnen zurück, weil unser Gehirn die Hoffnung nicht aufgibt, dass es beim *nächsten* Mal anders sein wird. Solange wir im Umgang mit den sozialen Medien nicht sehr sorgsam vorgehen, kann die schiere Masse der Personen, mit denen wir es zu tun bekommen, uns leicht überrollen.

Wie ich hoffe, stimmt mir jeder zu, dass der Kontakt zu vielen verschiedenen Menschen mit unterschiedlichen Erfahrungen und Ansichten vorteilhaft (und stimulierend) sein kann. Die Kehrseite der Medaille, online mit derartigen Kontaktmöglichkeiten überschwemmt zu werden, ist jedoch, dass man dann einer *Überfülle* von Meinungen ausgesetzt ist. Auch das ist etwas, das wir von Natur aus nicht leicht bewältigen können. Vor dem Einzug der sozialen Medien war es möglich, im Laufe des Lebens ein paar Tausend Menschen kennenzulernen und zu einigen Hundert eine gute Beziehung zu haben. Heute jedoch kann ein Durchschnittsmensch an einem einzigen Tag mit Tausenden Personen interagieren oder mit ihren Gedanken konfrontiert werden. Das bedeutet, dass wir an einem beliebigen Tag mit sehr viel mehr Idioten zu tun haben können, als noch vor wenigen Jahrzehnten überhaupt denkbar war. Die Kombination aus unserer natürlichen Negativitätsverzerrung und unserem Fokus auf Interaktionen, die eine emotionale Reaktion hervorrufen, laugt uns gefühlsmäßig stärker aus, auch wenn die große Mehrheit unserer täglichen Interaktionen positiver Art ist.

Welches Resümee sollten wir nun im Hinblick auf virtuelle Beziehungen und soziale Medien ziehen? Menschen, die auf diese Weise mehr enge soziale Kontakte knüpfen oder ihre Bindung zu Freunden und Familienmitgliedern festigen (und zudem den Umgang mit einer neuen Technologie oder Plattform erlernen), profitieren wahrscheinlich davon. Mehr Zeit mit den Menschen zu verbringen, die uns besonders nahestehen, stärkt die Bindung zu ihnen und sorgt auf diese Weise für mehr Headroom. Dienen virtuelle Beziehungen oder die sozialen Medien jedoch als Ersatz für persönlichen zwischenmenschlichen Kontakt, hat dies vermutlich den gegenteiligen Effekt. Wie immer ist also der größere Zusammenhang entscheidend. So erbrachte eine umfangreiche österreichische Studie während Covid-19, dass die Nutzung sozialer Medien insgesamt nur einen geringen Zusammenhang mit Wohlbefinden aufwies – dieses Wohlbefinden war viel enger mit körperlicher Gesundheit, sportlicher Betätigung und sozioökonomischen Faktoren verknüpft.[58] Insgesamt gesehen kann es also durchaus okay sein, Zeit in der virtuellen Welt zu verbringen, solange man nicht in die offensichtlichen Fallen tappt und darauf achtet, mindestens ebenso viel Zeit mit Menschen im realen Leben zu verbringen.

Der richtige Umgang mit sozialen Medien

Viele Menschen haben das Gefühl, dass ihnen Zeit mit den sozialen Medien nicht wirklich guttut. Trifft das auch auf Sie zu, sind hier einige Tipps, um sich besser in der Onlinewelt zurechtzufinden.

Machen Sie einen kalten Entzug

Manchmal ist es am leichtesten, einfach den Stecker zu ziehen. Das bringt jedoch möglicherweise einige Probleme mit sich. In den ersten Wochen kann das Leben ohne soziale Medien entweder stressig sein – fast wie FOMO nonstop – oder kaum spürbare Auswirkungen haben.[59] Dabei spielt wahrscheinlich eine Rolle, was man dann stattdessen tut oder warum man überhaupt soziale Medien genutzt hat. Es kommt also auf den Kontext an. In Studien über Personen, die mindestens vier Wochen lang auf soziale Medien verzichteten, waren jedoch generell positive Effekte im Hinblick auf Glücklichsein, Wohlbefinden und Stimmung zu verzeichnen, insbesondere wenn die Personen auch mehr Zeit mit Familie und Freunden verbrachten.[60]

Zurück zu den Anfängen

Es ist nach wie vor möglich, soziale Medien so zu nutzen wie ursprünglich gedacht: um zu anderen Menschen engeren Kontakt aufzunehmen, die man nicht persönlich treffen kann. Treten Sie Gruppen bei und teilen Sie Ihre Zeit mit Familie und Freunden statt mit unbekannten Fremden, um deren Meinung Sie sich vermutlich eh nicht scheren sollten.

Entfolgen

Überlegen Sie gut, wem Sie folgen wollen, und folgen Sie den Personen nicht mehr, die Ihnen nichts geben – vor allem, wenn Sie ihren Content konsumieren und das Gefühl haben, Sie selbst seien zu passiv oder nicht erfolgreich oder nicht attraktiv genug. Sofern Sie nicht auf eine andere Weise von Content dieser Art profitieren, untergräbt er nur Ihr Selbstwertgefühl. Mit Entfolgen gehen Sie außerdem der Minderheit von Leuten aus dem Weg, die online für die meisten Konflikte sorgen. Laut einer Analyse wurden 74 Prozent der Konflikte auf der Social-Media-Plattform Reddit von nur 1 Prozent der User angefacht.[61]

Setzen Sie sich Zeitlimits

Soziale Medien sind nicht grundsätzlich *schlecht*, solange sie nicht dem wirklichen Leben in die Quere kommen oder sozialen

Stress auslösen. So wie Knobeleien und Kreuzworträtsel können sie für eine wohltuende Auszeit sorgen, die eine gewisse Konzentration erfordert, aber kognitiv nicht zu anspruchsvoll ist. Content auf diese Weise zu konsumieren ist okay, aber nutzen Sie ihn als klar begrenzte geistige Pause, statt sehr oft darauf zurückzugreifen, um sich zu stimulieren oder abzulenken.

Sorgen Sie für diverse Inputs

Eine sehr intensive Nutzung von sozialen Medien weist Elemente einer Sucht auf, und von der Suchtforschung wissen wir, dass der kontinuierliche Konsum von Inputs, die Dopaminschübe bewirken, aus einer einzigen Quelle die Belohnung verringert, die wir von anderen Quellen erhalten.[62] Dem kann man entgegenwirken, indem man auch anderen stimulierenden Aktivitäten nachgeht, die Spaß machen und lernfördernd sind.

Schlafen Sie

Unter Schlafmangel oder Stress verändern sich unsere Dopaminsignale, sodass unser Fokus mehr auf *Belohnung sofort* gelenkt wird als auf *Belohnung später*.[63] Das führt dazu, dass wir zu sozialen Medien greifen, statt zu arbeiten oder Sport zu treiben. Wenn wir wissen, dass es auch von unserem physiologischen Zustand abhängt, ob wir uns mit sozialen Medien beschäftigen oder nicht, erkennen wir leichter, was wir stattdessen tun könnten.

Das soziale Gehirn

Soziale Isolation und Einsamkeit sind Beispiele für Mismatch, die unsere Biologie und die langfristige kognitive Funktion negativ beeinflussen können. Soziale Einbindung kann zwar ein herausforderndes Terrain sein, aber sie erweist sich immer wieder als entscheidend für unsere körperliche und psychische Gesundheit – wahrscheinlich, weil sie so untrennbar mit der Entwicklung unserer Spezies verbunden ist. Zum Glück können wir auf vielfältige Weisen gehaltvolle soziale Beziehungen aufbauen, die zu unserer Lebenssituation, unseren Interessen und unserer Persönlichkeit passen. Diese sozialen Interaktionen bilden die Umwelt, die wir brauchen, um unsere menschlichen Fertigkeiten zu entwickeln und zur Geltung zu bringen. Rufen Sie Menschen an, die Ihnen etwas bedeuten. Kümmern Sie sich um sie. Oder gehen Sie tanzen.

Der aktive Austausch mit unserer Umwelt, insbesondere durch den Aufbau von Bindungen zu den Menschen um uns herum, trägt dazu bei, das Gehirn im Alterungsprozess widerstandsfähiger zu machen. Das schafft Headroom und sorgt für die physischen, emotionalen und kognitiven Puffer, die wir brauchen, um unser Gehirn zukunftssicher zu machen. Somit bieten mehr soziale Beziehungen zu realen Personen, die unsere Denkfähigkeit schärfen und Stress abbauen, weitere Werkzeuge, um einem altersbedingten Abbau entgegenzuwirken.

Kapitel 11

Anpassen

Zu Beginn meiner Karriere als Coach konzentrierte ich mich hauptsächlich darauf, wie Stimulation (das Training) die sportliche Leistung beeinflusste. Doch mit der Zeit musste ich einsehen, dass auch all die *anderen* lästigen Aspekte des Lebens von großer Bedeutung für die Performance und das Wohlbefinden der Sportlerinnen und Sportler waren, mit denen ich arbeitete.

Ich weiß noch genau, wie ich zum ersten Mal in einer Eins-zu-eins-Trainingssituation innerlich einen Schritt zurücktrat und versuchte, mir ein Gesamtbild von der Gesundheit eines Sportlers zu machen. Wir arbeiteten mit einem Läufer, der zu uns gekommen war, um seine Laufleistung zu verbessern. Er war der Meinung, dass er es trotz seiner Trainingsbemühungen nicht schaffte, sein eigentliches Potenzial abzurufen. Tatsächlich hatten sich seine Leistungen im Jahr zuvor verschlechtert – sowohl die Zeiten als auch die Plätze, die er belegte. Er war erschöpft, und seine Hormonspiegel sowie einige andere Indikatoren wiesen auf eine niedrige Energieverfügbarkeit hin. Und obwohl er richtig gut war, war er kein Profi – neben mindestens zwei bis drei Stunden Training pro Tag und der Teilnahme an Wettkämpfen alle paar Monate war er berufstätig und hatte familiäre Verpflichtungen. Viele dieser Rennen erforderten eine lange Anreise, zum Teil auch ins Ausland. Nachdem ich mir das alles durch den Kopf hatte gehen lassen, sagte ich zu ihm: »Wenn du den jetzigen Ansatz weiterverfolgst, ist das einzige Ergebnis, das ich dir garantieren kann, eine hohe Wahrscheinlichkeit dafür, dass sich deine Frau scheiden lässt.«

Das hatte ich zwar mit einem Augenzwinkern gesagt, aber im Grunde meinte ich es genau so, denn die Kapazitäten von Körper und Geist sind beschränkt. Wie wir in den Kapiteln 7 und 9 gesehen haben, sind ihre Funktion und Gesundheit abhängig von den Herausforderungen oder Reizen, denen wir sie aussetzen. Dies setzt Anpassungsmechanismen in Gang, die erhöhte Kapazität und langsameres Altern bewirken. Entscheidend ist jedoch, dass wir unserem Körper nur so viele Herausforderungen stellen, wie er bewältigen kann, und für genügend Zeit zur Erholung und Anpassung, oder Adaptation, sorgen.

Falls die Herausforderungen ein gewisses Maß überschreiten oder die Anpassungszeit zu knapp ausfällt, lösen wir chronische Stressprozesse aus, die Gehirngesundheit und kognitive Funktion beeinträchtigen können. Heutzutage meinen wir mit dem Begriff *Stress* meist psychischen Stress, der uns kurzfristig oder chronisch überwältigt. Physiologisch gesehen kann Stress aber von allen möglichen Reizen ausgelöst werden, die unsere Biologie und Funktionen belasten, und der Körper verfügt über eine standardisierte Menge an Reaktionen auf diese Stressfaktoren, ganz unabhängig von ihrer Ursache. Darum sind die Signalwege, die Frustgefühle hervorrufen, wenn wir uns beim Klavierüben verspielen, mehr oder weniger identisch mit denen, die uns auf die Hupe drücken lassen, wenn jemand vor uns urplötzlich die Spur wechselt, ohne zu blinken.

Diese Universalreaktion auf einen Reiz bedeutet, dass die Grenze zwischen Anpassung und chronischem Stress sehr schmal sein kann, weil beiden biochemische Prozesse zugrunde liegen, die einander überlappen. Letztlich ist das Gehirn der Ort, an dem die Integration aller Reize stattfindet, denen wir ausgesetzt sind – seien sie physischer, psychischer oder kognitiver Art –, und wenn wir mit zu vielen Stressoren auf einmal konfrontiert werden, verliert unser Gehirn möglicherweise denjenigen Reiz aus dem Blick, auf den wir uns gerade konzentrieren sollten.

Eine klassische Reaktion auf Stress bezeichnet man als *Attentional Narrowing*, also »Verengung der Aufmerksamkeit«. Das ist zum einen wörtlich zu verstehen, zum anderen aber auch etwas allgemeiner und abstrakter. Wenn wir unter akutem Stress stehen, bewirkt die Ausschüttung von Adrenalin, dass sich unser Gesichtsfeld verengt – wir konzentrieren uns ganz auf das, was unmittelbar vor uns stattfindet, und blenden die Ereignisse in der Peripherie aus.[1] Auf diese Weise wird der Fokus auf die Stressursache gelenkt, sodass wir uns mit ihr auseinandersetzen können. Die Ausschüttung von Hormonen wie Cortisol bewirkt ebenfalls, dass wir fokussiert den Stressor betreffende Informationen speichern und zugleich andere, möglicherweise störende Informationen ignorieren.[2] So wie unser Körper Nährstoffe und Kalorien zunächst für die wichtigsten Funktionen reserviert, die das kurzfristige Überleben sichern, was zuweilen auf Kosten langfristiger Funktionen geht, behält das Gehirn bei signifikantem Stress seine Aufmerksamkeitsressourcen dem *Hier und Jetzt* vor. Das führt dazu, dass wir auf tief verwurzelte Verhaltensmuster zurückfallen, statt das große Ganze unserer Ziele und Pläne im Blick zu behalten.[3] Weil wir alle unsere kognitiven Anstrengungen darauf ausrichten, uns mit einem oder mehreren Stressfaktoren auseinanderzusetzen, denken wir schlicht nicht mehr nach, sondern *handeln*.[4]

Diese koordinierten Reaktionen auf Stress waren bei dem oben erwähnten Läufer in Reinform zu beobachten. Oberflächlich betrachtet machte er trainingsmäßig alles richtig, doch der gehäufte Stress aufgrund seiner anderen Verpflichtungen – Beruf, Familie und Reisen – sorgte dafür, dass sein Körper sich nicht an sein Training anpassen konnte. Zudem war sein Gehirn so sehr damit beschäftigt, mit der Überforderung klarzukommen, dass nicht einmal mehr Zeit oder Headroom blieb, die für seine Work-outs erforderliche Nahrung zu sich zu nehmen. Sein Fokus verengte sich so sehr, dass er sich unter Stress nur noch auf das Training konzentrierte –

obwohl das seinen langfristigen Plänen (wozu vermutlich gehörte, ein verheirateter Mann zu bleiben) nicht dienlich war.

Wahrscheinlich erkennen wir uns alle ein Stück weit in diesem Szenario wieder. Wenn wir an mehreren Fronten unter Stress stehen, verfallen wir gewohnheitsmäßig in Verhaltensmuster, die unsere langfristigen Interessen nicht unbedingt fördern, aber mehr kann unser Gehirn dann einfach nicht bewältigen. Das ist völlig normal.

Da wir alle mit Stressfaktoren konfrontiert werden und uns gelegentlich gestresst fühlen, können uns Strategien helfen, von diesem Stress zu profitieren und uns möglichst gut an ihn anzupassen. Zum Beispiel sollten wir *überflüssige* Stressoren vermeiden, was unseren Headroom sowohl kurz- als auch langfristig vergrößert, sodass wir auch unter Stress genügend kognitive Kapazität zur Verfügung haben. Und wir sollten lernen, unsere jeweiligen Stressreaktionen besser zu verstehen und zu steuern. Auf diese Weise können wir Ressourcen, Fokus und Aufmerksamkeit auf Aktivitäten lenken, die unsere Gesundheit oder kognitive Funktion bestmöglich unterstützen.

Anpassung erfordert Stress

Die physiologischen Auswirkungen von Stress wurden erstmals von dem berühmten Endokrinologen Hans Selye erforscht, der dokumentierte, wie Nagetiere auf Kälte, exzessive Anstrengungen, Verletzungen und verschiedene Wirkstoffe reagierten.[5] Aufgrund seiner Experimente entwickelte Selye die Idee des *Allgemeinen Anpassungssyndroms*, um die Reaktionen des Körpers auf Stressoren zu beschreiben.[6] Obwohl sich die Terminologie und unser Denken über Stress als übergeordnetes Konzept seither gewandelt haben, sind die ursprünglich definierten drei Stadien der Allgemeinen Anpassung nach wie vor hilfreich, um das Phänomen zu verdeutlichen. Das erste ist durch eine *Alarmreaktion* gekennzeichnet, in der eine physiologische oder psychische Beeinträchtigung registriert wird – entweder durch verstärkte Anforderungen oder wegen irgendeiner Schädigung. Diese ursprüngliche Terminologie war möglicherweise etwas irreführend (und unnötig *alarmierend*), weil wir heute wissen, dass verstärkte Anforderungen erforderlich sind, um unsere Gesundheit und Funktion aufrechtzuerhalten – körperliche und kognitive Bedürfnisse treiben zahlreiche vorteilhafte physiologische Anpassungen an. Doch auch wenn wir uns unbehaglich fühlen (und fühlen sollten), falls wir uns im Französischkurs verhaspeln oder bei der Yogaübung aus dem Gleichgewicht geraten, müssen wir nicht gleich *alarmiert* sein, damit der gewünschte Effekt eintritt. Selye hat sich also ein wenig übertrieben ausgedrückt.

Die nächste Phase des Allgemeinen Anpassungssyndroms bezeichnete Selye als *Widerstandsstadium* – der Körper reagiert, indem er auf Ressourcen zurückgreift, um die Funktion aufrechtzuerhalten oder zu verbessern. Dennoch ist diese Reaktion recht *allgemeiner* Art, wie der Name schon sagt. Will sagen, jeder bedeutende Reiz löst eine gewisse Stressreaktion aus. Das ist eine gute Sache. Die allgemeine Stressreaktion hat den Sinn, uns auf etwas Wichtiges aufmerksam zu machen, damit wir die für eine Reaktion notwendigen Ressourcen aktivieren. Sie fördert die Anpassung, die unsere funktionale Kapazität und die Wahrscheinlichkeit des Überlebens maximiert.

Nähme man von einer Person Blutproben, während sie intensiv Sport treibt und nachdem sie sich die Hand aufgeschnitten hat und genäht werden muss, würde man in beiden Fällen einen ähnlichen Anstieg von Adrenalin und Cortisol feststellen. Während sportlicher Betätigung regen Adrenalin und Cortisol die Ausschüttung von Glucose und Fettsäuren in den Blutstrom an, um den Muskeln Energie zuzuführen, und Adrenalin beschleunigt den Puls sowie die Muskelkontraktion, sodass wir besser arbeiten und uns schneller bewegen können. Sind wir verletzt oder haben eine Infektion, bewirken

Adrenalin und Cortisol das Gleiche für das Immunsystem – sie stimulieren die Immunfunktion, um die Wundheilung in Gang zu bringen, oder eliminieren einen Eindringling, indem sie die für das Immunsystem verfügbare Energiezufuhr erhöhen.

Im Grunde genommen ist die Stressreaktion eine Reaktion des Körpers auf die innere oder äußere Umwelt, sobald er registriert, dass sich etwas ändern muss. Dann aktiviert er die dafür erforderlichen Prozesse, die schließlich eine Anpassung herbeiführen. Die nötige Veränderung kann Ihre bessere Fitness sein oder die Entfernung von Bakterien aus einer Wunde. Es könnte auch sein, dass blitzschnell eine Reaktion erfolgen muss – zum Beispiel ein sofortiger Standortwechsel, wenn Sie im Wald einen Bären entdecken.

In all diesen Fällen ist Stress von Vorteil. Selbst Erfahrungen, die im Moment unfassbar stressig sind, können signifikante Antreiber von Wachstum und Veränderung sein. Es kommt immer wieder mal vor, dass wir an sehr belastende Erlebnisse zurückdenken und uns der positiven Folgen bewusst werden, die sie unmittelbar oder später hatten. Wenn ich mich an die wahrhaft grausige Geschichte von meinem Schlangenbiss im Dschungel von Costa Rica erinnere, halte ich mir all das Gute vor Augen, das sich daraus entwickelte.

Verstehen Sie mich nicht falsch – der Schlangenbiss war einfach nur schrecklich und bedeutete für mich und einige andere Menschen jede Menge Stress. Aber man kann die positiven Seiten eines stressigen Erlebnisses würdigen, ohne die negativen Aspekte beiseitezuschieben oder zu verharmlosen. So verschaffte mir mein Dschungelabenteuer Gelegenheit zum Nachdenken. Ich kündigte einen Job, der mich unglücklich machte, und das wiederum ermöglichte mir, einen beruflichen Weg einzuschlagen, der mich weitaus mehr befriedigte. Mein Retter an jenem Tag und in der Zeit danach – Ben House, den ich erst wenige Tage zuvor kennengelernt hatte – wurde zu einem engen Freund und Kollegen, was unter weniger dramatischen Umständen vielleicht nicht so gekommen wäre. Und das Wichtigste: Alle Fotos, die wir während meiner Rekonvaleszenz von meinem Bein gemacht haben, lieferten meiner Frau unerschöpflichen Stoff, um sich über meine dünnen Waden lustig zu machen.

Wenn sich Leute über Stress unterhalten und mit Stress umgehen, wird klar: Es besteht eine Diskrepanz zwischen dem *Sinn und Zweck* von Stress – er integriert Informationen, die besagen, dass eine Veränderung unserer Biologie (oder unseres Standortes) vonnöten ist, und organisiert die notwendige Anpassung – und unserer Wahrnehmung von Stress im Allgemeinen. Meistens betrachten wir Stress als ganz und gar ungut. Hans Selye persönlich hat gesagt, Stress sei »ein wissenschaftliches Konzept, dem der Segen und Fluch zuteilwurde, einerseits zu gut bekannt und andererseits zu wenig verstanden zu sein«.

Ich vermute, dass Selye an dieser Sichtweise nicht ganz unschuldig ist. Die dritte Phase seines Allgemeinen Anpassungssyndroms hat er das *Stadium der Erschöpfung* genannt, in dem es durch fortgesetzten Stress zu einer Überbeanspruchung der körpereigenen Ressourcen und schließlich zu gesundheitlichen und funktionalen Störungen kommt. Diese Idee, dass wir dem Stress letzten Endes erliegen, hat zu der Vorstellung geführt, dass Stress etwas grundsätzlich Schlechtes ist und wir ihn möglichst vermeiden sollten. In Wirklichkeit verläuft das Erschöpfungsstadium aber nicht ganz so wie von Selye beschrieben.

Das heißt nicht, dass Stress keine negativen Folgen haben kann oder dass es keinen Punkt gibt, an dem wir uns von all den Dingen, die wir zu tun haben, ausgelaugt fühlen – oder dass wir das nicht ernst nehmen sollten. Chronischer Stress geht mit einem erhöhten Risiko für verschiedene Krankheiten einher, wie Herz-Kreislauf-Erkrankungen, Autoimmunerkrankungen und Demenz. Akuter Stress kann zwar bewirken, dass wir uns auf eine wichtige Aufgabe fokussieren, aber eine hohe allgemeine Belastung durch Stress und damit einhergehende Angstgefühle können auch unsere kognitive Last vergrößern und die geistigen Ressourcen vermindern, die für komplexere Denkprozesse wie Problemlösen und Planen vorgesehen sind.[7]

Wird eine Stressreaktion ausgelöst, ist das jedoch nicht zwangsläufig schädlich – sie erfolgt, damit wir eine bestimmte Aufgabe erfüllen oder einer Gefahr entgehen. An dieser generellen Reaktion sind »Stresshormone« wie Cortisol und Adrenalin beteiligt, aber zugleich werden auch andere Hormone ausgeschüttet, die sich gegenteilig auswirken. So schütten wir bei sportlicher Betätigung IGF-1 aus, das Wachstum und Instandsetzung unterstützt. Phasen mit hohem Stress können zudem die Produktion von neurotrophen Faktoren wie BDNF verstärken, vermutlich um neurologische Anpassungsprozesse zu steuern.[8] Letztlich bestimmt die Balance dieser unterschiedlichen Vorgänge, wie gut wir uns an eine Situation anpassen – ob sich unsere allgemeine Gesundheit und die kognitive Funktion verbessern oder wir langfristig einen kognitiven Abbau riskieren.

Was uns nicht umbringt, macht uns stärker

Der Physiologe Walter Bradford Cannon hat die Formel *fight or flight* (Kampf oder Flucht) geprägt, um die blitzschnelle erste Reaktion auf Stress zu beschreiben – beispielsweise wollen wir entweder einem Bären entkommen oder diesem unverschämten Autofahrer, der uns gerade geschnitten hat, an den Kragen gehen. Außerdem hat Cannon die Theorie der *Homöostase* entwickelt, die er definiert als »Aufrechterhaltung relativ konstanter Bedingungen im Körper durch physiologische Prozesse, die dem Normalzustand entgegenwirken«. Unsere Energie wird überwiegend für Homöostase aufgewendet, um etwa zu gewährleisten, dass unsere Körpertemperatur unabhängig von der Umgebungstemperatur immer etwa 37 Grad Celsius beträgt.

Allerdings hilft uns die Homöostase nicht bei der Anpassung an Herausforderungen. Ich möchte zwar, dass sich meine Körpertemperatur jeweils nicht verändert, wenn ich meine Familie in Island besuche oder den Dschungel Costa Ricas durchstreife, aber mein Körper oder Geist sollen sich durchaus verändern, wenn ich Pilates mache oder spanische Vokabeln lerne. Was sollte das sonst für einen Sinn haben?

Der Prozess der Anpassung an eine Herausforderung lässt sich besser mit dem neueren Konzept der *Allostase* beschreiben, deren Definition – die ich liebe – lautet: »Erreichen von Stabilität durch Änderung.«[9] Damit wird ausgedrückt, dass die erste Reaktion auf Stress den Körper schützen und irgendeine Form von Anpassung in Gang bringen soll. Angesichts einer sich ständig wandelnden Welt und einer Vielzahl unbekannter Stressoren ist die Kombination von Anpassung und Stabilität genau das, wonach wir letztlich alle streben – wir wollen besser werden und dann eine stabile Gesundheit und kognitive Funktion beibehalten, egal, welche Überraschungen uns das Leben bietet. Und das gelingt uns, weil wir uns an Herausforderungen anpassen, seien sie psychischer, physischer oder kognitiver Art. Und umgekehrt ist es genauso: Je häufiger wir uns an Herausforderungen angepasst haben, desto mehr Headroom haben wir, um künftigen Problemen zu trotzen und stabil zu bleiben, wenn es darauf ankommt.

Falls Sie mir einen weiteren physiologischen Begriff zugestehen, würde ich gerne noch *Hormesis* erwähnen. Sie ist im Wesentlichen der wissenschaftliche Ausdruck für das Klischee »Was uns nicht umbringt, macht uns stärker«. Der Begriff wurde zwar erst in den 1940er-Jahren geprägt, doch das Konzept der Hormesis gibt es bereits seit über 2 000 Jahren – seitdem König Mithridates VI. angeblich geringe Giftmengen zu sich genommen hatte, um durch Immunisierung gegen Attentatsversuche gefeit zu sein.[10]

Auch wenn die Geschichte um Mithridates vielleicht dem Reich der Mythologie entstammt, ist die Zuführung kleiner Stressdosen, um eine Funktion zu steigern, genau das richtige Rezept für alle Dinge, in denen wir uns verbessern möchten. Erinnern wir uns an Teil I, als es darum ging, dass Muskelaufbau durch Gewichtheben auch mehr Headroom schafft. Genau wie Mithridates eine hohe Giftdosis auf einmal nicht gut bekommen wäre, enden Sie vermutlich eingeklemmt unter einer Couch, wenn Sie ohne jedes Training Ihrem Freund beim Möbelschleppen durchs Treppenhaus helfen wollen. Doch mit ein bisschen Hormesis – ein paar Tropfen Gift oder ein paar Einheiten im Fitnessstudio – verbessert sich die Funktion mit der Zeit.

In den meisten Fällen lässt sich die Beziehung zwischen Stress und Funktion als glockenartige Kurve abbilden (Abbildung 1). Ab einem gewissen Punkt kann die Stresszufuhr zu groß sein, um sie zu bewältigen, was etwa zu einer tödlichen Vergiftung oder einem Besuch beim Chiropraktiker führt. Vermeidet man aber *jeglichen* Stress, wird die entsprechende Funktion geschwächt, da der Prozess der Allostase seinerseits dafür sorgt, dass wir unsere Kapazitäten auf ihre Notwendigkeit abstimmen. Die Allostase erklärt, warum der Ruhestand einen Abbau der kognitiven Funktion zur Folge hat und kontinuierliche Stimulation so wichtig ist. Denn wozu sollte unser Körper Energie für ein großes und komplexes Gehirn verschwenden, wenn wir sein Leistungsvermögen nicht voll ausschöpfen?

Eindeutig ist ein *gewisses* Maß an Stress vonnöten, um eine Funktion aufrechtzuerhalten und einen Reiz zu positiver Anpassung zu bieten. Tatsächlich hat Hans Selye selbst die Idee des *Hypostress* beschrieben – dann ist der Stress, der auf ein System ausgeübt wird, zu gering, um optimale Gesundheit und Funktionen zu ermöglichen. Entscheidend ist aber auch, dass aufeinanderfolgende Herausforderungen derselben Art – zum Beispiel Bizeps-Curls mit einer 5-Kilo-Hantel – mit der allmählichen Kräftigung des Körpers eine geringere

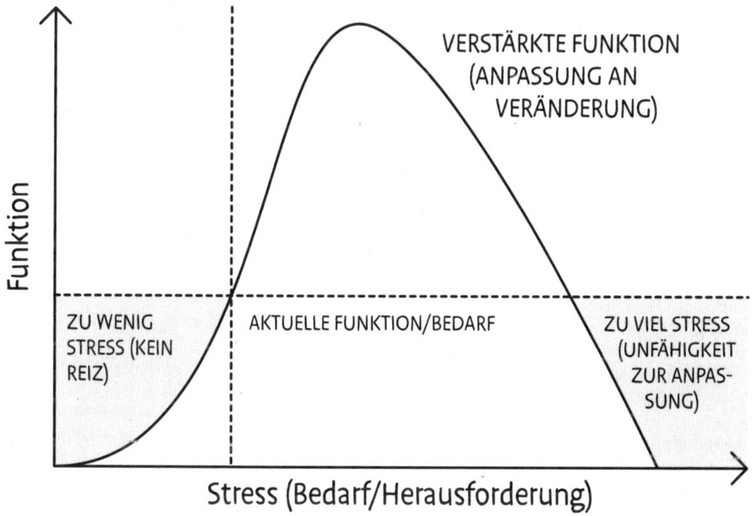

ABBILDUNG 1. Hormesis und Anpassung. Die gestrichelten Linien zeigen jeweils das Ausgangsniveau von Stress und Funktion. Um kräftiger zu werden, brauchen wir einen Reiz oder Stress (Bedarfssteigerung), aber wir müssen auch darauf achten, dass wir unsere Fähigkeit zur Anpassung nicht überreizen, denn das kann die Funktion schwächen. Auch wenn wir uns nicht genug abverlangen, geht die Funktion zurück.

Stressreaktion hervorrufen. Man muss also auch den Reiz intensivieren, wenn man stärker und geübter wird.

Doch so wie bei dem Läufer zu Beginn des Kapitels müssen wir das große Ganze im Blick haben, wenn wir mit einem Reiz konfrontiert werden. Ständig setzen wir uns mit vielfältigen Stressoren und Reizen auseinander und passen uns an sie an, und zugleich müssen wir eine Balance zwischen verschiedenen Lebensstilfaktoren wie Ernährung und Beziehungen herstellen, die allesamt Einfluss auf die Anpassungsfähigkeit unseres Körpers und Gehirns haben. Wenn die Stressoren überhandnehmen oder wir uns zu wenig Zeit für Anpassung und Erholung gönnen, wird es uns schwerfallen, kräftiger zu werden – egal, wie viele Wiederholungen wir im Fitnessstudio schaffen. Der Neuroendokrinologe Bruce McEwen bezeichnet die

Gesamtsumme aller Dinge, mit denen wir konfrontiert werden, sowie unsere Bemühungen, uns an sie anzupassen und mit ihnen zurechtzukommen, als *allostatische Last*. Wird diese langfristig zu groß, kann sie unser Gehirn übermäßig strapazieren. Laut mehreren Studien verstärkt eine hohe allostatische Last das Risiko für kognitiven Abbau und Demenz.[11]

Unsere Fähigkeit, mit Stress oder einer höheren allostatischen Last angemessen umzugehen, ist ein Kernelement des Headrooms. In Bezug auf Kraft ist das zwar leichter messbar – Besuche im Fitnessstudio vergrößern unsere Kapazität, Möbel zu schleppen –, aber für unser Gehirn gilt das Gleiche. Lebensstilfaktoren, die den Headroom erweitern – höhere Bildungs- und Berufsabschlüsse, kognitiv stimulierende Arbeit sowie körperliche und soziale Aktivität –, sind mit besserer kognitiver Leistung, schnellerer Informationsverarbeitung und größerer Effizienz der Netzwerke, die für kognitiv herausfordernde Aufgaben zuständig sind, assoziiert.[12] Wie wir bereits mehrfach festgestellt haben, werden dieselben Lebensstilfaktoren auch mit einem geringeren langfristigen Risiko für kognitiven Abbau und Demenz assoziiert.[13]

Da niemand über unbegrenzte physiologische oder kognitive Ressourcen verfügt, müssen wir versuchen, zwischen Stimulation und Anpassung eine Balance herzustellen, sodass wir motiviert bleiben und mit der Zeit unsere Kapazität und unseren Headroom erweitern. Im Folgenden werden Möglichkeiten aufgezeigt, wie wir mit unserer allostatischen Last zurechtkommen, damit wir nicht, wie der Läufer kurz vor der Scheidung, Raubbau an unseren Kräften betreiben. Im nächsten Kapitel werden wir dann besprechen, wie wir durch Erholung vom Stress für mehr Headroom sorgen und unser Gehirn zukunftssicher machen können.

Ganz bei der Sache

Inzwischen ist hoffentlich klar geworden, dass eine Stressreaktion auch ihr Gutes hat. So sagt uns die Aufregung oder der Stress, wenn wir beim Erlernen einer komplexen Fertigkeit etwas falsch gemacht haben, dass das Gehirn nun seine Fähigkeit zur Neuroplastizität unter Beweis stellen wird. Diese Stressreaktion kann auch dazu beitragen, dass wir uns fokussieren und konzentrieren. Allerdings führt eine akute Stressreaktion manchmal auch zu einem unerwünschten Ergebnis. Das Ausmaß von Stress oder Angst in einer bestimmten Situation – zum Beispiel bei einer Prüfung oder einem sportlichen Wettkampf – kann uns beflügeln oder lähmen.[14] Darum hat man das standardmäßige *fight or flight*, Kampf oder Flucht, um eine weitere häufige Reaktion auf akuten Stress ergänzt: *freeze*, also Erstarren.

Es kann auch vorkommen, dass eine Stressreaktion in keinem Verhältnis zum Stressfaktor steht. Begegnet man im Wald einem Bären, sind ein gewaltiger Adrenalinschub und der Drang zu fliehen durchaus angemessen. Manche Menschen empfinden jedoch ähnlich intensiven Stress, wenn ihnen klar wird, dass sie vielleicht zu einem wichtigen Treffen zu spät kommen – ein Aufwallen von Adrenalin begleitet von dem Drang, alle anderen Autofahrer im Berufsverkehr zu eliminieren, was weniger angemessen ist. Die Fähigkeit, unsere Reaktionen der jeweiligen Situation anzupassen, kann uns demnach helfen, kühlen Kopf zu bewahren und das Richtige zu tun, was wiederum die allostatische Last verringert.

In der Welt des Sports braucht man für gute Leistungen das richtige Maß an *Arousal*. Damit ist eine stärker auf Performance fokussierte Stressreaktion gemeint. Zweifelsohne ist Arousal für *viele* Dinge von Bedeutung, weshalb es uns allen nicht schaden würde, über seine richtige Dosierung nachzudenken. Natürlich muss ein gewisses Arousal vorhanden sein, um eine gewünschte Leistung zu

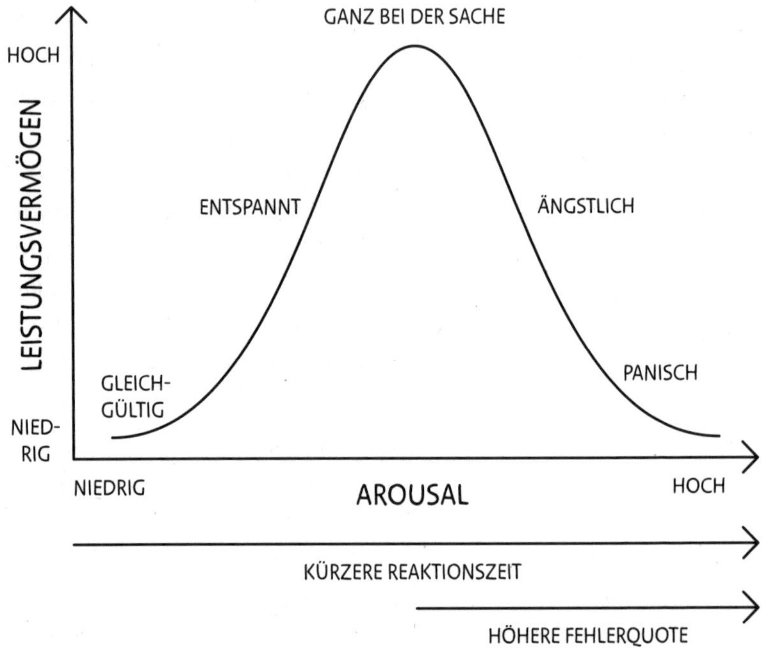

ABBILDUNG 2. Arousal-Kurve. Jede Art von Leistung – ob tagsüber oder des Nachts – erfordert ein optimales Maß an Arousal. Ist es zu gering, sind wir nicht wirklich bei der Sache und mobilisieren nicht die notwendigen kognitiven und körperlichen Ressourcen, um die gewünschte Leistung zu erbringen. Bei steigendem Arousal nehmen Leistungsvermögen und grundlegende Funktionen wie die Reaktionszeit Fahrt auf. Zu hohes Arousal bewirkt jedoch, dass wir anfangen zu schwitzen und Panik aufkommt – wir machen Fehler und das Leistungsvermögen nimmt ab.

erbringen, aber je nach Aktivität (oder deren Geschwindigkeit) kann sein Idealmaß variieren.

Denken wir etwa an olympische Finalwettkämpfe. Ich stelle mir dabei eine Laufdisziplin wie den 100- oder 400-Meter-Sprint vor. Die Sportlerinnen oder Sportler in den Startblöcken müssen ein *sehr* hohes Maß an Arousal aufweisen. Das heißt, all ihre Stresssysteme müssen feuern und Herz und Muskeln bereit sein, sie in kürzester

Zeit auf Höchstgeschwindigkeit zu katapultieren. Stellen wir uns nun das olympische Finale im Bogenschießen in der Arena nebenan vor. Wer dort antritt, muss ebenfalls fokussiert sein, aber zugleich sehr viel entspannter als die Finalisten im Sprint.

Tatsächlich war es früher im Schießsport üblich, Betablocker einzunehmen, weil sie Stress dämpfen und die Präzision fördern, bevor sie Mitte der 1980er-Jahre verboten wurden. Diese Medikamente hemmen die Wirkung von Adrenalin, das das Herz schneller schlagen und die Hände zittern lässt. Sprintern Betablocker zu verabreichen wäre jedoch katastrophal, weil sich ihr Puls dann nicht beschleunigen würde, um die Muskeln mit Blut zu versorgen. Demzufolge benötigen sogar die Weltbesten in verschiedenen Sportarten ganz unterschiedliche Level von Stress (Arousal), um Bestleistungen zu erbringen.

Wie auch im Sport lässt sich die Beziehung zwischen Arousal und Leistung bei den meisten Aktivitäten, die komplexe Fertigkeiten, Lernen und Fokus betreffen, als Glockenkurve abbilden (Abbildung 2). Arousal steigert die Leistung – aber nur bis zu einem gewissen Punkt. Sobald eine bestimmte Schwelle überschritten wird, ist noch mehr Arousal nicht mehr hilfreich und vermindert eher die Leistungsfähigkeit, weil man immer ängstlicher wird. Der Trick besteht darin, den goldenen Mittelweg zu finden. Tatsächlich ist das ein Grund dafür, dass die Konfrontation mit Stressoren unseren Headroom erweitern kann – wir werden besser darin, unsere physiologischen Reaktionen zu steuern, und laufen seltener Gefahr, in stressigen Situationen überängstlich zu reagieren.

Die Kurve, die die Beziehung zwischen Arousal und Leistung beschreibt, wurde nach Robert Yerkes und John Dodson benannt, die mit Sport gar nichts am Hut hatten, sondern Experimente mit Mäusen durchführten.[13] Diese Mäuse wurden auf Aufgaben verschiedener Schwierigkeitsgrade trainiert und dabei mit schwachen Elektroschocks stimuliert, die vom Boden eines Labyrinths ausgingen.

Diese verursachten keine großen Schmerzen – nur dieses unangenehme Kribbeln, das man verspürt, wenn man einen Elektrozaun anfasst.

Yerkes und Dodson stellten fest, dass die Mäuse bei einfachen Aufgaben umso schneller lernten, je stärker sie stimuliert wurden. Für eine komplexere Aufgabe eignete sich jedoch eine mittelstarke Stimulation am besten. War der Reiz zu gering, blieb der Anstieg des Arousals, der das Lernen unterstützt, aus. War er zu intensiv, bekamen die Mäuse Angst und ihre Merkfähigkeit wurde eingeschränkt. Damit wir uns nicht falsch verstehen: Elektroschocks werden nicht zur Verbesserung des Lernvermögens empfohlen. Auch wenn zuweilen die Versuchung bestände, Kollegen, Erstsemester oder Ehepartner damit zum Lernen zu motivieren, wird diese Methode nicht gern gesehen. Dennoch lassen sich die Ergebnisse der Experimente erstaunlich gut auf Menschen übertragen.

Ein wiederkehrender Teil meiner Arbeit in der Formel 1 besteht darin, gemeinsam mit den Fahrern und ihren Trainern Strategien zu entwickeln, um das Arousal vor einem Rennen zu kontrollieren. So wie verschiedene Menschen Stress und Stressoren ganz unterschiedlich empfinden, ist auch Arousal sehr individuell ausgeprägt. Alle Fahrer machen vor einem Rennen Übungen, die überwiegend das Arousal erhöhen und sie möglichst nahe an den höchsten Punkt der Yerkes-Dodson-Kurve bringen. Das können Reflexübungen sein oder sogar das Jonglieren mit Bällen. Andere Fahrer simulieren eventuell den Start, um ihre Reaktionszeiten zu pushen, oder entscheiden sich für kurze Sprints mit Eigengewichtübungen, die den Puls verlässlich beschleunigen. Je nach Situation sind die Fahrer jedoch auch oft nervös. Und weil das Fahren eines Formel-1-Boliden eine Reihe äußerst komplexer Fertigkeiten bei hoher Geschwindigkeit erfordert, muss das richtige Maß an Arousal im Auto fein austariert werden. Ist es zu gering, ist die Reaktionszeit vielleicht etwas länger als normal. Ist es zu hoch, passieren beim Fahren möglicherweise mehr Fehler, was manchmal laute und kostspielige Konsequenzen hat. Daher nehmen sich einige Fahrer vor dem Rennen Zeit für Atemübungen, um den Puls zu regulieren, oder hören Musik, die sie eher beruhigt als aufputscht. Bei all dem geht es darum, den richtigen Punkt auf der Kurve zu erreichen.

Wie gesagt, ist es völlig normal, ein gewisses Maß an Angst zu empfinden, wenn wir performen müssen, selbst wenn wir etwas schon hundert- oder tausendmal gemacht haben. Allen Menschen, die schauspielern, Reden halten oder öffentlich Sport treiben, geht die Düse. Wir sollten dieses Gefühl stets willkommen heißen, weil es ein gutes Zeichen ist. Nervosität zeigt uns, dass uns das, was wir tun, etwas bedeutet, und gehört zum ansteigenden Arousal, sodass wir uns konzentrieren und gut abliefern können. Wie uns die Arousal-Kurve vor Augen geführt hat, dürfen Stress oder Angst jedoch nicht überhandnehmen.

Ein Zuviel an Arousal kann sich auf verschiedene Weisen äußern. Grob gesprochen kann eine Überaktivierung der Stressreaktion die Aktivität in Teilen des präfrontalen Cortex hemmen, die an Entscheidungsfindung und überlegtem Handeln beteiligt ist.[16] Aus diesem Grund tun Personen, die unter Stress stehen, oft Dinge, die ihnen kurzfristig guttun – oder neigen zu nicht durchdachten Handlungen. So sagen (oder schreien) wir vielleicht reflexhaft etwas, das wir nicht so meinen, weil wir uns nicht die Zeit nehmen, darüber nachzudenken. Oder wir finden das, was eine andere Person getan hat, schlimmer oder bedrohlicher als sonst. Müssen wir einen wichtigen Vortrag halten, kann zu viel Arousal bewirken, dass wir unseren Text vergessen oder uns verhaspeln. Übermäßiger Stress oder Ängstlichkeit kann sogar dazu führen, dass wir uns vor der Aufgabe drücken und in Prokrastination flüchten.

Stress, Arousal und Prokrastination

Manchmal sollen wir etwas Bestimmtes tun und ertappen uns dabei, stattdessen buchstäblich *alles andere* zu machen. Mit einem Schlag erscheint es uns viel attraktiver, das Haus zu putzen, den Schrank mit den Süßigkeiten zu plündern, eine Social-Media-App zu öffnen oder gar ins Fitnessstudio zu gehen, als es normalerweise der Fall wäre. Wir alle schieben öfter mal etwas vor uns her,[17] aber die Gründe dafür sind vielfältig, und häufig haben sie mit unserem Headroom und dem Arousal-Level zu tun. So kann es sein, dass wir bewusst unsere Arbeit aufschieben oder permanent andere Dinge im Kopf haben oder dass wir uns von Natur aus leicht ablenken lassen. Diese verschiedenen Zustände geben uns Anhaltspunkte, wie wir uns wieder auf das konzentrieren können, was wir erledigen müssen.

Zu viel Arousal oder Stress

Prokrastination kann eine unmittelbare Stressreaktion sein. Unter Stress widmen wir uns seltener kognitiv anspruchsvollen Aufgaben.[18] Es kommt auch vor, dass Stress uns eine bestimmte Situation in einem düstereren Licht erscheinen lässt; dann vermeiden wir, die Sache anzugehen, weil wir fürchten, dass sich die Mühe eh nicht lohnen wird.[19] Vermeidende Prokrastination kann auch eine Möglichkeit sein, mit Stressgefühlen umzugehen – wir gehen einer schwierigen Aufgabe aus dem Weg, weil uns das kurzfristig entlastet, obwohl wir uns damit für später *noch mehr* Stress aufbürden.[20] Stress ist zudem eine mögliche Ursache für kognitives Versagen – wir lassen uns leichter ablenken oder können uns nicht länger auf eine Aufgabe konzentrieren.[21] In solchen Situationen kann es uns helfen, den Stress aus einem anderen Blickwinkel zu betrachten oder das aktuelle Stressniveau etwas herunterzuschrauben. So bekommen wir den Kopf frei und können uns wieder an die Arbeit machen.

Zu wenig Arousal oder Stress

Offenbar gibt es auch Leute, die Dinge aufschieben, weil ihr Arousal-Level zu *niedrig* ist. Entweder ist die Aufgabe zu langweilig, oder sie wissen, dass sie noch viel Zeit haben, und schieben sie deshalb vor sich her. Manche Menschen genießen sogar den Nervenkitzel, etwas auf die allerletzte Sekunde zu erledigen.[22] Diese Art von Prokrastination trägt (bewusst oder unbewusst) dazu bei, das Arousal und die Motivation zu erhöhen. So ist bekannt, dass die Spannung aufgrund unerledigter Aufgaben Stressgefühle verstärken kann (man spricht auch vom Zeigarnik-Effekt, nach der Psychologin Bluma Zeigarnik) und dass Unterbrechungen beim Erledigen einer Aufgabe den gefühlten Zeitdruck verstärken.[23] Wer diese Form von Prokrastination erlebt, könnte möglicherweise von einer kurzen Aktivität profitieren, die das Arousal-Niveau anhebt, etwa sportliche Betätigung. (Oder vielleicht von einem schwachen Elektroschock?)

Zu wenig Schlaf

Schlechter Schlaf ist einer der häufigsten Gründe für niedriges Arousal und verminderte Leistungsfähigkeit. Schlafmangel kann dazu führen, dass wir Mühe haben, uns zu konzentrieren und bei der Sache zu bleiben.[24] Auch dass wir mit unseren Gedanken ständig abschweifen, kommt häufiger vor, wenn wir

Schlaf brauchen; das hat teilweise damit zu tun, dass unser Gehirn bisweilen Mikropausen einlegt, die dem Schlaf stark ähneln und zu nachlassender Aufmerksamkeit führen.[25] Ein Nickerchen wäre, wenn möglich, hier die offensichtliche Gegenmaßnahme, aber kurzfristig kann man auch mit Sport, Atemübungen, hellem Licht oder Kältezufuhr für einen Arousal-Anstieg sorgen.

Zu wenig Headroom?

Im Alter verändert sich anscheinend der Einfluss von Arousal auf die Fähigkeit, sich zu fokussieren. Bei jüngeren Menschen aktiviert Arousal ein Netzwerk um den Locus coeruleus – ein Hirnareal, das für die Ausschüttung des Neurotransmitters Noradrenalin sorgt –, welches die Aufmerksamkeitslenkung und das Herausfiltern von Ablenkungen unterstützt.[26] Wenn wir älter werden, funktioniert dieses Herausfiltern bei Arousal jedoch nicht mehr so gut. Da wir aber wissen, dass die Gehirnalterung und die Funktion neuronaler Netze davon abhängen, wie wir unser Gehirn nutzen und fördern, scheint die Hypothese gerechtfertigt, dass der Aufbau von Headroom langfristig der altersbedingten Neigung zur Ablenkbarkeit und Prokrastination entgegenwirkt, indem die für Aufmerksamkeit zuständigen Netzwerke im Gehirn gestärkt werden.

Zu wenig Planung?

Etwas aufzuschieben ist nicht immer schlecht. Tatsächlich kann uns das etwas sagen oder helfen, unser letztendliches Ziel zu erreichen. Laut dem Informatiker und Produktivitätsexperten Cal Newport könnte Prokrastination ein von der Evolution entwickeltes Signal des Gehirns sein, das uns mitteilt, dass es von unserem Plan nicht überzeugt ist und ein alternativer Ansatz (oder die Beschäftigung mit etwas gänzlich anderem) vielleicht besser wäre.[27] Prokrastination kann auch die Kreativität fördern – wenn wir unseren Gedanken freien Lauf lassen oder die Arbeit an einer Aufgabe vorübergehend unterbrechen, hat das Gehirn Gelegenheit, neue Verbindungen zu schaffen. So trägt das Aufschieben möglicherweise letztlich zur Lösung des Problems bei, weil uns die Arbeit nach der Unterbrechung leichter fällt.[28]

Langfristig kann die Stressregulierung unsere allostatische Last verringern – die Gesamtbelastung durch Stress, die Gehirn und Körper strapaziert. Studien zeigen immer wieder, dass eine hohe allostatische Last mit geringerer psychischer Resilienz, höheren Entzündungswerten und Stressmarkern im Blut sowie einer schlechteren Stoffwechsel- und Herz-Kreislauf-Gesundheit einhergeht.[29] Zudem ist eine dauerhaft hohe allostatische Last mit einem Verlust von Gehirnvolumen, einer stärkeren Häufung von krankhaften Veränderungen im Gehirn und einem höheren Demenzrisiko assoziiert.[30]

Wir sollten auftretende Stressreaktionen möglichst zu unserem Vorteil nutzen, sodass sie unser Leistungsvermögen verbessern und die Anpassung fördern. Doch um unsere Performance und die kognitive Funktion kurzfristig in den Griff zu bekommen – und die allgemeine Stressbelastung langfristig zu verringern –, ist es hilfreich, über eine Sammlung an Werkzeugen zu verfügen, die uns zurück an die Spitze der Arousal-Kurve bringen, wenn uns Stress oder Angst über diesen Punkt haben hinausschießen lassen.

Arousal in den Griff bekommen

Wenn ich an Arousal denke, denke ich an Pauly DiTuro. Pauly ist nämlich nicht nur ein Fachmann in Sachen Arousal-Management, sondern strahlt auch eine unglaubliche Ruhe aus – das habe ich so noch bei keinem anderen Menschen erlebt. Kennengelernt haben wir uns auf einer Tagung, die das Problem des Übertrainings bei Spezialkräften erörterte. In einem Raum voll Stimmengewirr war Pauly mit seiner klaren und nüchternen Denkweise wahrscheinlich die einzige Person, der *alle* zuhörten.

Ich sage oft, dass Pauly wohl der interessanteste Mensch ist, dem ich je begegnet bin. Als Doktorand in Quantenphysik war er an der Suche nach dem Higgs-Boson im Fermi National Accelerator Laboratory beteiligt, nahm an zwei Olympiaqualifikationen im Boxen teil, war Rugby-Profi und begleitete über zehn Jahre lang Sondereinsatzkräfte als Mitglied des medizinischen Teams. Heute ist er der Typ, den Spitzensport-, Wissenschafts- und Regierungsorganisationen um Rat fragen, wenn sie ein Problem haben. Er war maßgeblich an der Generierung völlig neuer Moleküle beteiligt, hat Therapien für Schädel-Hirn-Traumata entwickelt sowie ergründet, wie man Sportlern zu den 0,01 Prozent Leistungssteigerung verhilft, die man für einen Weltrekord braucht. Vermutlich wussten Sie noch nicht, dass Pauly hinter vielen Gesundheitsstrategien steckt, von denen in den bekanntesten Gesundheits-Podcasts die Rede ist, und auch hinter einigen der unglaublichsten sportlichen Meisterleistungen, die im Fernsehen oder in den sozialen Medien zu sehen waren. Für unsere Zwecke ist besonders wichtig, dass Pauly in extrem stressfördernden Umgebungen Außergewöhnliches geleistet hat und nun als Fachmann gefragt ist, der anderen helfen soll, es ihm gleichzutun.

Einmal hatte Pauly in einer unterbesetzten Notfallambulanz Dienst und musste die Erstversorgung leisten, als ein Lastwagen voller Menschen aus Guatemala mit dem Auto einer Familie aus Russland kollidierte. Innerhalb weniger Minuten gelang es ihm irgendwie, mehrere intravenöse Zugänge zu legen, kollabierte Lungen wieder zur Ausdehnung zu bringen und einen Luftröhrenschnitt durchzuführen, während er in aller Ruhe fließend zwischen drei Sprachen hin- und herwechselte, um das Personal zu instruieren und mit den behandelten Patienten zu kommunizieren.

Ein anderes Mal wurde Pauly in Fidschi beim Extremsurfen gegen ein Riff geschleudert und von einem Brandungsrückstrom unter Wasser gezogen. Ersteres war keine Überraschung, weil er ein miserabler Surfer ist. Doch obwohl er eine Gehirnerschütterung erlitt und so lange ohne Sauerstoff war, dass die meisten Menschen das wohl nicht überlebt hätten, war Pauly so geistesgegenwärtig, *nach unten* zu schwimmen – tiefer ins Wasser und weg von der Küste –, um der Strömung zu entkommen.

Als verlässliche Adresse für todsichere Methoden, in Stresssituationen klaren Kopf zu bewahren, hat mir Pauly großzügig seinen Vier-Punkte-Notfallkoffer mitgegeben, um Stressreaktionen zeitnah in den Griff zu bekommen (Luftröhrenschnitt überflüssig). Sie können je nach Bedarf auf einen oder auch alle Punkte zurückgreifen, denn das Herunterregulieren von Stress und die Anpassung an jede denkbare Situation ist ein zentrales Werkzeug, um Headroom zu entwickeln und im Brain Game zu bestehen.

Atmen. Wird die Stressreaktion so stark aktiviert, dass die Angst zu groß wird, kann unsere Physiologie die kognitive Funktion außer Kraft setzen. Sobald wir uns in diesem Zustand befinden, wird es schwierig, sich auf Wunsch wieder zu beruhigen. Die rationalen Anteile unseres Gehirns werden so mit Adrenalin überschwemmt, dass ihnen alles andere gleichgültig wird. Stattdessen können wir das Problem von der anderen Seite angehen und unseren Körper nutzen, um wieder mehr Ruhe und Klarheit zu schaffen. Mit am einfachsten geht das durch eine veränderte Atmung – insbesondere indem wir länger aus- als einatmen. Beim Ausatmen reagiert das Herz auf die Bewegung des Zwerchfells und der Lunge, indem es langsamer schlägt. Das passiert durch die Aktivierung des Vagusnerven, der viele Körperfunktionen kontrolliert, die mit Entspannung zu tun haben. Durch längeres Ausatmen wirken wir dem Gefühl von Stress entgegen. Und durch Verlangsamen und Kontrollieren der Atmung werden wir allmählich ruhiger und können klarer denken.[31]

Herunterregulieren durch Atmung

Immer mehr Studien zeigen, dass wir mithilfe unserer Atmung auf Physiologie und Arousal einwirken können. So kam eine Metaanalyse zu dem Schluss, dass sich Stress und psychische Gesundheit durch Atmen positiv beeinflussen lassen.[32] Um Arousal und emotionale Reaktivität zu dämpfen, hilft langsames Atmen mit einer längeren Ausatemphase, den Vagusnerven zu aktivieren, der Stressreaktionen abschwächt.[33]

Lippenbremse

Die einfachste Technik, das Ausatmen zu verlangsamen, ist, durch gespitzte Lippen auszuatmen. Der erhöhte Widerstand lässt die Luft nicht so schnell entweichen. Es gibt keine festen Regeln, wie viele Sekunden man jeweils ein- und ausatmen sollte – es sollte sich nur angenehm und entspannt anfühlen.

Nasenatmung

Wie die Lippenbremse bewirkt auch die bewusste Wahrnehmung, nur durch die Nase ein- und auszuatmen, dass sich der Vorgang automatisch verlangsamt und uns einen Moment der

Entspannung verschafft. Auch dabei sollten wir in Ruhe länger aus- als einatmen.

3:7- und 4-7-8-Atmung

Wer Zahlen liebt, kann 3 Sekunden lang ein- und 7 Sekunden lang ausatmen. Das erhöht erwiesenermaßen die Herzfrequenzvariabilität – ein Maß für die Aktivität des Vagusnerven – und verbessert den Schlaf. In einer Gruppe von Personen mit Schlafstörungen verkürzten 20 Minuten 3:7-Atmung vor dem Schlafengehen die Einschlafzeit um fast zwei Drittel.[34] Ein ähnlicher Ansatz ist die 4-7-8-Atmung, bei der man 4 Sekunden lang einatmet, die Luft 7 Sekunden lang anhält und 8 Sekunden lang ausatmet.

Physiologischer Seufzer

Dabei atmet man tief durch die Nase ein (durch den Mund geht auch), hält die Luft kurz an, nimmt dann noch einmal einen kurzen Atemzug durch die Nase, um die Lungen komplett zu füllen, und atmet schließlich langsam durch den Mund aus. Nur 5 Minuten täglich mit dieser Atemtechnik verbessern erwiesenermaßen die Stimmung,[35] doch bereits ein paar Atemzüge dieser Art in einer Stresssituation wirken beruhigend und bringen Sie zurück auf ein Arousal-Niveau, das Ihre Hirnfunktion nicht einschränkt, sondern unterstützt.

Hochregulieren durch Atmung

Manchmal fühlt man sich träge und möchte in die Gänge kommen – nach oben in Richtung Spitze der Arousal-Kurve. Wie

Sie sich vorstellen können, muss man dann das Gegenteil von dem praktizieren, was man beim Herunterregulieren gemacht hat, nämlich eine schnelle Atmung mit kurzem Ausatmen.[36]

Atmung mit hoher Intensität

Wenn man insgesamt 30 bis 60 Sekunden lang durch Mund oder Nase tief einatmet (jeweils etwa eine Sekunde) und schnell und kräftig durch den Mund ausatmet (in einer Sekunde oder weniger), beschleunigt das den Puls und fördert die Ausschüttung von Noradrenalin sowie Arousal.

4-6-8-Rampe

Die 4-6-8-Rampe ist ein gut einzuprägendes Atemmuster, um Arousal bei Bedarf schnell zu steigern. Atmen Sie viermal in jeweils etwa 4 Sekunden durch die Nase ein und aus (insgesamt 16 Sekunden). Dann folgen 6 Atemzüge mit hoher Intensität – durch die Nase ein und durch den Mund aus. Zum Schluss folgen 8 Atemzüge mit hoher Intensität, diesmal so schnell und kräftig, wie Sie können, durch den Mund ein und aus.

Priorisieren. Wenn wir uns plötzlich in einer Stresssituation befinden oder das Gefühl haben, dass wir den geballten Ansprüchen einer stressigen Phase nicht mehr gewachsen sind, kann das Treffen von Entscheidungen schwierig werden.[37] Während der Covid-19-Pandemie ging das vielen Leuten so.[38] Einer der Hauptgründe dafür – und ein häufiger Verstärker stressiger Situationen – ist Ungewissheit.[39] Nicht zu wissen, was passieren wird, oder sich eine Reihe schrecklicher Dinge auszumalen ist oft so belastend, dass man wie gelähmt ist. Dieser stressbedingten Unschlüssigkeit kann man begegnen, indem man Prioritäten setzt. Denken Sie nur an das, was Sie als Nächstes tun müssen. Wenn ich öffentlich über ein wissenschaftliches Thema oder Gesundheit spreche, streue ich normalerweise etwa bei der zweiten oder dritten Folie einen Scherz ein. Werde ich vor Beginn des Vortrags nervös, konzentriere ich mich nur darauf, bis dahin zu gelangen und die Pointe zu setzen. Selbst wenn sie nicht so zündet wie erhofft, weiß ich, dass ich mich danach sicher fühle. Ähnlich ist es morgens, wenn ich mich an den Schreibtisch setze und mich meine To-do-Liste zu überrollen droht – dann picke ich mir nur eine Sache raus, die ich an dem Tag erledigen will. Auch wenn es nur eine Kleinigkeit ist, weiß ich, dass ich danach bereit bin, noch *irgendetwas anderes* zu erledigen. Mit einem Schlag besser geht es mir auch, wenn ich die wichtigste Aufgabe des Tages hinter mich gebracht habe. Darin steckt die geheime Kraft der Priorisierung: Sie liefert uns etwas, worauf wir uns fokussieren können, und zudem einen raschen Erfolg, aus dem sich dann die nächste Aktion entwickelt.

Etwas anderes sehen. Genau wie unser Atem bieten auch unsere Augen (und im Grunde alle unsere Sinne) einen wichtigen Zugang zum Gehirn und zu unserer Physiologie, wenn wir gestresst sind. Da wir Stressfaktoren vor allem mit dem Gesichtssinn entdecken, empfiehlt Pauly, einfach mal die Augen zu schließen, wenn wir uns gestresst oder überfordert fühlen. Dies verschafft uns zudem einen Moment zum Durchatmen oder Priorisieren. Wenn wir die Augen schließen, schrumpft die Menge an Informationen, die wir zu verarbeiten haben, und kognitive Ressourcen werden freigesetzt. Laut einigen Studien nimmt bei geschlossenen Augen auch die Aktivierung von Stressreaktionsnetzwerken im Gehirn ab.[40] Darum fördert das Schließen der Augen kreatives Denken und das Erinnerungsvermögen – auch unter Stress.[41] Oder wir treten innerlich einen Schritt zurück und betrachten den größeren Zusammenhang. Weil die Fokussierung auf ein spezifisches Ziel (etwa auf einem Handy oder Computerbildschirm) zumindest ein wenig Arousal oder Stress voraussetzt, können wir für einen Ausgleich schaffen, indem wir unser Gesichtsfeld bewusst erweitern. Darum kann ein Aufenthalt in der Natur Stress und Grübeleien eindämmen.[42] Erstaunlicherweise scheint eine grüne, natürliche Umgebung sogar dann stressmindernd zu wirken, wenn sie lediglich virtuell ist.[43] Trotzdem hat es offenbar einige ganz spezielle Vorteile, sich in der *realen* Natur aufzuhalten – Stressverminderung und kognitive Erholung erfolgen über Bewegung wie auch mehrere Sinne; man hört wild lebende Tiere und riecht flüchtige organische Verbindungen wie Terpene – von Bäumen und anderen Pflanzen freigesetzte Kohlenwasserstoffe.[44] Doch auch wenn Sie nicht die Gelegenheit zu einem Spaziergang im Park haben, lässt sich zu hohes Arousal umgehend senken, wenn Sie einfach einmal hochschauen oder den Blick von Ihrer momentanen Stressquelle abwenden und Ihr Gesichtsfeld erweitern.

Nutzen Sie Ihre Sinne

Der Experimentalpsychologe Ethan Kross ist Direktor des Emotion and Self Control Lab der University of Michigan. Laut seiner Forschung sind Sinneswahrnehmung und Emotion untrennbar miteinander verknüpft, und die strategische Aktivierung der fünf wichtigsten Sinne kann uns bei der Regulierung unserer Emotionen unterstützen.[45] Wie sein Labor ebenfalls festgestellt hat, brauchen wir, weil wir alle verschieden sind und unterschiedlich auf Stress reagieren, ein Sortiment von Strategien zur Emotionsregulierung, aus dem wir jeweils wählen können, was unseren Bedürfnissen entspricht.[46]

Hören

Sportlerinnen und Sportler intensivieren Fokus und Arousal vor einem Wettkampf durch Musikhören; nostalgische Musik kann Belohnungs- und Gedächtnissignalwege im Gehirn aktivieren.[47] Weil beruhigende Musik Stressreaktionen dämpfen kann, ist es eine gute Idee, immer ein paar ausgewählte Songs griffbereit zu haben. Als Einstieg kann ich Ihnen mein persönliches Entspannungs-Musikstück empfehlen: *I Giorni* von Ludovico Einaudi.

Riechen

Verschiedene Gerüche reduzieren Gefühle von Stress, etwa Düfte aus der Natur (wie Pinie und Zeder oder Petrichor – das ist der Geruch von Regen auf trockener Erde) sowie ätherische Öle wie Orange, Lavendel und Rose.[48] Auch an getragener Kleidung des Partners oder der Partnerin zu riechen kann Stressreaktionen mindern.[49]

Tasten

Natürlich kann vor allem die Berührung durch einen geliebten Menschen mehrere Aspekte des Wohlbefindens verstärken.[50] Das ist nicht immer möglich – angenehm wirkt aber auch das Berühren von Haustieren oder weichen Objekten, zum Beispiel einem Teddybär, oder auch Selbstberührung. Nein, nicht (unbedingt) so. Das eigene Gesicht sanft am Kinn oder an den Schläfen zu berühren aktiviert neuronale Netze, die mit Emotion und Aufmerksamkeit in Beziehung stehen und tröstend wirken können – auch einsetzbar als Methode des Grounding (das sind Praktiken, die uns »erden« und uns in einen ruhigen, zentrierten Zustand versetzen).[51] Wegen der asymmetrischen

Emotionskontrolle im Gehirn kann interessanterweise das Ballen der rechten Hand (bei den meisten Menschen) die Stimmung heben, wohingegen das Ballen der linken Hand negative Emotionen verschärfen kann.[52]

Schmecken

Auch was wir essen, beeinflusst mehrere emotionale Signalwege. Darum kann Nahrung, die wir genießen, zur kurzfristigen Regulierung unserer Emotionen beitragen. Trotzdem sollten wir nach wie vor den generellen Ansatz aus Kapitel 8 (»Nähren«) beherzigen – also greifen Sie unter Stress lieber zu ein paar Stückchen dunkler Schokolade statt zu einem Haufen Brownies.[53]

Quiet Eye (»Ruhiges Auge«)

Die Augen zu schließen ist nicht immer eine Option. Ich würde mit Sicherheit einiges an Glaubwürdigkeit verlieren, wenn ich Rennsportprofis anweisen würde, die Augen zuzumachen, falls sie beim Rennen Angst verspüren – ihr Gesichtssinn ist so entscheidend, dass sie sogar in sehr spezifischen Intervallen blinzeln, um zu gewährleisten, dass ihnen keine lebenswichtigen Informationen entgehen. In stressigen Situationen, in denen uns unser Sehsinn relevante Inputs liefert, wie es bei vielen Sportarten der Fall ist, kann Angst unsere Augenbewegungen und Aufmerksamkeit unstet machen.[54] Dem kann man mit bewusst kontrollierten Augenbewegungen und intensivem Fokussieren wichtiger Punkte entgegenwirken und damit die Präzision beziehungsweise Leistung verbessern. Eine Variante davon ist das sogenannte *Quiet Eye* – das konzentrierte Anvisieren eines Ziels vor der Aktion. In Disziplinen wie Schießsport, Basketball oder auch der Chirurgie sorgt das *Quiet Eye* vor dem Ausführen einer Bewegung, insbesondere unter Stress, für ein besseres Ergebnis.[55]

Das Narrativ ändern. Mit die größte Wirkung auf unsere Stressreaktionen erzielen wir, wenn wir den Stress als solchen umdeuten. Oft sind wir gestresst, weil wir mit einer Reihe von Dingen jonglieren, die alle gleichermaßen schwierig und aufregend sind. Demzufolge gibt Pauly zu bedenken, dass Stress häufig entsteht, weil wir etwas Cooles oder Bedeutsames tun wollen. Das könnte eine Musikaufführung für Freunde und Angehörige sein oder ein wichtiger Vortrag. Denkbar ist auch, dass sehr viel auf dem Spiel steht – wenn beispielsweise Soldaten oder Ersthelfer ihr Leben und das Leben anderer Menschen retten oder schützen müssen. Das Narrativ für eine Stresssituation zu verändern ist wichtig, weil es uns vor Augen hält, dass die Stressreaktion von großer Bedeutung ist – sie hilft uns zu fokussieren und zu tun, was zu tun ist. Das verringert das Risiko oder unsere Angst zwar nicht, aber macht uns wieder bewusst, zu welchem Zweck wir uns in dieser Situation befinden.

Das Umdeuten eines stressigen Ereignisses kann die Reaktionen unseres Körpers unmittelbar beeinflussen. Im Rahmen einer Studie sahen die Teilnehmenden kurze Videos über die Auswirkungen von Stress, bevor sie sich einem stressigen Test unterzogen. Eine Gruppe wurde über die »negativen« Auswirkungen von Stress auf den Körper informiert, und der anderen Gruppe wurde erklärt, inwiefern Stress Leistungsvermögen, Gesundheit und Wachstum fördern kann. Nach dem Stresstest war bei beiden Gruppen ein Anstieg des Stresshormons Cortisol festzustellen. Die Gruppe, die man über die positiven Effekte von Stress informiert hatte, verzeichnete jedoch zudem erhöhte Spiegel eines wachstumsbezogenen Hormons (Dehydroepiandrosteron, oder DHEA), das einige Nachteile von Cortisol ausgleichen und resilienzfördernd wirken kann.[56] Weitere Studien haben erbracht, dass Menschen, die unter Stress mehr DHEA ausschütten, bessere Leistungen erbringen und bessere Entscheidungen treffen.[57] Demnach trägt allein das Wissen darum, dass sich ein plötzlicher Stressanstieg positiv auswirken kann, möglicherweise zum Erfolg bei.

Manchmal ist es hilfreich, unsere Stressreaktionen in einer gegebenen Situation zu regulieren, was aber nicht bedeuten sollte, Stress auszuschalten oder zu vermeiden, denn er ist entscheidend dafür, dass wir gut funktionieren. Dank Paulys Ratschlägen können wir gegen das Gefühl von Überforderung oder Reizüberflutung angehen und wieder ganz bei der Sache sein – so, wie es sein sollte. Und das verschafft uns letztlich den kognitiven Puffer, der den langfristigen Effekt von Stress auf die Gehirngesundheit minimiert und uns die Maximierung unseres Headrooms ermöglicht.

Stresstoleranz aufbauen

Die Vorstellung, Stress sei etwas Schlechtes, herrscht allgemein zwar immer noch vor, doch neuere Forschungen haben den Stress aus ganz verschiedenen Blickwinkeln beleuchtet, um ihn zu ergründen, umzudeuten und unsere Reaktionen auf ihn zu verändern. Dabei ist wichtig zu verstehen, dass Stress etwas sehr Persönliches ist und jeder Mensch je nach seinen Erfahrungen und dem aktuellen Kontext unterschiedlich auf verschiedene Situationen (oder gar die gleiche Situation) reagiert.[58] Darum möchten wir unser Arousal und Stresslevel vielleicht kurzfristig regulieren. Doch auch langfristiger Stress und die sich häufenden Effekte mehrerer Stressoren können ihren Tribut fordern. So kommt es vor, dass wir mit Stress in einem bestimmten Lebensbereich weniger gut zurechtkommen, weil es in einem anderen gerade besonders stressig zugeht.

Kurz nach seiner ersten Arbeit über allgemeine Anpassung formulierte Hans Selye die Idee der *Anpassungsenergie*. Er konnte zeigen, dass ein zweiter Stressor (Nahrungseinschränkung) zusätzlich zum Stress durch lange körperliche Anstrengung die Toleranz gegenüber dem ersten Stressor verringerte und für eine früher einsetzende Erschöpfung sorgte. Diese Idee mündete schließlich in die Definition der allostatischen Last. Mehrere Stressfaktoren können nicht nur unsere gesamte Stressbelastung und allostatische Last beeinflussen – wie wir in Kapitel 10 gesehen haben, beeinträchtigen dauerhafte Stressreaktionen auf ein und dieselbe Ursache, etwa soziale Isolation, letztlich unsere langfristige Gehirngesundheit. Daher ist es hilfreich, über ein weiteres Sortiment an Werkzeugen zu verfügen, die unsere Stressresistenz fördern. Kurzfristig trägt das zur Bewahrung von Headroom und kognitiver Kapazität bei. Langfristig schützt es vor vielen kleinen Stressfaktoren, die letztlich eine hohe allostatische Last ausmachen, was das Risiko für Neurodegeneration und Demenz erhöht.

Stress kann sich auf ganz unterschiedliche Weise auswirken, doch generell bewirkt er die stärkere Aktivierung zahlreicher Hirnbereiche.[59] Das begünstigt einerseits die Anpassung, kann aber andererseits auch Nachteile haben, wenn die Aktivierung zu lange anhält – für eine erfolgreiche Anpassung muss der Stress zwischendurch nachlassen. Außerdem verbrauchen Stressreaktionen eine Menge an Energie. Das heißt, dass dauerhafter Stress uns auslaugen kann.

Dieser kontinuierliche Stress oder eine hohe allostatische Last ist wie das Rennen auf einem Laufband, bei dem sich die Geschwindigkeit nicht regulieren lässt. Sie sind zu einem netten lockeren Trab draufgestiegen, aber dann merken Sie, dass die Knöpfe und Tasten nichts tun und Sie weiterlaufen müssen, wenn Sie nicht in einem vollen Fitnessstudio zur allgemeinen Belustigung vom Band plumpsen wollen. Zuerst fühlt es sich noch gut an, weil Ihnen das Tempo zusagt und Sie wissen, dass Sie es draufhaben. Doch mit der Zeit, während Sie auf einen plötzlichen Stromausfall hoffen oder auf einen hilfsbereiten Mitarbeiter, der zufällig vorbeikommt und Sie rettet, werden Ihnen die Beine schwer. Dann funktioniert mit einem Mal gar nichts mehr richtig, und plötzlich erhöht sich noch die Steigung des Laufbands – genau so ergeht es Ihnen, wenn das Leben Ihnen noch einen Flatterball in Form von zusätzlichen Aufträgen und Deadlines um die Ohren haut, den Sie parieren müssen. Wenn wir immer an unsere Belastungsgrenzen gehen, schaffen wir zwar eine Menge, doch irgendwann wird ein Tempo, das wir zunächst als hart, aber machbar empfunden haben, unerträglich.

Auf die Dauer birgt dieses Stresslevel die Gefahr, dem Gehirn zu schaden. Ein langfristig erhöhter Cortisolspiegel wirkt sich anscheinend insbesondere auf den Hippocampus negativ aus und beeinträchtigt Funktionen wie das Arbeitsgedächtnis, also die Fähigkeit, Informationen schnell zu speichern und zu verarbeiten. Das kann zunächst zu schlechteren beruflichen Leistungen führen, und letztlich wird eine hohe allostatische Last mit einer schnelleren Schrumpfung des Hippocampus im Alter assoziiert.[60] Da der Hippocampus besonders altersabhängig und anfällig für Demenzerkrankungen wie Alzheimer ist, kann eine Minimierung schädlicher Stressfolgen zum Erhalt von zusätzlichem Headroom beitragen.

Psychischer Stress im Beruf oder durch traumatische Ereignisse (Tod des Lebenspartners oder eines Kindes, Scheidung, finanzielle oder gesundheitliche Probleme) ist mit einem erhöhten Risiko für Demenz sowie Depression assoziiert.[61] Interessant ist aber vor allem, dass auch die *Empfindung* von chronischem Stress mit einem erhöhten Risiko für spätere Demenz assoziiert ist, ganz unabhängig von der Stressursache. Das lässt vermuten, dass der langfristige Effekt eines Stressors überwiegend davon abhängt, wie wir auf ihn reagieren, und das ermöglicht uns eine gewisse Kontrolle über die Situation.

Wie wichtig diese Kontrolle ist, beweisen mehrere Studien über Arbeitsstress und dessen Zusammenhang mit Demenz und Depressionen. Wie wir in Kapitel 9 gesehen haben, kann die Stimulation, die eine sehr anspruchsvolle Beschäftigung mit sich bringt, das Gehirn schützen und das Demenzrisiko senken. Entscheidend ist jedoch, dass die Person Kontrolle über diese Anforderungen ausübt.[62] Wir brauchen die Herausforderung, müssen aber auch Einfluss auf die Intensität der Stimulation haben und bei Bedarf kürzertreten können.

Denken Sie besser nicht an das teuflische unkontrollierbare Laufband, wenn es um die erfolgreiche Bewältigung des stressigen Alltags geht, sondern an das Joggen über hügeliges Gelände. Das ist nicht ohne (und das wollen wir ja auch gar nicht unbedingt – immerhin gehen wir joggen), aber wir können uns ja etwas mehr anstrengen, wenn es bergauf geht, und andererseits unser Tempo drosseln, wenn wir eine Verschnaufpause brauchen. Zum Glück gibt es je nach unseren Vorlieben und den Herausforderungen, denen wir begegnen, eine Vielzahl von Werkzeugen für den besseren Umgang mit Stress. Diese Strategien können uns helfen, ihn in Schach zu halten – und zusätzlich schützen sie unser Gehirn.

Bewegen. Die Fähigkeit, auch unter Belastung zu funktionieren, wird oft als Resilienz bezeichnet. Manchmal meint man damit schlicht, die Ohren steifzuhalten und weiterzumachen, koste es, was es wolle, doch damit ändert man weder die Situation noch die Folgen, die uns daraus erwachsen. Wahre Resilienz bedeutet eher, dass eine stressige Situation uns weniger auslaugt, als normalerweise zu erwarten wäre. Einer der besten Wege dorthin führt über sportliche Betätigung – unter anderem, weil dies Stressreaktionen aktiviert. Indem wir diese Stressreaktionen trainieren, trainieren wir zugleich unsere Fähigkeit, andere Stressursachen zu tolerieren; dann spricht man auch von *Cross-Stressor Adaptation*. Im Rahmen einer Studie wurden beispielsweise Studierende, die viel Zeit im Sitzen verbrachten, einem aeroben Trainingsprogramm unterzogen. Nach einfachem

Gehen zu Beginn wurde die Intensität allmählich gesteigert, bis hin zu einigen Sprints (ein schönes Beispiel dafür, wie man die Levels »Ankurbelung« und »Sprint« im Bewegungstrichter durchlaufen kann). Während einer Prüfungsphase ein paar Monate darauf wurden bei Studierenden, die am Trainingsprogramm teilgenommen hatten, geringere Stressreaktionen festgestellt als bei einer Gruppe, die nicht trainiert hatte.[63] Regelmäßiger Sport scheint auch zu neuen Verdrahtungen im Gehirn zu führen: Infolge körperlicher Aktivität unterdrückt die Amygdala – ein Hirnareal, das unsere Reaktionen auf Furcht und Stress kontrolliert, einschließlich der Kampf-Flucht-Erstarren-Reaktion – mit größerer Wahrscheinlichkeit Furcht und verstärkt Gefühle der Freude.[64] So könnte Sport unsere Stimmung langfristig signifikant verbessern – wer regelmäßig (mehr als einmal pro Woche) Sport treibt, erlebt unter Stress geringere Stimmungseintrübungen.[65] Schon eine Einheit kann ausreichen, denn Stressreaktionen sind nach dem Sport in den darauffolgenden ein bis zwei Stunden schwächer.[66] Bewegung verbessert also nicht nur die allgemeine Gehirngesundheit und kognitive Funktion und senkt das Demenzrisiko, sondern kann auch Resilienz gegen andere Stressoren aufbauen. Man kann Bewegung sogar als zusätzlichen Puffer vor einem möglicherweise stressigen Ereignis nutzen. Im Laufe der Zeit erweitert regelmäßige Bewegung direkt den Headroom und verringert den negativen Effekt von Stressfaktoren, die einer optimalen kognitiven Funktion entgegenwirken – zwei Treffer auf einen Schlag, um Ihr Gehirn langfristig zukunftssicher zu machen.

Umdeuten. Wie wir über die Anforderungen denken, mit denen wir konfrontiert werden, ist nicht nur bedeutsam für unsere kurzfristige Reaktion auf Stress, sondern kann auch generell einen Unterschied machen. Einige besonders interessante Forschungsarbeiten über den Umgang mit Stress drehen sich um die Idee der *stress optimization* (»Stressoptimierung«). Wer sowohl den potenziellen Nutzen von Stress erkennt als auch die Nachteile von lange unkontrolliertem

Stress, kann ganz individuell mit ihm umgehen und sich ihm bei Bedarf überlassen.[67] Das heißt, man macht sich bewusst, inwiefern Stress förderlich ist – indem man seine guten und schlechten Seiten erkennt, ihn aber willkommen heißt und nutzt –, und schätzt ihn als praktische Reaktion, die uns hilft, die Lage zu meistern und uns ihr anzupassen. Collegestudierende, die lernten, so über Stress zu denken, hatten bei Prüfungen weniger Angst und schnitten besser ab,[68] während eine ähnliche Intervention bei Personen, die für ein großes Finanzinstitut arbeiteten, für bessere Leistungen im Job und allgemein bei der Belegschaft für eine stabilere Gesundheit sorgte.[69] Die Einstellung »Stress ist förderlich« erhöht sogar die Wahrscheinlichkeit, dass Navy-SEAL-Rekruten ihr Training abschließen,[70] und passt gut zu der Idee, dass unsere Fähigkeiten nicht festgelegt sind und sich mit entsprechendem Einsatz verbessern. Im Laufe einer sehr umfangreichen Studie in den USA bewirkte ein Training, in dem Studierenden diese beiden Überzeugungen nahegebracht wurden, dass sich die kognitiven Reaktionen sowie die Cortisolantworten auf Stress und auch das psychische Wohlbefinden verbesserten und Angstgefühle abnahmen.[71] Dennoch sind Menschen manchmal schwer davon zu überzeugen, dass Stress etwas Gutes ist, wo man doch meistens das Gegenteil hört. Das ist deshalb von Bedeutung, weil unsere Einstellung – ob sie auf Fakten beruht oder nicht – selbsterfüllend sein kann. So wurde in einer Studie festgestellt, dass bei Teilnehmenden, die sich sehr gestresst fühlten, der Stress nur dann mit schlechterer körperlicher und geistiger Gesundheit assoziiert war, wenn sie auch *glaubten*, dass Stress krank macht.[72]

Weil Stress, wie jeder weiß, unvermeidbar ist, wirkt es sich kontraproduktiv aus, ihm aus dem Wege gehen zu wollen. Aktiv Stress zu vermeiden kann aus zwei Gründen sogar schädlich sein: erstens, weil uns dann viele Gelegenheiten für Herausforderungen und Entwicklung entgehen, und zweitens, weil Stressvermeidung langfristig für *mehr* Stress sorgen kann, da sich die stressigen Dinge, die wir beiseitegeschoben haben, letztlich anhäufen. Durch das Umdeuten von Stress können wir stattdessen seine Vorzüge nutzen, zufriedener werden und bessere Leistungen erbringen, ohne seine Auswirkungen auf unsere langfristige Gesundheit zu ignorieren.

Umdeuten von Stress

Die Psychologin Alia Crum ist eine weltweit renommierte Expertin für den positiven Effekt der Einstellung »Stress ist förderlich« auf Leistungsvermögen und Wohlbefinden. Sie hat einen dreistufigen Denkprozess für das Umdeuten von Stress entwickelt.[73] Ihre Forschungen haben noch weitere nützliche Werkzeuge und Denkprozesse erbracht, die wir nach unseren persönlichen Präferenzen anwenden können.

Dreistufiger Ansatz

Laut Crum sollen wir unter Stress oder in der Vorbereitung für ein stressiges Ereignis drei Dinge tun. Erstens sollen wir den Stress willkommen heißen, weil er bedeutet, dass uns etwas wichtig ist. Als Nächstes können wir uns fragen: »Was genau ist mir hier wichtig?« Und schließlich überlegen wir, wie wir den Stress aktiv nutzen können, um das zu erreichen, was uns wichtig ist.

Über die Vorteile von Stress nachdenken

Crums Team arbeitet in Studien häufig mit Videos, die die Vorteile von Stress bewusst machen oder die Personen zeigen, die unter signifikantem Stress gute Leistungen erbracht haben. Diese Beispiele können wir uns auch zunutze machen – etwa, indem wir uns vor Augen führen, dass sportlicher Stress uns fitter und stärker macht. Den Teilnehmenden wird auch gezeigt, dass Stress in riskanten Situationen zu besonders guten Leistungen führen kann – etwa bei einer Sportlerin, die im entscheidenden Moment ihre Bestleistung abruft, oder einem Chirurgen, der mit einer Operation ein Leben rettet –, und das Gleiche kann auch für uns gelten. Und dann sind da noch historische Persönlichkeiten, die unter Stress bedeutsame Entscheidungen gefällt und Bemerkenswertes geleistet haben, wie Lincoln, Churchill und »Sully« Sullenberger – der Pilot, der mit einem nicht mehr flugtüchtigen Airbus sicher auf dem Hudson River notwasserte.[74] Machen Sie sich mit dieser Idee vertraut, indem Sie sich von Ihren eigenen Erfahrungen inspirieren lassen.

Überprüfen Sie Ihre Einstellung zu Stress

Das *Stress Mindset Measure* erfragt, welche Einstellung Menschen zu Stress haben – wir können damit sehr gut unsere eigenen Gedanken zu Stress ordnen und, wo nötig, umdeuten. Überlegen Sie einfach, wie sehr Sie den folgenden Aussagen zustimmen. Die fett gedruckten können auch als Mantras dienen, um uns an die potenziellen Vorzüge von Stress zu erinnern, falls wir uns überfordert fühlen:

1. Die Auswirkungen von Stress sind negativ und sollten vermieden werden.
2. **Die Erfahrung von Stress erleichtert mir das Lernen und meine Entwicklung.**
3. Die Erfahrung von Stress laugt meine Gesundheit und Vitalität aus.
4. **Die Erfahrung von Stress verbessert meine Leistungsfähigkeit und Produktivität.**

5. Die Erfahrung von Stress erschwert mir das Lernen und hemmt meine Entwicklung.
6. **Die Erfahrung von Stress fördert meine Gesundheit und Vitalität.**
7. Die Erfahrung von Stress beeinträchtigt meine Leistungsfähigkeit und Produktivität.
8. **Die Auswirkungen von Stress sind positiv und sollten genutzt werden.**

Perspektivenwechsel

In seinem Buch *Shift* präsentiert Ethan Kross einige Möglichkeiten, wie wir in einer stressigen Situation unseren Blickwinkel ändern können, um uns emotional zu entlasten. Sie eignen sich als Sofortmaßnahmen, sind aber auch hilfreich, wenn wir unsere Stressbelastung über einen längeren Zeitraum im Auge behalten möchten.[75]

Geistige Zeitreise

Fragen Sie sich: »Wie werde ich in einer Woche darüber denken? In einem Jahr oder in fünf Jahren?« Das schafft eine emotionale Distanz und hilft, die gegenwärtige Situation in einem größeren Zusammenhang zu sehen, was entlastend wirken kann.

Denken Sie über frühere Herausforderungen nach

Erinnern Sie sich daran, wie Sie eine Herausforderung oder eine stressige Zeit bewältigt haben. Das führt uns vor Augen, dass die meisten Situationen nicht ewig dauern und wir über das Handwerkszeug verfügen, mit ihnen fertigzuwerden.

Selbstgespräch in der dritten Person

Eine gewisse Distanz lässt sich auch schaffen, indem wir in der dritten Person mit uns selbst reden. Statt zu sagen: »Ich bin gestresst«, könnte ich fragen: »Warum ist Tommy gestresst?«, und dann: »Was kann Tommy tun, um die Situation in den Griff zu bekommen?« Von Kross durchgeführte Studien zeigen, dass diese Art von sprachlicher Umdeutung emotional ausgleichend wirken kann, ohne dass weitere kognitive Ressourcen benötigt werden.[76]

Schreiben. Wenn uns Aufgaben, Verantwortung und stressige Ereignisse stark belasten, haben wir nicht viel Zeit, alles um uns herum wirklich zu verarbeiten. Auch all die Gefühle auszudrücken oder zu verstehen, die uns täglich überrollen, kann schwierig sein. Dann ist es unter Umständen hilfreich, stressige Situationen oder negative Gefühle aufzuschreiben. Expressives Schreiben, bei dem man ein belastendes Ereignis oder Thema aufs Papier bringt, mindert erwiesenermaßen Wut und Verzweiflung und hat positiven Einfluss auf Lebenszufriedenheit, kognitive Funktion und möglicherweise sogar einige Aspekte der Immunfunktion.[77]

Die Vorteile des Schreibens wirken sich gemeinhin stärker aus, wenn eine höhere Stressbelastung besteht oder die körperliche Gesundheit beeinträchtigt ist – wenn man sie also nötiger hat. Allgemein ist eine Verbesserung schon nach relativ kurzen Schreibinterventionen zu beobachten – wenn man etwa innerhalb von 1 bis 4 Wochen mehrmals 15 Minuten lang schreibt. Am wichtigsten dabei ist wohl, dass man ganz frei schreiben kann, ohne Angst vor einer

Bewertung zu haben. Was Sie schreiben, geht nur Sie etwas an, und Sie brauchen sich nicht um Orthografie oder Grammatik zu kümmern – bringen Sie einfach nur Ihre Gedanken zu Papier, denn Gefühle in Worte zu kleiden kann ihnen Last oder Schärfe nehmen. Auf diese Weise kann sich Ihr Geist entspannen, was wichtig ist, damit Sie Ihre kognitiven und körperlichen Ressourcen wieder aufladen können. Während einer Studie schrieben Frauen über einen Zeitraum von zwei Wochen in drei Sitzungen von je 15 Minuten über Unzufriedenheit mit ihrem Körper, woraufhin sie sich seltener abwertend mit anderen verglichen und weniger Schlafprobleme hatten.[78]

Auch einfachere Schreibaufgaben können den Schlaf verbessern. Falls Sie sich etwa über all die Dinge, die Sie zu erledigen haben, den Kopf zerbrechen, sorgt das Schreiben einer To-do-Liste vor dem Schlafengehen laut mehreren Studien dafür, dass Ihr Gehirn zur Ruhe kommt und Sie schneller einschlafen.[79] Wenn wir schreiben, um Gedanken und Sorgen loszuwerden oder stressige Situationen zu verarbeiten, verringern wir unsere kognitive und allostatische Last. So können wir Stresssignale leichter ausschalten und haben Zeit für Erholung und Anpassung. Das erweitert den Headroom und verringert unmittelbar die negativen Auswirkungen von chronischem Stress auf das Gehirn, verschafft uns aber auch mehr Kapazitäten, um auf aktuelle Stressfaktoren zu reagieren und bei Bedarf unser Bestes zu geben.

Therapeutisches Schreiben

Die am besten erforschte Schreibintervention wurde von James Pennebaker entwickelt.[80] Sein Programm des therapeutischen Schreibens hat weitreichende positive Effekte auf die Auseinandersetzung mit stressigen oder schwierigen Situationen und infolgedessen auf Stimmung und Gesundheit. Typischerweise lautet die Anweisung, an vier aufeinanderfolgenden Tagen jeweils 15 Minuten zu schreiben, aber weniger (ein- bis zweimal pro Woche) ist auch okay. Das unten präsentierte Programm wurde – leicht bearbeitet und gekürzt – von seiner Webseite übernommen.

Vorbereitung

Finden Sie einen Ort und Zeitpunkt, an dem Sie ungestört sind. Nehmen Sie sich fest vor, an wenigstens drei oder vier aufeinanderfolgenden Tagen jeweils mindestens 15 Minuten lang zu schreiben. Sobald Sie begonnen haben, hören Sie nicht wieder auf, bis die Zeit um ist. Machen Sie sich keine Gedanken über Rechtschreibung oder Grammatik. Wenn Ihnen nichts Neues mehr einfällt, wiederholen Sie einfach, was Sie bereits geschrieben haben. Sie können mit der Hand schreiben oder in einen Computer tippen. Sie können auch auf ein Diktiergerät sprechen.

Themen

Schreiben Sie über etwas, über das Sie zu viel nachdenken oder sich Sorgen machen. Über etwas, wovon Sie träumen. Über etwas, das Ihrer Meinung nach einen unguten Einfluss auf Ihr Leben hat. Über etwas, dem Sie seit Tagen, Wochen oder Jahren aus dem Weg gehen.

Schreibanweisung

Schreiben Sie über Ihre tiefsten Empfindungen und Gedanken zur aufwühlendsten Erfahrung Ihres Lebens. Gibt es kein bestimmtes Ereignis, über das Sie schreiben möchten, denken

Sie an große Konflikte oder Stressoren, die Sie schon länger belasten. Lassen Sie Ihren Emotionen freien Lauf und erforschen Sie Ihre Gefühle und Gedanken zu diesen Erfahrungen. Sie können Beziehungen zwischen diesen Erfahrungen zu Ihrer Kindheit herstellen, zu Ihrer Beziehung zu Ihren Eltern, zu Menschen, die Sie geliebt haben oder lieben, oder sogar zu Ihrem Berufsleben. In welcher Beziehung stehen diese Dinge zu der Person, die Sie gerne werden möchten, die Sie in der Vergangenheit waren oder die Sie heute sind? Sie können jeden Tag über dasselbe schreiben oder über eine Reihe verschiedener Themen. Doch egal, welches Thema Sie wählen – entscheidend ist, dass Sie einfach drauflosschreiben und Ihre allertiefsten Gefühle und Gedanken erkunden.

Was danach mit den Texten passiert

Sie können sie verbrennen. Löschen. Schreddern. In der Toilette hinunterspülen. In kleine Fitzel reißen und ins Meer werfen oder dem Wind überlassen. Oder essen (nicht empfehlenswert). Die Texte sind für Sie gedacht, und nur für Sie – der Sinn des Ganzen ist, dass Sie absolut ehrlich zu sich selber sind. Manche behalten ihre Exemplare und bearbeiten sie, aber ob Sie sie aufbewahren oder zerstören, bleibt ganz Ihnen überlassen.

Schlussbemerkung

Pennebaker weist darauf hin, dass man nach der Schreibeinheit traurig oder deprimiert sein kann, dass diese Reaktion jedoch – wie nach einem sentimentalen Film – im Allgemeinen nach einigen Stunden wieder verfliegt. Doch falls Sie feststellen, dass Sie sich über ein Schreibthema extrem aufregen, lassen

Sie das Schreiben einfach sein oder suchen sich ein anderes Thema.

Mentale Entlastung

Unerledigte Pflichten im Hinterkopf zu haben kann Sie davon abhalten, sich auf etwas anderes zu konzentrieren, oder Sie können nicht einschlafen, weil Sie geistige Energie darauf verwenden, sich diese Aufgaben oder Gedanken einzuprägen, damit Sie sich später darum kümmern können.[81] Die Gedanken aus dem Kopf zu bekommen oder einen Plan zu formulieren, wie mit Problemen oder Aufgaben umzugehen ist, kann Stress und Grübeleien entgegenwirken. Falls Ihnen das bekannt vorkommt, probieren Sie einmal die folgende Anweisung aus einer Studie aus, die gezeigt hat, dass das Verfassen von To-do-Listen vor dem Schlafengehen für einen besseren Schlaf sorgen kann.

> Bitte schreiben Sie in den nächsten 5 Minuten alles auf, was Sie morgen oder in den kommenden Tagen erledigen müssen. Sie können in ganzen Sätzen schreiben oder nur Stichpunkte. Nutzen Sie die gesamten 5 Minuten, um über Aufgaben am nächsten Tag oder in naher Zukunft nachzudenken und sie aufzuschreiben, auch wenn Ihnen nur wenige einfallen.

Man kann auch andere Dinge, die einen belasten, vor dem Schlafengehen aufschreiben, damit man erst einmal nicht mehr darüber nachdenken muss und sich ihnen, falls nötig, am nächsten Morgen widmen kann. Am besten legt man sich zu diesem Zweck ein Notizbuch und einen Stift neben das Bett.

Im Einklang mit sich sein. Ein weiteres interessantes Inventar an Werkzeugen verschafft uns allgemein mehr Wohlbefinden und die Fähigkeit, auch längere intensive Stressphasen durchzustehen. Viele dieser Werkzeuge haben mit Meditation zu tun. Ich habe als Coach die Erfahrung gemacht, dass der Zugang zur Meditation nicht allen Leuten leicht zu vermitteln ist – entweder weil sie bestimmte Vorstellungen davon haben oder weil sie glauben, dass sie dafür viel Zeit und Vorbereitung investieren müssen. Für viele – auch für mich – stehen Meditation und Achtsamkeit für Dinge, denen wir uns alle widmen sollten, für die aber oft keine Zeit bleibt. Darum stelle ich jetzt mal ein wenig frech die Hypothese in den Raum, dass es gar nicht so wichtig ist, was *genau* man dabei macht. Es gibt eine Vielzahl von Techniken, die sich als vorteilhaft für geistige Gesundheit und kognitive Funktion erwiesen haben, und ich würde mir wünschen, dass Sie sich diejenige raussuchen, die am besten zu Ihnen passt.

Meditation hat offenbar tatsächlich einige interessante Auswirkungen auf das Gehirn. Wenn Menschen, die nie zuvor meditiert haben, mehrere Wochen lang an einem Meditationsprogramm teilnehmen, zeigen sich strukturelle Veränderungen der weißen und grauen Substanz in Hirnarealen, die mit Gedächtnis, Emotionen und Emotionsregulierung zu tun haben.[82] Auf Achtsamkeit beruhende Interventionen mit dem Fokus auf Atmung, Gedanken und Sinnesempfindung verbessern erwiesenermaßen einige Aspekte der kognitiven Funktion und bewirken weniger Stress und größeres Wohlbefinden.[83] Meditation der liebenden Güte, die liebevolle Gedanken sich selbst und anderen gegenüber entwickelt, kann Selbstmitgefühl fördern und die Stimmung heben.[84] Eine kürzlich durchgeführte faszinierende Studie der Icahn School of Medicine at Mount Sinai nutzte elektrische Aufnahmegeräte, die Epilepsiepatienten implantiert worden waren, und konnte auf diese Weise feststellen, dass Meditation der liebenden Güte die Aktivität in Hirnregionen für Emotionsregulierung, etwa der Amygdala, veränderte.[85] Transzendentale Meditation, bei der man beispielsweise still ein Mantra wiederholt, kann sich positiv auf den Blutdruck, Stressreaktionen, Angst und Gefühle von Burn-out auswirken.[86] Auch Atemübungen, wie mehrere Minuten den bereits erwähnten physiologischen Seufzer zu praktizieren, passen in diese Kategorie. Dankbarkeitsübungen in Gedanken oder in Form von Tagebucheinträgen sind ebenfalls dazu geeignet, mehrere Aspekte des Wohlbefindens zu verbessern, auch wenn sie nur einmal pro Woche durchgeführt werden.[87]

Fühlen Sie sich von einer dieser Praktiken angesprochen, ist es wichtig, dass Sie sie regelmäßig machen. Ich denke, dass sich alle gleich gut eignen. Genau wie Schreiben und Umdeuten mindern diese Werkzeuge negative Effekte von chronischem Stress, verbessern die allgemeine Stimmung und das Wohlbefinden und/oder verhelfen Ihnen (mit etwas Übung) zu Einsichten und Resilienz. Dies alles kann die kognitive Funktion fördern und kognitivem Abbau vorbeugen. Heutzutage gibt es unzählige gute Apps, die zu vielfältigen Meditations- und Achtsamkeitsübungen anleiten, die nicht mehr als fünf oder zehn Minuten beanspruchen.

Wie Sie sehen, gehe ich also nicht davon aus, dass wir alle für mehrere Stunden am Tag in stille Betrachtung versinken müssen. Für bestimmte Menschen kann auch das durchaus hilfreich sein, aber für die meisten reicht wohl schon weniger aus – und ist praktikabler. Es tut einfach gut, sich regelmäßig ein paar Minuten am Tag Zeit für sich selbst zu nehmen – sich zu entspannen und auf den Augenblick zu konzentrieren und an etwas Schönes oder gar nichts zu denken.

Wege zum Einklang mit sich selbst

Es gibt eine Menge von miteinander verwandten Techniken, die erwiesenermaßen die Stimmung und das Wohlbefinden verbessern und Stress verringern. Viele haben nachweislich auch positiven Einfluss auf die Hirnstruktur und die kognitive Funktion – möglicherweise weil sie neuartige Reize für das Gehirn sind oder weil sie die Stressbelastung mindern, die die Hirnstruktur und -funktion beeinträchtigen kann. Allein mit unseren Gedanken still dazusitzen oder uns in Dankbarkeit zu üben kann sich zwar zu Beginn etwas unbehaglich anfühlen, aber gerade das zeigt wohl, dass es wirkt. Obgleich es zurzeit noch keine eindeutigen Belege dafür gibt, dass diese Aktivitäten zur Vorbeugung von kognitivem Abbau und Demenz beitragen, sprechen ihre Wirkmechanismen dafür – zum Beispiel das Senken der Cortisolspiegel durch regelmäßige Achtsamkeits- und Meditationsübungen.[88] Das Schlimmste, was passieren kann, ist, dass Sie sich regelmäßig ein wenig Zeit für sich nehmen, die Ihnen Gelegenheit für Entspannung und Erholung bietet.

Dankbarkeit

Laut Metaanalysen sind mindestens einmal pro Woche praktizierte Dankbarkeitsübungen vorteilhaft.[89] Die entsprechenden Anleitungen beinhalten:

- Zählen Sie 5 Dinge auf, für die Sie dankbar sind, und die Gründe, warum Sie dafür dankbar sind.
- Schreiben Sie 5 Minuten lang über einen Menschen, für den Sie dankbar sind.

- Schreiben Sie einen Brief an einen Menschen, für den Sie dankbar sind.
- Schreiben Sie über einen Aspekt Ihres Lebens, den Sie als selbstverständlich hinnehmen, und stellen Sie sich vor, dass es ihn nicht mehr gibt.
- Schreiben Sie 5 Minuten lang über ein Erlebnis aus der Vergangenheit, für das Sie dankbar sind.
- Versuchen Sie im Lauf des Tages mindestens 3 Dinge zu registrieren, für die Sie dankbar sind.

Transzendentale Meditation

Transzendentale Meditation senkt den Blutdruck und Cortisolspiegel und dämpft Angstgefühle.[90] Generell praktiziert man sie für 10 bis 20 Minuten am Tag, wobei man sich stumm ein Mantra vorsagt. Dafür bieten sich viele Mantras an. Mein erstes hat mir der geweihte Zen-Buddhismus-Lehrer Kim House beigebracht, und ich nutze es noch heute. Man bezeichnet es als »Mantra, das das Herz beruhigt«, und es lautet: »Gate gate paragate parasamgate bodhi swaha.« Diese Mantras müssen keine für die Meditierenden unmittelbar bedeutsamen Inhalte haben. Dieses hier lässt sich etwa übersetzen als: »Jenseits vom Jenseits zur Erleuchtung gelangt.«[91]

Meditation der liebenden Güte

Die Meditation der liebenden Güte kann Angst und Stress verringern, das Selbstmitgefühl stärken und die Stimmung heben.[92] Die Mantras können an uns selbst gerichtet sein, an Angehörige, Freunde oder sogar anstrengende Bekannte. Schließen Sie die Augen und stellen sich vor, dass die Person Ihnen gegenübersitzt. Sie wünschen ihr alles Gute und denken:

»Mögest du sicher und vor Gefahren geschützt sein. Mögest du glücklich und friedvoll sein. Mögest du gesund und stark sein. Mögest du dich gelassen und wohl fühlen.« Und während Sie diese Worte denken, stellen Sie sich vor, wie diese liebende Güte von Ihnen zu der Person hinüberströmt.

Achtsamkeit

Sehr viele Bücher und Artikel legen nahe, dass Achtsamkeitspraktiken Stress mindern sowie eine bessere Aufmerksamkeitskontrolle und damit assoziierte Veränderungen in der Hirnstruktur, einschließlich des Hippocampus, bewirken können.[93] Eine Technik ist der Body-Scan – man legt sich hin, schließt die Augen und richtet seine Aufmerksamkeit nacheinander auf alle Körperteile. Man beginnt bei einem Fuß, wandert die Körperhälfte entlang nach oben bis zum Kopf und auf der anderen Seite wieder nach unten. Dabei achtet man auf Empfindungen von Wärme oder Kälte, Feuchtigkeit, Kribbeln, Taubheit oder was man sonst so fühlen kann. Eine andere Technik besteht in der Beobachtung des Atems – zum Beispiel beim *Box Breathing*, auch Quadratatmung genannt (4 Sekunden ein, 4 Sekunden anhalten, 4 Sekunden aus, 4 Sekunden anhalten).

Seien Sie mutig. Das Märchen, dass Stress schlecht für uns ist, kann dazu führen, dass wir aktiv Situationen vermeiden, die möglicherweise unangenehm oder riskant sind. Das kann uns in dem Moment natürlich sehr vernünftig erscheinen. Wenn wir schon das Gefühl haben, dass noch mehr Stress einfach nicht mehr zu ertragen wäre, ist es tatsächlich wenig sinnvoll, sich in eine neue Karriere als Redner zu stürzen oder ein Streitgespräch mit Personen zu beginnen, die eine andere politische Meinung haben als wir. Doch indem wir uns auf schwierige oder stressige Situationen einlassen und sie überwinden, können wir sowohl unmittelbar unser Wohlbefinden verbessern als auch unsere Fähigkeit, in Zukunft mit stressigen Situationen fertigzuwerden, indem wir Headroom aufbauen. So sind risikoreiche oder abenteuerliche Spiele bei Kindern offenbar mit einer besseren geistigen Gesundheit und dem Erwerb von Fertigkeiten sowie der Fähigkeit, künftige Risiken besser einzuschätzen und zu bewältigen, assoziiert.[94] Natürlich muss man hier zwischen Risiko und *Gefahr* unterscheiden. Risiko bedeutet in diesem Kontext Spiele, bei denen man sich geringfügig verletzen kann, wie Rennen oder Klettern, oder sich verläuft. Derartige Aktivitäten ermöglichen Kindern, ihre Grenzen zu erkennen und Herausforderungen mit Kontrolle, Konzentration und Entschlossenheit zu meistern. Als Erwachsene können wir als Vorbereitung auf künftige Stresssituationen schwierige Dinge tun, um unsere Kompetenz zu erweitern – einer der drei zentralen Aspekte der Selbstbestimmungstheorie, die wir in Kapitel 8 erörtert haben. Wenn wir wissen, dass wir schwierige Situationen gemeistert haben – körperliche Herausforderungen, hitzige Diskussionen, unerwartete Rückschläge –, fühlen wir uns sicherer, wenn uns wieder etwas Ähnliches passiert. Das ist auch deshalb wichtig, weil sich herausgestellt hat, dass der entgegengesetzte Ansatz – konfliktbeladene oder schwierige Situationen aktiv zu vermeiden – langfristig mit einer schlechteren geistigen Gesundheit assoziiert ist. Indem wir uns bewusst dafür *entscheiden*, etwas zu tun, das potenziell stressig ist, und dann die Kontrolle über die Stressfaktoren erlangen, stärken wir unsere Autonomie und profitieren von den positiven Gefühlen, die mit einem mühsam errungenen Erfolg verbunden sind.[95]

Diese Kombination – Herausforderungen angehen und dadurch mehr Autonomie und Kompetenz erlangen – ist ein wichtiger Bestandteil von »*mental toughness*«, also mentaler Stärke, die unter anderem im Sport eine große Rolle spielt. Bei dem Wort »tough«

hat man vielleicht einen Drill Sergeant vor Augen, der seine Schützlinge niederbrüllt. Das ist hier aber nicht gemeint. *Mental toughness* umfasst Persönlichkeitsmerkmale, die Menschen in die Lage versetzen, regelmäßig und beständig im oberen Bereich ihres Leistungsvermögens zu performen.[96] Gemeint ist damit schlicht, aus der Bewältigung und Erfahrung von physischen oder psychischen Herausforderungen Vertrauen in unsere Fähigkeit zu gewinnen, mit Problemen fertigzuwerden. Das kann ein 5-Kilometer-Lauf oder Eisbaden sein oder eine Rede oder Aufführung vor einem fremden Publikum oder ein Kurs, in dem Sie etwas lernen, das völlig neu für Sie ist. Oder vielleicht der Versuch, sich (respektvoll) mit Menschen auseinanderzusetzen, deren Ideen anders sind als Ihre. Das sind alles ungefährliche, aber herausfordernde Wege zu mehr mentaler Stärke – und sie verschaffen Ihrem Gehirn Headroom und größere Stressresilienz.

Wie Anpassung gelingt

Wach im Kopf zu sein bedeutet, dass wir durch die Konfrontation mit Herausforderungen Anpassungen vorantreiben, die Funktionen verbessern – Fertigkeiten werden geschult, kognitive Prozesse unterstützt und Headroom aufgebaut, der unser Gehirn vor Alterung und Neurodegeneration schützen kann. Dabei müssen wir jedoch dafür Sorge tragen, dass die Gesamtbelastung durch täglichen und dauerhaften Stress nicht unsere momentane Anpassungs- und Leistungsfähigkeit beeinträchtigt. Zudem erhöht die allostatische Last laut mehreren Studien das Demenzrisiko – sowohl direkt (durch die Effekte chronisch erhöhter Cortisolspiegel auf das Gehirn) als auch indirekt (durch erhöhte Entzündungswerte, Verschlechterung der Stoffwechselgesundheit und geringere Bereitschaft zu kognitiv anstrengenden Aufgaben wegen Erschöpfung).

Um dem entgegenzuwirken, empfiehlt sich ein Inventar an geeigneten Werkzeugen. Unser Läufer vom Beginn dieses Kapitels förderte seine Anpassung, indem er auf unnötige Rennen und Trainingseinheiten verzichtete, sodass er wieder mehr Zeit für seine Frau hatte. Er reduzierte die Gesamtbelastung, behielt das große Ganze im Blick und war demzufolge in der darauffolgenden Saison beträchtlich und beständig schneller (und vor allem glücklicher).

Natürlich muss niemand alle hier beschriebenen Werkzeuge anwenden. Suchen Sie sich ein oder zwei heraus und probieren Sie, was funktioniert. Größere Stresstoleranz aufzubauen, erfordert nicht zwangsläufig Unmengen an Zeit und Mühe – manchmal genügt es schon, Stress zu einem wichtigen Bestandteil des Anpassungsprozesses umzudeuten, denn dann nehmen wir Herausforderungen bereitwillig an. Hilfreich kann auch sein zu überlegen, was von den beschriebenen Maßnahmen Sie *jetzt schon* praktizieren und eventuell variieren können. So treiben viele Leute Sport, um Stress abzubauen, aber falls Sie in dieser Hinsicht bereits sehr aktiv sind, kann *noch* mehr sogar das Gegenteil bewirken und die allostatische Last weiter erhöhen. Ziehen Sie dann zur Ergänzung der sportlichen Aktivitäten eher einige Atem- oder Schreibübungen in Betracht. Am wichtigsten ist, dass Sie alles dafür tun, sich an die Herausforderungen, denen Sie sich stellen, anzupassen und von ihnen zu profitieren – und dann sind Sie, praktischerweise, bereit für die nächste Phase dieses Prozesses: Erholung.

Seien Sie auf Rückschläge gefasst

Der US-Boxer Mike Tyson ist berühmt für seinen Ausspruch: »Jeder hat einen Plan, bis er eins aufs Maul bekommt.« So wichtig es sein mag, neue Aktivitäten zu planen und sich Ziele zu setzen, um Headroom aufzubauen und aufrechtzuerhalten – genauso wichtig ist es auch, sich auf Zeiten vorzubereiten, in denen unsere eingeschliffenen Fitnessrituale ins Wanken geraten. Es ist nun mal so, dass wir irgendwann – zumindest im übertragenen Sinne – eins aufs Maul bekommen. Unser Leben wird sehr arbeitsreich oder stressig (oder beides) und unsere kognitive Kapazität, Geduld und Zeit stoßen an ihre Grenzen. Und schon drohen all jene schönen neuen gesunden Gewohnheiten auf der Strecke zu bleiben. Wenn wir für diese Fälle bereits einen Plan in der Tasche haben, besteht eine gute Chance, dass wir einige dieser Rituale (und unseren Headroom) retten können.

Ich persönlich greife in Zeiten intensiver Belastung am liebsten auf das von Simon Marshall erfundene Ampelsystem zurück. Simon war ein Leistungspsychologe mit unfassbar scharfsinnigen Erkenntnissen über menschliches Verhalten. Sein Buch *The Brave Athlete* (dt. *Siegerdenken*), das er gemeinsam mit seiner Frau Lesley Paterson – mehrmalige Weltmeisterin im Offroad-Triathlon – geschrieben hat, ist ein fantastischer Ratgeber für alle Menschen, die wissen möchten, wie ihr Gehirn tickt, ob sie Sportler sind oder nicht. Viele Leute, mit denen Simon gearbeitet hat, jonglierten mit einer hektischen Berufstätigkeit und familiären Verpflichtungen. Und wenn diese Leute keine Zeit mehr dafür hatten, so Sport zu treiben, zu essen oder zu schlafen, wie sie es gerne wollten, neigten sie dazu – wie wir alle –, ganz aufzugeben. Um dagegen anzugehen, leitete Simon sie an, ihre Aktivitäten nach einem Grün/Gelb/Rot-System zu kategorisieren.

Grün ist das, was man tut, wenn alles glattläuft – man hat Zeit zum Essen, Schlafen, Sporttreiben, Meditieren und Gehirnstimulieren, so wie man es gerne möchte. Diese Liste kann

Aktivitäten enthalten, die man schon lange pflegt, sowie neue Gewohnheiten, die man sich gerade aneignet.

Gelb sind Dinge, zu denen man überwechselt, wenn das Leben hektischer wird. Vielleicht ist man auf Reisen und hat keine Zeit für die gewohnten Rituale. Oder man muss sich nach einem strengen Terminplan richten und alles andere steht hintenan. Statt zu versuchen, alles unter einen Hut zu bekommen (oder sich gestresst zu fühlen, weil man das tägliche Work-out einfach nicht mehr unterbringt), können Sie sich für diesen Fall einen vorgefertigten Plan zurechtlegen. Entscheiden Sie, welche Dinge Sie unter Stress wahrscheinlich vernachlässigen, und streichen Sie sie einfach ganz. Alles andere kann so bleiben wie zuvor oder wird entsprechend angepasst. Wenn Sie zum Beispiel im Fitnessstudio nicht mehr Ihr gesamtes Pensum abspulen können, machen Sie ein kürzeres Work-out oder sorgen zu Hause für Bewegung. Denken Sie daran: Etwas nicht zu tun und sich dann darüber zu ärgern, es nicht zu tun, ist das schlechtestmögliche Szenario. Akzeptieren Sie vielmehr, dass einiges wohl nicht klappen wird, und machen Sie sich einen Plan für den Rest.

Rot betrifft die (hoffentlich) seltenen Phasen, in denen Sie an die Grenzen Ihrer Kräfte stoßen. Möglicherweise bürdet Ihnen ein Projekt 14-Stunden-Tage auf, oder ein Familienmitglied ist so krank, dass Sie weniger Schlaf bekommen und viel Zeit im Krankenhaus verbringen. In diesen Fällen wählen Sie ein oder zwei unverzichtbare Dinge als Ihren täglichen Rettungsanker aus. Das können fünf Minuten Bewegung oder ein paar Atemübungen zur Stressreduzierung sein – etwas, das Sie zeitlich unterbringen können und Ihnen ein wenig Kraft gibt. Alles andere kann warten – so können Sie sich auf das konzentrieren, was in dieser harten Zeit zu tun ist.

Als Beispiel für die gelbe Kategorie verrate ich Ihnen, wie meine Frau vorgeht. Wenn sie einen langen Tag hatte und sich nicht so ausgiebig bewegen kann wie sonst, ist ihr bewusst, dass *alles zählt* (weil sie sich seit Jahren anhören muss, wie ich darauf herumreite). Also beschränkt sie sich auf einige Minuten irgendeiner Art von Bewegung, die keinerlei Vorbereitung erfordert – eventuell einen Spaziergang oder einige Squats im Wohnzimmer. Wenn ich mitten in einer roten Phase stecke, steht für mich üblicherweise Schlafen im Fokus. Wenn ich genug Schlaf bekomme, weiß ich, dass ich überlebe, selbst wenn ich nicht die gesündesten Sachen esse oder weniger Bewegung habe als gewünscht. Falls genug Schlaf wegen Arbeit oder Reisen (insbesondere Jetlag) zum Problem wird, schiebe ich als Muntermacher standardmäßig ein paar Fitnessübungen ein (etwa einige Push-ups und Squats). Das hilft nicht nur meiner kognitiven Funktion und meiner Stimmung auf die Sprünge – ich weiß auch, dass ich selbst in superhektischen Zeiten von nur gelegentlichen Work-outs oder nachgeholtem Schlaf profitiere.[97]

Falls Sie Ihren grünen, gelben und roten Plan schon parat haben, brauchen Sie in hektischen oder stressigen Zeiten nicht mehr darüber nachzudenken, sondern können sich auf die anstehenden Aufgaben konzentrieren. Weil diese Abweichungen vom Normalen bereits einkalkuliert sind, müssen Sie auch kein schlechtes Gewissen haben, wenn Sie ein Work-out verpassen oder eine Meditationseinheit auslassen. Sie können für den Headroom dankbar sein, den sie Ihnen verschaffen werden, wenn Sie wieder mehr Zeit haben, und Sie wissen, dass Sie für die anstrengende Phase gut gerüstet sind, weil Sie sich auf die Dinge fokussieren, die Sie bewältigen *können*.

Kapitel 12

Erholen

Zu Beginn meiner beruflichen Laufbahn als Mediziner arbeitete ich als orthopädischer Assistenzarzt in der Abteilung für Fuß- und Sprunggelenksverletzungen. Da ich der einzige Anfänger im Team war, verbrachte ich die meiste Zeit damit, Gehhilfen und Schmerzmittel an Patienten auszugeben, die an den Fußballen operiert worden waren. Da unser Team klein war und nur selten Notfälle hereinkamen, hatte ich bei OPs oder in der Nachsorgeambulanz Gelegenheit für lange Gespräche mit meinen Chefs. Weil viele Sportlerinnen und Sportler zu uns kamen, unterhielten wir uns häufig über Sport und Training. Eines Tages kam ein Läufer mit einem Ermüdungsbruch in einem Mittelfußknochen zu uns. Ermüdungsbrüche sind kleine Frakturen im Knochen, die durch übermäßige Beanspruchung verursacht werden und bei Läufern sehr oft vorkommen. Nach der Behandlung sah mich mein Chef an, verdrehte die Augen und sagte: »Nur Amateure kriegen einen Ermüdungsbruch.«

Später wurde mir klar, dass das nicht stimmt – Sportler, auch erfahrene Läuferinnen und Läufer, ziehen sich aus vielen verschiedenen Gründen Ermüdungsbrüche zu. Aber natürlich sind Amateursportler in dieser Beziehung stärker gefährdet. Während die meisten Profisportler ein ausgewogenes und zielgerichtetes Trainingsprogramm absolvieren, denken Amateure oft, dass ein Training immer hart sein muss, und so erhöhen sie das Risiko, krank zu werden oder sich zu verletzen.

Wer fit werden oder bessere sportliche Leistungen erzielen

möchte, neigt zu der Annahme, dass man sich nicht verbessert oder sogar schlechter wird, wenn man nicht *genug* getan hat. Das gilt insbesondere für Menschen, die ihr Training mit ihrem Job, der Familie und anderen Verpflichtungen unter einen Hut bringen müssen. Oft ist aber gar nicht das Training entscheidend, sondern eher, was man an den übrigen gut zwanzig Stunden des Tages macht. Ein wichtiger Unterschied zwischen Amateur und Profi besteht darin zu wissen, wann man mehr tun muss, wann man genug getan hat und wann man weniger tun sollte. Und am allerwichtigsten ist: Die besten Athletinnen und Athleten wissen, dass sie für eine erfolgreiche Anpassung Zeit zur Erholung brauchen.

Im Verlauf der Menschheitsgeschichte konzentrierte sich unsere Produktivität die allermeiste Zeit auf das Jagen, Sammeln und Ernten von Nahrung, dem Schutz vor den Elementen und die Fürsorge füreinander. Doch obwohl unsere Vorfahren ein hartes (und oft sehr gefährliches) Leben führten, blieb ihnen auch viel Zeit zum Ausruhen.[1] Heute sind viele Menschen eher geistig als körperlich produktiv, und moderne Arbeitsbedingungen und die soziale Umwelt sind so geartet, dass wir kognitiv Amateursportlern ähneln, die jeden Tag stundenlang rennen, ohne an angemessene Ruhepausen zu denken. Und trotzdem wundern wir uns, warum wir als Früchte all unserer Mühen bloß »Ermüdungsbrüche« kognitiver Art – hohe allostatische Last, Stress und Burn-out – vorzuweisen haben.

Der auf geistiger Arbeit beruhende Charakter vieler moderner Berufe hat zur Prägung des Begriffs *Wissensarbeiter* (*knowledge worker*) geführt; ich würde uns jedoch lieber als »Denkathleten« bezeichnen. Außerdem würde ich behaupten, dass diese Bezeichnung auf alle Menschen zutrifft, unabhängig von ihrer beruflichen Tätigkeit. Das Wort *Athlet* kommt aus dem Griechischen und bedeutet »jemand, der um den Sieg oder einen Preis kämpft«. Wenn demnach der Preis des Brain Games mehr Headroom und die langfristige Erhaltung der Gesundheit ist, sollten wir uns alle als Denkathleten betrachten und unser Gehirn so behandeln, wie die besten Sportler mit ihrem Körper umgehen. Erinnern wir uns an die erfolgreichen Sportlerinnen und Sportler über vierzig aus Teil I. Ihnen allen ist gemein, dass sie sich nur auf das wirklich erforderliche Training (Reiz) fokussieren und mehr Zeit in Anpassung und Erhaltung durch Ernährung und Erholung investieren.

Es klingt kontraintuitiv, aber in Erholungsphasen beginnen sich all unsere Plagen und Mühen auszuzahlen. Nicht im Fitnessstudio werden wir kräftiger, sondern in den Stunden und Tagen danach, wenn sich unser Körper an die dort gemeisterten Herausforderungen anpasst. Sei es der Aufbau von Muskelfasern und Sehnen, um schwerere Gewichte heben zu können, die Verbesserung der Funktion der im Herzen befindlichen Mitochondrien, um längere Strecken schneller laufen zu können, oder die Bildung und Aufrechterhaltung von Synapsen im Gehirn, um sich neue Erfahrungen und Fertigkeiten besser einprägen und anwenden zu können – all dies vollzieht sich während der Erholungsphase *nach* der harten Arbeit.

Bestimmt können Sie sich inzwischen denken, worauf ich hinauswill. So wie das Gehirn in ähnlicher Manier auf Herausforderungen reagiert wie unsere Muckis auf Bizeps-Curls, wird auch unser Gehirn in Ruhepausen größer und leistungsfähiger. Das Problem ist, dass wir von unserem Gehirn häufig mehr und mehr verlangen, ohne ihm eine Pause zu gönnen, was dann genau das Gegenteil bewirkt. Den Antrieb, *irgendwas* zu tun, verspüren die meisten Menschen Tag für Tag, obwohl das nicht immer der beste Zeitvertreib ist. Um Mark Manson, einen meiner Lieblingsratgeber für praktische moderne Psychologie, zu zitieren: »Manchmal macht man am besten … gar nichts. Wie das Leben so spielt, ist das meistens aber auch am schwierigsten.«

Davon kann mein Freund und Kollege Greg Bennett ein Liedchen singen. Greg und seine Frau Laura Bennett sind ehemalige Triathlonprofis, die zusammengenommen viermal an Olympischen Spielen teilgenommen haben. In den Medien galten sie als »fittestes Paar der Welt«. 2008 war Greg die weltweite Nummer 1 im Triathlon und nahm an der Lifetime Fitness Series teil, einem Wettbewerb mit mehreren Triathlonrennen. Das alles entscheidende letzte Rennen sollte in Dallas stattfinden. Würde er das gewinnen, wäre er der Gesamtsieger des Wettbewerbs und könnte ein sechsstelliges Preisgeld mit nach Hause nehmen. Wenn nicht, wäre die gesamte Saison (zumindest nach seinen eigenen hohen Maßstäben) für die Katz gewesen.

Der Druck war enorm. In den Wochen vor Dallas beging er den klassischen Fehler, den so viele Athletinnen und Athleten – sogar einige Profis – machen: Er legte einen Zahn zu und intensivierte sein Training, obwohl er bereits erschöpft war. Sein Gehirn lief permanent auf Hochtouren, und er war sowohl geistig als auch körperlich überlastet. Er verlor das große Ganze aus den Augen und peitschte sich selber immer mehr an – doch dabei wurde er immer langsamer und redete sich deshalb weiter ein, er müsse einfach noch *mehr* tun.

Greg persönlich würde Ihnen bestätigen, dass sein Ego in etwa so groß ist wie seine Pokalsammlung. Da er sich – mit großem Erfolg – stets selbst trainiert hatte, setzte er Kontrolle mit Selbstvertrauen und Leistung gleich. Doch in einer plötzlichen Eingebung vor dem großen Rennen in Dallas erkannte er, dass ihm die geistige Klarheit fehlte, um sich adäquat vorzubereiten. Und so sagte er zu Laura: »Du hörst besser auf deinen Körper als ich. Übernimm bitte du mein Training.«

Laura tat, was auch unsere Lieben für uns täten, wenn sie sähen, dass wir überlastet sind: Sie schraubte Gregs Trainingspensum für die letzten Wochen vor dem Rennen auf 25 Prozent herunter. Aus hochintensiven 15-Meilen-Läufen wurden Joggingeinheiten von drei Meilen und ein leichtes Schwimmtraining.

Wie Sie sich denken können, geriet Greg in Panik. Er stellte jede Einheit infrage und fürchtete, seine Fitness einzubüßen. Aber er blieb bei der Stange, und als es nur noch vier Tage bis zum Rennen waren, fühlte er sich plötzlich lebendig und ausgeruht und hatte einen klaren Kopf. Seine Gedanken rasten nicht mehr auf Hochtouren, und kognitiv wie auch emotional war er wieder der Alte. Zum ersten Mal seit Langem spürte er, dass er sich tatsächlich auf ein Rennen *freute*.

Als der Startschuss in Dallas fiel, wusste Greg sofort, dass er die richtige Entscheidung getroffen hatte. Er war aufgeregt, aber genau im richtigen Maß – es war jener leichte Anflug von Stress, der uns zur Spitze der Arousal-Kurve führt und zu Höchstleistungen antreibt. Am Ende gewann er das Rennen und holte sich den Gesamtsieg. Als wir später noch einmal auf alles zurückblickten, meinte er: Was sich ihm noch viel tiefer eingeprägt habe als der Sieg, sei die Lektion gewesen, die er in jenen letzten Wochen gelernt habe. Er war bereit gewesen, einen Gang runterzuschalten und zu erkennen, dass er zu viel von sich verlangte, und genau darum konnte er nun sein Potenzial zur Geltung bringen und den Lohn für all seine Mühen einfahren.

Allostatische Überlastung oder Erholungsmangel?

In der Welt des Sports diskutiert man seit Ewigkeiten darüber, ob schlechte Leistungen bei hoher Trainingsintensität auf Übertraining oder mangelnde Erholung zurückzuführen sind. Manchmal liegt die Erklärung auf der Hand – der Grund kann etwa geringe Energieverfügbarkeit sein, weil ein Sportler zu wenig Kalorien zu sich nimmt, als dass er sich nach dem Training regenerieren könnte. Aber meistens und vor allem, wenn wir auch die kognitive Funktion und die Gehirngesundheit berücksichtigen, sind Stimulation und Erholung zwei Seiten derselben Medaille, denn sobald wir dem einen zu viel Zeit einräumen, bleibt für das andere zu wenig übrig. Die richtige

Balance ist der Schlüssel zur langfristigen Stärkung von Headroom und Resilienz und ermöglicht uns, unser Bestes zu geben, wenn es darauf ankommt.

Die kognitiven Effekte mangelnder Erholung während langer Phasen mit hoher allostatischer Last bezeichnet man gemeinhin als *Burn-out*, ein anderer Ausdruck dafür ist *vitale Erschöpfung* (*vital exhaustion*).[2] Die Symptome sind weitgehend dieselben – körperlicher und geistiger Abbau, der anzeigt, dass wir an die Grenzen unseres Headrooms gehen, weil wir unserem Gehirn zu viel abverlangen, ohne ihm die erforderliche Ruhepause zu gönnen.

Überlastungssymptome

In einer kürzlich durchgeführten Burn-out-Studie hat Gordon Parker das weite Spektrum von Symptomen erforscht, die mit kognitiver, psychischer und physischer Überlastung einhergehen. Im Folgenden sind sie nach ihrer Häufigkeit (laut der Studie) aufgelistet. Viele dieser Symptome können zwar ganz unterschiedliche Ursachen haben. Wenn sie in einer längeren Phase hoher Belastung auftreten, sind sie jedoch möglicherweise auch Anzeichen dafür, dass man sich weniger aufbürden oder mehr Erholung gönnen sollte – oder auch beides.[3]

Erschöpfung

Man ist erschöpft, müde, ausgelaugt oder lethargisch.

Angst und Stress

Man hat Angst, ist gestresst, überfordert, unfähig zu entspannen oder abzuschalten, grübelt, macht sich auch in der Freizeit Sorgen über den Job oder ist zappelig und ruhelos.

Gleichgültigkeit

Fehlende Empathie, kein Interesse oder Spaß an Arbeit oder Freizeitaktivitäten, Apathie, Rückzug oder das Gefühl, »einfach nur noch zu funktionieren«.

Depression

Niedergeschlagenheit, Traurigkeit, Hoffnungslosigkeit oder Hilflosigkeit, Verlust von Selbstvertrauen oder Selbstschätzung, Selbstzweifel, Gefühle der Wertlosigkeit oder Schuld oder Selbstmordgedanken.

Reizbarkeit und Wut

Man empfindet Frustration, Wut oder Feindseligkeit oder ist reizbar, ungeduldig oder regt sich schnell auf.

Schlafstörungen

Schlaflosigkeit oder ständige Müdigkeit oder Zunahme von Albträumen.

Mangelnde Motivation oder Leidenschaft

Weniger Motivation, Antrieb oder Leidenschaft, geringere Zufriedenheit mit dem Leben oder dem Beruf. Gefühl, als könne man nichts bewirken oder die eigene Arbeit sei sinnlos.

Veränderungen von exekutiven Funktionen

Probleme mit Konzentration, Aufmerksamkeit oder Gedächtnis. Brain Fog oder Verwirrung. Rasende oder wirre Gedanken. Probleme, zu planen oder Entscheidungen zu treffen.

Eingeschränktes Leistungsvermögen

Eingeschränktes kognitives oder physisches Leistungsvermögen, geringere Produktivität, Prokrastination, Scheu vor Verantwortung, höhere Fehlerquote.

Rückzugsverhalten

Geringeres Bedürfnis, Zeit mit Familie, Freunden oder Kollegen zu verbringen und sich für sie oder Klienten/Patienten zu engagieren.

Körperliche Symptome

Schmerzen und Unwohlsein, Kopfschmerzen, verändertes Essverhalten oder Essbedürfnis (entweder verstärkt oder verringert), gesteigerter Alkoholkonsum oder häufigeres Rauchen, Übelkeit oder Libidoverlust.

Emotionale Labilität

Stärkere Verletzlichkeit oder Empfindlichkeit. Gefühlsausbrüche, häufiges Weinen.

Marker für Überlastung

In mehreren Studien wurde nach klinischen Markern und Blutwerten gesucht, die eine hohe allostatische Last signalisieren. Allgemein ergibt sich ein sehr ähnliches Bild wie bei übermäßiger Energieverfügbarkeit – Zunahme des Taillenumfangs, Bluthochdruck, hohe Blutzuckerwerte, hohe Triglyceridwerte, hoher Gesamtcholesterinspiegel oder niedriger HDL-Cholesterinspiegel.[4] Das liegt vermutlich daran, dass mit hoher allostatischer Last assoziierte permanent erhöhte Stresshormon- und Entzündungswerte die Stoffwechselgesundheit beeinträchtigen; zudem weisen einige stark gestresste Menschen einen Energieüberschuss auf, weil ihr Appetit gesteigert ist und sie weniger körperlich aktiv sind.

Der am häufigsten erhöhte Marker für allostatische Überlastung ist offenbar ein erhöhter Wert des C-reaktiven Proteins (CRP), das als Entzündungsparameter gilt. Obwohl je nach Studie unterschiedliche Normalbereiche existieren, gilt ein Spiegel von mehr als 3–5 mg/l oft als Schwellenwert für eine hohe allostatische Last.[5] Weitere Marker sind ein niedriger Vitamin-D-Spiegel (bei einem niedrigen Spiegel erhöht sich die Anfälligkeit für Stresssymptome) sowie ein niedriger Albuminspiegel (ein von der Leber produziertes Protein, das bei Entzündungen vermindert gebildet wird).[6] Wie man sich denken kann, ist körperliche Aktivität mit einer geringeren allostatischen Last assoziiert, starker Alkoholkonsum und Rauchen hingegen mit einer höheren – entweder weil Letztere die Stresstoleranz reduzieren oder weil stark gestresste Personen eher weniger joggen und mehr rauchen und trinken.

Wenn wir Erholung in einem weiteren Zusammenhang mit kognitivem Abbau und Demenz betrachten, sollte man mehrere Ideen miteinander verknüpfen, um den Weg von allostatischer Überlastung und Burn-out zu Erholung, Anpassung und verbesserter kognitiver Funktion zu beschreiben – und um darzulegen, warum wir im Hinblick auf langfristige Gehirngesundheit überhaupt über diese Dinge reden.

Erstens ist ein längeres Burn-out vermutlich mit einem höheren Demenzrisiko assoziiert. Ich sage »vermutlich«, weil Burn-out erst in den 1980er-Jahren definiert beziehungsweise viel später großflächig erforscht wurde. Allerdings zeigten neben den im vorigen Kapitel erwähnten Studien mehrere Kohortenstudien eine Verbindung zwischen Burn-out und Demenzrisiko auf. So erbrachte eine Studie mit fast 70 000 Personen in Finnland, die in den 1970er-Jahren begann, dass hohe psychische Belastungen (Stress oder Erschöpfung) mit einem erhöhten Demenzrisiko im Lauf der folgenden 25 Jahre assoziiert waren.[7] Zu ähnlichen Ergebnissen kamen Studien, in denen allostatische Überlastung als Erschöpfung infolge einer Midlife-Crisis und vitale Erschöpfung definiert wurde.[8]

Von unterschiedlichen Begrifflichkeiten einmal abgesehen scheinen alle im Kasten aufgeführten Überlastungssymptome von chronischem Stress herzurühren – wenn wir uns Aufgaben aufbürden, die unsere derzeitigen Kapazitäten übersteigen, zu wenig Zeit oder Ressourcen haben, um uns von diesen Aufgaben zu erholen, oder eine Mischung aus beidem. Sobald uns das klar wird, sollten wir unbedingt darüber nachdenken, wie wir dem entgegensteuern können. Manche Stressoren sind nicht so leicht zu kontrollieren – etwa diejenigen aufgrund sozioökonomischer Benachteiligung, die stark mit einem erhöhten Demenzrisiko korreliert.[9] Aber bei den Stressfaktoren, die wir tatsächlich steuern können, ist es wichtig, Wege zur Erweiterung unseres Headrooms zu finden oder die Belastung für unsere gesamte kognitive Kapazität zu minimieren. Und dafür *müssen* wir uns Ruhe und Erholung einräumen.

Haben Sie Mitgefühl für sich selbst

Wenn wir über all die Dinge nachdenken, die wir zugunsten unserer Gesundheit tun *könnten*, erstellen wir, wie bereits in Kapitel 6 erwähnt, unbewusst eine mentale Liste der Dinge, bei denen wir versagen, weil wir sie nicht tun. Vielleicht betrachten Sie sogar alle

Punkte aus den vorigen Kapiteln als eine Aufzählung von Beispielen, wie Sie Ihr Gehirn im Stich lassen, weil Sie sich nicht entsprechend verhalten. Aus diesem Grund birgt bereits das Schreiben über Stress ein gewisses Dilemma: Sobald man Leuten all die möglichen negativen Auswirkungen von Stress auf ihre Gesundheit erklärt, machen sie sich Stress wegen ihres Stresses.

Mittlerweile wissen Sie hoffentlich, dass das nicht der Fall sein muss. Wie gesagt bin ich fest davon überzeugt, dass jeder Mensch sein Bestes gibt, und wir haben immer gute Gründe dafür, *warum* wir bestimmte Dinge zu einem bestimmten Zeitpunkt tun (oder nicht tun). Weil es so viele Wege gibt, unserem Gehirn etwas Gutes zu tun, und uns viele Jahre zur Verfügung stehen, in denen sich unsere kognitive Gesundheit beeinflussen lässt, können wir ganz entspannt einen anderen Weg einschlagen, sobald sich entsprechende Gelegenheiten bieten.

Setzen wir uns zu ehrgeizige Gesundheitsziele (und machen uns zur Schnecke, wenn wir sie verfehlen), sollten wir eine Umdeutung vornehmen und akzeptieren, dass diese Ziele nicht in Stein gemeißelt sind. Was sportliche Betätigung betrifft, *zählt alles*, wie Sie bereits wissen, und falls Sie nur selten Sport treiben, profitieren Sie im Grunde von jeder zusätzlichen Bewegung. Auch bei Ernährung, Stimulation und Schlaf bewirken kleine Veränderungen schon eine Menge. Es geht weniger um ein perfektes Schlaf- oder Fitnesspensum, sondern vielmehr darum, diese Ziele als Zwischenstationen auf dem Weg zu einem hirnerfüllten Leben anzusehen. Ja, wir könnten alles immer noch ein bisschen besser machen, aber wichtiger ist, dass wir mit unseren Aktivitäten und Gewohnheiten letztlich ein größeres Ziel anstreben.

Wenn wir das begreifen, können wir unsere Erwartungen, falls nötig, etwas herunterschrauben. Damit erhöhen wir die Wahrscheinlichkeit, dass wir tatsächlich etwas für unsere Gesundheit tun – auch wenn wir darin nicht »perfekt« sind –, und reduzieren zugleich den

Perfektionismus-Stress, der die erzielten positiven Effekte wieder zunichtemachen könnte. Wenn wir uns zum Beispiel niedrigere Fitnessziele setzen und die Definition von »sportlicher Betätigung« etwas weiter fassen – wie in Kapitel 7 besprochen –, erhöht sich die Wahrscheinlichkeit, dass wir bei der Stange bleiben und uns wohler fühlen.[10] Entsprechend haben auch diejenigen, die ihre Ernährung ein wenig flexibler handhaben und nicht so hart mit sich ins Gericht gehen, wahrscheinlich eher das Gefühl, Kontrolle darüber auszuüben, und halten am anvisierten Ziel fest, auch wenn sie mal »sündigen«.[11]

Überdies zeigen viele Studien, dass sich Selbstmitgefühl positiv sowohl auf Verhaltensweisen als auch Ergebnisse in Sachen Ernährung auswirkt. Selbstmitgefühl umfasst selbstbezogene Freundlichkeit (auf Fehler mit Verständnis, Geduld und Akzeptanz statt mit Selbstkritik reagieren), geteilte Menschlichkeit (die Erkenntnis, dass alle Menschen unvollkommen sind, Fehler machen und Misserfolge erleben) und Achtsamkeit (nicht wertende Wahrnehmung von Gedanken und Gefühlen).[12] Auf diese Weise ermöglicht uns Selbstmitgefühl im Wesentlichen, uns selbst so zu behandeln, wie wir andere behandeln wollen: verständnisvoll und unterstützend, auch wenn sich die Lage zuspitzt oder wir unseren eigenen Erwartungen nicht gerecht werden.

Wer über ein stärker ausgeprägtes Selbstmitgefühl verfügt, empfindet Angst und Stress weniger intensiv und ist mit größerer Wahrscheinlichkeit körperlich aktiv, ernährt sich gesund und ist/wird Nichtraucher.[13] Infolgedessen sind Menschen mit mehr Selbstmitgefühl gemeinhin gesünder.[14] So führte eine Intervention zur Stärkung des Selbstmitgefühls bei Diabetikern innerhalb von drei Monaten zu einer signifikanten Verbesserung der Blutzuckerwerte.[15]

Wie Sie inzwischen wissen, heißt das keineswegs, dass Sie nicht hart an sich arbeiten sollen. Harte Arbeit ist wichtig. Doch dazu gehört auch, dass wir bisweilen scheitern, und dies sollten wir liebevoll akzeptieren. Dann ist die Wahrscheinlichkeit größer, dass wir weiterhin Aktivitäten betreiben, die für mehr Headroom sorgen und unser Gehirn zukunftssicher machen, während die allostatische Last, die das Gegenteil bewirken kann, abnimmt.

Raum für Erholung und Selbstmitgefühl schaffen

Die Psychologin Kristin Neff ist die vielleicht führende Autorität in Sachen Selbstmitgefühl. Sie hat zahlreiche Techniken entwickelt, die in Studien Anwendung finden, und mehrere bedeutende Artikel zum Thema verfasst. Ihre Arbeiten haben mit Mythen rund um Selbstmitgefühl aufgeräumt und gezeigt, dass es mentale Stärke und Motivation fördert, die Gesundheit verbessert und die Fürsorge für andere Menschen erleichtert.[16] Falls Sie glauben, keine Zeit für sich zu finden, sich beschimpfen, wenn Sie Fehler machen, oder sich schuldig fühlen, weil Sie sich eine Pause gönnen, helfen Ihnen eventuell die folgenden Übungen in Selbstmitgefühl.

Ein typischer Kurs dafür beinhaltet beispielsweise Achtsamkeitspraktiken wie in Kapitel 11 beschrieben, also Body-Scans oder Meditation der liebenden Güte. Dr. Neff hat jedoch auch einige kürzere Übungen entwickelt, die sich wunderbar für Anfänger eignen.[17]

Selbstmitgefühl-Intermezzo

Denken Sie an eine Situation in Ihrem Leben, die schwierig ist oder Ihnen Stress bereitet. Versuchen Sie, den Stress und das Unbehagen in Ihrem Körper zu fühlen. Beginnen Sie mit der

Komponente der Achtsamkeit und sagen zu sich: »Dies ist ein Moment, in dem ich leide.« Gehen Sie dann zur Komponente der geteilten Menschlichkeit über und machen sich bewusst, dass auch andere Menschen so empfinden oder irgendwann Probleme haben. Danach üben Sie sich in selbstbezogener Freundlichkeit, indem Sie sich fragen: »Was würde ich jetzt gerne hören?« Das könnte die Schilderung einer Situation sein, in der Sie Freundlichkeit erfahren, oder ein allgemeinerer Wunsch wie »Möge ich lernen, mich so anzunehmen, wie ich bin« oder »Möge ich mir vergeben.«

Selbstmitgefühl-Tagebuch

Schreiben Sie etwas auf, weswegen Sie ein schlechtes Gewissen hatten oder wofür Sie sich verurteilt haben. Schreiben Sie, wie Sie sich dabei fühlten – traurig, beschämt, ängstlich, gestresst usw. Schreiben Sie, inwiefern sich diese Erfahrung auf Menschen generell übertragen lässt. Räumen Sie beispielsweise ein, dass Menschsein bedeutet, nicht perfekt zu sein, Fehler zu begehen und schmerzliche Erfahrungen zu machen (z. B. »Jeder reagiert manchmal über, das ist menschlich.«). Anschließend schreiben Sie einige freundliche, verständnisvolle Worte des Trostes auf (z. B. »Das ist okay. Du hast es vergeigt, aber das war kein Weltuntergang. Du kannst daraus lernen und es beim nächsten Mal besser machen.«).

Motivationsumlenkung

Versuchen Sie manchmal, sich durch Selbstkritik zu motivieren? Gibt es beispielsweise eine Eigenschaft, die Sie sich dann vorwerfen (zu dick, zu faul), weil Sie glauben, hart zu sich selbst zu sein würde Ihnen helfen, sich zu ändern? Wenn ja, vergegenwärtigen Sie sich den Schmerz und die Erfahrung, so abgeurteilt zu werden. Danach stellen Sie sich die Worte vor, die eine Person, die es gut mit Ihnen meint, sagen würde, wenn sie hörte, dass eine andere Person so mit Ihnen redet. Wie würde sie Sie unterstützen und dazu ermutigen, die Veränderung anzugehen, die Sie sich wünschen? Durchlaufen Sie diesen Prozess jedes Mal, wenn Sie in dieses Muster der Selbstkritik verfallen, und konzentrieren Sie sich darauf, dass Sie Ihre Ziele leichter erreichen, wenn Sie aufmunternder und positiver mit sich sprechen.

Am Selbstmitgefühl ist besonders interessant, dass es sowohl mit mentaler Stärke als auch mit Resilienz assoziiert ist.[18] Das bedeutet, dass Selbstmitgefühl den Headroom unmittelbar erweitert – es verbessert unsere Fähigkeit, in Stressphasen gut zu funktionieren. Wenn wir uns eine notwendige Pause gönnen und uns unsere Fehler nachsehen, verbessern wir unsere Stimmung und rüsten uns für das Meistern harter Zeiten. Zudem schaffen Selbstmitgefühl und gezielte Erholung Raum für Anpassung, sodass wir alles geben können, wenn es darauf ankommt. Die Zähne zusammenzubeißen, koste es, was es wolle, ist manchmal das genaue *Gegenteil* von dem, was das Gehirn braucht, um Resilienz und Headroom aufzubauen.

Wir profitieren mehr davon, Herausforderungen anzunehmen und zu bewältigen, wenn wir dabei das Heft in der Hand behalten – das macht wahre Stärke aus. Wie in Kapitel 11 beschrieben, kann es im Hinblick auf das Risiko für Demenz und Depression gut sein, sich viel zuzumuten (oder sogar Phasen mit intensivem Stress zu durchleben), aber das gilt nur, wenn man die Situation auch kontrolliert. Darum gehört zur selbstbezogenen Freundlichkeit auch zu wissen, wann man Nein sagen oder kürzertreten muss. Natürlich geht das nicht immer, doch dann könnten wir auf den Headroom zurückgreifen, den wir uns im Laufe der Zeit erarbeitet haben. Menschen, die eine allostatische Überlastung oder ein Burn-out erfahren, geben gesundheitsfördernde Verhaltensweisen häufig auf, und so wird es für sie noch schwieriger, ihre kognitive Funktion langfristig aufrechtzuerhalten.

Erholung für das Gehirn

Schlaf ist sowohl kurz- als auch langfristig eine grundlegende Komponente der Gehirnregeneration und -funktion. Daneben gibt es Techniken, die wir tagsüber anwenden können, um uns von einer hohen allostatischen Last zu erholen, um uns auf eine spezielle Herausforderung in naher Zukunft vorzubereiten oder um einen nicht zu verhindernden Schlafmangel vor einer solchen Herausforderung auszugleichen.

Meditation und Atmung

Viele der in Kapitel 11 erwähnten Meditations- und Atemstrategien zur Entspannung können als erholsame geistige Ruhepausen dienen, um bei Stress und Überforderung die allgemeine Gehirngesundheit und kognitive Funktion zu unterstützen. Eine Meditationsform zur geistigen Erholung, die sich auch positiv auf das Lernen und den Schlaf auswirkt, ist Yoga Nidra. Yoga Nidra umfasst Elemente des Body-Scanning, der bewussten Atmung und Visualisierung, die, wie erwähnt, den Spiegel von Stresshormonen senken und für bessere Blutdruckwerte und Stimmung sorgen.[19] Eine Studie, bei der die Teilnehmenden über zwei Wochen lang 20 Minuten am Tag mithilfe einer YouTube-Aufnahme Yoga Nidra praktizierten, verzeichnete Verbesserungen bei Schlaf, Lernen und Arbeitsgedächtnis.[20] Misst man die elektrischen Signale im Gehirn von Personen beim Yoga Nidra, sind oft ähnliche Veränderungen wie im Schlaf festzustellen, obwohl die Personen wach sind.[21] Darum gehört Yoga Nidra zu einer Gruppe von Meditationstechniken, die man als NSDR (*Non-Sleep Deep Rest*) bezeichnet. Mehr dazu findet man leicht in Apps und online.

Routinetätigkeiten

Gloria Mark ist eine Psychologin, die Aufmerksamkeit erforscht und untersucht, wie man seinen Fokus verbessert und zugleich die Wahrscheinlichkeit von Stress und Burn-out minimiert. In ihrem Buch *Attention Span* beschreibt Dr. Mark basierend auf dem Grad von Engagement und Herausforderung vier bedeutende kognitive Zustände.[22] *Focus* ist der Zustand, in dem wir hart arbeiten und unser Gehirn intensiv stimulieren, indem wir sowohl engagiert als auch herausgefordert sind. Die beiden Zustände mit geringem Engagement sind *bored* (gelangweilt – geringes Engagement, geringe Herausforderung) und *frustrated* (frustriert – geringes Engagement, große Herausforderung). Die vierte Kategorie ist *rote attention* (routinemäßige, mechanische Aufmerksamkeit), bei der man engagiert, aber nicht herausgefordert ist. Bei Routinetätigkeiten fühlt man sich meistens gut und baut Stress ab. Zu diesen Aktivitäten gehören Kreuzworträtsel und andere Denksportaufgaben, einfache, aber unterhaltsame Spiele (wie *Angry Birds* oder *Candy Crush*) und Scrollen durch die sozialen Medien (sofern man die Posts ignoriert, die einen auf die Palme bringen). Entscheidend ist, diese Routinetätigkeiten als kurze (etwa zehnminütige) geplante mentale Erholungspausen nach Phasen mit intensiver

Fokussierung oder Arbeit oder Stressmomenten einzusetzen, und nicht für zwei Stunden in den Abgründen von TikTok zu verschwinden und uns einzureden, das sei unserer geistigen Gesundheit förderlich.

Sich im Vertrauten wiederfinden

Wenn man gestresst ist oder intensive kognitive Arbeit geleistet hat, kann man die mentalen Batterien erwiesenermaßen wieder aufladen, indem man vertraute fiktive Welten aufsucht. In zwei unterschiedlichen Experimenten verschlechterte sich die Stimmung sowie die kognitive Funktion von Teilnehmenden, die intensive kognitive Arbeit geleistet hatten, bei einem Test, in dem sie in Wörtern ein Muster entdecken sollten. Die kognitive Funktion wie auch die Stimmung besserten sich jedoch wieder, wenn sie ein vertrautes Buch lasen oder sich eine Wiederholung ihrer Lieblings-Fernsehshow ansahen.[23] Anscheinend verstärkt die Erfahrung von Vertrautem Gefühle der Zugehörigkeit und Selbstkontrolle. Offensichtlich hat es also einen guten Grund, dass wir uns entspannen, wenn wir diese eine Episode aus *Friends* zum siebzehnten Mal anschauen.

Spazierengehen (echte Natur erwünscht, aber optional)

Ein Spaziergang ist eine der besten Methoden, um eine kurze geistige Erholungspause mit einem Bewegungs-Snack zu verbinden und zugleich die wohltuende, stressreduzierende Wirkung der Natur zu erleben (siehe Kapitel 11). Laut mehreren Studien verbessert ein 15-minütiger Spaziergang in der Natur (zum Beispiel mittels *Shinrin-Yoku*, oder Waldbaden, der japanischen Praxis, in die Natur einzutauchen) die Stimmung und physiologische Maße für Stress wie Cortisol und die Herzfrequenzvariabilität (ein Maß für Entspannung durch die Aktivität des Vagusnerven). Zudem erhöht er die Kreativität ähnlich wie Schlafen.[24] Interessanterweise lassen sich dieselben Vorteile auch mittels virtueller Realität (VR) herbeiführen. Es ist beeindruckend, wie moderne VR-Headsets auch in den eigenen vier Wänden Immersion erzeugen können. Laut verschiedenen Studien können sich Spaziergänge durch eine VR-Natur oder Meditation in einer entspannenden virtuellen Umgebung ähnlich positiv auswirken wie entsprechende traditionellere Aktivitäten.[25] Obwohl die Interaktion mit der realen Welt für die langfristige kognitive Funktion so entscheidend ist, dass sie jeden Tag an erster Stelle stehen sollte, bietet sich VR als ein wunderbarer Ersatz an, wenn man nicht eben mal für kurze Erholungspausen in die Natur kann oder wenn man zu Hause eine immersivere Meditationspraxis ausprobieren möchte.

Garten

Wie Spaziergänge in der Natur sorgt Gartenarbeit für leichte Bewegung, Aufenthalt im Freien sowie repetitive und meditative Beschäftigung. Gartenarbeit und der Aufenthalt im Garten wurden über ein weites Altersspektrum hinweg mit besserer kognitiver Funktion, verminderten Schmerzen und Stress sowie verbesserter Aufmerksamkeit assoziiert.[26]

Nickerchen

Jetzt schummle ich ein bisschen, wo es doch in diesem Kasten um Erholungsmaßnahmen geht, die nichts mit Schlaf zu tun haben, aber in Phasen mit verstärktem Schlafbedürfnis oder in denen man nachts weniger Schlaf bekommt, als man braucht, eignen sich Nickerchen als Muntermacher und zur Steigerung der Leistungsfähigkeit. Sie unterstützen uns dabei, uns neu erlernte Informationen oder Fertigkeiten einzuprägen, und können in den nachfolgenden Stunden zudem die kognitive Funktion verbessern.[27] Falls Sie also die Zeit haben, vor einem wichtigen Ereignis ein Nickerchen zu machen, nutzen Sie diese Chance. Bei Profisportlerinnen und -sportlern mit mehreren Trainingseinheiten am Tag verbessert ein Schläfchen zwischendurch die Leistung, sorgt für Regeneration und vertreibt Müdigkeit.[28] Spät am Tag sollte man allerdings auf ein Nickerchen verzichten, damit man in der Nacht gut schlafen kann – also möglichst am späten Vormittag oder frühen Nachmittag darauf zurückgreifen.

Man kann nicht erst dann schlafen, wenn man tot ist

Auf unserer Route zur besseren Gehirngesundheit sind wir an einem letzten entscheidenden Punkt angekommen – nämlich wie außerordentlich wichtig es ist, auch mal einen *Punkt* zu machen. Wie bereits mehrfach erwähnt, wissen gute Sportlerinnen und Sportler, dass man auf das Gleichgewicht von Stimulation und Erholung achten muss, wenn man fitter und stärker werden möchte. Vor allem im Schlaf erfolgt die Anpassung an die Reize, denen wir tagsüber ausgesetzt waren, und das Wiederaufladen unserer kognitiven Ressourcen, die uns ermöglichen, Neues zu lernen. Außerdem bringt das Gehirn beim Schlafen den Müll raus – es entfernt Stoffwechselprodukte, die sich tagsüber angesammelt haben, und sorgt für ein Reset des Systems, sodass wir am nächsten Tag wieder in der Lage sind, Informationen aufzunehmen, zu verarbeiten und zu integrieren. Und schließlich unterstützt der Schlaf indirekt mehrere Aspekte des Gehirngesundheits-Games. Wenn wir zum Beispiel schlecht schlafen, sinkt die Wahrscheinlichkeit, dass wir zu anderen Menschen Kontakt aufnehmen, uns bewegen oder uns gesund ernähren.[29] Dagegen erhöht ein guter Nachtschlaf die Wahrscheinlichkeit, dass wir Dinge tun, die den Headroom und die kognitive Funktion fördern, und senkt das langfristige Demenzrisiko.

Mittlerweile, nachdem bereits mehr als zwei Jahrzehnte des 21. Jahrhunderts vergangen sind, hat sich zum Glück ein Wandel vollzogen – die Gesellschaft sieht den Schlaf mit anderen Augen. Als ich jünger war, herrschte allgemein eine Mentalität à la »Schlafen kannst du, wenn du tot bist« vor. Heute ist uns eher bewusst, dass wir jenen finalen Punkt früher erreichen, als uns lieb ist, wenn wir nicht genug schlafen. Der Schlaf verschafft uns nicht nur die für Anpassung und Lernen erforderliche Zeit – er sorgt auch für den bestmöglichen Headroom und dafür, dass wir diesen sowie unser Wissen und unsere kognitive Funktion bei Bedarf nutzen können. (Auch wenn ich zugeben muss, dass ich *echt lange* gebraucht habe, um diese Lektion zu verinnerlichen. Meist ging es nur auf die harte Tour: Ich habe sie immer wieder vergessen und musste sie dann von Neuem lernen.)

Eine der eindrücklichsten Erinnerungen aus meiner Zeit als junger Student stammt aus den letzten Wochen des Grundstudiums. Das Examen und die Notenvergabe in Cambridge waren besonders brutal – es gab keine Punkte für teilweise korrekte Antworten, nur sehr wenige Kursarbeiten und keine Berücksichtigung von bereits erzielten Zensuren. Drei Jahre Lernen und Arbeiten konzentrierten sich am Ende des letzten Jahres mehr oder weniger in einem Trommelfeuer von Prüfungen, die jeweils drei Stunden lang waren. Auch wenn dieser Ausdruck glücklicherweise nur ein rabenschwarzer Insiderwitz ist, wird der letzte Tag der Abschlusswoche der Prüfungen in Cambridge nicht ganz ohne Grund als »Sonntag der Selbstmörder« bezeichnet.

Zurück zu meiner Erinnerung: Ich sitze in einem Raum voller Studentinnen und Studenten und starre auf einen Riesenstapel von Aufzeichnungen aus den Biochemie-Vorlesungen. In wenigen Tagen beginnen die Prüfungen und draußen brennt die Sonne, während in mir langsam die Panik hochkriecht. Mir ist bereits aufgegangen, dass ich keine Chance habe, das gesamte Material durchzugehen, und muss mich daher entscheiden, für welche Themen noch Zeit bleibt. Ich lese ein paar Notizen über Chromatin (eine im Zellkern vorkommende Substanz, aus der die Chromosomen gebildet werden), als mir plötzlich die Hoffnungslosigkeit des ganzen Unterfangens aufgeht. Ich stehe auf, gehe hinaus, in den Toilettenraum nebenan und breche hemmungslos in Tränen aus. Ich staune bis heute, wie genau mir die Szene noch vor Augen steht – so erschöpft, wie ich war, ist es ein Wunder, dass mein Gedächtnis überhaupt noch funktionierte.

Natürlich war das alles allein meine Schuld. Ich hatte mir in den Monaten zuvor keine Mühe gegeben, den Überblick über das Prüfungsmaterial zu behalten, und mir alles für die letzten paar Wochen aufgespart. Also hatte ich meine Schlafenszeit halbiert, um die verlorene Zeit aufzuholen. Am Abend vor meinem Zusammenbruch war ich so müde gewesen, dass ich außerstande war, mich zu konzentrieren, aber hatte so viel Koffein im Blut, dass ich nicht schlafen konnte. In der Woche hatte ich täglich schätzungsweise bis zu 25 Espressos getrunken.

Zum Glück begriff ich, ähnlich wie Greg (oder, besser, seine Frau Laura), dass ich in den nächsten Tagen dafür sorgen musste, etwas mehr zu schlafen. Es gibt unzählige Untersuchungen, die belegen, dass zu wenig Schlaf uns unruhig macht und Lernen wie auch das Gedächtnis beeinträchtigt. Auf diese Weise hatte ich es mir also schwerer gemacht, von dem Unterricht, an dem ich *teilnahm*, zu profitieren, und fühlte mich zudem noch viel schlechter wegen der Dinge, die ich *versäumt* hatte. Mit ausreichend Schlaf ist man beim Lernen und in vielen anderen kognitiven Bereichen überdies viel effizienter, man kann sich besser mit dem Material auseinandersetzen und mehr davon einprägen, sodass man später weniger Zeit aufwenden muss, um es nachzuholen. Da ich nun hier sitze, dieses Buch schreibe und auf eine ansehnliche akademische Laufbahn zurückblicken kann, wissen Sie, dass dieser strategische Kurswechsel (weniger Büffeln, mehr Schlaf) genügte, um mich durch die Examensprüfungen zu bringen.

Auch wenn es nicht immer leichtfällt (gelegentlich, wenn sehr viel zu tun ist oder ich auf ein bestimmtes Projekt fokussiert bin, habe ich immer noch Probleme, meinen Rat zu beherzigen), ist Schlaf eindeutig der Dreh- und Angelpunkt, der unserem Gehirn zu seiner unglaublichen Kapazität verhilft. Das heißt jedoch, dass wir auf einen guten Schlaf – und damit verwandte Erholungsstrategien – achten müssen, um unser kognitives Potenzial voll ausschöpfen zu können.

Schlaf und das Gehirn

Der weltbekannte Schlafexperte Matthew Walker, der die Bedeutung des Schlafs durch seine Forschung und sein Buch *Why We Sleep* (dt. *Das große Buch vom Schlaf*) populär gemacht hat, bezeichnet Schlafen als »den Preis, den wir fürs Wachsein bezahlen«. Gemäß der in Teil I erläuterten Analogie zwischen dem Gehirn und einem Auto könnte man sagen, dass es zu einigen Abnutzungserscheinungen führen wird, wenn wir mit unserem Gehirn den lieben langen Tag durch die Gegend fahren. Es verbraucht nämlich eine Menge Energie, und genau wie das Verbrennen von Treibstoff in einem Motor kann die Erzeugung und Nutzung von Energie in Zellen auch Schaden anrichten – etwa zu oxidativem Stress und Entzündungsprozessen führen. Zudem sorgt das permanente Aufnehmen, Interpretieren und Reagieren auf Informationen aus der Umwelt von Natur aus für – positiven – Stress, und wir benötigen Zeit, in der wir alle diese Dinge *nicht* tun, um den ganzen Input zu verarbeiten.

Der Schlaf ist diejenige Zeit, in der planmäßig der überwiegende Teil der Instandhaltung und Reparaturarbeiten im Gehirn und in den meisten anderen Bereichen des Körpers erfolgt. Verweigern wir unserem Gehirn die Gelegenheit zu schlafen, wäre das so, als versuchte ein bedauernswerter Kfz-Mechaniker unser Auto zu reparieren, während er sich verzweifelt am Unterboden festklammert, weil wir spät dran sind und mit Vollspeed zur Arbeit düsen. Die Reparatur würde sehr viel entspannter verlaufen, wenn wir das Auto über Nacht in der Werkstatt ließen und der Mechaniker Ruhe und Zeit für seinen Job hätte.

Die Evolution führt uns die große Relevanz des Schlafs vor Augen, denn wenn wir ohne ihn auskämen, hätte sie ihn schon längst abgeschafft. Ein Drittel des Tages gewissermaßen bewusstlos (und wehrlos) zu verbringen, birgt nicht nur ein Überlebensrisiko, sondern verschlingt auch viel Zeit, die man sonst mit *anderen* lebenswichtigen Dingen wie Nahrungsbeschaffung und Fortpflanzung verbringen könnte. Schlafen ist also von immenser Bedeutung. Und wie wir alle vermutlich schon einmal erlebt haben, ist es mit unserer Leistungsfähigkeit, egal in welchen Bereichen, nicht weit her, wenn wir nicht genug Schlaf bekommen. Das hängt auch damit zusammen, dass spezifische Schlafkomponenten verschiedene kognitive Funktionen unterstützen.

Der Schlaf lässt sich in unterschiedliche Phasen unterteilen, die wir im Laufe der Nacht mehrmals in Zyklen von etwa 90 Minuten Dauer durchlaufen (Abbildung 1). Grob gesprochen gibt es zwei Schlafphasen – den REM-Schlaf (von *rapid eye movement*, »schnelle Augenbewegung«) und den Non-REM- (oder NREM-)Schlaf, die beide sehr wichtige, aber leicht unterschiedliche Effekte auf das

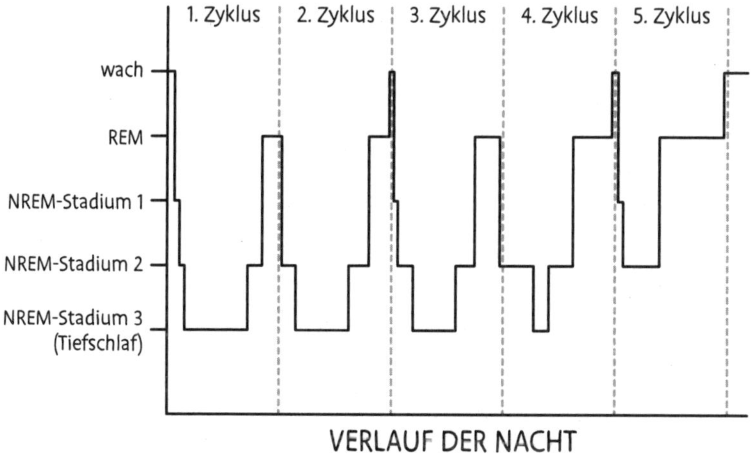

ABBILDUNG 1. Der Schlaf hat vier Hauptphasen, die wir in Zyklen durchlaufen – zuerst die Stadien 1 bis 3 des Non-REM- (NREM-)Schlafs, in denen der Schlaf zunehmend tiefer wird (das NREM-Stadium 3 entspricht dem Tiefschlaf, der durch langsame Hirnwellen gekennzeichnet ist), gefolgt vom REM-Schlaf. Im Laufe der Nacht werden die Tiefschlafphasen kürzer und die REM-Phasen länger.

Gehirn haben. Zum Tiefschlaf kommt es in den späteren Stadien des NREM-Schlafs, er ist entscheidend für die Speicherung von tagsüber gesammelten Gedächtnisinhalten. Im Tiefschlaf und den vorher erfolgten Stadien des NREM-Schlafs erfolgt ein Reset der Synapsen – den Verbindungen zwischen den Neuronen –, sodass das Gehirn erfrischt neue Informationen aufnehmen kann.[30]

Im REM-Schlaf träumen wir. Wie der Tiefschlaf dient er der Speicherung von Gedächtnisinhalten, doch daneben werden auch neue Verknüpfungen zwischen noch nicht verbundenen Erinnerungen und Informationen hergestellt, die Kreativität, Problemlösen und das Erstellen eines größeren Wissenszusammenhangs fördern. Außerdem ist der REM-Schlaf entscheidend für die Verarbeitung von Emotionen und bereitet uns auf den Umgang mit emotional herausfordernden Situationen oder Erfahrungen vor.

Zwar erleben alle Tiere irgendeine Form von Schlaf, doch man geht davon aus, dass sich im Lauf der Evolution nur der NREM-Schlaf bei allen Arten ausgeprägt hat. Der deutliche Zyklus von NREM- und REM-Schlaf ist generell nur bei Säugetieren und Vögeln zu beobachten und liegt vermutlich einigen unserer wichtigsten kognitiven Funktionen zugrunde. Lange Zeit haben Schlafexperten vermutet, der REM-Schlaf sei für die komplexe kognitive Funktion so entscheidend, dass er sich unabhängig voneinander zweimal – bei den Säugern und bei den Vögeln – entwickelt habe. Neuere Forschungen, bei denen der Schlaf von Eidechsen, Weichtieren und Fischen untersucht wurde (wer sagt, dass Wissenschaft keinen Spaß machen kann?), legen jedoch nahe, dass diese Tiere auch zwei Schlafzustände durchlaufen. Es ist also denkbar, dass der REM-Schlaf auf einen gemeinsamen evolutionären Ursprung zurückgeht.[31]

Die Anteile dieser verschiedenen Phasen, die wir in einer Nacht vier- oder fünfmal durchlaufen, verändern sich dabei. Zu Beginn der Nacht verbringen wir mehr Zeit im Tiefschlaf, während gegen Ende der Nacht der REM-Schlaf die Oberhand gewinnt, was uns auf das Erlernen neuer Dinge am nächsten Tag vorbereitet. Da sich die verschiedenen Schlafphasen unterschiedlich auf das Gehirn auswirken, ist es wichtig, dass wir sämtliche Stadien oft genug durchlaufen, um am nächsten Tag ausgeruht und leistungsstark zu sein. In ihrem Zusammenspiel befördern sie die Lernfähigkeit und die kognitive Funktion.

So haben Studien an Mäusen, die eine neue motorische Fertigkeit erlernten, gezeigt, dass die beim Lernen aktivierten Nervenzellen während des NREM-Schlafs *reaktiviert* werden, was neue Verknüpfungen im Zusammenhang mit dieser Fertigkeit oder dem Gedächtnis erzeugt. Wenn man den Tieren REM-Schlaf, aber keinen Tiefschlaf ermöglicht oder die Reaktivierung der betreffenden Nervenzellen im Schlaf verhindert, bleibt der Lerneffekt aus. Während der NREM-Schlaf für die Entwicklung der neuen Lernverknüpfungen im Gehirn unverzichtbar ist, gewährleistet der anschließende REM-Schlaf die maximale Effizienz dieser neuen Verknüpfungen – überflüssige neue Synapsen werden abgebaut und diejenigen, die zur Speicherung des Gelernten beitragen, verstärkt.[32]

Dieser Synergieeffekt von NREM- und REM-Schlaf auf das Gedächtnis ist vermutlich ein Grund dafür, dass wir am Abend nach einem schlechten Nachtschlaf nicht so gut lernen können – wir haben die Gedächtnisinhalte des vorigen Tages noch nicht richtig verarbeitet und gefestigt und verfügen daher über geringere Kapazitäten, etwas Neues zu lernen. Das erklärt wahrscheinlich auch ein verbreitetes Problem – jenes nervige Gefühl, wenn uns ein bestimmter Sachverhalt (oder ein Name) einfach nicht einfällt, obwohl wir *wissen*, dass wir ihn kennen. Oft, und vor allem, wenn wir älter werden, werten wir diese kleinen Aussetzer als Anzeichen, dass unsere geistigen Fähigkeiten schwinden und Alzheimer bereits hinter der nächsten Ecke lauert. Zum Glück ist das aber meistens nicht der Fall; auch wenn langfristiger Schlafmangel das Demenzrisiko eindeutig erhöht, sind diese Erlebnisse eher auf die kurzfristigen (und reversiblen) Effekte von schlechtem Schlaf auf das Gedächtnis zurückzuführen.

REM-Schlaf hilft nicht nur dem Gedächtnis auf die Sprünge, er trägt auch zur Integration unterschiedlicher Informationen bei und fördert so das kreative Denken. In einem klassischen Artikel eines Teams aus Lübeck mit dem Titel »Sleep Inspires Insight«[33] (etwa: Schlaf weckt Erkenntnis) wird folgender Ablauf einer Studie beschrieben: Die Probanden wurden zuerst einem Training und danach einem Test unterzogen, bei dem eine Zahlenreihe anhand einfacher Regeln in eine andere Zahlenreihe überführt werden musste. Allerdings war ihnen vorher nicht gesagt worden, dass es eine noch komplexere Gesetzmäßigkeit gab, die ihnen erlaubte, mehrere Schritte zu überspringen und die Aufgabe sehr viel schneller zu lösen. Zwei Gruppen erhielten das Training um 23 Uhr und wurden um 7 Uhr am nächsten Morgen getestet, wobei die eine Hälfte schlafen durfte und die andere nicht. Eine dritte Gruppe trainierte um 11 Uhr vormittags und wurde abends um 19 Uhr getestet – sie blieb also wach, litt aber nicht unter Schlafentzug.

Im Vergleich zu den beiden Gruppen, die wach blieben, erlebten mehr als doppelt so viele Personen in der Schlafgruppe einen »Heureka«-Moment und entdeckten die komplexe Regel, sodass sie die Aufgabe schneller lösten. In einer späteren Studie gab es eine ähnliche Aufgabe mit Wortassoziationen, doch dieses Mal durften die Teilnehmenden zwischen Training und Test ein Nickerchen machen oder nicht. An den Hirnwellen in der Nickerchengruppe sahen die Forscher, dass das Auftreten von REM-Schlaf beim Nickerchen den Teilnehmenden zu mehr kreativen Lösungen des Problems verhalf.[34] Aufgrund derartiger Experimente kam man zu dem Schluss, dass insbesondere REM-Schlaf die kreative Verarbeitung von Eindrücken begünstigt und zu Erkenntnissen führt. Überdies spielt REM-Schlaf eine bedeutende Rolle bei der Verarbeitung emotionaler Erfahrungen – er ist gewissermaßen ein ins Gehirn eingebauter Therapeut.[35]

In mehreren Studien wurde der Schlaf der Probanden manipuliert – sie durften entweder eine Nacht lang überhaupt nicht schlafen oder einige Nächte nur für 4 oder 5 Stunden –, um herauszufinden, wie Schlaf die Speicherung von emotionalen Informationen oder die Reaktion auf sie beeinflusst. Wie wir wissen, ist REM-Schlaf entscheidend für das Einprägen von Informationen, die eine emotionale Reaktion hervorrufen – man erinnert sich beispielsweise an ein süßes Foto mit flauschigen Kätzchen, das einem ein paar Neurowissenschafts-Nerds vor ein paar Stunden vor die Nase gehalten haben. Sich an süße Katzenbabyfotos zu erinnern kann zwar von Bedeutung sein (zum Beispiel, wenn man Memes auf Instagram teilt), aber von *gravierender* Bedeutung wird die Auswirkung von Schlafmangel auf unsere emotionalen Reaktionen, wenn es um unseren Umgang mit der Welt und anderen Menschen geht.

Unter Schlafentzug ist die Amygdala – derjenige Bereich unseres Gehirns, der für rasche negative emotionale Reaktionen wie Angst und Furcht verantwortlich ist – stärker aktiviert.[36] Zudem wird die Verbindung zwischen präfrontalem Cortex und Amygdala geschwächt. Der präfrontale Cortex ist von großer Bedeutung für die Entscheidungsfindung – so teilt er der Amygdala mit, dass der Hund, der plötzlich vor Ihnen hochspringt, nichts Übles im Sinn hat, sondern ein knuddeliger, übermütiger Welpe ist, der Ihnen nur das Gesicht abschlecken will.

Wenn wir jedoch unter Schlafmangel leiden, funktioniert diese kurzfristige Kontrolle unserer emotionalen Reaktionen nicht mehr so gut. Wir sind zwar noch in der Lage, Reize, die positive Emotionen hervorrufen, wahrzunehmen und auf sie zu reagieren, aber im Schnitt reagieren wir eher negativ.[37] Beispielsweise neigen wir in mehrdeutigen Situationen dazu, neutrale Bilder, Kommentare oder Gesichtsausdrücke negativ zu interpretieren. Auf unsere Weltsicht und die Interaktion mit anderen kann dies enorme Auswirkungen haben oder auch viele kleine, die sich mit der Zeit summieren.

Wir wissen alle, wie es sich anfühlt, nicht genug geschlafen zu haben – wir sind gereizter und reagieren generell impulsiver.[38] So sehen die Ergebnisse aus den eben erwähnten Studien gewissermaßen im echten Leben aus. Zudem hat man festgestellt, dass unter Schlafmangel allgemein das Interesse am sozialen Miteinander zurückgeht[39] – wir sind weniger bereit, mit anderen Menschen Kontakt aufzunehmen oder zu interagieren. Das beeinträchtigt womöglich mit der Zeit unsere Fähigkeit, enge Beziehungen zu Angehörigen oder Kollegen aufrechtzuerhalten, was zu Problemen am Arbeitsplatz führen und uns im Alter eher in die Isolation treiben kann.

Im Hinblick auf Headroom und die langfristige kognitive Funktion spielt der Schlaf demnach eine große Rolle, die im Laufe der Zeit zutage tritt. Tag für Tag werden wir mit neuen Erfahrungen,

Interaktionen und Informationen konfrontiert, die es in unser über Jahrzehnte angehäuftes Wissen zu integrieren gilt. NREM-Schlaf hilft bei der Verfestigung der Synapsen, die durch Erfahrungen vom Vortag erzeugt wurden, und anschließend sorgt der REM-Schlaf für die bestmögliche Effizienz dieser Verknüpfungen, indem er neue Informationen in einen größeren Zusammenhang stellt. Auf diese Weise erfolgt ein Reset von zahlreichen Aspekten der Hirnfunktion, sodass wir am nächsten Tag erneut gewinnbringend mit anderen Menschen kommunizieren und von ihnen lernen können. Diese nächtliche Aktualisierung erweist sich immer deutlicher als die übergeordnete Aufgabe, die der Schlaf bei der Förderung von Gehirngesundheit und kognitiver Funktion erfüllt.

Reinen Tisch machen

Egal, wie alt wir sind – unser Gehirn zu gebrauchen bedeutet harte Arbeit. Und genau wie unser Auto (sofern es kein E-Auto ist) produziert das Gehirn »Abgase«, wenn es in Betrieb ist – Proteine und kleinere Moleküle, die sich im Zuge der kognitiven Fahrerei anhäufen. Doch im Gegensatz zu Autoabgasen, die in die Atmosphäre entweichen, sodass man sie bequemerweise ignorieren kann, lagern sich im Laufe des Tages eine Menge Gehirnabgase außerhalb der Zellen ab. Diese Ansammlung von Abgasen trägt zu dem »Schlafdruck« bei, der uns abends müde macht und den Schlafprozess einleitet. Ein Grund für das Nachlassen von Aufmerksamkeit nach einer langen Zeit ohne Schlaf ist tatsächlich, dass die durch unsere schwere kognitive Arbeit erzeugten Stoffwechselprodukte in bestimmten Hirnarealen zu schlafähnlichen Vorgängen führen können, obwohl wir im Grunde noch wach sind.[40]

Der im Gehirn am häufigsten vorkommende Neurotransmitter ist Glutamat. Glutamat ist ein *erregender* Neurotransmitter: Wenn es an Rezeptoren an der Synapse eines Neurons bindet, stimuliert es dieses Neuron, sodass es leichter aktiviert wird. Laut neueren Studien trägt die Anhäufung von Verbindungen wie Glutamat an einem Tag mit hoher kognitiver Last zu geistiger Ermüdung bei. Ein Forschungsteam in Paris simulierte verschiedene Arten von Arbeitstagen und ließ die Teilnehmenden über sechs Stunden lang kognitive Tests durchführen.[41] Die eine Hälfte der Teilnehmenden musste schwierige Aufgaben lösen, die viel geistige Beweglichkeit und Memorieren erforderten. Die andere Hälfte bekam leichte, viel weniger komplexe Aufgaben. Bei der ersten Gruppe wurde in einem Bereich des präfrontalen Cortex, der für kognitive Kontrolle zuständig ist, eine größere Anhäufung von Glutamat festgestellt, was mit impulsiveren Entscheidungen assoziiert wurde. Wie ähnliche Studien erbrachten, bewirkt kognitive Anstrengung auch die vermehrte Bildung anderer Stoffwechselprodukte, zum Beispiel von Aspartat (ein weiterer erregender Neurotransmitter) und Lactat (als hätte das Gehirn ein paar Sprints oder intensive Bizeps-Curls vollführt), und wenn sich diese mit der Zeit anhäufen, hat das zur Folge, dass weitere geistige oder körperliche Anstrengungen eher vermieden werden.[42]

Kennen Sie das – nach einem langen Arbeitstag mit zig Entscheidungen erscheint Ihnen die Vorstellung plötzlich absurd, noch zum routinemäßigen Training im Fitnessstudio zu fahren? Oder Sie haben zu Hause den Kühlschrank voll gesunder Zutaten, die auf ihre Zubereitung warten, und beschließen auf dem Heimweg spontan, sich etwas zum Mitnehmen zu kaufen? Jetzt wissen Sie, warum. Und es verdeutlicht, warum mentale Ruhepausen am Tag so wichtig sind, damit wir danach wieder frisch und agil unserer Arbeit nachgehen können (von den Verhaltensweisen, die unsere langfristige Gehirngesundheit unterstützen, ganz zu schweigen). Es zeigt aber auch, warum Schlaf so bedeutsam für unser Leistungsvermögen ist. Wer unter Schlafmangel leidet, nimmt eher keine geistig anspruchsvollen Aufgaben in Angriff (wie das Erlernen neuer Fertigkeiten) oder verzichtet auf Dinge, die die Gehirnfunktion und letztlich den Headroom fördern. Das soll nicht heißen, dass man nicht ab und zu das Fitnesstraining schwänzen oder etwas vom Thailänder mitnehmen darf. Doch wer so etwas über Wochen, Monate und Jahre hinweg macht, verweigert seinem Gehirn eine Menge an Stimulation und Anpassung, von der es profitieren könnte.

Dass die Anhäufung bestimmter Stoffwechselprodukte nach geistiger Arbeit zu mentaler Ermüdung führen kann, liegt auch daran, dass viele Neurotransmitter – wie Glutamat – gemeinsam mit ATP, der wichtigsten »Energiewährung« unserer Zellen, in Synapsen ausgeschüttet werden. Dann fungiert ATP als Neuromodulator, der den Effekt des gleichzeitig freigesetzten Neurotransmitters beeinflusst. Dieses ATP wird dann aufgespalten, wobei Adenosin entsteht, das sich im Laufe des Tages ansammelt. Adenosin wirkt dämpfend auf den Stoffwechsel und die Aktivität der Hirnzellen, an die es bindet, und trägt so letztlich zum Übergang in den NREM-Schlaf bei.[43] Beim Schlafen erhöht sich die Aktivität des Enzyms, das Adenosin abbaut, sodass der Reset für den kommenden Tag erfolgt.[44]

Auf diesen Prozess bezieht sich Matthew Walker, wenn er sagt, dass Schlaf der Preis ist, den wir fürs Wachsein bezahlen. Die Nutzung unseres Gehirns führt zur allmählichen Anhäufung von Stoffwechselprodukten wie Adenosin, doch auch von Neurotransmittern und inflammatorischen Zytokinen, die alle das Gehirn zum Schlafen bringen und im Schlaf dann wieder abgebaut werden. Daran zeigt sich wieder der Zusammenhang zwischen Stimulation und Erholung – je mehr wir unser Gehirn beanspruchen, desto mehr Schlaf benötigen wir in der darauffolgenden Nacht. Und es erklärt, warum wir uns benommen fühlen, wenn wir nicht genug schlafen – die schlaffördernden Stoffwechselprodukte wie Adenosin konnten nicht vollständig abgeräumt werden. Werden die im Lauf des Tages angesammelten inflammatorischen Zytokine nicht entfernt, kann ein langfristiger Schlafmangel auch Entzündungsprozesse hervorrufen, was wiederum das Demenzrisiko erhöht.[45] Neben spezifischen Beseitigungsmechanismen für einige Stoffwechselprodukte wie Adenosin bedient sich das Gehirn auch eines über Nacht stattfindenden generellen Säuberungsverfahrens – ähnlich der Straßenreinigung in Großstädten –, um sich für den kommenden Tag zu rüsten.

Kurz nachdem ich mit der Arbeit an meiner Dissertation begonnen hatte, verfasste ich einen Blogpost über eine bahnbrechende Entdeckung, die die Schlaf- und Gehirngesundheitsforschung nachhaltig geprägt hat. 2012 entdeckte ein Team um die Neurobiologin Maiken Nedergaard an der University of Rochester ein System, das Proteine und andere Moleküle wegspült, die sich im Laufe des Tages außerhalb der Hirnzellen ablagern. Sie nannten es *glymphatisches System*, weil Gliazellen (insbesondere Astroglia bzw. Astrozyten) die Abfallstoffe in die Lymphknoten, das Entsorgungssystem des Körpers, leiten. Zu den Wissenschaftlern des Teams gehörte Erlend Nagelhus, ein Professor an der Universität Oslo, dessen Labor damals direkt unter meinem lag. Der erstgenannte Autor des Artikels – üblicherweise diejenige Person, die den größten Teil der Arbeit leistet und/oder den Artikel verfasst – war Jeff Iliff, der zufälligerweise nun mein Kollege an der University of Washington ist.

Mithilfe eines bildgebenden Verfahrens namens Zwei-Photonen-Mikroskopie, mit dem sich die Prozesse in Mausgehirnen in Echtzeit beobachten lassen, zeigte Jeff, dass ein Flüssigkeitssystem (Liquor) die Blutgefäße im Gehirn umgibt. In Koordination mit pulsierenden Arterien leiten Astrozyten den Liquor durch Poren in ihren sternartigen Fortsätzen zwischen den Hirnzellen hindurch und in den Blutkreislauf, wobei die Abfallstoffe ausgeschwemmt werden. In einer Folgestudie zeigte Nedergaards Team, dass sich das glymphatische System vor allem im Schlaf ausweitet und den Flüssigkeitsstrom durch das Gehirn verstärkt, sodass der tagsüber angehäufte Müll entsorgt wird.[46] Insbesondere entdeckten sie, dass auf diesem Wege im Zuge neuronaler Aktivität abgelagerte schädliche Amyloid-Proteine ausgeschwemmt werden.

Obwohl die betreffende Forschung überwiegend an Mäusen erfolgte und beim Menschen nur schwer replizierbar ist (weil dies mehrere MRT-Scans erfordert, nachdem ein Kontrastmittel direkt in den Spinalkanal der untersuchten Person gespritzt wurde), sprechen alle bisherigen Belege dafür, dass wir im Wesentlichen der glymphatischen Funktion die Vorzüge des Schlafs verdanken und sich die Abfallbeseitigung signifikant verzögert, wenn wir nicht gut oder lange genug schlafen.[47] Tatsächlich gibt es eine faszinierende Studie, bei der an 30 aufeinanderfolgenden Tagen alle 12 bis 24 Stunden ein MRT-Scan vom Gehirn einer Person erstellt und dabei entdeckt wurde, dass sich die Liquorräume im Gehirn abends in Vorbereitung zum Schlaf erweiterten, um für die Gliazellen Platz zu schaffen, die ihrer Reinigungspflicht nachkommen sollten.[48]

Laut mehreren Studien sammeln sich Abfallstoffe im Gehirn bereits nach geringem Schlafmangel an. So erbrachte eine Studie an den National Institutes of Health, dass eine Nacht mit Schlafentzug mit einer Zunahme von Amyloid-Signalen assoziiert war und Personen mit größeren Amyloid-Anhäufungen am nächsten Tag schlechterer Stimmung waren.[49] Natürlich ist Amyloid nicht allein für die Gehirnfunktion und Demenz verantwortlich, aber in Studien wie dieser ist es ein Marker für alles, was sich über den Tag im Gehirn ansammelt und während des Schlafs weggeräumt werden muss. Während sich eine einzige Nacht mit schlechtem Schlaf wohl kaum langfristig auswirkt, sind sowohl die Menge an Schlaf, die wir jede Nacht bekommen, als auch die Qualität dieses Schlafs mit einer Amyloid-Anhäufung im Gehirn assoziiert, was erneut nahelegt, dass sich das Gehirn nicht wirklich von seinen Tagesaktivitäten erholen kann, wenn es nicht genügend Zeit hat, die Abfallstoffe loszuwerden.

Glücklicherweise scheint dieser Effekt reversibel zu sein. Während einer Studie in Matthew Walkers Labor wies das Gehirn von

Personen, deren Schlaf sich mit der Zeit verbesserte – egal, ob sie über fünfzig, sechzig oder siebzig waren –, weniger Anzeichen für alzheimerspezifische Veränderungen auf.[50] Das spricht dafür, dass es nie zu spät ist, um von einer Nacht mit gutem Schlaf zu profitieren.

Da das glymphatische System von so großer Relevanz für den über Nacht erfolgenden Stoffwechsel-Reset ist, vermutete man, dass viele neurodegenerative Erkrankungen durch Fehler im glymphatischen System befördert werden oder durch unzureichenden Tiefschlaf, in dem das System am aktivsten ist.[51] Beispielsweise waren bei älteren Erwachsenen, deren Gehirn mehr als 13 Jahre nach einer Beurteilung ihres Schlafs gescannt wurde, mehrere Hirnbereiche von Personen, die weniger Zeit im Tiefschlaf verbracht hatten, kleiner.[52] Entsprechend wiesen Personen aus einer Untergruppe der Framingham-Studie, bei denen die geringste Tiefschlafzeit gemessen wurde, das höchste Risiko für spätere Demenz auf.[53] Und jüngere Forschungsarbeiten von Jeff Iliff erbrachten, dass sich bei Militärangehörigen, die Detonationen miterlebt hatten, die Funktion des glymphatischen Systems verändert hatte, das anscheinend durch schlechten Schlaf beeinträchtigt wurde.[54] Als Ursache vermutet man Schädigungen der Astrozyten im Gehirn, die die Regulierung des Liquorstroms durch das glymphatische System beeinflussen. Da die kognitive Funktion offensichtlich von einem Tag zum anderen wie auch langfristig auf die Arbeit des glymphatischen Systems angewiesen ist, könnten diese Veränderungen zumindest teilweise den kognitiven Abbau und das erhöhte Demenzrisiko bei Personen, die ein Hirntrauma erlitten haben, erklären.

Möglicherweise lässt sich eine glymphatische Dysfunktion schon in naher Zukunft dank technischer Neuerungen beheben. Es gibt mehrere vielversprechende Stimulationsverfahren, die die Effekte des Schlafs bei Patienten mit Schlafstörungen oder Hirnverletzungen fördern, oder auch in Situationen, in denen man funktionieren muss, aber wenig Schlaf bekommt, wie etwa bei bestimmten Militäreinsätzen. Als Gastdozent am Institute for Human and Machine Cognition in Florida bin ich an der Entwicklung eines Geräts beteiligt, das den REM-Schlaf und die glymphatische Funktion bei Personen unterstützt, die nicht ausreichend schlafen können. Es gibt zwar noch viele technische Probleme zu lösen – etwa wie man einen Reiz mit spezifischen Hirnwellen abstimmt, um einen ganz bestimmten Effekt zu erzielen –, aber verschiedene Unternehmen und Forschergruppen experimentieren bereits mit einer Vielzahl von Tönen, Lichtern und elektrischen Signalen, um den Schlaf über spezifische Reize zu verbessern. Ein aufregendes, zukunftsweisendes Forschungsgebiet, auf dessen weitere Entwicklung ich sehr gespannt bin.[55]

Neben Hirntraumata scheinen noch viele weitere Demenzrisikofaktoren in Zusammenhang mit dem glymphatischen System zu stehen. So wissen wir, dass leichte Erweiterungen der Blutgefäße bei jedem Herzschlag zur Beseitigung von Abfallstoffen im Gehirn beitragen, weil sie die Bewegung des Liquors durch das glymphatische System antreiben.[56] Mit zunehmendem Alter werden die Gefäße jedoch starrer und büßen ihre Elastizität ein, sodass der Liquorstrom versiegt. Hinzu kommen womöglich weitere Risikofaktoren aufgrund von körperlichen Problemen. Sportliche Aktivität und die Blutzuckerkontrolle verbessern die Gehirngesundheit nicht nur unmittelbar, wie wir in Kapitel 7 und 8 gesehen haben; eine überwiegend sitzende Lebensweise und hohe Blutzuckerwerte – sowie andere Risikofaktoren für kardiovaskuläre Erkrankungen wie Bluthochdruck und Rauchen – können das Demenzrisiko auch indirekt erhöhen, weil sie die Funktion der Blutgefäße beeinträchtigen. Dies wiederum erschwert dem glymphatischen System die nächtliche Müllentsorgung. Das erklärt, warum vaskuläre Erkrankungen und Alzheimer so häufig gemeinsam auftreten.

Die Grundlagen müssen stimmen

Falls es vor dem Lesen dieses Kapitels noch nicht der Fall war, sind Sie hoffentlich jetzt davon überzeugt, dass unser Gehirn Zeit zur Ruhe und Erholung braucht – vor allem durch Schlafen, aber auch andere Formen kognitiven Abschaltens –, um jeden Tag funktionieren zu können. Außerdem spielt Schlaf eine bedeutende Rolle für unser langfristiges Demenzrisiko. Damit stellt sich die Frage, wie viel Schlaf wir brauchen, um auch all seine Vorzüge genießen zu können. Das ist aus zwei Gründen tatsächlich schwierig zu beantworten.

Erstens: Es ist zwar relativ einfach, jemanden dazu zu bringen, *weniger* zu schlafen – beispielsweise bei Schlafentzugsstudien im Labor –, aber einen Menschen zu veranlassen, *mehr* zu schlafen, ist nicht so leicht zu bewerkstelligen, es sei denn, sein Körper macht bei dem Experiment bereitwillig mit. Also bleiben uns nur Forschungen, die schätzen, wie viel Menschen schlafen, um dann die langfristige Entwicklung ihrer Gehirngesundheit zu verfolgen. Das ist zwar informativ, aber nicht immer leicht zu interpretieren. Korrelation ist nicht gleich Kausalität, und es kann an vielen Dingen liegen, dass manche Menschen einfach mehr Schlaf brauchen als andere.

Zweitens: Wie viel Schlaf wir benötigen, ist auch deshalb schwer einzuschätzen, weil unser Schlaf Flexibilität verlangt. So haben wir alle schon erlebt, dass wir mehr Schlaf brauchen, wenn wir krank sind. Aus diesem Grund wird eine sehr lange Schlafdauer (mehr als neun Stunden pro Nacht) gemeinhin mit einer schlechteren Gesundheit in Verbindung gebracht. Das heißt aber nicht, dass mehr Schlaf schlecht für Sie ist – Menschen, die kränker sind, schlafen schlicht meistens mehr. Auch Sportlerinnen und Sportler haben ein größeres Schlafbedürfnis, um sich von ihrem hohen Trainingspensum zu erholen, und das ist sowohl für ihre Gesundheit als auch ihre Performance relevant. Zudem wird der Schlaf durch Stress beeinflusst, denn dieser verstärkt unser Schlafbedürfnis, während er zugleich das Ein- oder Durchschlafen beeinträchtigt. Tatsächlich ist ein Gradmesser für »chronischen« Stress, der also nicht mehr vorteilhaft, sondern tendenziell problematisch ist, ob er regelmäßig Schlafstörungen hervorruft.

Zahlreiche Studien zeigen, dass wir mit zunehmendem Alter weniger Stunden schlafen. Das hängt zum Teil mit der abnehmenden Fähigkeit des Gehirns zusammen, im Schlaf wirklich »abzuschalten«, was im Alter zu einem leichteren und häufiger unterbrochenen Schlaf führt.[57] Allerdings habe ich mich schon öfter gefragt, ob diese Veränderungen nicht auch daher rühren, dass ältere Menschen weniger Zeit für die beiden wichtigsten Aktivitäten aufwenden, die den Schlafprozess befördern – körperliche Betätigung und kognitive Herausforderung. Diese Hypothese beruht auf der Beobachtung vom sich wandelnden Schlafverhalten heranwachsender Kinder. Neugeborene, die in jeder wachen Minute ihr Gehirn stimulieren und sich auf diese Weise an ihre Umwelt anpassen, verbringen zwei Drittel des Tages schlafend. Bis zum Erwachsenenalter verringert sich dieser Anteil fortlaufend; dann beträgt er im Schnitt nur noch ein Drittel. Die Schlafzeit von Teenagern liegt irgendwo dazwischen, weil ihre sich noch entwickelnden Gehirne weiterhin viel Schlaf benötigen. Angesichts dessen bekommen die meisten Jugendlichen wahrscheinlich nicht genug guten Schlaf. Während der Studie Sleepmore in Seattle verschob der Schulbezirk Seattle den Unterrichtsbeginn im Schuljahr 2016/2017 um eine Stunde von 7 Uhr 50 auf 8 Uhr 45. Mittels Tracking-Technologie fand das Forschungsteam heraus, dass die Schülerinnen und Schüler im Schnitt etwa 30 Minuten länger schliefen und sich infolgedessen Schulbesuch, Abschlüsse und Notendurchschnitt allesamt verbesserten.[58]

Weil die Leistungsfähigkeit so eng mit dem Schlaf verknüpft ist, wurde in den letzten ein bis zwei Jahrzehnten besonders im Profisport sehr auf Strategien zur Schlafunterstützung geachtet. Heute kommt es vor, dass Topathleten Hotelzimmer komplett umkrempeln, um Lichtintensität und Geräuschpegel zu minimieren, oder sie reisen mit speziellen Matratzen und Kissen, um ihre Schlafumgebung möglichst konstant zu halten. Da sich diese Strategien ausgesprochen bewährt haben, greifen auch viele Formel-1-Fahrer, mit denen ich arbeite, darauf zurück. Allerdings finde ich, dass dieser Hype um Schlafoptimierung ansonsten oft übertrieben wird.

In einer neuen Umgebung schlafen wir meist nicht so gut – man spricht auch vom *Erste-Nacht-Effekt*.[59] Für Profisportlerinnen und -sportler, die ständig zu Austragungsorten von Spielen oder Rennen reisen, kann dieser Effekt fast jede Nacht auftreten. Dann ist es durchaus sinnvoll, das jeweilige Hotelzimmer so umzugestalten, dass es keine große Umgewöhnung erfordert. Für alle anderen Menschen ist es meiner Meinung nach aber nicht nötig, das Schlafzimmer laufend mit den neuesten schlaffördernden Errungenschaften auszustatten oder all dieselben Prozeduren durchzuführen wie Profisportler. Vielmehr sollten wir schlicht auf einige grundsätzliche Dinge achten.

Einmal erhielt ich stapelweise Schlaftracking-Daten von einer Person, die Profisport betreibt. Sie nutzte ein Wearable, das die im Bett verbrachte Zeit aufzeichnete und dabei versuchte, die Schlafphasen voneinander zu unterscheiden. Entgegen den Werbeversprechen, die über diese Geräte verbreitet werden, lässt die Qualität bei den meisten noch sehr zu wünschen übrig. So können sie in der Regel nicht gut bestimmen, wie lange genau man sich in einer bestimmten Schlafphase befindet.[60] Sie sind jedoch in der Lage, Entwicklungen aufzuzeigen, und die Entwicklung, die jene Person beunruhigte, war die, dass sie anscheinend nie in eine REM-Schlafphase gelangte.

Dass es überhaupt nicht zum REM-Schlaf kam, war zwar äußerst unwahrscheinlich – und vermutlich auf einen Gerätefehler zurückzuführen –, doch ein kurzer Blick auf die Daten genügte, um das eigentliche Problem zu erkennen. Jede Nacht verbrachte die Person fünf oder sechs Stunden im Bett, und dann stand sie wieder auf. Wie erwähnt, erhöht sich der Anteil des REM-Schlafs zum Ende der Nacht, und das bedeutet, dass man zwangsläufig zu wenig REM-Schlaf bekommt, wenn man nicht lange genug im Bett bleibt, um die letzten Schlafzyklen mit dem meisten REM-Schlaf mitzunehmen. Und das wirkt sich mit der Zeit auf das Gehirn aus.

Ich sollte hervorheben, dass die Person in ihrer Sportart sehr erfolgreich ist. Sie vollbrachte unfassbar gute Leistungen und schlief dabei routinemäßig viel weniger, als man eigentlich sollte. Auf der Jagd nach dem letzten bisschen Wettbewerbsvorteil war die Lösung für das Schlafproblem dann recht einfach: Verbringe mehr Zeit im Bett. Im Bett zu liegen (oder an irgendeinem anderen Ort, der sich für erholsamen Schlaf eignet) ist der erste und wichtigste Faktor für die Menge und Qualität unseres Schlafs. Wie gesagt – meist müssen wir uns erst mal schlicht auf Grundsätzliches besinnen.

Selbst Menschen, deren ganzes Leben sich um die Steigerung ihrer Performance dreht, fechten dieselben Kämpfe wie Sie und ich mit sich aus, wenn es darum geht, die Gehirngesundheit zu unterstützen. Die Spitzensport-Person mit dem Schlafproblem führte mir erneut vor Augen, dass die wichtigsten Voraussetzungen für einen guten Schlaf für uns alle gleich sind – ganz unabhängig von Art und Ansprüchen des Trainings. Insbesondere im Hinblick auf den Headroom, den wir zum Schutz unseres Gehirns für die kommenden Jahrzehnte aufbauen wollen, gibt es drei wichtige Komponenten, die für einen guten Schlaf zu beachten sind.

Die erste Komponente ist die Schlaf*menge*. Auch wenn ich in meiner Tätigkeit als Coach bereits Dutzende Male darauf hinweisen musste, sage ich (noch einmal), was ich von Anfang an eigentlich als selbstverständlich empfunden habe: Wenn man mehr schlafen möchte, muss man für ausreichend Gelegenheit zum Schlafen sorgen. Übersetzung: Genau wie die Person in unserem Beispiel sollte man mehr Zeit im Bett verbringen. Hat man diese sensationelle Tatsache verdaut, folgt laut konsistenten Belegen die Empfehlung, nachts 7 bis 9 Stunden zu schlafen.[61]

Diese Empfehlung bietet bereits einen relativ weiten Spielraum, doch angesichts der Verschiedenheit unserer individuellen Schlafbedürfnisse ist eine Zeitspanne von 6 bis 10 Stunden womöglich noch angemessener. Was Aspekte wie psychische Gesundheit, kognitive Funktion und Demenzrisiko betrifft, scheint eine Schlafdauer von 7 bis 9 Stunden laut Messergebnissen jedoch die verlässlichsten Vorteile zu bieten. Im Allgemeinen macht es uns nichts aus, gelegentlich mal die Nacht zum Tage zu machen, doch wie die Sleepmore-Studie gezeigt hat, ist es für die langfristige Funktionsfähigkeit des Gehirns von großer Bedeutung, ob es einen Puffer an zusätzlichen Gelegenheiten zum Schlafen gibt oder nicht. Als Studierende eines Colleges diese Gelegenheiten maximierten, verbesserten sich ihre Reaktionszeiten wie auch ihre Stimmung.[62] In einer anderen Studie erhöhten Basketballspieler eines Colleges ihre potenzielle Schlafdauer auf 10 Stunden pro Nacht und schliefen infolgedessen fast 2 Stunden mehr. Innerhalb weniger Wochen verbesserten sich ihre Reaktionszeiten, die Sprintgeschwindigkeit und Treffsicherheit bei Freiwürfen sowie Dreiern signifikant.[63] Unserem Gehirn und Körper genügend Gelegenheit zum Schlafen einzuräumen kann demnach beeindruckende Fortschritte in der kognitiven Funktion und Beherrschung komplexer Fertigkeiten bewirken.

Ebenso wichtig wie die Schlafmenge ist die Schlaf*qualität*. Bei Menschen, die von vermehrten nächtlichen Schlafstörungen oder allgemein schlechtem Schlaf berichten, erhöht sich das Demenzrisiko in späteren Jahren.[64] Das liegt vermutlich daran, dass unterbrochener Schlaf den natürlichen Zyklus der Schlafphasen durcheinanderbringt, die in ihrem Zusammenspiel Lernfähigkeit, Gedächtnis und die Bereitschaft zu sozialem Kontakt und kognitiv anspruchsvollen Aufgaben unterstützen. Auch hier glaube ich nicht, dass eine gelegentlich unruhige Nacht viel Schaden anrichtet, doch wenn es sich um ein permanentes Problem handelt, sollte man etwas dagegen tun.

Die Schlafqualität hat auch deswegen große Bedeutung gewonnen, weil viele Menschen, die nicht gut schlafen, dann Medikamente nehmen. Tatsächlich wird Schlafqualität in Studien über Schlaf und Demenz gemessen, indem man die Teilnehmenden beispielsweise fragt, ob sie etwas zu sich nehmen, um besser zu schlafen. Das können Antihistaminika wie Diphenhydramin, Alkohol oder verschreibungspflichtige Schlafmittel sein. Die meisten dieser Mittel (verschreibungspflichtig oder nicht) sind, wenn man sie zum Schlafen einnimmt, mit beeinträchtigter kognitiver Funktion assoziiert.[65] Das kann auch mit den Faktoren zusammenhängen, die ursprünglich zu den Schlafproblemen geführt haben, wie Stress, allostatische Überlastung oder zu wenig körperliche und geistige Stimulation, doch es ist bekannt, dass die genannten »Einschlafhilfen« die Schlafqualität verändern. So können uns Antihistaminika oder Alkohol zwar schläfrig machen, aber sie verringern meist auch die Dauer des REM-Schlafs.[66] Selbst wenn wir die empfohlenen 7 bis 9 Stunden erreichen, kommt es zu einer REM-Schlafschuld.[67] Bei Tierversuchen zeigte sich, dass Schlafmittel wie Zolpidem zudem die Neuroplastizität und glymphatischen Funktionen beeinträchtigen können.[68] Die Mechanismen können sich demnach je nach Medikament unterscheiden, tragen jedoch nicht unbedingt zu einem *besseren* Schlaf bei, obwohl sie uns ausknocken.

Das dritte Kernprinzip des guten Schlafs ist *Regelmäßigkeit*. Unser Körper richtet sich nach einer inneren Uhr, die sich gemäß den Inputs, die wir ihr zuführen, alle 24 Stunden wieder auf null stellt. Diese Uhr – häufig auch als zirkadianer Rhythmus bezeichnet – beeinflusst den täglichen Verlauf der meisten Prozesse in unserem Körper. Das betrifft alles Mögliche vom Verstoffwechseln der Nahrung bis zu den Hormonspiegeln und der Körpertemperatur.[69] Das Gehirn profitiert offensichtlich davon, wenn unser Schlaf mit unserer inneren Uhr übereinstimmt – idealerweise gehen wir jeden Tag etwa zur gleichen Zeit ins Bett und wachen morgens etwa zur gleichen Zeit wieder auf.

Für die Entdeckung der Gene und Proteine, die den zirkadianen Rhythmus steuern, erhielten die Genetiker Jeffrey Hall, Michael Rosbash und Michael Young 2017 den Nobelpreis für Physiologie oder Medizin. Sie fanden heraus, dass die Expression Tausender Gene und die Spiegel der damit assoziierten Proteine im Laufe des Tages zyklisch schwanken[70] und somit die Aktivität der meisten Stoffwechselprozesse im Körper vorherschbar beeinflussen. Das führt dazu, dass unser Körper permanent versucht, seine Funktionen an die Aktivitäten anzupassen, die er für die jeweilige Tageszeit von uns erwartet. So erweitert und verkleinert sich das glymphatische System zwecks nächtlicher Abfallentsorgung zu der Zeit, in der wir erwartungsgemäß schlafen.[71] Dass der Tiefschlaf weniger erholsam ist, wenn wir tagsüber schlafen statt nachts, liegt wahrscheinlich daran, dass wir uns dann nicht nach dem zirkadianen Rhythmus richten.[72] Auch die jeweiligen Anteile der Schlafphasen sind nicht davon abhängig, wie viele Stunden wir schlafen, sondern vom zirkadianen Rhythmus – früher in der Nacht sind die NREM-Anteile größer und später die REM-Anteile. Ein Gleichgewicht der Schlafphasen erreichen wir am ehesten, wenn wir regelmäßig zu den gleichen Zeiten schlafen gehen und aufstehen.

Um die Schlafenszeit mit unserer inneren Uhr in Einklang zu bringen, ist ein weiterer Faktor zu berücksichtigen. Der wichtigste Einfluss auf den zirkadianen Rhythmus, oder auch der Hauptzeitgeber, ist Licht. Dank der Kommerzialisierung der Glühlampe durch Thomas Edison besteht heute ein Mismatch zwischen der Welt, in der unsere Evolution stattgefunden hat, und dem, was unser Gehirn am Abend und in der Nacht erlebt. Die meiste Zeit verbringen wir in geschlossenen Räumen mit künstlichem Licht – tagsüber bekommen wir zu wenig Sonnenlicht und nachts werden wir zu viel künstlichem Licht ausgesetzt.[73] Demzufolge sind die täglichen Schwankungen der Lichtzufuhr viel geringer als die natürlichen Lichtschwankungen, die sich nach der Sonnenscheindauer richten. Das erschwert es unserem Körper, einen verlässlichen zirkadianen Rhythmus zu entwickeln, der uns am Morgen wach und ausgeruht sein lässt und abends für Müdigkeit und Bettschwere sorgt.

Zwar hat jeder Mensch einen anderen zirkadianen Rhythmus, der zum Teil auf die Gene, großenteils jedoch auf unsere individuellen Tagesabläufe zurückzuführen ist, aber wenn wir natürlichem Licht ausgesetzt sind, passt sich unser zirkadianer Rhythmus gemeinhin der Sonne an. Das zeigten zwei faszinierende Studien von Kenneth Wright Jr. an der University of Colorado. Die Probanden wurden sowohl im Sommer als auch im Winter zum Camping geschickt, und jedes Mal pendelte sich ihr zirkadianer Rhythmus innerhalb einer Woche auf den natürlichen Hell-dunkel-Zyklus der Umgebung ein.[74] Wie zu erwarten, unterschied sich der Sommer- vom Winter-Rhythmus, weil die Phasen nächtlicher Dunkelheit verschieden lang waren.

Die Macht des Lichts über unsere Biologie ist so groß, dass die Lichtexposition auch das Risiko für kognitiven Abbau und Demenz zu beeinflussen scheint. So wurde bei einer Studie in Großbritannien mit über 350 000 Personen festgestellt, dass das Demenzrisiko bei denjenigen, die sich ein bis zwei Stunden am Tag im Freien dem natürlichen Licht aussetzten, am niedrigsten war.[75] Laut einer weiteren Studie, die Daten aus den gesamten USA berücksichtigte – wobei die Ergebnisse populationsbasiert waren und daher keineswegs eindeutige Schlussfolgerungen zulassen –, kam Demenz am häufigsten in Gegenden vor, in denen die Lichtverschmutzung durch künstliches Licht in den Nachtstunden am größten war. Tatsächlich bestand eine deutlichere Beziehung zwischen dem Demenzrisiko zur nachts gemessenen Menge an künstlichem Licht als zur lokalen Häufigkeit von Alkoholmissbrauch, chronischen Nierenleiden, Depressionen, Herzversagen oder Fettleibigkeit.[76] Und weil hell und dunkel zwei Seiten derselben Medaille sind, überrascht es Sie wohl auch nicht zu hören, dass eine Studie, die die individuelle Lichtexposition von fast 90 000 Personen maß, Folgendes erbrachte: Für diejenigen, die tagsüber weniger Licht und nachts mehr Licht ausgesetzt waren, bestand ein höheres Gesamtmortalitätsrisiko.[77]

Die Lichtexposition wirkt sich insbesondere über den Schlaf auf die langfristige Gehirngesundheit aus. Da die glymphatische Funktion und das Gleichgewicht von NREM- und REM-Schlaf von unserem zirkadianen Rhythmus – und somit von dem Licht, dem wir ausgesetzt sind – gesteuert werden, fördern gleichmäßige Schlafzeiten, die den natürlichen Rhythmen angepasst sind, die kognitive Funktion. So erbrachte eine Studie mit Medizinstudierenden, dass ihre Noten umso besser waren, je regelmäßiger ihr Schlaf war.[78] Laut einer anderen umfangreichen Studie ist das Demenzrisiko bei Personen mit regelmäßigen Schlafzeiten niedriger und das Gehirnvolumen größer – was dafür spricht, dass diese Regelmäßigkeit für den Aufbau und Erhalt von funktionalem wie auch physischem Headroom sorgt.[79] Es gibt sogar Hinweise darauf, dass verlässlich eingehaltene Schlafzeiten im Hinblick auf das Gesamtmortalitätsrisiko möglicherweise von größerer Bedeutung sind als die Schlafdauer.[80] Das Risiko ist am stärksten bei Personen ausgeprägt, deren Schlaf völlig unvorhersehbar ist, was erneut unterstreicht, dass es nicht schlimm ist, mal spät ins Bett zu kommen oder sehr lange zu schlafen. Dennoch ist es wohl sinnvoll, trotzdem zur üblichen Zeit aufzustehen, auch wenn man erst spät eingeschlafen ist, damit die innere Uhr nicht noch mehr aus dem Takt gerät (und es leichter fällt, am Abend wieder zur gewohnten Zeit schlafen zu gehen).

Die Gehirngesundheit durch besseren Nachtschlaf fördern

Hinsichtlich aller drei Hauptkomponenten des Schlafs – Menge, Qualität und Regelmäßigkeit – lassen sich unsere täglichen Routinen und unsere Umgebung auf vielerlei Arten zugunsten unseres Schlafs verändern. Ein kürzlich erschienener Artikel, den ich gemeinsam mit einigen Kollegen – unter der Leitung von Greg Potter, Biologe und Experte für zirkadiane Rhythmik – geschrieben habe, fasst viele dieser Ideen zusammen.[81]

Hell und dunkel

Licht hat den wichtigsten Einfluss auf die zirkadiane Uhr des Gehirns, indem es Hormone wie Melatonin reguliert, das uns abends schläfrig macht. Diesen Rhythmus kurbelt man am besten durch helles Licht am Morgen an. Schon 10 bis 15 Minuten an einem wolkigen Tag im Freien genügen, um die Uhr in Gang zu halten. Da die Beleuchtung in Gebäuden meist nicht hell genug ist, kann man auch auf spezielle Lampen zurückgreifen, wie sie oft bei saisonal abhängiger Depression angeboten werden, falls man sich nicht überwinden kann, frühmorgens rauszugehen. Am Abend sollte es dann entsprechend dunkel sein. Rückt die Schlafenszeit näher, sollte man Lampen und Bildschirme dimmen, denn schon eine normale Zimmerbeleuchtung kann die Produktion von Melatonin einschränken. Besonders Kinder reagieren empfindlich auf abendliches helles Licht, aber auch Erwachsene werden davon beeinflusst.[82] Und für beide gilt, dass stimulierende Bildschirmaktivitäten (ob Videospiele, bestimmte Filme und Fernsehshows oder die sozialen Medien) uns eine Ladung helles Licht verpassen und uns aufdrehen, wenn wir eigentlich runterkommen wollen. Falls vor dem Schlafzimmerfenster helle Straßenlaternen stehen oder es noch andere Lichtquellen in der Nähe gibt, kann man Verdunkelungsvorhänge nutzen oder eine Schlafmaske tragen. Es hat sich gezeigt, dass Schlafmasken als nächtlicher Schutz vor Lichtquellen die kognitive Funktion und Aufmerksamkeit am folgenden Tag verbessern.[83] In einer Studie, in der den Teilnehmenden nach dem Zufallsprinzip ein völlig dunkler Schlafraum oder ein Schlafraum mit eingeschalteter Deckenlampe zugewiesen wurde, verbrachten die Personen, die mit Licht schliefen, weniger Zeit im Tiefschlaf und auch im REM-Schlaf. Am nächsten Tag wiesen sie eine höhere Herzfrequenz und eine schlechtere Insulinsensitivität auf, was nahelegt, dass nächtliches Licht und seine Auswirkung auf die Schlafqualität einen gewissen Stress darstellen.[84]

Temperatur

Wenn der Melatoninspiegel steigt und wir uns bettfertig machen, sinkt unsere Körpertemperatur. Das brauchen wir, um einschlafen zu können. Haben Sie sich nach einem heißen Bad schon mal so richtig schön müde gefühlt? Das kommt von dem »Kälteschock«, wenn wir aus der Wanne steigen. Mit einem heißen Bad oder einer Dusche lässt sich die Schlafbereitschaft steigern. Hilfreich ist auch ein kühles Schlafzimmer – maximal 21 Grad, oder noch besser 18. Im Rahmen einer kürzlichen Studie wurden die Probanden 10 Tage lang einer künstlichen Hitzewelle ausgesetzt (36 Grad tagsüber, 26 Grad in der Nacht). Zu Beginn des Schlafs war ihre Körperkerntemperatur erhöht, und je höher sie lag, desto kürzer war die Schlafdauer.[85] Dabei spielen natürlich auch persönliche Vorlieben eine Rolle und vielleicht auch gewisse Kompromisse mit den Personen, die im selben Bett oder im selben Haus schlafen (das sagt der Typ, dem seine Frau vorwirft, sie den Kältetod sterben zu lassen, weil nachts im Haus eine *wunderbare* Temperatur von 17 Grad herrscht), aber ein wenig zu frösteln, wenn man ins Bett geht, ist gar nicht so verkehrt. Ist einem nachts immer noch zu warm, sind kühlende Matratzen und Matratzenauflagen eine Option. Lustigerweise können auch warme Socken beim Regulieren der Körpertemperatur und damit beim Einschlafen helfen.[86]

Essen und Trinken zur rechten Zeit

Unsere Ernährung ist zwar im Kontext unserer allgemeinen Bedürfnisse zu betrachten (siehe Kapitel 8), aber es kann dem Schlaf förderlich sein, die Essenszeiten vor dem Zubettgehen zu verändern. Sind Sie zum Beispiel sehr aktiv und brauchen eine Menge Kalorien, kann es vor dem Schlafengehen sinnvoll sein, ein Häppchen zu essen, damit Sie nicht hungrig im Bett liegen. Andererseits empfinden manche den Schlaf als weniger erholsam, wenn sie vor dem Zubettgehen (im Zeitraum von etwa zwei Stunden) eine üppige Mahlzeit zu sich nehmen. Bei der Verdauung erhöht sich die Körpertemperatur, was der natürlichen Tendenz der beim Schlafen sinkenden Temperatur entgegenwirkt. Zudem kann es dann auch zu Sodbrennen kommen. Wenn Sie nachts öfter zur Toilette müssen, trinken Sie vor dem Schlafengehen nicht mehr viel. Wenn nicht, kann ein warmes Getränk (ohne Koffein) als Teil der abendlichen Routine zur Entspannung beitragen.

Luftqualität

Beim Atmen nehmen wir Sauerstoff auf und geben Kohlendioxid ab. Schlafen wir in einem kleinen, geschlossenen Raum – insbesondere wenn noch andere Personen da sind –, kann der steigende Kohlendioxidgehalt irgendwann die Schlafqualität beeinträchtigen, und am nächsten Tag fühlen wir uns müder und träger.[87] Ein Fenster oder die Schlafzimmertür zu öffnen fördert die Luftzirkulation und trägt außerdem zur Regulation der Zimmertemperatur bei.

Lärm

Schlafende Menschen reagieren ganz unterschiedlich auf Geräusche.[88] Manche fühlen sich durch Verkehrslärm, laute Nachbarn, Züge oder Fluglärm gestört, und ihre Schlafqualität leidet darunter. Andere gewöhnen sich daran und sind immun gegen Lärm. Fragt man Leute, die in New York City oder in der Londoner Innenstadt wohnen, sagen die meisten, dass die Geräuschkulisse sie nicht stört. Das hat den Grund, dass wir diese Geräusche immer besser herausfiltern können, sofern sie relativ konstant bleiben oder mit einer vorhersehbaren Häufigkeit auftreten. Wer jedoch Schlafprobleme wegen Lärm hat, kann sich mit »White-Noise Machines« – Geräte, die weißes Rauschen erzeugen – oder einer entsprechenden App behelfen.[89]

Koffein

Unser Lieblingsmuntermacher ist ein zweischneidiges Schwert. Wenn wir unter Schlafmangel leiden, kann er unsere Stimmung aufhellen und die kognitive Funktion verbessern, aber auch die Schlafzeit verkürzen und die Schlafqualität beeinträchtigen.

Besonders der Tiefschlaf scheint unter Koffein zu leiden.[90] Weil er zur Verstoffwechselung viel Zeit benötigt, sollte man die letzte größere Koffeindosis möglichst etwa 9 Stunden vor dem Zubettgehen zu sich nehmen. Getränke mit weniger Koffein wie schwarzer Tee kann man normalerweise noch am Nachmittag trinken – das muss man dann ausprobieren.[91] Wie eine neuere Studie erbrachte, die die Zeit der Koffeinzufuhr und das Sterberisiko untersuchte, war am Morgen getrunkener Kaffee mit einem geringeren Sterberisiko assoziiert, später konsumierter Kaffee jedoch nicht. Den ganzen Tag über Kaffee zu trinken war nicht *schädlich*, aber wer abends Kaffee trinkt, schläft wahrscheinlich schlechter, was die potenziellen Vorteile, zum Beispiel in Form der im Kaffee enthaltenen Polyphenole (Antioxidanzien), wieder aufwiegen kann.[92]

Entspannung

Es versteht sich wohl von selbst, dass wir nur dann gut einschlafen können, wenn wir in einem entspannten Zustand sind. Dabei können viele in Kapitel 11 erwähnte Tipps helfen – zum Beispiel das Notieren von Gedanken oder To-do-Listen vor dem Schlafengehen oder Atemübungen. So kann ein Atemmuster wie der physiologische Seufzer die Einschlafzeit verkürzen. In einer Gruppe von Personen mit Schlafstörungen verkürzte sich die Einschlafzeit durch die 3:7-Atemübung aus Kapitel 11 signifikant. Auch angeleitete Meditationen wie Yoga Nidra dienen zur Schlafverbesserung, genau wie der Verzicht auf Bildschirmaktivitäten wie Videospiele oder andere besonders stimulierende Tätigkeiten wie intensive sportliche Betätigung ab einer Stunde vor dem Zubettgehen.[93]

Tracking (eventuell)

Falls Ihnen solche Informationen weiterhelfen, können Ihnen Schlaftracker bestimmte Entwicklungen aufzeigen oder einen Überblick über Schlafgelegenheiten und die Regelmäßigkeit Ihres Schlafs verschaffen. Die meisten herkömmlichen Schlaftracker in Ringen, Uhren, Matratzen oder Armbändern verraten Ihnen zwar nicht viel über Ihre Schlafphasen (zum Beispiel über das Verhältnis von Tiefschlaf und REM-Schlaf), doch sie teilen Ihnen verlässlich mit, wann Sie im Bett waren und wann Sie geschlafen haben.[94] Sie helfen auch beim Aufspüren von Faktoren, die den Schlaf stark beeinflussen, wie Koffein, Sport oder Alkohol. Richtig angewendet, finden viele Leute, wenn auch nicht alle, Schlaftracker hilfreich. Andere hingegen empfinden die Daten als verwirrend oder stressig, da sie sich ständig Gedanken über die Perfektionierung ihres Schlafs machen, was gelegentlich sogar zu einer sogenannten Orthosomnie führt – der Besessenheit von Schlaf und Schlafdaten aus Trackern und Wearables.[95] Schlaftracker sind demnach eine Option, aber keineswegs unverzichtbar und nicht für jeden geeignet. Vermutlich wird sich ihr Nutzen mit dem technischen Fortschritt noch steigern.

Atmung

Gesundheitliche Probleme wie obstruktive Schlafapnoe und Widerstand der oberen Atemwege, die gleichmäßiges Atmen während der Nacht erschweren, sind eine weitere verbreitete Ursache von beeinträchtigter Schlafqualität. Von Schlafapnoe sind möglicherweise über 30 Prozent der Bevölkerung betroffen – sie tritt häufiger bei Männern und bei Personen mit erhöhter Energieverfügbarkeit auf. Wegen der schlechteren Schlafqualität ist Schlafapnoe mit einer täglich verminderten kognitiven Funktion und einem erhöhten Demenzrisiko assoziiert.[96] Glücklicherweise lässt sich dieses Risiko mit Hilfsmitteln wie CPAP (einem unterstützenden Beatmungsverfahren) oder einer geänderten Schlafposition verringern. Falls Sie viel schnarchen oder sich oft nach dem Schlafen aus unerklärlichen Gründen nicht erholt fühlen, sollten Sie sich medizinischen Rat holen.

Eine Routine entwickeln

Am besten fördern Sie Menge, Qualität und Regelmäßigkeit Ihres Schlafs, wenn Sie Maßnahmen wie die oben beschriebenen zur Routine werden lassen. So ist es hilfreich zu überlegen, wann Sie aufwachen müssen. Die Arbeit gibt den meisten von uns eine sehr regelmäßige Weckzeit vor, und jeden Tag (auch am Wochenende) zur gleichen Zeit aufzustehen kann die Grundlage für einen guten Schlaf sein. Auch helles Licht am frühen Morgen trägt zu einem regelmäßigen zirkadianen Rhythmus und besserem Schlaf bei.[97]

Weil die meisten Menschen nicht vom selben Moment an, in dem sie im Bett liegen, bis zum Klingeln des Weckers schlafen, sollten Sie von dieser Zeitspanne 30 bis 60 Minuten abziehen, um Ihre eigentliche Schlafzeit zu berechnen. Falls dabei weniger als 7 Stunden herauskommen und Sie regelmäßig nicht wirklich erfrischt aufwachen oder tagsüber müde sind, sollten Sie wahrscheinlich früher ins Bett gehen und/oder später aufstehen.

Der nächste Schritt ist, anhand der genannten Ideen oder einer kleinen Auswahl davon einen routinemäßigen Ablauf zu entwickeln. Seien Sie geduldig mit sich, statt zu erwarten, dass Sie von jetzt auf gleich jede Nacht 8 Stunden schlafen. Zunächst gehen Sie möglichst jeden Abend 15 Minuten eher ins Bett als üblich und dehnen diese Zeit nach und nach aus, falls das machbar ist. Die kürzlich durchgeführte Adolescent Brain Cognitive Development Study mit mehr als 3 000 Teilnehmenden assoziierte früher ins Bett gehen und länger schlafen konsistent mit einer besseren kognitiven Funktion.[98] Es klingt vielleicht albern, aber viele Leute stellen sich nicht nur fürs Aufstehen, sondern auch fürs Zubettgehen einen Wecker. Dann muss man nicht darüber nachdenken, wann Schlafenszeit ist, und findet leichter in eine Routine.

Als Beispiel schildere ich Ihnen mal die Routine bei uns zu Hause. Wir wissen, dass wir etwa um 6 Uhr aufwachen, weil unsere Hunde um diese Zeit frühstücken wollen. Da ich eine Schlafzeit von etwa 8 Stunden anpeile, versuche ich um 21 Uhr im Bett zu sein. Vorher dimmen wir die Beleuchtung und meine Frau trinkt noch eine Tasse Kräutertee. Im Bett lese ich ein physisches Buch, statt auf einen Bildschirm zu starren. Weil wir zur Kühlung und zum Luftaustausch das Fenster offen lassen, stellen wir eine White-Noise-Machine an, um störende Geräusche auszublenden. Da meine Frau oft länger liest als ich, trage ich eine Schlafmaske. Und sollte ich tatsächlich einmal nicht schlafen können, atme ich tief und langsam oder praktiziere transzendentale Meditation, bis ich wieder in den Schlaf gleite. Mit solchen oder ähnlichen Routinen gelingt es besser, zur Ruhe zu kommen und in einen erholsamen Schlaf zu finden, selbst wenn wir eine Menge zu erledigen und zu bedenken haben.

Holen Sie sich Hilfe, falls nötig

Natürlich lassen sich nicht alle Schlafprobleme mit einem kühlen, dunklen Zimmer und einer Tasse Tee beheben. Dann wäre eine erste mögliche Maßnahme die kognitive Verhaltenstherapie für Insomnie (KVT-I, engl. CBT-I). Sie beinhaltet Aspekte der Schlafhygiene – unter Verwendung einiger Verfahren, die in diesem Kapitel besprochen wurden – und versucht, die Einstellung zum Schlaf zu verändern. Eine Schlüsselkomponente der KVT-I ist, das Bett ausschließlich mit Schlafen in Verbindung zu bringen. Das setzt voraus, dass andere Aktivitäten (vielleicht mit einer Ausnahme) nicht im Bett erfolgen sollten – insbesondere jene, die anderweitig anregend wirken, wie zum Beispiel arbeiten. Häufig wird empfohlen, bei Schlafstörungen das Bett zu verlassen, bis man wieder schläfrig ist, weil man sonst das Bett als einen Ort betrachtet, an dem man *nicht* schlafen kann. Laut Studien verbessert die KVT-I mehrere Aspekte des Schlafens und ist auch als App verfügbar.[99] Falls Sie dann trotz aller Bemühungen immer noch nicht gut schlafen, sollten Sie ärztlichen Rat suchen. Wichtig ist, dass die biologischen Systeme zur Schlafregulierung auch bei Menschen mit Schlafstörungen normalerweise intakt sind – Ihr Körper muss schlicht wieder lernen, sich entspannt, wohl und sicher genug zu fühlen, um in den Schlaf zu finden.[100]

Schließlich sollte man auch nicht vergessen, dass das Schlafbedürfnis durch Herausforderungen und Stimulation genährt wird. Sportliche Betätigung am Tag erhöht das Bedürfnis und verbessert meistens die Schlafqualität in der darauffolgenden Nacht.[101] Weil sich infolge kognitiver Aktivität Stoffwechselprodukte wie Adenosin ansammeln, erhöhen sich der Schlafdruck und die Schlafaktivität in Hirnbereichen, die tagsüber stark stimuliert worden sind. Die Aktivierung eines spezifischen Hirnareals – indem man sich etwa einer neuen Herausforderung stellt oder komplexe Entscheidungen trifft – setzt also nicht nur den Prozess der neuronalen Plastizität und Reparatur in Gang, sondern bewirkt auch eine stärkere Anhäufung chemischer Verbindungen, die schläfrig machen. Dies wiederum bedeutet, dass verstärkte kognitive Stimulation den Schlaf anbahnen und unterstützen kann.

Eine faszinierende, wenn auch kleine Studie hat die Effekte eines kognitiven Online-Schlaftrainings für Erwachsene in ihren Sechzigern und Siebzigern untersucht. Die eine Hälfte wurde zufällig der Interventionsgruppe zugewiesen, die dreimal wöchentlich für 20 bis 30 Minuten ein kognitives Training erhielt. Die übrigen Personen bildeten eine Kontrollgruppe, die im gleichen Zeitrahmen einfachere computergestützte Lese- und Zeichenübungen ausführte. Nach acht Wochen hatten sich mehrere Maße der Schlafqualität in der Interventionsgruppe signifikant verbessert – sowohl was die Länge der Einschlafzeit als auch die Anzahl der Schlafstunden betraf. Diese Verbesserungen wurden mit besseren Konzentrations- und Gedächtnisleistungen assoziiert.[102] Im Vergleich veränderten sich Schlafqualität und kognitive Funktion in der Kontrollgruppe kaum. Insofern scheinen kognitive und physische Reize, Schlafbedürfnis, glymphatische Funktion und die im Schlaf auftretenden Anpassungsprozesse allesamt miteinander verknüpft zu sein. Wenn wir gut schlafen möchten, müssen wir unser Gehirn stimulieren, und wenn wir möchten, dass unser Gehirn gut funktioniert, müssen wir schlafen, nachdem wir es stimuliert haben, damit es sich anpassen und regenerieren kann, um am folgenden Tag wieder mit seiner Arbeit beginnen zu können.

Zusammenfassend kann man sagen: Schlaf ist eine evolutionär sehr alte, hoch koordinierte Körperfunktion und spielt eine entscheidende Rolle für die Gehirngesundheit. Er ermöglicht die Verarbeitung, Interpretation und Integration sämtlicher Reize, die im wachem Zustand auf uns eingeströmt sind. Man könnte sogar behaupten, dass Stimulation nur deshalb bedeutsam ist, weil der Schlaf uns in die Lage versetzt, später von diesem neuen Input zu profitieren. Das gesamte System unterliegt einem vorgegebenen zirkadianen Rhythmus, entscheidende Schlaffaktoren sind Menge, Qualität und Regelmäßigkeit, die in ihrem Zusammenspiel ein Gleichgewicht von NREM- und REM-Schlaf erzeugen. All dies führt zur Optimierung der neuronalen Verknüpfungen im Gehirn. Fügt man dann noch die Abfallbeseitigung durch das glymphatische System hinzu, ist ganz offensichtlich, dass der Schlaf für einen äußerst wichtigen täglichen Reset sorgt, der die optimale Funktionsfähigkeit unseres Gehirns am nächsten Tag gewährleistet – sodass wir aufgeweckt bleiben, Headroom schaffen und unser langfristiges Demenzrisiko senken können.

Kapitel 13

Sex, Drugs and Umweltbelastung

In Teil I habe ich beschrieben, dass man oft auf lange Listen mit nachweislichen Risikofaktoren für Demenz stößt, die eher entmutigend wirken. Wenn wir uns aber an die in Teil II bislang behandelten Themen – Bewegung, Ernährung, kognitive Stimulation, soziale Bindungen, angemessene Erholung und genügend Schlaf – erinnern, sind genau das die Gebiete mit dem wahrscheinlich größten Einfluss auf den Headroom und das langfristige Demenzrisiko für uns alle. Vor allem diese Faktoren entscheiden über die menschliche Gehirngesundheit, sie sind für jeden und jede relevant und sollten bei unserem Plan für ein zukunftssicheres Gehirn eine zentrale Stellung einnehmen.

Nach Professor Livingstons Kommissionsbericht zur Demenzprävention im Fachjournal *Lancet* standen von den 45 Prozent Demenzfällen, die die Forscher als vermeidbar einstuften (und das war vermutlich noch eine konservative Schätzung), mindestens drei Viertel im Zusammenhang mit Komplikationen durch übermäßige Energieverfügbarkeit und mangelnde körperliche Aktivität (wie Fettleibigkeit und Bluthochdruck), sozialer Isolation, geringer Bildung oder sensorischen Einbußen. Eine umfangreiche Übersichtsarbeit zu 182 Metaanalysen ermittelte desgleichen fast 20 modifizierbare und sich überschneidende Faktoren, die das Risiko für drei schwerwiegende, mit dem Alter in Verbindung stehende Hirnleiden – Schlaganfall, Altersdepression und Demenz – erhöhten. Die größten Schutzfaktoren waren kognitive Aktivität und, an zweiter Stelle, körperliche Betätigung (hat irgendwer *stimulieren* gesagt?). Die größten Risikofaktoren waren Variablen, die bekanntermaßen eng mit exzessiver Energieverfügbarkeit und Bewegungsmangel verknüpft sind: Bluthochdruck, eingeschränkte Nierenfunktion (meist aufgrund von Typ-2-Diabetes) und ein hoher Blutzuckerspiegel. Stress und Schlafstörungen standen auf der Liste der bedeutenden Risikofaktoren für alle drei Hirnerkrankungen ebenfalls weit oben. Indem wir also die großen Themen angehen, auf die wir an früherer Stelle bereits eingegangen sind, setzen wir uns automatisch mit den wichtigsten veränderlichen Risikofaktoren für eine beeinträchtigte Gehirngesundheit auseinander.[1]

Das heißt allerdings nicht, dass es nicht noch weitere wichtige Faktoren gibt, die zu beachten sind. Die meisten dieser zusätzlichen Faktoren entfalten ihre Wirkung darüber, wie sie entweder unsere Auseinandersetzung mit Stimuli beeinflussen oder unsere physiologischen Reaktionen in Form von Anpassung und Regeneration.

Feuer und Fermentation

Auf zwei wichtige Determinanten der kognitiven Gesundheit müssen wir noch eingehen – Rauchen und Alkohol. Die *Lancet*-Kommission zählte Rauchen und übermäßigen Alkoholkonsum zu den zehn Risikofaktoren, die schon in mittleren Jahren zu einem signifikanten Risiko für Demenz beitragen. Die umfangreiche Analyse zu Risikofaktoren für Schlaganfall, Demenz und Depression ergab, dass Rauchen das Demenzrisiko schätzungsweise genauso stark erhöhte wie Schlafmangel, Bluthochdruck oder Diabetes vom Typ 2. Der Zusammenhang zwischen Alkohol und Demenz war bei dieser Studie dagegen ... nun ja, eher kompliziert. Beginnen wir also mit diesem Thema, auch weil die meisten Menschen, die nach meiner Meinung zu Alkohol fragen, einen Weg suchen, ihren eigenen Konsum zu rechtfertigen, ob dieser nun bei null liegt oder bei einem Schlückchen jeden Tag.

Bezüglich der Haltung zu Alkohol gibt es zwei Hauptlager, die beide durch wissenschaftliche Ergebnisse gestützt werden. Das eine vertritt die Auffassung, dass ein bisschen Alkohol gut, viel Alkohol aber schlecht ist. Das andere Lager lehnt jeglichen Alkoholkonsum als gesundheitsgefährdend ab. Diese ungleichen Ansätze gehen in erster Linie darauf zurück, dass Daten auf unterschiedliche Weise erhoben und analysiert werden, hinzu kommt eine Prise persönlicher Überzeugung in der Interpretation. Natürlich stimmen alle darin überein, dass exzessives Trinken etwas Schlechtes ist. Alkohol macht süchtig, beeinträchtigt den Schlaf und wirkt bei entsprechend hohen Dosen neurotoxisch, indem er den oxidativen Stress erhöht.[2] Studien belegen übereinstimmend, dass Personen, die regelmäßig mehr als zwei Drinks pro Tag konsumieren, ein erhöhtes Risiko für kognitiven Abbau, Schlaganfall, Herz-Kreislauf-Erkrankungen, verschiedene Krebsformen und ein erhöhtes Gesamtmortalitätsrisiko aufweisen.[3] Wie aber verhält es sich bei moderaterem Alkoholkonsum?

Lange Zeit glaubte man, dass kleine, regelmäßige Dosen Alkohol – das abendliche Glas Rotwein – verschiedene gesundheitsfördernde Wirkungen haben, insbesondere ein verringertes Risiko für Herz-Kreislauf-Erkrankungen.[4] Und es gibt einige interessante Gründe dafür, dass dies tatsächlich der Fall sein könnte. Rotwein etwa enthält oft viele der Polyphenole, die die Herz-Kreislauf-Funktion fördern (obwohl ich einwenden möchte, dass ein bisschen dunkle Schokolade und eine schöne Schale voll Beeren hier besser wären). Aus Studien mit Tieren gibt es zudem einige Hinweise darauf, dass kleine Dosen Alkohol das Phänomen der Hormesis auslösen, jenes »Was uns nicht umbringt, macht uns stärker«, das wir in Kapitel 11 kennengelernt haben: eine kleine biochemische Herausforderung, die eine Funktion fördern kann, auch unsere Fähigkeit, oxidativen Stress zu tolerieren.[5] Dementsprechend deuteten mehrere große

Bevölkerungsstudien und Metaanalysen daraufhin, dass Personen, die moderat tranken – maximal ein bis zwei alkoholische Getränke pro Tag –, ein geringeres Gesamtmortalitätsrisiko aufwiesen als jene, die abstinent waren.[6] Neuere Studien an Menschen zeigen jedoch, dass die eigentliche Antwort nuancierter ist.

Offenbar ging der »Nutzen« des moderaten Alkoholkonsums, den frühere Studien dokumentierten, zum guten Teil auf das Studiendesign und die Teilnehmerinnen und Teilnehmer selbst zurück. Moderate Trinker sind im Durchschnitt gesünder als Menschen, die komplett abstinent oder aber schwere Trinker sind. Sie ernähren sich besser, bewegen sich mehr und sind seltener Raucher. Berücksichtigt man dies, fällt die positive Wirkung durch moderaten Alkoholkonsum schon geringer aus.[7] Hinzu kommt, dass die Definition von »Nichttrinkern« manchmal merkwürdig ist. Manche Studien ordneten beispielsweise *ehemalige* Alkoholkonsumenten in ihre Nichttrinker-Gruppen ein. Da aber Menschen, die keinen Alkohol mehr trinken, zuvor möglicherweise sehr viel getrunken und damit ihre gesundheitliche Zukunft beeinflusst haben, könnte das den gesundheitlichen Durchschnitt der Abstinenzlergruppe fälschlicherweise nach unten ziehen. Und auch wenn geringe Mengen Alkohol (durchschnittlich weniger als ein Drink pro Tag) weiterhin offenbar mit einem leicht verringerten Herzinfarktrisiko assoziiert sind, wird dies doch durch ein leicht erhöhtes Risiko für Schlaganfall und verschiedene Krebsarten wieder ausgeglichen. Letztlich deuten die besten Studien daraufhin, dass ein moderater Alkoholkonsum nur einen minimalen langfristigen Einfluss auf die Gesundheit hat, ob nun positiv oder negativ.[8]

Ähnlich stellt sich der Zusammenhang zwischen Alkohol und Gehirngesundheit dar. Frühere Metaanalysen legten nahe, dass Personen, die im Durchschnitt drei bis vier alkoholische Getränke nach US-Standard zu sich nahmen, ein geringeres Demenzrisiko aufwiesen,[9] obwohl diese Studien wahrscheinlich ähnliche Schwächen aufwiesen wie die schon genannten. Andere Studien wiederum fanden keinerlei Auswirkungen durch geringen oder gelegentlichen Alkoholkonsum auf die kognitive Funktion oder kognitiven Abbau (allerdings auch keine Hinweise auf Schäden), vor allem weil die Daten querbeet erhoben wurden.[10] Dann ergaben drei groß angelegte Studien mit Daten der UK Biobank, dass Personen, die im Durchschnitt zwei oder mehr alkoholische Getränke nach britischem Standard zu sich nahmen, ein geringeres Hirnvolumen und einen Rückgang sowohl der grauen als auch der weißen Substanz aufwiesen. Und mit zunehmendem Alkoholkonsum schrumpfte das Hirnvolumen weiter, während das Risiko für Demenz zunahm.[11] Für alle, die jetzt schon nachrechnen: Eine britische Standardeinheit Alkohol entspricht acht Gramm Ethanol und misst damit etwa die Hälfte der US-Standardeinheit (14 Gramm Ethanol, was etwa einer Dose Bier oder einem kleineren Glas Wein entspricht).

Das Fazit: Die Studien legen zwar nahe, dass täglicher Alkoholkonsum, besonders wenn er mehr als einen Drink pro Tag umfasst, mit einem geringeren Gehirnvolumen und erhöhtem Demenzrisiko assoziiert ist – es gibt aber keine zwingenden Belege dafür, dass wir der (oft puritanisch anmutenden) Aufforderung nachkommen müssen, komplett auf Alkohol zu verzichten. Auch wenn sie unterm Strich eher keine Vorteile mit sich bringen, haben ein oder zwei Drinks ein- bis zweimal die Woche wahrscheinlich keine negativen Auswirkungen auf die Gehirngesundheit oder kognitiven Funktionen. Wenn man also möchte, darf man auch im Rahmen einer auf Gehirngesundheit ausgerichteten Lebensweise hin und wieder ein alkoholisches Getränk zu sich nehmen. So halte ich selbst es auch. Meine Frau und ich trinken nur selten zu Hause Alkohol, aber wenn wir ausgehen, trinke ich durchaus einmal einen schönen Cocktail. Und genau dieser Kontext kann einen großen Unterschied machen. Wenn Sie ausgehen, um etwas zu trinken, wählen Sie etwas, das Sie wirklich mögen, während Sie etwas Gutes essen oder eine schöne Zeit mit Freunden oder Familie verbringen.

Gewohnheiten abgewöhnen

In manche Verhaltensweisen verfallen wir immer wieder, selbst wenn wir wissen, dass sie unserem größeren Ziel – einem gesunden Gehirn – wahrscheinlich zuwiderlaufen. Der Griff nach einem Bier oder Glas Wein am Abend ist dafür ein typisches Beispiel. Andere genehmigen sich einen Becher Eiscreme oder verbringen den Abend doch lieber auf dem Sofa, statt noch ins Fitnessstudio zu gehen. Natürlich sind all diese Dinge völlig unproblematisch, solange sie nur hin und wieder passieren. Wenn Sie aber feststellen, dass Sie täglich so handeln, sollten Sie Ihr Tun doch etwas genauer betrachten.

Rangan Chatterjee, ein guter Freund von mir, ist seit Jahrzehnten als Arzt und in der Gesundheitsbildung tätig. Er hat zudem viele erfolgreiche Bücher darüber geschrieben, wie wir unser Verhalten ändern können und warum wir bestimmte Verhaltensmuster überhaupt entwickeln. Wenn er mit Patientinnen und Patienten arbeitet, die Gewohnheiten (wie das allabendliche Trinken von mehreren Gläsern Wein) ablegen wollen, nutzt er das 3-F-Schema – abgekürzt aus *feel*, *feed* und *find* (Fühlen, Nähren und Finden). Kommt ein Verlangen auf, etwa nach einer Flasche Wein zu greifen, sollen sich Menschen auf Empfehlung von Dr. Chatterjee drei grundlegende Fragen stellen:

- Was fühle ich?
- Inwiefern nährt diese Gewohnheit das, was ich fühle?
- Kann ich eine Alternative für Situationen finden, in denen ich das fühle?

Der Gedanke dabei ist, die Verhaltensweise nicht sofort abzubrechen, sondern sich vielmehr bewusst zu machen, warum sie abläuft. Mit der Zeit kann dieses Wissen dazu beitragen, unser Handeln zu gestalten. Er drückt es so aus: »Zu wissen, warum wir ein Verhalten zeigen, verändert sofort unser Verhältnis dazu.«

Feel (Fühlen)

Fragen Sie sich: »Was fühle ich?« Ist es Hunger? Oder Stress? Waren Sie den ganzen Tag in Videokonferenzen unterwegs und brauchen Sie einfach einen Augenblick für sich mit einem schönen Glas Wein? Sich diese Frage zu stellen, verschafft sofort eine Pause zwischen Gedanken und Ausführung, etwas Zeit, um darüber nachzudenken, was wirklich vor sich geht und was unser Verhalten vielleicht auslöst. Von allen drei Fragen ist diese, so Dr. Chatterjee, die wichtigste.

Feed (Nähren)

Fragen Sie sich nun: »Inwiefern nährt diese Gewohnheit das, was ich fühle?« Fühlen Sie sich dadurch kurzzeitig weniger gestresst? Haben Sie dadurch das Gefühl, wieder Kontrolle über Ihren Tag gewonnen zu haben? Wir verfallen oft in diese nicht gerade idealen Gewohnheiten, wenn wir uns gestresst oder erschöpft fühlen. Wir steuern genau darauf zu, weil wir wissen, dass sie uns in diesem Moment zuverlässig ein besseres Gefühl geben, selbst wenn es nicht das ist, was wir uns langfristig wünschen. Wenn uns aber klar ist, inwiefern die Gewohnheit unsere Gefühle nährt, können wir besser die eigentliche Frage beantworten und auf andere Weise bekommen, was wir brauchen.

Find (Finden)

Fragen Sie sich schließlich: »Kann ich eine Alternative für Situationen finden, in denen ich das fühle?« Für manche Menschen ist dies das Ritual – jener Moment, wenn man sich abends einen Drink einschenkt, sich endlich hinsetzen und sich entspannen kann. Aber muss der Drink unbedingt aus Wein oder einem anderen alkoholischen Getränk bestehen? Es gibt viele alkoholfreie Optionen, mit denen dasselbe Ritual möglich ist, mitsamt dem schönen Glas, dem Perlen und dem guten Geschmack. Vielleicht können Sie auch ein komplett neues Ritual etablieren, um zu entspannen, etwa ein Bad oder einen schönen Spaziergang, um Anspannung abzubauen – was auch immer für Sie einen Schlussstrich unter den Arbeitstag zieht und Ihnen gute Zeit mit sich selbst verschafft. Ist das Gefühl hinter der Gewohnheit Einsamkeit, könnten Sie mit einem Ihrer Lieben telefonieren oder eine Verabredung mit einer Freundin treffen. Das Wissen, worin dieses Gefühl besteht, kann dabei helfen, andere Wege zu finden, um sich besser zu fühlen, und sich dabei nicht auf eine bestimmte Gewohnheit zu beschränken.

Das Umfeld verändern

Die meisten Gewohnheiten bestehen aus festen Abläufen, die eine Art von Auslöser beinhalten, ein tröstliches Ritual und eine Belohnung, die aus der Ausführung der Gewohnheit resultiert. Wenn man eine Gewohnheit ändern will, ist es daher ganz besonders wichtig, das Umfeld, den äußeren Rahmen zu verändern, indem man entweder die Auslöser entfernt oder dem Ritual etwas von seinem Automatismus nimmt. Stehen beispielsweise Weinflaschen griffbereit in der Küche, haben

Sie den Alkohol schon im Blick, während Sie das Abendessen zubereiten. Das begünstigt das Auslösen des Rituals. Der einfachste Weg, einen bestimmten Auslöser zu vermeiden, besteht darin, ihn nicht zu Hause verfügbar zu haben. Dr. Chatterjee erzählte mir einmal von einem Patienten, der den Alkohol nicht komplett aus seinem Haus verbannen wollte. Stattdessen bewahrte er ihn in einem Schuppen in seinem Garten auf. Er konnte sich immer noch hin und wieder ein Glas Wein oder ein Bier genehmigen, aber der zusätzliche Aufwand bewirkte, dass er das nicht jeden Abend tat.

Anders als beim Alkohol ist die Beziehung von Rauchen und Gehirn sehr leicht erklärt. Rauchen kann die meisten Organe unseres Körpers durch verstärkte Entzündungsprozesse und oxidativen Stress schädigen,[12] weshalb viele Raucher ein kleineres und vorzeitig gealtert wirkendes Gehirn haben. Somit lässt sich unisono sagen, dass es kein vorteilhaftes Maß an Rauchwarenkonsum gibt, ganz gleich, welche gesundheitliche Auswirkung man betrachtet (inklusive kognitiven Abbau und Demenz). Eine Metaanalyse mit insgesamt annähernd einer Million Testpersonen ergab, dass aktive Raucherinnen und Raucher ein signifikant erhöhtes Risiko für alle Arten der Demenz aufweisen, inklusive der Alzheimer-Krankheit. Die von den Forschern benutzte Analysemethode ergab zudem, dass der Effekt linear war – je mehr Zigaretten pro Tag geraucht wurden, desto höher das Risiko. *Ehemalige* Raucher allerdings zeigten kein erhöhtes Risiko im Vergleich zu Personen, die nie geraucht hatten.[13] Die Forscherinnen und Forscher gingen zwar nicht der Frage nach, wie lange man das Rauchen unterlassen musste, um sein Demenzrisiko zu senken, aber wir wissen, dass sich das Risiko für vergleichbare Krankheiten (Herz-Kreislauf-Erkrankungen, Schlaganfall) innerhalb weniger Jahre halbiert – und zehn bis zwanzig Jahre nach dem Aufhören komplett normalisiert.[14]

Blickt man über Tabakprodukte hinaus allein auf das Nikotin, werden die Ergebnisse nuancierter. Verabreicht man es Nichtrauchern als Pflaster oder Kaugummi (meist in einer Dosis von einem bis vier Milligramm), verbessert Nikotin einige Aspekte der kognitiven Funktionen, etwa Konzentration und Arbeitsgedächtnis.[15] Das liegt daran, dass Nikotin an Acetylcholin-Rezeptoren im Gehirn bindet und diese triggert. Der Neurotransmitter Acetylcholin ist entscheidend an Arousal, anhaltender Aufmerksamkeit und Motivation beteiligt. Einige der gängigsten Arzneimittel gegen die Symptome der Alzheimer-Krankheit – die Cholinesterase-Hemmer – wirken ganz ähnlich, indem sie verhindern, dass Acetylcholin abgebaut wird; das intensiviert das von Acetylcholin bewirkte Signal, das kognitive Funktionen wie die Initiierung einer Erinnerungsbildung (Enkodierung eines Gedächtnisinhalts) vermittelt. Natürlich heißt das keineswegs, dass wir regelmäßig Nikotin aufnehmen sollten, um unsere Kognition zu steigern. Nikotin-Darreichungen ohne Tabak und Inhalation sind gesundheitlich gesehen zwar weitaus unproblematischer, doch Nikotin ist und bleibt in höheren Dosen neurotoxisch und macht schnell süchtig. Somit kann es zu Abhängigkeit, Toleranz (sodass dieselbe Wirkung nur mit immer höheren Dosen erzielt werden kann) und Entzugserscheinungen kommen.[16]

Diese letzten Punkte sind besonders im Hinblick auf Vapes und E-Zigaretten wichtig, die das Konsumieren großer Dosen Nikotin stark begünstigen. Über die gesundheitlichen Auswirkungen dieser Produkte ist man sich noch uneins, in erster Linie, weil sie noch nicht lange auf dem Markt sind und deshalb Langzeitdaten fehlen. Manche vertreten die Auffassung, sie seien im Vergleich zu Zigaretten weniger gesundheitsschädlich. Je nach Qualität des Produkts, Maß der Regulierung und Gehalt an Zusatzstoffen wie Lösungsmittel und Aromen ist es jedoch wahrscheinlich, dass auch E-Zigaretten und Vapes allgemein gesundheitsschädlich sind.[17] Zwar liegen noch keine belastbaren Daten zum Demenzrisiko vor, doch lassen erste Forschungsergebnisse vermuten, dass der Konsum von E-Zigaretten mit verringerter kognitiver Funktion einhergehen könnte, vor allem bei Heranwachsenden.[18]

Herzensangelegenheiten

Ein weiterer kritischer Faktor – und im Hinblick auf kognitiven Abbau und Demenz ebenso wichtig wie Rauchen und Alkohol – sind Herz-Kreislauf-Erkrankungen. Mehrere große Bevölkerungsstudien belegen, dass Risikofaktoren für Herzerkrankungen (etwa Rauchen, hohe Cholesterinspiegel und Bluthochdruck) auch das Risiko für Demenz erhöhen und den kognitiven Abbau beschleunigen – zugleich sind Therapien, die das Risiko für Herz-Kreislauf-Erkrankungen senken, oft mit einem verringerten Demenzrisiko assoziiert.[19] Wie schon in Teil I erwähnt, ist unser Gehirn von einem Hunderte Kilometer langen Netz aus Blutgefäßen durchzogen, die seine Funktion unterstützen. Gesunde Blutgefäße sind von essenzieller Bedeutung, um auf Reize reagieren zu können, sie liefern den Sauerstoff und die Nährstoffe, die aktive neuronale Netzwerke für ihre Funktion brauchen. Aus dem vorigen Kapitel wissen wir zudem, dass der pulsierende Blutfluss gesunder Arterien zugleich das glymphatische System unterstützt und damit den Abtransport von Abfallprodukten und die Regeneration des Gehirns im Schlaf.

Mit dem Älterwerden lässt – besonders wenn wir uns wenig bewegen oder chronisch zu viel Energie verfügbar ist, eine hohe allostatische Last besteht oder wir nicht adäquat schlafen – die Funktion unserer Blutgefäße nach. Sie werden weniger elastisch und entwickeln eine Arteriosklerose, und die die Gefäße auskleidenden Zellen (das Endothel) reagieren weniger auf veränderte Bedarfe der Durchblutung. Diese *endotheliale Dysfunktion* bewirkt letztlich, dass die normalen körperlichen Abläufe von Stimulation und Regeneration gestört werden. Zwar kann, wie wir wissen, das Gehirn in jedem Alter auf Stimuli reagieren und sich diesen anpassen, aber wenn wir unsere Kapazität maximieren und Headroom für möglichst lange Zeit aufbauen und halten wollen, müssen wir der Gesundheit unseres Herz-Kreislauf-Systems stets besondere Aufmerksamkeit widmen.

Die entscheidende Bedeutung eines gesunden Gefäßsystems für die langfristige Gehirngesundheit wird noch dadurch unterstrichen, dass praktisch alle wichtigen Änderungen in der Lebensweise, die wir bis hierher betrachtet haben, sowohl das Risiko für Herz-Kreislauf-Erkrankungen als auch das Demenzrisiko beeinflussen. Auch wenn es technisch gesehen etliche Subtypen der Demenz gibt, liegt doch bei den meisten Fällen auch irgendeine Form von Gefäßerkrankung (vaskulärer Erkrankung) vor. Das ist einer der Gründe dafür, dass ich über Demenz oft eher im Allgemeinen spreche, statt genauer auf einzelne Ausprägungen einzugehen (der andere Grund ist, dass Demenz meist eine klinische, also symptomatische Diagnose ist und sich der genaue Demenztyp oft schwer ermitteln lässt).[20] Vaskuläre Erkrankungen sind Teil der beiden häufigsten Demenzformen – Alzheimer-Krankheit und vaskuläre Demenz –, die bis zu 90 Prozent aller Demenzfälle ausmachen.[21] Ursächlich können kleine Blutgerinnsel sein, die kleinste Schlaganfälle auslösen. Diese werden vielleicht nicht einmal bemerkt, summieren sich aber mit der Zeit zu einer chronischen Minderdurchblutung des Gehirns, die zu vermehrten Entzündungsprozessen, zu verstärktem oxidativen Stress sowie einer beeinträchtigten neuronalen und glymphatischen Funktion führt.[22] Diese Effekte erklären vermutlich die Befunde einer neueren Studie des Chicago Health and Aging Project, der zufolge Personen mit gesünderem Herz-Kreislauf-System einen niedrigeren Blutspiegel des Neurofilaments NF-L aufwiesen, einem Biomarker für neuronale Schädigungen. Ein höherer Wert ist sowohl mit kognitivem Abbau als auch mit einem Risiko für spätere Demenz assoziiert.[23]

Abgesehen von der allgemeinen Versorgung des Gehirns mit Blut können Unterschiede in der Durchblutung erklären, warum bestimmte Hirnregionen bei bestehender Alzheimer-Krankheit anfälliger für Schädigungen sind als andere. Betrachten wir einmal das Beispiel Hippocampus. Ein Team von Forscherinnen und Forschern der University of Washington ermittelte vor Kurzem mithilfe hochauflösender MRT-Scans sowohl die Durchblutung als auch Gewebeeigenschaften unterschiedlicher Regionen des Gehirns, auch des Hippocampus. Wie sie herausfanden, wies der Hippocampus von allen untersuchten Strukturen die stärkste Durchblutung auf, seine Funktion war eng mit der Durchflussmenge durch die Blutgefäße verknüpft. Daraus leiteten sie ab, dass der Hippocampus bei beeinträchtigtem Blutfluss besonders leicht geschädigt würde – wie bei der Alzheimer-Krankheit zu beobachten –, da eine gute Blutversorgung für seine Funktion entscheidend ist.[24]

Der Zusammenhang zwischen Herz-Kreislauf-Gesundheit und Demenzrisiko kann sich schon in jungen Jahren abzeichnen. Eine Analyse für fast zwei Millionen Personen in Südkorea zeigte, dass die Komponenten des metabolischen Syndroms – ein Taillenumfang von 90 cm oder mehr bei Männern bzw. 80 cm oder mehr bei Frauen, Bluthochdruck (über 130/85 mmHg), Nüchternblutzuckerspiegel von 100 mg/dl oder mehr, Triglyceridspiegel bei 150 mg/dl oder mehr und ein HDL-Cholesterinwert von mehr als 40 mg/dl bei Männern oder mehr als 50 mg/dl bei Frauen – allesamt mit einem erhöhten Risiko assoziiert waren, noch vor dem fünfundsechzigsten Lebensjahr die Diagnose Alzheimer-Krankheit und/oder vaskuläre Demenz zu erhalten.[25] Die Komponenten brachten nicht alle dasselbe Risiko mit sich – hohe Blutzuckerwerte und Bluthochdruck steigerten das Demenzrisiko am stärksten. Eine ähnliche Analyse anhand von Daten der UK Biobank von mehr als 350 000 Menschen ergab zudem, dass Herzerkrankungen einen der größten Risikofaktoren für beginnende Demenz in jüngeren Jahren darstellen.[26]

Die gute Nachricht: Das Risiko ist nicht in Stein gemeißelt. Die Gesundheit des Herz-Kreislauf-Systems lässt sich auf verschiedene Arten verbessern, von denen wir die meisten bereits kennengelernt haben. Körperliche Aktivität etwa verbessert die Blutdruckwerte und die Regulierung des Blutzuckers. Sie fördert auch unmittelbar die Funktion der Blutgefäße, indem sie das gesamte Herz-Kreislauf-System aktiviert. Vielleicht erinnern Sie sich an eine in Kapitel 7 erwähnte Studie, der zufolge ältere Erwachsene ihre Blutdruckwerte signifikant verbesserten, indem sie einfach öfter einmal aufstanden. Viele Techniken zum Stressmanagement, etwa Meditation und verbesserte Schlafhygiene, können ebenfalls die Blutdruckwerte verbessern. Und da viele Risikofaktoren für Herzerkrankungen mit exzessiver Energieverfügbarkeit zusammenhängen, kann eine bessere Ernährung (mehr Nährstoffe, weniger Kalorien) das Risiko für Herz-Kreislauf-Erkrankungen signifikant verringern.

Wir alle können durch Veränderungen unseres Lebenswandels sehr viel Einfluss auf unsere Herz-Kreislauf-Gesundheit und unser Demenzrisiko nehmen und sollten genau darauf auch unser Hauptaugenmerk legen. Dennoch sollten wir uns bewusst sein, dass manchmal die Gabe von Medikamenten angebracht ist. Einer der Gründe dafür, dass GLP-1-Rezeptor-Agonisten wie Semaglutid und Tirzepatid hinsichtlich der Demenzprävention als vielversprechend gelten, ist der, dass sie Blutzucker- und Blutdruckwerte deutlich verbessern sowie das Risiko für Herzerkrankungen verringern können.[27] Wenn Sie darüber nachdenken, mit der Einnahme eines dieser Medikamente (oder gar einer grundlegenden Veränderung Ihrer Lebensweise) zu beginnen, um abzunehmen, sollten Sie nicht nur ausgiebig mit Ihrer Ärztin oder Ihrem Arzt über die Risiken und Nutzen sprechen, sondern unbedingt auch mit Widerstandstraining beginnen und Ihren Proteinbedarf gründlich decken, um so viel Muskelmasse (und Knochenmasse) wie möglich zu erhalten.[28]

Zwei weitere Medikamentenklassen, die bei Bedarf die Herz-Kreislauf-Gesundheit unterstützen können, sind die Blutdrucksenker (Antihypertensiva) sowie diejenigen Mittel, die den Cholesterinspiegel senken (insbesondere die Statine). Die Belege dafür, dass Medikamente einer dieser Klassen oder beider Klassen zur Senkung des Demenzrisikos beitragen können, fallen unterschiedlich deutlich aus. In Teil I bin ich auf die Tatsache eingegangen, dass das Risiko, in einem beliebigen Alter die Diagnose Demenz zu erhalten, kürzlich zurückgegangen ist. Fachleute vermuten als Grund dafür die in der Breite der Bevölkerung vorhandene Aufmerksamkeit für die Behandlung und Vorbeugung von Herz-Kreislauf-Erkrankungen. Medikamente gegen Bluthochdruck und einen hohen Cholesterinspiegel in Kombination mit vermehrter sportlicher Aktivität, besserer Ernährung und dem Aufgeben des Rauchens spielen hier eine wichtige Rolle.

Die Belege dafür, dass Medikamente gegen Bluthochdruck das Demenzrisiko vermindern, sind sehr robust. Sobald unser Blutdruck als hoch gilt (über 130/80 mmHg), steigt das Demenzrisiko mit dem Blutdruck kontinuierlich an.[29] Metaanalysen randomisierter kontrollierter Studien (eine davon mit fast 100 000 Teilnehmenden aus zwölf unterschiedlichen Studien) ergaben, dass die Behandlung mit Antihypertensiva bei Menschen mit Bluthochdruck deren Risiko für spätere kognitive Beeinträchtigung und Demenz senkte. Sofern Daten einzelner Patienten aus diesen Studien zur Verfügung standen, ergab sich, dass dieser positive Effekt im Durchschnitt mit einer Senkung des systolischen Blutdrucks (also des oberen Wertes) um 10 mmHg und des diastolischen Blutdrucks (des unteren Wertes) um 4 mmHg assoziiert war.[30] Es geht nicht unbedingt darum, den Blutdruck so weit wie möglich zu senken, und Ihr Arzt oder Ihre Ärztin hat vielleicht entsprechend Ihrem Alter und anderen Risikofaktoren ein bestimmtes Ziel vor Augen, doch schon kleine Verbesserungen können das Demenzrisiko erheblich senken.

Abseits von Arzneimitteln kann die Aufnahme von Natrium und Kalium entscheidend dafür sein, dass der Blutdruck unter Kontrolle bleibt. Generell konzentriert sich die Medizin darauf, die Natriumaufnahme – vor allem aus Kochsalz – zu verringern, um den Blutdruck zu verbessern. Ebenso wichtig ist es jedoch, die Kaliumaufnahme zu erhöhen.[31] Verschiedene Studien und Metaanalysen belegen, dass eine geringere Natriumaufnahme den Blutdruck verbessert, besonders bei Menschen mit Bluthochdruck.[32] Zugleich bewirkt eine vermehrte Kaliumaufnahme oder der Wechsel von normalem Kochsalz zu einer natriumreduzierten Salzmischung mit Kaliumsalz eine signifikante Verbesserung der Blutdruckwerte.[33] Die stärkste Wirkung entfaltet jedoch eine grundlegende Veränderung unserer Ernährung. In Europa und den USA stammt das meiste aufgenommene Natrium aus Nahrungsmitteln, die es bereits enthalten, nicht aus dem Salz, das wir beim Kochen als Würze verwenden.[34] Verarbeitete Fertignahrungsmittel enthalten meist viel Kochsalz und wenig Kalium, das bei der Herstellung oft verloren geht. Kaliumreiche Nahrungsmittel finden sich oftmals unter jenen nährstoffreichen Speisen, die schon in Kapitel 8 aufgeführt wurden – Obst, Hülsenfrüchte, Gemüse, Kartoffeln, Milch und Joghurt, frisches Fleisch und Fisch. Achten wir also auf eine nährstoffreichere Ernährung mit weniger verarbeiteten, viel Kochsalz enthaltenden Nahrungsmitteln, mit der wir seltener über unseren Bedarf hinaus essen (übermäßige Energieverfügbarkeit ist ebenfalls ein wichtiger Risikofaktor für Bluthochdruck), senkt dies automatisch die Natriumaufnahme; wir nehmen mehr Kalium auf, und unsere Energiebilanz verbessert sich.

Eine andere Ernährungsweise kann auch die Aufnahme von Nitraten aus Wurzel- und Blattgemüse steigern. Dieses wird in Stickstoffmonoxid (NO) umgewandelt, das eine erweiternde Wirkung auf Blutgefäße (auch im Gehirn) hat und deren Funktion stützt. Der Verzehr von nitratreichem Gemüse kann durch erhöhte NO-Bildung und Erweiterung der Blutgefäße die Blutdruckwerte und auch sportliche Leistungen verbessern.[35]

Um das Risiko für Herz-Kreislauf-Erkrankungen zu ermitteln, schauen Mediziner nicht nur auf den Blutdruck, sondern auch auf den Blutspiegel des LDL-Cholesterins (LDL-C, aus *low-density lipoprotein cholesterol*, oft auch einfach das »schlechte« Cholesterin genannt). Das LDL-C ist ein ungefährer Marker für den Gehalt an Apolipoprotein B (ApoB) enthaltenden Lipoproteinen, die eine Rolle bei der Bildung atherosklerotischer Plaques in den Blutgefäßen spielen – nicht nur im Herzen, sondern auch im Gehirn.[36] Nicht allein unsere Ernährung, auch unsere genetische Ausstattung und unser allgemeiner Gesundheitszustand beeinflussen unseren LDL-C-Spiegel. Eine Insulinresistenz etwa kann die Zahl der Rezeptoren verringern, die LDL-C-Moleküle aus dem Blut aufnehmen, sodass diese mit größerer Wahrscheinlichkeit in einem Blutgefäß verbleiben.[37] Wenn wir unsere Stoffwechselgesundheit durch bessere Ernährung oder mehr Bewegung verbessern, verbessern sich oft auch die Cholesterinwerte.[38] Nahrungsfette können den LDL-C-Spiegel ebenfalls steigen lassen, doch steckt mehr dahinter als nur die Frage, ob man zu viel gesättigte Fettsäuren zu sich nimmt. Eine Metaanalyse randomisierter kontrollierter Studien etwa ergab, dass Butter den LDL-C-Spiegel stärker erhöhte als die meisten anderen Fette, selbst solche mit gesättigten Fettsäuren wie Rindertalg und Kokosöl.[39] Die Aufnahme von ungesättigten Fettsäuren etwa aus Olivenöl oder Nüssen und Saaten dagegen ist mit niedrigeren LDL-C-Spiegeln und verringertem Risiko für Herz-Kreislauf-Erkrankungen assoziiert.[40] Wie immer ist entscheidend, wie man sich insgesamt ernährt, und ich esse sehr gern hin und wieder Butter. Weiß man jedoch über diese Zusammenhänge Bescheid, kann man entscheiden, wo man entsprechend dem persönlichen Risiko Veränderungen vornehmen könnte. Eine ballaststoffreichere Ernährung senkt ebenfalls die Aufnahme von Cholesterin und verwandten Substanzen aus dem Darm und senkt nachweislich die Blutspiegel von LDL-C und ApoB. Daher wird sie durchgängig mit einem verringerten Risiko für Herz-Kreislauf-Erkrankungen in Verbindung gebracht.[41]

Hohe Cholesterinwerte lassen sich auf verschiedene Weise behandeln, doch am häufigsten erfolgt dies mit Statinen. Wirkstoffe dieser Gruppe senken die Bildung von Cholesterin und steigern die Aufnahme von LDL-Molekülen aus dem Blutkreislauf, was ein geringeres Risiko für Herz-Kreislauf-Ereignisse wie etwa einen Herzinfarkt mit sich bringt. Die wenigen randomisierten kontrollierten Studien aber, die sich mit der Wirkung von Statinen auf die kognitive Funktion befassten, fanden keine beständigen Vorteile.[42] Sehr viel größere Studien befassten sich mit umfangreichen Datensätzen der Bevölkerung (die oft Millionen von Menschen umfassten) und kamen zu dem Ergebnis, dass Personen mit hohen Cholesterinwerten, denen Statine verschrieben wurden, ein niedrigeres Risiko für Demenz (besonders für die Alzheimer-Krankheit) aufwiesen.[43] Man könnte erwarten, dass Statine eine größere Wirkung im Hinblick auf die vaskuläre Demenz haben, dennoch ist dieser Befund nicht überraschend. Erstens ist die Alzheimer-Krankheit häufiger als die rein vaskuläre Demenz, sodass eine Wirkung hier einfacher zu erkennen ist. Zweitens können Statine auch entzündungshemmend wirken, und Entzündungsprozesse spielen bekannterweise sowohl bei Herz-Kreislauf-Erkrankungen als auch bei der Alzheimer-Krankheit eine wichtige Rolle.[44]

Dennoch ist erwähnenswert, dass klinische Studien keine belastbaren Belege für einen Nutzen (oder Schaden) von Statinen hinsichtlich kognitiven Funktionen und Demenzrisiko lieferten und gängige medizinische Richtlinien diese daher nicht ausdrücklich zur Demenzprävention empfehlen.[45] Mindestens zwei laufende randomisierte Studien – STAREE und PREVENTABLE – widmen sich gezielt

Statinen und gehen der Frage nach, ob diese zur Senkung des Demenzrisikos beitragen. Ihre Ergebnisse werden in den kommenden Jahren einige Klarheit bringen.[46] Bis dahin lohnt es sich auf jeden Fall, auch das eigene Risiko für Herz-Kreislauf-Erkrankungen mit dem Arzt oder der Ärztin zu ermitteln, wenn man Pläne für die langfristige Gesundheit seines Gehirns schmiedet. Eine Studie mit Daten von mehr als 450 000 Menschen aus der UK Biobank ergab, dass ApoB eine stärkere Verknüpfung mit dem Demenzrisiko hatte als LDL-C, Personen mit einem ApoB-Spiegel von mehr als 118 mg/dl entwickelten mit größerer Wahrscheinlichkeit eine Demenz.[47] Bei einem Wert dieser Höhe würde man wahrscheinlich bei Personen mit erhöhtem Risiko für Herzerkrankungen mit einer Behandlung beginnen.[48]

Insgesamt summieren sich die Belege dahingehend, dass unser Risiko für Herz-Kreislauf-Erkrankungen und dasjenige für Demenz Hand in Hand gehen. Ist Ihr Risiko für einen Herzinfarkt oder Schlaganfall hoch oder bleibt es hoch, auch wenn Sie ihm mit Sport, Ernährung oder Stressreduktion entgegenwirken wollen, sollten Sie für die Zukunftssicherheit Ihres Gehirns mit Ihrem Arzt über Medikamente sprechen, die sowohl Ihre Herz- als auch Ihre Gehirngesundheit verbessern können.

Die Kehrseite der Medikamente

Medikamentengaben können zu verschiedenen Aspekten der Gesundheit im Hinblick auf das langfristige Risiko für kognitiven Abbau und Demenz hilfreich sein. Es gibt aber auch Hinweise darauf, dass unser Gehirn davon profitiert, wenn wir Nebenwirkungen bestimmter Medikamente unterbinden, vermeiden oder zumindest überwachen.

Antihypertensiva

Manchmal kann die Dosis oder die Art der Blutdruckmedikation bewirken, dass der Blutdruck zu stark abfällt, sodass es zu Benommenheit und Stürzen kommen kann. Ein Sturz kann ein Schädeltrauma (selbst ein Risikofaktor für Demenz) oder Verletzungen mit sich bringen, die uns für längere Zeit inaktiv machen (weniger Gelegenheit für Stimulation). Wer bei Gabe dieser Mittel Anzeichen für zu niedrigen Blutdruck erlebt, sollte alternative Strategien mit seiner Ärztin oder seinem Arzt besprechen. Größere Blutdruckschwankungen erhöhen ebenfalls nachweislich das Demenzrisiko,[49] daher sollte man möglichst einen Ansatz wählen, der vor länger anhaltendem Bluthochdruck schützt, ohne diesen zu stark abzusenken.

Statine

Manche Menschen leiden bei der Einnahme von Statinen unter Muskelschmerzen (Myopathien), was sie von Sport oder anderer körperlicher Betätigung abhalten könnte. Ein möglicher Grund besteht darin, dass Statine die Bildung von Coenzym Q10 (kurz Q-10, auch: Ubichinon) vermindern, das für die Funktion der Mitochondrien von Bedeutung ist. Zwar gibt es kaum generelle Hinweise darauf, dass Statine die kognitiven Funktionen beeinträchtigen, doch ihre Wirkung auf Q-10 könnte der Grund dafür sein, dass einige wenige Patienten, denen ein bestimmtes Statin verschrieben wurde, von Erschöpfung oder Benommenheit berichten.[50] Eine zusätzliche Einnahme von Q-10 (100–600 mg/Tag) kann bei Erschöpfung (Fatigue) und Muskelbeschwerden, die auf Statine zurückgehen, hilfreich sein,[51] aber möglicherweise sind andere Lipidsenker eine bessere Option, wenn Sie unter diesen Nebenwirkungen leiden. (Wenn Sie nach der Einnahme *irgendeines* Medikaments eine Veränderung Ihrer kognitiven Funktionen bemerken, sollten Sie sofort mit Ihrer Ärztin oder Ihrem Arzt sprechen.)

Metformin

Der Wirkstoff Metformin wird eingesetzt, um bei Patienten mit diagnostiziertem Typ-2-Diabetes den Blutglucosespiegel zu regulieren. Im Allgemeinen ist dieses Medikament sehr sicher und wirksam. In großen Studien wird sogar untersucht, ob es sich für Nicht-Diabetiker als Anti-Aging-Medikament eignet (eine Nutzung, die ich vor Auswertung dieser Studien nicht empfehlen würde). Für Diabetespatienten ist belegt, dass die Einnahme von Metformin mit einem Rückgang des Demenzrisikos assoziiert ist.[52] Ich erwähne den Wirkstoff allerdings hier, weil er nachweislich auch einen Vitamin-B_{12}-Mangel verursachen kann, der wiederum mit einem erhöhten Risiko für eine Demenzerkrankung in Verbindung gebracht wird.[53] Bei langfristiger Einnahme sollten Sie Ihren Vitamin-B_{12}-Spiegel regelmäßig überprüfen lassen und bei Bedarf ein Supplement einnehmen.

Protonenpumpenhemmer

Diese auch Protonenpumpeninhibitoren (PPI) genannten Medikamente, darunter die Wirkstoffe Omeprazol und Esomeprazol, verringern die Bildung von Magensäure und werden zur Behandlung einer Reflux-Ösophagitis eingesetzt. Wie Metformin können auch sie die Aufnahme bestimmter Nährstoffe, wie Magnesium und Vitamin B_{12}, beeinflussen.[54] Einige Studien legen nahe, dass PPIs mit einem erhöhten Demenzrisiko assoziiert sind,[55] andere Studien wiederum haben keinen solchen Effekt gefunden.[56] Das letzte Wort ist hier noch nicht gesprochen – wenn Sie Ihre Reflux-Symptome also nur mit PPIs in den Griff bekommen, sollten Sie auf den Nährstoffgehalt Ihrer Nahrung achten und möglichst Ihren Vitamin-B_{12}-Spiegel im Auge behalten.

Beers zur Beachtung

Wenn wir älter werden, kann es sein, dass manche Medikamente uns eher schaden als nützen, auch im Hinblick auf kognitive Beeinträchtigungen. Eine Einschätzung dazu gibt unter anderem die von der American Geriatrics Society veröffentlichte Beers-Liste (benannt nach dem US-Geriater Mark H. Beers).[57] Zwar muss man nicht alle dort aufgeführten Medikamente komplett meiden, doch sollte ihr Gebrauch bei Personen über fünfundsechzig Jahren wohl überlegt sein, besonders wenn diese bereits Anzeichen von kognitivem oder physischem Abbau zeigen.

Antihistaminika der ersten Generation

Antihistaminika, die müde machen, wie Chlorphenamin und Diphenhydramin – oft in Grippemedikamenten zur Abendanwendung oder auch in Schlafmitteln enthalten –, beeinträchtigen die Acetylcholin-Signalwege und können das Risiko für Verwirrung, Stürze und auch Demenz erhöhen, wenn sie über längere Zeit eingenommen werden.

Neuroleptika

Neuroleptika (auch Antipsychotika genannt) der ersten und zweiten Generation (typische bzw. atypische Neuroleptika), wie Haloperidol, Quetiapin, Risperidon und Olanzapin, können bei Patienten mit diagnostizierter Demenz den kognitiven Abbau beschleunigen.

Benzodiazepine

Diese Arzneimittel werden bei verschiedenen Leiden eingesetzt, etwa Angststörungen, Schlaflosigkeit und Krampfanfällen. Laut Beers-Liste erhöhen alle Benzodiazepine bei älteren Erwachsenen das Risiko einer kognitiven Beeinträchtigung.

Geschlecht und Gehirn

Jede Beschreibung der Gehirngesundheit wäre unvollständig ohne die Feststellung, dass Männer und Frauen eine Vielzahl neurologischer Leiden – auch Demenz – ganz unterschiedlich erleben können. Das Risiko für eine vaskuläre Demenz ist bei Männern und Frauen ähnlich, bei der Alzheimer-Krankheit dagegen sind zwei Drittel der Betroffenen Frauen. Nach der Diagnose Alzheimer-Krankheit scheint diese zudem bei Frauen rascher voranzuschreiten. Unterm Strich sind daher weltweit Frauen stärker von Demenz betroffen.[58] Männer leiden mit größerer Wahrscheinlichkeit unter Schlaganfällen, Parkinson- und Motoneuron-Krankheit sowie Hirntumoren, während Frauen stärker unter anderen neurologischen Erkrankungen wie Depression, Multipler Sklerose und Kopfschmerzformen wie der Migräne leiden.[59] Letztlich sind die wichtigsten Maßnahmen zum Aufbauen von Headroom und zur Prävention von kognitivem Abbau bei allen dieselben, doch sollte man einige biologische Unterschiede zwischen den Geschlechtern kennen und wissen, wo noch Forschungsbedarf besteht. Das kann auch dabei helfen, zu entscheiden, wie man die eigene Gehirngesundheit fördern will.

Im Laufe der Geschichte hat es (freundlich ausgedrückt) viele Fehlschlüsse hinsichtlich der Frage gegeben, inwiefern das biologische Geschlecht Einfluss auf die Gesundheit hat, besonders auf die des Gehirns. Zwar hat sich in den letzten zehn Jahren viel getan, doch die Neurowissenschaften zählen hier immer noch zu den größten Übeltätern. Studien fokussierten sich traditionell nur auf Männer bzw. Männchen, oder sie scherten sich nicht darum, zu ermitteln, ob das Geschlecht Einfluss auf die Hirnfunktion oder Ergebnisse hatte.[60] Dem lag zum Teil der Gedanke zugrunde, dass hormonelle Schwankungen im Verlauf des weiblichen Zyklus (Menstruationszyklus bei Frauen, Sexualzyklus bei Nagerweibchen) die Daten zu uneinheitlich machen würden. Statt also neugierig auf den Einfluss der Hormone auf das Gehirn zu sein, schlossen die Forscher weibliche Wesen oft komplett aus. Als meine Frau und ich jedoch einmal einen umfangreichen Übersichtsartikel zu der Frage schrieben, auf welche Weise Physiologie und Umwelt die Entwicklung und Behandlung von neurologischen Erkrankungen beeinflussen können, deuteten sämtliche von uns gefundenen Belege darauf hin, dass die Daten von männlichen und weiblichen Testpersonen oder Versuchstieren von ganz ähnlicher Variabilität waren.[61] Diese Variabilität ist auch deshalb wichtig, weil unsere Verschiedenheiten viele wichtige Informationen liefern.

Zum Glück zeigt die Forschung in den letzten Jahren sehr viel mehr Interesse am weiblichen Gehirn, wobei das Jahr 2025 hoffentlich einen wichtigen Wendepunkt markiert. Spezialausgaben zu Geschlecht und Gehirn und zur weiblichen Gesundheit generell wurden von führenden Wissenschaftsjournalen wie *Nature* und *Science* herausgebracht,[62] und die Leap-Stiftung von Wellcome brachte ein 50-Millionen-Dollar-Programm mit dem Titel Cutting Alzheimer's Risk through Endocrinology (CARE, »Mittels Endokrinologie das Alzheimer-Risiko senken«) auf den Weg, das sich speziell mit der Demenz bei Frauen beschäftigt. Daneben gibt es andere große Initiativen, wie das Projekt Aging Adult Brain Connectome (AABC, »Konnektom des alternden erwachsenen Gehirns«), das, unterstützt von den National Institutes of Health, der Frage nachgeht, welche Auswirkungen Stress, allostatische Last, Entzündungsprozesse, Lebensweise und Wechseljahre auf den Verlauf der kognitiven Funktionen bei Erwachsenen haben.

Das CARE-Programm steht unter Leitung der Neurowissenschaftlerin Lisa Mosconi, die mit Studien zu Veränderungen im weiblichen Gehirn in den Wechseljahren Pionierarbeit leistete. Das langfristige Ziel von CARE ist es, durch vermehrte Erkenntnisse zu hormonellen Einflüssen auf das Gehirn das Demenzrisiko für Frauen dramatisch zu senken. Die Arbeiten von Mosconi und anderen deuten jedoch darauf hin, dass schon jetzt vieles machbar ist, auch wenn die Forschung noch nicht abgeschlossen ist.

Es gibt viele Gründe dafür, dass weibliche und männliche Gehirne für unterschiedliche neurologische Leiden unterschiedlich anfällig sind und diese dann, wenn sie auftreten, auch unterschiedlich erleben. Das geht zum Teil auf die verschiedenen Gene vom X- bzw. Y-Chromosom und deren Expression zurück.[63] Selbst wenn Hirnzellen oder -gewebe isoliert untersucht werden – ohne den Einfluss anderer Organe oder Hormone –, reagieren männliche und weibliche Zellen oder Gewebe unterschiedlich auf Verletzungen. Männliche Zellen vieler Arten zeigen eine geringere antioxidative Kapazität, sie sind also anfälliger für oxidativen Stress und bestimmte Aspekte des Alterns. Die verstärkte Expression bestimmter x-chromosomaler Gene bei Frauen – viele davon mit Bezug zum Gehirn, unter anderem zur Strukturierung der weißen Substanz und Regulierung von Proteinen – könnte die Anfälligkeit des weiblichen Gehirns für jene Arten von Veränderung erhöhen, die bei der Alzheimer-Krankheit auftreten.[64]

Natürlich sind wir keine isolierten Zellen in Petrischalen, und Hormone haben nun einmal enormen Einfluss auf die langfristige

Gehirngesundheit (ob und wie wir dabei eingreifen können, ist noch Gegenstand der Forschung). Dachte man einst, Frauen seien einfach deshalb stärker von der Alzheimer-Krankheit betroffen, weil sie länger leben, ist doch festzustellen, dass die Daten dies gar nicht hergeben. Die Lebenserwartung variiert von Land zu Land, doch im Durchschnitt leben Frauen nur vier bis sechs Jahre länger als Männer. Dieser Unterschied ist nicht so groß, als dass er das über Jahrzehnte bei Frauen wachsende Risiko für kognitiven Abbau und Demenz erklären könnte. Dieser lange Verlauf führte dazu, dass die Wechseljahre (Klimakterium) und insbesondere der Übergang in die Postmenopause als die Phase in den Fokus rückten, in der sich die Demenzrisiken der Geschlechter unterschiedlich entwickeln.

Eine wichtige neuere Erkenntnis im Zusammenhang von Geschlecht und Gehirn ist die, dass »Geschlechtshormone« viel mehr bewirken, als nur die Fortpflanzung zu regulieren. Östrogene sind wichtige Steuerungsfaktoren des Körperaufbaus und unterstützen die neuronalen Funktionen im Gehirn aller Menschen, unbesehen des Geschlechts.[65] Bei Frauen sind sie zudem zuständig für die Regulierung verschiedener Aspekte des Hirnstoffwechsels, etwa der Glucoseaufnahme. Mit Eintritt in die Wechseljahre (meist irgendwann im fünften Lebensjahrzehnt, manchmal aber auch früher) geht der Östrogenspiegel zurück, es kommt zu Unregelmäßigkeiten im Zyklus und weiteren Symptomen, die mehrere Jahre andauern können. Viele dieser Symptome haben auch eine neurologische Komponente, darunter Hitzewallungen, Stimmungsschwankungen und Schlaflosigkeit.[66] Manche Frauen leiden auch unter Veränderungen in den kognitiven Funktionen – am häufigsten sind hier Probleme beim Erinnern und Verarbeiten von schriftlichen oder gesprochenen Informationen.[67]

Dr. Mosconi untersuchte die Gehirne von Frauen mit hohem Alzheimer-Risiko mit bildgebenden Verfahren und entdeckte, dass der Glucosestoffwechsel in manchen Hirnregionen im Verlauf der Wechseljahre – von der Prä- über die Perimenopause und weiter in der Postmenopause – immer weiter nachließ. Das führte sie zu der Vermutung, dass ein sinkender Östrogenspiegel zu einer sinkenden Glucoseaufnahme im Gehirn führt (wobei andere darauf hinweisen, dass neben diesen hormonellen Veränderungen auch Alterungsprozesse eine Rolle spielen können).[68] Im Rahmen einer anderen, ähnlich gelagerten Studie kam Mosconi zu dem Ergebnis, dass die Zahl der Östrogenrezeptoren im Gehirn während der Perimenopause zunahm, vermutlich weil das Gehirn versuchte, die schwindenden Östrogenspiegel optimal zu nutzen.[69] In Arealen wie dem Hippocampus waren höhere Anzahlen von Östrogenrezeptoren mit einer verringerten Gedächtnisleistung assoziiert. Wie das Forschungsteam vermutete, registrierten die Hippocampi, dass die Östrogenmenge für eine optimale Funktion nicht ausreichte, und bildeten mehr Rezeptoren, um so viel Östrogenwirkung abzuschöpfen wie möglich.

Die Korrelation zwischen hormonellen Veränderungen in den Wechseljahren und Veränderungen im Stoffwechsel des Gehirns in dieser Phase wirft logischerweise die Frage auf, ob eine postmenopausale Hormonersatztherapie (HET) gut für das Gehirn sein könnte. Aktuell ist die Ergebnislage ähnlich wie bei den Statinen: Große Datensätze lassen einiges hoffen, doch gibt es wenige klinische Studien, die dies stützen. Nachdem es anfangs vielversprechende Ergebnisse zur HET gab, kam die 2003 veröffentlichte Women's Health Initiative Memory Study (WHIMS) zu dem Schluss, dass die HET bei Frauen über fünfundsechzig Jahren das Risiko für Demenz und kognitiven Abbau erhöhte.[70] Daraufhin ging die Forschung zu HET und kognitiven Funktionen sowie das Interesse an dieser drastisch zurück, obwohl viele Ergebnisse der WHIMS dadurch zu erklären wären, dass bei der Studie erst spät (mehr als zehn Jahre nach dem durchschnittlichen Alter bei der Menopause) mit der Behandlung begonnen wurde und sie dabei konjugierte Östrogene (aus dem Urin trächtiger Stuten) verwendete und keine neueren Östrogen-Darreichungsformen, die den menschlichen Hormonen ähnlicher sind.

Mehrere randomisierte Studien haben die HET bei jüngeren Frauen untersucht, wobei kein deutlicher Effekt hinsichtlich der kognitiven Funktionen erkennbar ist (allerdings waren die Gruppen der behandelten Teilnehmerinnen oft klein, und es könnte zum Teil auch gelten, was ich bereits über die Darreichungsform der Östrogene gesagt habe).[71] Letztlich wird die HET in aktuellen Behandlungsrichtlinien nicht für die Demenzprävention empfohlen.[72] Es sei aber angemerkt, dass bislang noch keine große Studie den Zeitpunkt und die Form der HET adäquat untersucht hat, ebenso wenig die Frage, wer davon am meisten profitieren würde. Darum sind Programme wie CARE so wichtig. Bislang deuten umfangreiche Metaanalysen von Lisa Mosconis Forschungsgruppe darauf hin, dass ein früher Beginn einer reinen Östrogen-HET das Risiko einer späteren Demenz reduzieren und generell die kognitive Funktion von Frauen verbessern kann, die nach einer Hysterektomie mit Ovarektomie (also der Entfernung der Gebärmutter und der Eierstöcke) in eine chirurgisch induzierte Postmenopause eintreten.[73] Aufgrund des plötzlichen Hormonabfalls bei diesen Patientinnen wird hier oft eine HET bis ins normale Alter der Menopause empfohlen, um einerseits die Symptome abzumildern und andererseits die Risiken für Herz-Kreislauf-Erkrankungen, Osteoporose und Demenz zu verringern.[74]

Die Ergebnisse zu einer HET bei Frauen, die die Wechseljahre bereits hinter sich haben, sind dagegen weiterhin uneinheitlich. Bevölkerungsstudien zeigten eine mögliche Assoziation zwischen einer frühen Gabe von Östrogenen in Kombination mit Progesteron (das das durch die Einnahme von Östrogenen erhöhte Risiko für Endometriumkarzinome senken soll) und einem verringerten Demenzrisiko, doch bei einer Metaanalyse erwies sich der Effekt als statistisch nicht signifikant.[75]

Wichtig scheint der Umstand zu sein, dass Östrogene während

der Wechseljahre nur in indirektem Zusammenhang mit den kognitiven Funktionen zu stehen scheinen. Alle Frauen, die lange genug leben, werden die Wechseljahre hinter sich bringen, aber nicht alle von ihnen erleben einen kognitiven Abbau oder Demenz. Somit erhöhen hormonelle Veränderungen nicht automatisch das Demenzrisiko, und manche Ergebnisse legen nahe, dass kognitive Veränderungen möglicherweise sekundär nach anderen Symptomen auftreten. Frauen, die stärker unter Hitzewallungen leiden, erleben beispielsweise mit größerer Wahrscheinlichkeit kognitive Symptome – man nimmt an, dass Veränderungen von Körpertemperatur und Stoffwechsel die Konnektivität oder Funktion von Hirnregionen wie dem Hippocampus verändern können.[76] Im Rahmen einer kleinen Studie, die mit einer Leitungsanästhesie (der Injektion eines Anästhetikums direkt an bestimmte Halsnerven) gegen Hitzewallungen vorging – eine Behandlung, die nichts mit Hormonspiegeln zu tun hat –, verbesserten sich die kognitiven Funktionen in der behandelten Gruppe, nicht aber in der Placebo-Gruppe. Zudem zeigten sich bei den Frauen, bei denen die Symptome stärker zurückgingen, ausgeprägtere kognitive Verbesserungen.[77]

Ein weiteres Symptom der Wechseljahre sind Schlafstörungen. Sie beeinträchtigen bekanntermaßen die kognitiven Funktionen, ganz gleich, welche Ursache zugrunde liegt. Stimmungsschwankungen und Veränderungen der Sexualfunktion können ebenfalls zu kognitiven Symptomen beitragen, und diese lassen sich oft mit einer HET behandeln. Somit richtet man sich bei einer HET am besten nach den spezifischen Wechseljahressymptomen, und genau das empfehlen die Behandlungsrichtlinien.[78] Die unmittelbaren hormonellen Effekte einer HET auf das Gehirn werden noch erforscht, aber die angemessene Behandlung von Symptomen, die die Lebensqualität von Frauen beeinträchtigen, sollten doch den Anstoß dazu geben, dass die Betroffenen in und nach den Wechseljahren Headroom und kognitive Funktionen besser bewahren können.

Erwähnenswert ist zudem, dass die Wechseljahre offenbar eine Phase darstellen, in der sich die Effekte anderer Risikofaktoren für Demenz möglicherweise vervielfachen. Die Veränderungen in der Verstoffwechselung von Glucose, die in dieser Zeit zu beobachten sind, spiegeln die Veränderungen hinsichtlich Stoffwechselerkrankungen (und die Alterung generell) wider. Wenn somit Frauen bereits Probleme durch eine übermäßige Energieverfügbarkeit haben, werden diese durch die Wechseljahre wahrscheinlich noch verstärkt. Die Study of Women's Health across the Nation (kurz SWAN) etwa begleitete mehr als 2 000 Frauen über 17 Jahre lang und ergab, dass diejenigen, die während der Wechseljahre vom metabolischen Syndrom betroffen waren, einen schnelleren Rückgang der kognitiven Verarbeitungsgeschwindigkeit (jedoch nicht des Gedächtnisses) erlebten.[79]

Viele der in den bisherigen Kapiteln beschriebenen Faktoren können ebenfalls die Symptome während der Wechseljahre verschlimmern. Bewegt man sich während der Wechseljahre wenig oder praktisch gar nicht, ist das mit schwereren Symptomen assoziiert, und viele Metaanalysen randomisierter Studien zeigen, dass eine Intervention durch mehr körperliche Aktivität sowohl die Hitzewallungen mildert als auch Symptome von Depression und Ängsten lindert.[80] Sowohl Bewegung als auch Entspannungstechniken inklusive Achtsamkeitsübungen und langsamer Atmung (Slow-Paced Breathing, SPB) können überdies Schlafstörungen während der Wechseljahre mildern.[81] Die Qualität der Ernährung und der Nährstoffstatus spielen ebenfalls eine wichtige Rolle. Symptome wie Fatigue und Veränderungen in den kognitiven Funktionen während der Wechseljahre etwa stehen oft in Zusammenhang mit einem Eisenmangel.[82] Auch eine Eisenmangelanämie (Hämoglobinwert unter 12 g/dl bei Frauen oder unter 13 g/dl bei Männern) ist mit einem erhöhten Demenzrisiko assoziiert.[83] Ist der Hämoglobinwert erhöht (mehr als 15 g/dl bei Frauen oder mehr als 17 g/dl bei Männern), steckt dahinter häufig eine Schlafapnoe, die (wie schon im vorigen Kapitel erwähnt) wiederum mit dem erhöhten Risiko einer Demenz in Zusammenhang gestellt wird.[84]

Zu guter Letzt sei auch erwähnt, dass die kognitiven Veränderungen und sonstigen Symptome während der Wechseljahre, so lassen Studien vermuten, vorübergehend sind – es ist eher eine Phase des Übergangs, des Wechsels, als ein permanenter Zustand. Ein Beispiel: Daten der SWAN-Studie deuteten darauf hin, dass die vor allem während der späteren Wechseljahre, also der Perimenopause, beeinträchtigten kognitiven Funktionen in der Postmenopause wieder zu ihren Ursprungswerten zurückkehrten.[85] Längsschnittstudien, die Frauen vom mittleren bis ins hohe Alter begleiteten, zeigen ebenfalls, dass sich deren Stimmung ab Mitte fünfzig und im Übergang ins sechste und siebte Lebensjahrzehnt immer weiter aufhellte.[86] Und andere Studien, die Frauen zu ihren Erfahrungen in den Wechseljahren befragten, kommen oft zu dem Ergebnis, dass diese über positive Aspekte dieser bedeutenden Übergangsphase berichten, etwa das Gefühl, sich persönlich weiterzuentwickeln und auf sich selbst fokussieren zu können.[87] Kognitive Flexibilität (die Fähigkeit, zwischen Aufgaben hin und her zu wechseln oder andere Standpunkte einzunehmen) und kristalline Intelligenz befinden sich in der Mitte des Lebens auf ihrem Maximum, und das Wohlbefinden nimmt bei beiden Geschlechtern mit dem sechsten und siebten Lebensjahrzehnt kontinuierlich zu.[88] Dahinter steckt vermutlich die kombinierte Wirkung von mehr Wissen und Lebenserfahrung sowie dem verstärkten Fokus auf dem Positiven (statt auf negativen Erfahrungen und Erinnerungen) vor dem Eintritt in die »goldenen Jahre«.

Insgesamt deuten die Daten darauf hin, dass die Strategien, mit denen wir Headroom aufbauen und die kognitive Funktion fördern können, auch den Übergang in den Wechseljahren erleichtern. Leiden Sie jedoch unter Symptomen, die Ihre Lebensqualität einschränken oder Sie daran hindern, jene Strategien für Ihre Hirngesundheit umzusetzen, kann eine auf Sie zugeschnittene HET für das langfristige Wohlbefinden sowie die Gesundheit von Körper und Gehirn einen wichtigen Beitrag leisten. Auf diesem Gebiet wird sich in den kommenden Jahren noch viel tun, und zukünftige Forschungen werden zweifellos Verbesserungen hinsichtlich Verlauf, Dosierungen und Zeitpunkt der HET entsprechend den individuellen Risiken, Bedürfnissen und der Lebensweise jeder einzelnen Patientin mit sich bringen.[89]

Hormone und das männliche Gehirn

Im Stoffwechsel des Gehirns spielt Testosteron in mancher Hinsicht für Männer eine größere Rolle als für Frauen, etwa bei der Neurotransmission und der Regulierung der Glucose-Aufnahme.[90] Interessanterweise ist Testosteron in manchen Regionen des männlichen Gehirns wichtig, weil das Gehirn dieses Testosteron in ein Östrogen umwandelt, das die Funktion von Neurotransmittern wie Serotonin (beteiligt an Stimmung, Schlaf, Gedächtnis) reguliert. Große Bevölkerungsstudien ergaben eine Assoziation von niedrigem Testosteronspiegel bei Männern mit einem erhöhten Risiko sowohl für Demenz als auch für Depression.[91] Wenn Sie als Mann älter werden, brauchen Sie zudem eine angemessene Menge Testosteron, um Muskelmasse und Kraft zu bewahren. Wenngleich viele denken, für maximale Männlichkeit wäre ein hoher Testosteronspiegel vonnöten: Eine Testosteron-Ersatztherapie ist keineswegs ein Allheilmittel. Wie nicht anders zu erwarten, ergaben Studien ein nuancierteres Bild.

Zwar geht der Testosteronspiegel mit dem Älterwerden zurück, doch den größten Anteil am Testosteron-Rückgang haben eher zentrale Aspekte von Gesundheit und Lebensführung – Stoffwechselerkrankungen, Ernährung, Schlaf- und Bewegungsmangel.[92] Somit dürfte es nicht überraschen, dass Studien zur Testosteron-Supplementierung keine einheitlichen Effekte hinsichtlich der kognitiven Funktion ergaben und keinen klaren Nutzen belegen konnten.[93] Das mag daran liegen, dass viele Männer die Testosteronbehandlung innerhalb von zwölf Monaten nach Beginn schon wieder beenden,[94] oder daran, dass die Symptome je nach Individuum eher mit anderen Faktoren oder Gesundheitsproblemen zusammenhängen, auf die eine Testosteron-Ersatztherapie gar keine Wirkung entfalten kann.

Dennoch deuten einige kleinere Studien darauf hin, dass die Testosteronbehandlung bei Männern mit niedrigem Testosteronspiegel und kognitiven Beeinträchtigungen die kognitive Funktion verbessern kann.[95] Bei Männern, die unter niedrigem Testosteronspiegel und Depression, geringer Libido oder erektiler Dysfunktion leiden, kann eine Ersatztherapie ebenfalls die Symptome lindern und die Lebensqualität insgesamt verbessern.[96] Wie bei Frauen sollte die HET bei Männern also an den Symptomen ausgerichtet sein und das Gesamtbild der Risikofaktoren im Blick haben. Wenn Sie aktuell einen Rückgang des Testosteronspiegels und andere Symptome erleben, sprechen Sie mit Ihrem Arzt oder Ihrer Ärztin über eine Ersatztherapie – aber bedenken Sie, dass Ihr Hauptaugenmerk stets jenen wichtigen Faktoren in der Lebensführung gelten sollte, die diese Veränderungen wahrscheinlich ebenso verursachen können.

Die entscheidenden Faktoren

Zu den wichtigsten Dingen, die man als Wissenschaftler tun kann, zählt es, mit seinen Gedanken und Ideen in die Welt hinauszugehen, sodass andere diese einer Prüfung unterziehen und dabei helfen können, sie weiterzuentwickeln, zu verbessern oder auch zu verwerfen. Ich habe vielfältige Erfahrungen darin, mit gesunden Individuen an der Verbesserung ihrer kognitiven Funktionen zu arbeiten, und habe auch Maßnahmen eingehend unter Laborbedingungen geprüft. Meine Erfahrung in der Arbeit mit Patienten, die bereits unter einem signifikanten kognitiven Abbau und Demenz leiden, beschränkt sich jedoch auf eine relativ kurze Zeit am Anfang meiner medizinischen Laufbahn. Zwar kann ein Wissenschaftler viele Erkenntnisse aus der verfügbaren Literatur beziehen, doch ist es wichtig, hier auch praktische Erfahrungen von Ärztinnen und Ärzten einzubeziehen, die mit genau solchen Patientinnen und Patienten arbeiten – so wie Deborah Gordon.

Deborah und ich lernten uns vor über zehn Jahren bei einer Konferenz kennen, wo wir uns darüber unterhielten, inwiefern multimodale Veränderungen der Lebensweise signifikanten Einfluss auf kognitiven Abbau und Demenz entfalten könnten. Gestützt wurde diese Vermutung von vielversprechenden ersten Forschungsergebnissen von Dale Bredesen, der damals gerade Daten von zehn Patientinnen und Patienten veröffentlicht hatte, denen zufolge umfassende und jeweils sehr individuell zugeschnittene Veränderungen der Lebensweise einige Aspekte des kognitiven Abbaus offensichtlich aufgehoben hatten.[97] Bredesen war als hoch angesehener Neurowissenschaftler zunächst auf die Suche nach Arzneimitteln zur Behandlung der Alzheimer-Krankheit spezialisiert, später erkannte er, dass ganzheitliche und am Stoffwechsel orientierte Ansätze hier mehr Erfolg versprachen.[98] Einige kleinere Studien, die seine Ansätze verfolgen, deuten darauf hin, dass sich sogar für Menschen Verbesserungen erzielen lassen, die bereits einen gewissen kognitiven Abbaus erlitten haben.[99] Deborah Gordon war eine der Ärztinnen, die an der Durchführung dieser Pilotstudien beteiligt waren.

Deborah ist Fachärztin für Allgemeinmedizin in Oregon und spezialisiert auf die Förderung der kognitiven Gesundheit bei ihren meist älteren Patientinnen und Patienten. Sie hat täglich vor Augen, wie Risikofaktoren und Entscheidungen hinsichtlich der Lebensführung langfristig Einfluss auf die kognitiven Funktionen nehmen. Vor dem Hintergrund ihrer Erfahrungen und ihrer exzellenten medizinischen Ausbildung achtet Deborah darauf, selbst entsprechend aktiv zu sein. Mit Mitte siebzig nimmt sie noch an Ruderwettbewerben teil, stemmt Gewichte und verschafft sich ihre Nährstoffe mit einer ganzheitlichen Ernährung aus dem eigenen Garten sowie aus eigener Hühner- und Viehhaltung. Kürzlich fragte ich sie nach typischen Häufungen von Risikovariablen bei ihren Patienten, denn ich nahm an, dass sich so ein umfassender Ansatz zum langfristigen Erhalt von kognitiver Gesundheit und Funktion für uns alle besser formulieren ließe.

Obwohl ich ohne Zweifel voreingenommen bin, war ich nicht überrascht, als Deborah sehr schnell auf die Wirkung des Ruhestandes zu sprechen kam. Selbst unter solchen Patienten, die auch in anderer Hinsicht aktiv und gesund sind, gab es nach ihrer Beobachtung manche, deren Funktionen praktisch in dem Augenblick abbauten, als sie die kognitive Stimulation und soziale Einbindung verloren, die die Arbeit mit sich bringt. (Unter anderem aus diesem Grund hat sie selbst vor, bis über achtzig zu arbeiten.) Zwar kennen wir bereits die entscheidende Bedeutung anhaltender Stimulation für den Erhalt der langfristigen kognitiven Funktionen, aber Deborahs Aussage untermauerte auch die Vorstellung, wonach wir alles dafür tun müssen, möglichst keine langen Phasen verringerter kognitiver Aktivität zu erleben.

In Kapitel 9 erwähnte ich die »Adult-Changes-in-Thought«-Studie, die ernsthafte Krankheitsphasen jeweils mit einem Abfall der kognitiven Funktionen assoziierte. Ähnliche Ergebnisse lieferte das Rush Memory and Aging Project.[100] Zwar gibt es viele Möglichkeiten, nach einer Erkrankung die Funktionen wiederzuerlangen – unter anderem, indem man die Anstöße aus diesem Buch umsetzt –, aber ein ganz pragmatischer Weg, sein Gehirn zukunftssicher zu machen, besteht darin, die Risikofaktoren für schwere Erkrankungen von vornherein zu minimieren. Darüber haben Sie hier, etwa im Hinblick auf Herzinfarkte, schon einiges erfahren. Doch auch die Prävention von Stürzen und Infektionen ist äußerst wichtig.

Ein von Deborah bei vielen ihrer Patientinnen und Patienten beobachtetes Problem ist die Gebrechlichkeit (*Frailty*). Für diese gibt es spezifische diagnostische Kriterien – unfreiwilliger Gewichtsverlust, verlangsamtes Gehen, geringe Handkraft, Erschöpfung und geringe körperliche Aktivität. Sie geht zudem meist mit erhöhten Entzündungswerten (gemessen als CRP-Spiegel im Blut) einher.[101] Sind ein bis zwei der genannten Kriterien erfüllt, spricht man von »Pre-Frailty«, bei mindestens drei erfüllten Kriterien erfolgt die offizielle Diagnose Gebrechlichkeit.[102] Jedes dieser Charakteristika kann unterschiedlich stark ausgeprägt sein – wichtig ist zu wissen, dass der Verlust an Muskelmasse und Kraft bedeutsam ist, auch wenn das Körpergewicht gleich bleibt. So ist etwa eine sarkopene Fettleibigkeit (geringe Muskelmasse bei erhöhtem BMI) bei älteren Erwachsenen aufgrund abnehmender körperlicher Aktivität immer verbreiteter, ebenso ein allgemeiner Rückgang der Populationsgesundheit (*Population Health*). Die sarkopene Fettleibigkeit geht überdies mit einem erhöhten Risiko für kognitiven Abbau und Demenz einher.[103]

Wie schon in Kapitel 7 dargelegt, sind Struktur und Funktion von Gehirn und Körper – und ihr Abbau im Laufe der Zeit – eng miteinander verknüpft. Gebrechlichkeit erhöht das Risiko von

Stürzen, die sowohl Hirntraumata verursachen können als auch längere Phasen der Bettruhe aufgrund von Knochenbrüchen, insbesondere solche vom Oberschenkelhals. Gebrechlichkeit kann auch auf verschiedenste Weise dafür sorgen, dass das Gehirn in einen Teufelskreis gerät. Ist man besser bemuskelt und bewegt sich häufiger, trägt das zur Regulierung von Blutzuckerspiegel und Vorbeugung einer Insulinresistenz bei, und das gilt umgekehrt genauso. Ein Verlust an Muskulatur kann nicht nur das Risiko einer Insulinresistenz erhöhen, sondern diese kann auch aufgrund einer übermäßigen Energieverfügbarkeit Muskelmasse und Kraft negativ beeinflussen.[104] Wahrscheinlich kam eine Metaanalyse deshalb vor Kurzem zu dem Ergebnis, dass Widerstandstraining die beste Art der Bewegung ist, um die kognitiven Funktionen generell bei älteren Erwachsenen zu verbessern.[105] Die Kombination aus einer sesshaften Lebensweise und geringer Muskelmasse (Sarkopenie) kann auch die Entzündungswerte steigen lassen, eine der entscheidenden Verknüpfungen zwischen Altern und kognitivem Abbau.[106]

Chronische Entzündungsprozesse scheinen die kognitiven Funktionen auf unterschiedliche Weise zu beeinträchtigen. Kurzfristig ist eine Entzündung immens wichtig, weil sie nach Schäden die Wiederherstellung und Heilung betreibt. Ähnlich wie die Stressreaktion braucht es die Entzündungsreaktion, damit wir gesund bleiben und auf Herausforderungen wie Infektionen oder Verletzungen reagieren können. Denken Sie an das letzte Mal zurück, als Sie sich irgendwo geschnitten oder sich den Knöchel verdreht haben. Sie werden die vier Kardinalsymptome der Entzündung erlebt haben: Wärme, Schmerz, Rötung und Schwellung. Angehende Mediziner lernen dafür die lateinischen (und darob unterhaltsameren) Begriffe *calor*, *dolor*, *rubor* und *tumor*. Manchmal wird noch ein fünftes Symptom genannt: *fluor*, »Fließen«, gemeint ist der Sekretfluss. Nehmen Sie diese Symptome wahr, dann wissen Sie, dass Ihr Immunsystem gerade eine Entzündung ablaufen lässt, um den Reparaturprozess zu beschleunigen. Das geschieht in ähnlicher Weise auch in unserem Gehirn, wenn es verletzt oder schädlichen Umwelteinflüssen ausgesetzt ist.[107]

Die Entzündung wird jedoch zum Problem, wenn das Immunsystem sie nicht wieder abschaltet oder aber wir dem Auslöser der Entzündung dauerhaft ausgesetzt sind. Eine solche chronische Entzündung kann im Gehirn selbst beginnen (etwa nach einer Kopfverletzung) oder anderswo im Körper (wenn etwa ungenutzte, sarkopene Muskeln Entzündungs-Signalstoffe freisetzen). Die vom Immunsystem gebildeten Entzündungsmediatoren (Zytokine genannt) können, auch wenn sie irgendwo sonst im Körper hergestellt werden, ins Gehirn gelangen und dessen Funktion beeinträchtigen. Im Gehirn von Menschen mit Depression, Demenz oder anderen neurodegenerativen Erkrankungen wie der Parkinson-Krankheit finden sich oft erhöhte Zytokinwerte.[108]

Entzündungen haben eindeutig Einfluss auf unsere Stimmung und unser Denken. Erinnern Sie sich, wie »gut« Ihr Gehirn gearbeitet hat, als Sie das letzte Mal eine Grippe hatten. Sie fühlten sich wahrscheinlich erschöpft und vielleicht sogar niedergeschlagen. Vermutlich fiel es Ihnen auch schwer, einen klaren Gedanken zu fassen, sich an Gespräche und Begegnungen zu erinnern oder etwa daran, welche Fernsehsendungen an Ihnen vorüberzogen, während Sie unter einer Decke auf dem Sofa lagen und auf ein Ende des Elends hofften. All dies ist das unmittelbare Ergebnis von Entzündungsprozessen und ihrer Wirkung auf das Gehirn.

Chronische Entzündungen können sich ähnlich auf die Stimmung und kognitiven Funktionen auswirken, wenn auch vielleicht nicht in so offensichtlicher, dramatischer Weise. Wie in Teil I erwähnt, weiten sich Entzündungen im Gehirn aus, lange bevor andere, mit Demenz assoziierte Veränderungen auftreten. Eine solche Entzündung kann nicht nur die Funktion der Neuronen beeinträchtigen, sondern auch diejenige der Mikroglia, und sie kann deren Fähigkeit zur Förderung der Neubildung und des Erhalts von Synapsen verändern, die so wichtig für Lernen und Neuroplastizität ist.[109] Daher findet sich bei fast jeder neurologischen, psychiatrischen oder neurodegenerativen Erkrankung eine chronisch entzündliche Veränderung der Mikroglia.

Die chronische Entzündung und Insulinresistenz bei Menschen mit Sarkopenie beeinträchtigt das Gehirn vermutlich unmittelbar – hierin liegt die Verbindung zwischen Gebrechlichkeit und Demenz.[110] Etwas gegen die Gebrechlichkeit zu tun, dient nicht nur der Sturzprävention, sondern auch der Verbesserung des Allgemeinbefindens. Die durch Gebrechlichkeit verursachten Veränderungen des Immunsystems machen die Betroffenen anfälliger für Infektionskrankheiten wie Grippe oder Lungenentzündung (Pneumonie), der Erhalt der körperlichen Kraft kann daher in mehrfacher Hinsicht Positives für das Gehirn bewirken, auch indem er das Risiko schwerer Erkrankungen mindert – was eben vor weiterem kognitiven Abbau schützt.[111]

Ein Anti-*Frailty*-Werkzeugkasten

Manche meiner Tipps gegen Gebrechlichkeit dürften inzwischen selbsterklärend sein (ein paar Gewichte heben und danach direkt ein proteinreiches Abendessen genießen), doch gibt es noch mehr, was wir tun können, wenn unsere körperlichen Funktionen spürbar nachlassen.

Springen

Wenn Deborah ihre Patientinnen und Patienten mit dem Widerstandstraining bekannt macht, lässt sie sie erst einmal springen. Wenn Menschen mit dem Älterwerden an Muskulatur und Kraft abbauen, sollte man als Erstes die sogenannten schnell zuckenden Muskelfasern ins Visier nehmen. Dieser Muskelfasertyp ist für unsere maximale Kraft zuständig. Schnell zuckende Muskelfasern sind auch jener Teil eines Muskels, der aktiv wird, wenn wir stolpern und uns rasch mit einem Fuß oder einer Hand abfangen. Der Verlust an schnell zuckenden Muskelfasern ist ein Hauptgrund dafür, dass das Sturzrisiko mit dem Alter zunimmt. Durch direkte Stimulation schnell zuckender Muskelfasern, schon durch ein wenig Springen oder Hüpfen, lässt sich eine enorme Wirkung auf Muskelmasse und -kraft erzielen, ebenso auf die Knochengesundheit.[112] Bei einer Studie ließ man beispielsweise Frauen in ihren Sechzigern an zwei Tagen pro Woche drei- bis viermal für jeweils 15 bis 20 Sekunden hin und her über eine Kiste springen. Daraus resultierte eine signifikante Verbesserung der Beinkraft und -funktion.[113] Das sind, wenn wir einmal nachrechnen, nicht einmal fünf Minuten Springen *pro Woche*. Bei einer ähnlichen Studie ließ man Männer in ihren Sechzigern und Siebzigern ein halbes Jahr lang täglich fünfmal jeweils zehn Sprünge auf einem Bein machen, was sowohl die Muskelmasse als auch die Muskelkraft vermehrte.[114] Springen oder Hüpfen ist eine Maßnahme, die bei unglaublich geringem Aufwand eine merkliche Wirkung zeigt (und auch nur wenig Platz erfordert). Halten Sie sich ruhig fest, während Sie springen. Wenn Sie sich fünf Minuten Zeit nehmen, um etwa 50 Sprünge oder Hüpfer zu machen – als Teil Ihres Sportprogramms oder einfach, um Ihr Sitzen zu unterbrechen –, ist auch das eine wunderbare Methode, die eigene Kraft zu verbessern.

Blutflussrestriktion

Die Entwicklung des Blutflussrestriktionstrainings (BFRT) Mitte der 1960er-Jahre wird Yoshiaki Sato zugeschrieben. Diese auch als Kaatsu (japanisch etwa: Mehr Druck) oder Okklusionstraining bekannte Methode provoziert den Aufbau von Muskel- und Knochenmasse ohne schwere Gewichte. Um die Oberarme oder Oberschenkel werden Manschetten gelegt, die einen um 30 bis 50 Prozent höheren Druck ausüben als der systolische (also der obere) Blutdruckwert.[115] Das schränkt den Rückfluss des Blutes aus den Gliedmaßen ein, nicht aber den Zufluss in diese. Somit müssen die Muskeln stärker arbeiten, was bei vielen Wiederholungen mit sehr geringen Gewichten den Muskel- und somit Kraftaufbau triggert. Das hört sich erst einmal abschreckend an, doch diese Art des Trainings kommt bei gebrechlichen oder älteren Menschen sowie in der Rehabilitation viel zur Anwendung.[116] Offiziell wird empfohlen, sich zunächst darüber mit seinem Arzt abzustimmen, doch solange das Training im normalen Rahmen durchgeführt wird, ist es sehr sicher.[117] Zwar bewirkt es nicht immer dieselben Zuwüchse in Kraft und Knochenmasse wie Widerstandstraining mit schwereren Gewichten, doch ist das BFRT eine wunderbare Option, wenn man nicht in ein Fitnessstudio gehen kann, gebrechlich ist, sich von einer Verletzung erholt oder mit dem Training erst beginnt.[118] Wann immer ich auf Reisen bin, habe ich ein Set BFRT-Manschetten und einige Widerstandsbänder im Gepäck, sodass ich überall ein bisschen trainieren kann. Ich gab Deborah vor einigen Jahren ihre ersten BFRT-Manschetten, und heute arbeitet sie bei ihren Patientinnen und Patienten regelmäßig mit BFRT. Die besten Manschetten verfügen über eine Handpumpe, mit der Sie den Druck messen und konstant halten können. Sie liefern auch allgemeine Druckempfehlungen für Menschen, die gerade mit dem Training beginnen. BFRT-Manschetten sind online oder im Einzelhandel erhältlich. Beim Training mit den Manschetten blasen Sie diese auf und führen dann drei bis fünf Durchgänge mit je 20 bis 30 Wiederholungen Ihrer jeweiligen Übung (Kniebeugen, Ausfallschritte, Armbeugen, Liegestütz etc.) aus. Pausieren Sie zwischen den Durchgängen 30 bis 60 Sekunden, und lassen Sie die Luft erst aus den Manschetten, wenn Sie alle Durchgänge erledigt haben. Das sollte etwa fünf Minuten in Anspruch nehmen. So bringen Sie Ihre Herzfrequenz rasch nach oben und spüren schnell das »Brennen«, erzielen also eine Wirkung, ohne schwere Gewichte heben zu müssen.

Protein-Hacks

Deborahs ältere und gebrechlichere Patienten nehmen oft zu wenig Nahrung zu sich, sodass es noch schwieriger für sie wird, sich ausreichend mit Protein zu versorgen. Eine unzureichende Proteinaufnahme hat Anteil an Sarkopenie, Stoffwechselerkrankungen und Gebrechlichkeit. Darum ist eines der Kriterien für Gebrechlichkeit der Gewichtsverlust, dem man mit der bewussten Aufnahme von Proteinen und Kalorien entgegenwirken kann. Bei einer neueren randomisierten Studie unter Personen mit Typ-2-Diabetes und Anzeichen von Sarkopenie etwa bewirkte eine gesteigerte Proteinaufnahme (1,1 bis 1,4 g/kg/Tag, wie in Kapitel 8 empfohlen) eine Verbesserung von Kraft und Körperfunktion im Vergleich zu einer Kontrollgruppe, deren Proteinaufnahme der Standardempfehlung (0,7 bis 0,9 g/kg/Tag) entsprach und die über einen Zeitraum von zwölf Wochen Muskelmasse und Kraft *einbüßte*.[119] Deborah zielt zwar vor allem auf einen erhöhten Gesamt-Nährstoffgehalt durch bessere Ernährung ab, doch sie empfiehlt bei Bedarf auch Proteinriegel oder -pulver, damit ihre Patientinnen und Patienten genug davon aufnehmen, um ihre Muskelmasse und Kraft aufrechtzuerhalten und weiterhin viele Sprünge machen zu können.

Vitamine und Omega-3-Fettsäuren

Ein Nährstofftyp, der offenbar das Training gegen die Sarkopenie unterstützt, sind die Omega-3-Fettsäuren wie EPA und DHA, wie man sie etwa in Seefisch oder Algenöl findet. Metaanalysen zeigen, dass eine Nahrungsergänzung mit Omega-3-Fettsäuren bei schon bestehender Sarkopenie die Muskelmasse und -funktion fördert, vermutlich durch Eindämmen der Entzündung.[120] Mindestens drei bis vier Portionen Fisch pro Woche oder eine Nahrungsergänzung mit 2 bis 4 g Omega-3-Fettsäuren pro Tag entspricht der Menge, die in vielen klinischen Studien als wirksam bei Sarkopenie ermittelt wurde.

Will man bei bestehender Sarkopenie und Gebrechlichkeit die Muskulatur und Knochen stärken, können auch fettlösliche Vitamine eine entscheidende Rolle spielen. Mehrere Studien deuten darauf hin, dass Vitamin-D-Mangel das Risiko für Sarkopenie erhöht, wobei die Supplementierung mit Vitamin D allein wahrscheinlich nicht ausreicht, um eine Veränderung hinsichtlich Muskelmasse oder Kraft zu bewirken.[121] Vitamin K_2 (Menachinon) kann ebenfalls entscheidend zur Knochengesundheit bei älteren oder gebrechlichen Personen beitragen, wobei Dosen von mindestens 1 mg pro Tag (in Form von MK-4 oder MK-7), meist aber eher 40 bis 50 mg pro Tag Wirkung zeigen.[122] Das Vitamin ist in Nahrungsmitteln wie Natto und anderen fermentierten Speisen wie Sauerkraut enthalten, ebenso in Aal, Käse, Leber und Hühnchen. Eine adäquate Versorgung mit Magnesium ist ebenfalls wichtig (siehe Kapitel 8), wobei Magnesium, Kalium, die Vitamine D und K_2, Proteine sowie körperliche Aktivität allesamt die notwendigen Bausteine für eine bessere Knochengesundheit bilden.[123]

Infektionen, Immunität und kognitiver Abbau

Wie wir inzwischen wissen, kann sich eine ernsthafte Erkrankung stark auf die Entwicklung der kognitiven Funktionen auswirken. Deborah fokussiert sich daher nicht nur auf Behandlungen, die ihre Patientinnen und Patienten physisch kräftigen, sondern empfiehlt auch andere Maßnahmen, die Krankheiten vorbeugen können, etwa Impfungen. Grippe und Lungenentzündung (Pneumonie) treten häufig bei älteren Menschen auf – eine Impfung kann verhindern, dass man mehrere Wochen außer Gefecht gesetzt wird, womit man auch längere Phasen ohne Stimuli und Funktion vermeidet. Ein besonders interessantes Beispiel für eine mögliche präventive Wirkung im Hinblick auf Demenz, also über die bloße Krankheitsvermeidung hinaus, ist die Impfung gegen Gürtelrose.

Die Gürtelrose (Herpes zoster) entsteht durch Reaktivierung des Virus, das bei der ersten Infektion Windpocken auslöst und dann jahrzehntelang in den Spinalnerven einmal infizierter Personen ruhen kann.[124] Ist das Immunsystem geschwächt – etwa durch anhaltenden Stress –, kann das Virus wieder aktiv werden und einen schmerzhaften Ausschlag in dem Hautgebiet auslösen, das von dem als »Rückzugsort« genutzten Nerv versorgt wird.[125] Der Ausschlag geht meist nach einigen Wochen wieder zurück, doch der Schmerz bleibt bei manchen Betroffenen Monate, ja sogar Jahre. Da die Funktion des Immunsystems mit dem Älterwerden nachlässt, tritt die Gürtelrose häufiger bei älteren Personen auf, daher wird die Impfung heute beispielsweise in Deutschland für Menschen ab sechzig Jahren empfohlen, in den USA ab fünfzig.

Eine faszinierende neuere Studie befasste sich mit der Wirkung der Gürtelrose-Impfung auf das Demenzrisiko.[126] Am 1. September 2013 startete der National Health Service (NHS) in Wales ein Impfprogramm gegen Gürtelrose, jedoch nur für Personen, die 71 Jahre alt waren. War man vor dem 1. September 1933 geboren, hatte man praktisch keine Chance, die Impfung zu erhalten, von den im Folgejahr geborenen jedoch wurden fast 50 Prozent geimpft. Diese Art von Studie ist einer randomisierten kontrollierten Studie durchaus ähnlich (auch wenn es tatsächlich keine Kontrollgruppe gibt), da nicht davon auszugehen ist, dass sich viele andere Dinge so plötzlich verändern, dass sie die Ergebnisse signifikant beeinflussen.

Die Forscherinnen und Forscher dokumentierten (wie zu erwarten) einen plötzlichen Rückgang der Gürtelrose-Diagnosen bei jenen, die die Impfung erhalten hatten. Außerdem gab es einen plötzlichen Rückgang der späteren Demenz-Diagnosen. Ansonsten schien sich nicht viel zu ändern – die Inanspruchnahme der Gesundheitsversorgung blieb ungefähr gleich, und auch andere Impfungen (Grippe, Pneumonie) waren in etwa auf gleichem Niveau. Weitere Analysen legten nahe, dass die positive Wirkung wohl darauf zurückging, dass die Reaktivierung des Virus verhindert oder minimiert wurde, doch erklärte das den Effekt nicht vollständig. Die Autoren vermuteten einen allgemeinen Vorteil durch die Impfung hinsichtlich Entzündungsprozessen und Immunsystem. Dasselbe Team untersuchte in ähnlicher Weise Daten aus Australien, als dort 2016 die Gürtelrose-Impfung eingeführt wurde, und stellte dieselbe Assoziation mit geringeren Demenzhäufigkeiten fest.[127]

Derzeit lässt sich nicht mit Sicherheit sagen, dass die Gürtelrose-Impfung dazu beiträgt, Demenz vorzubeugen. Beide Studien untersuchten zudem nur einen spezifischen Impfstofftyp – eine abgeschwächte (attenuierte) Version des aktiven Virus, Zostavax. Diese wird jedoch nur noch wenig eingesetzt. Dennoch beleuchten die Studien auf faszinierende Weise den Umstand, dass Infektionen und Entzündungen auf unerwarteten Wegen zu einer Demenz beitragen könnten. Beispielhaft dafür ist ein anderes Virus, welches das Demenzrisiko beeinflusst, nämlich das Herpes-simplex-Virus 1 (HSV-1). Dieses verursacht unter anderem den Lippenherpes. Zwar wurde der Zusammenhang noch nicht belegt, aber bei Studien fand man HSV-1-DNA im Inneren von Amyloid-Plaques,[128] und die Autoren der Gürtelrose-Studien äußerten die Vermutung, dass die Immunantwort auf die Impfung auch andere Viren wie HSV-1 unterdrücken könnte.

Auf eindeutigere Studienergebnisse müssen wir noch warten, doch in der Zwischenzeit liefern uns die Daten durchaus praktische Anhaltspunkte dafür, wie wir unser Gehirn zukunftssicher machen können. Virusinfektionen lassen sich unmöglich komplett vermeiden, und das zu versuchen, könnte sogar kontraproduktiv sein. Der Kontakt mit verbreiteten Viren ist ein wichtiger Beitrag zum Aufbau eines gesunden Immunsystems. Aus Kapitel 10 wissen wir überdies, dass wir, wenn wir uns von anderen Menschen komplett fernhalten, unsere körperliche und geistige Gesundheit in anderer Hinsicht gefährden. Zugleich werden wir mit zunehmendem Alter immer empfänglicher für Virusinfektionen, die uns womöglich lange Zeit beeinträchtigen oder Schlimmeres. Dieses Risiko lässt sich einschränken, indem wir die uns bekannten Maßnahmen ergreifen, die uns zu mehr körperlicher Gesundheit verhelfen. Zudem mehren sich die Belege, dass Impfungen und eine frühe Behandlung von Virusinfektionen wie Grippe und Gürtelrose dafür sorgen, dass wir weniger lang außer Gefecht gesetzt sind.[129] Je weniger Zeit wir krank sind, desto mehr Zeit können wir mit dem Training und der Nutzung unseres bemerkenswerten Gehirns zubringen.

Vom Mund zum Gehirn

Nicht nur Viren können chronische Entzündungen verursachen und auf lange Sicht die kognitiven Funktionen beeinträchtigen. Es gibt schier unzählige Mikroorganismen in und an unserem Körper, die noch nicht einmal alle wissenschaftlich erforscht sind – darunter fallen auch die Bakterien, die in unserer Mundhöhle und unserem Magen-Darm-Trakt eine wichtige Rolle für die Gehirngesundheit spielen können. Darum gibt Deborah ihren Patientinnen und Patienten auch stets den Tipp, täglich Zahnseide zu benutzen.

Natürlich ist mir klar, dass es merkwürdig anmutet, wenn sich ausgerechnet ein Brite über die Bedeutung der Zahngesundheit auslässt. Ich habe eine Krone aus meiner Zeit als Medizinstudent, und als ich zum ersten Mal bei meinem Zahnarzt in Seattle war, sagte er sofort: »Also, das Ding haben Sie *definitiv* nicht in den USA machen lassen!« Allerdings tut dieses besondere dentale Werkstück nach zwei Jahrzehnten immer noch seinen Dienst, daher kann ich mich (und mein Zahnarzt sich) wohl nicht beklagen. Ich gehe jedoch häufiger zum Zahnarzt als früher, vor allem, weil immer mehr dafürspricht, dass der Mund viel mit der Gehirngesundheit zu tun hat.

Die für mich beeindruckendste Geschichte zu diesem Thema wird nicht direkt mit dem Demenzrisiko in Verbindung gebracht, obwohl dies definitiv der Fall sein könnte. In Teil I erwähnte ich die Arbeit meines Labors zum Thema Frühgeburt. Bei zu früh Geborenen gibt es Belege dafür, dass sie als Erwachsene ein erhöhtes Risiko für viele Erkrankungen des Alters haben, darunter auch Demenz.[130] Ein möglicher Auslöser für eine verfrühte Geburt ist ein – unter anderem durch Infektionen hervorgerufenes – erhöhtes Entzündungsgeschehen bei der Mutter.

Einer meiner Freunde und enger Mitarbeiter an der University of Washington ist Greg Valentine, der viel im südostafrikanischen Malawi forscht. Malawi hat die weltweit höchste Frühgeburtenrate,[131] und die meisten Schwangeren im Land zeigen Symptome einer Parodontitis, also einer Entzündung des Zahnhalteapparats. Diese kann als Zahnfleischentzündung (Gingivitis) beginnen, um dann auch das örtliche Bindegewebe und den Knochen zu befallen. Parodontitis wird von einer gestörten Mundflora (Mikrobiom) verursacht, bei der sich bestimmte Bakterienarten wie *Porphyromonas gingivalis* übermäßig vermehren. Diese gestörte Bakterienflora kann eine systemische Entzündung hervorrufen und damit eine mögliche Eintrittspforte für Bakterien ins Körperinnere. Bei mehreren Studien fand man Bakterien der Mundflora nach der Schwangerschaft in der Plazenta. Sie waren mit dem Blutstrom dorthin gelangt und in manchen Fällen an Frühgeburten beteiligt.[132]

Als Teil eines großen internationalen Teams arbeitete Greg in Malawi an der Durchführung einer randomisierten kontrollierten Studie mit, die insgesamt mehr als 10 000 Frauen entweder einer Kontrollgruppe zuordnete, die eine Ausbildung in Mundhygiene erhielt, oder einer Behandlungsgruppe, in der die Frauen Xylit-Kaugummis bekamen, die sie während der Schwangerschaft zweimal täglich kauen sollten. Xylit (auch Xylitol genannt) ist ein Zuckeralkohol, der das Wachstum von *P. gingivalis* hemmt und somit die Mundgesundheit verbessern kann.[133] In der Xylit-Gruppe trat ein signifikanter Rückgang sowohl der Frühgeburten als auch der sehr kleinen Frühgeborenen (1 500 Gramm oder weniger) ein.[134] Dies ist wohl das erste Mal, dass eine Maßnahme – besonders eine so einfache – nachweislich eine solche Verbesserung im Hinblick auf Frühgeburten bewirkte. Zwar plant Greg noch größer angelegte Studien mit Placebo-Kaugummis und Untersuchungen zu kognitiven Funktionen der Babys, doch schon jetzt zeigt seine Forschung deutlich, dass unsere Mundgesundheit unseren gesamten Körper beeinflussen kann.

Einige Befunde deuten auch darauf hin, dass Parodontitis eine direktere Rolle beim kognitiven Abbau und Demenzrisiko spielen könnte. Schon vor mehr als zwanzig Jahren fand man *P. gingivalis* in atherosklerotischen Plaques in Arterien, die bekanntermaßen Herzinfarkte und Schlaganfälle auslösen können.[135] Seither hat die Forschung starke Belege dafür gesammelt, dass eine schlechte Mundgesundheit direkten Einfluss auf das Risiko eines Herzinfarkts hat – entweder weil Bakterien in den Blutstrom und somit auch in Arterien gelangen oder durch die Ausweitung chronischer Entzündungsvorgänge.[136] Vor nicht allzu langer Zeit fand man *P. gingivalis* zudem in Amyloid-Plaques im Gehirn von Menschen mit Alzheimer-Demenz.[137] Da Amyloid eine antimikrobielle Wirkung haben kann,[138] wird angenommen, dass es sich unter anderem im Zuge einer Immunreaktion auf das Vorkommen von Bakterien und Viren anreichert, die eine örtliche Entzündung verursachen. Passend dazu deuten Metaanalysen (auch wenn die Ergebnisse einzelner Studien nicht konsistent sind) darauf hin, dass Personen mit Parodontitis ein erhöhtes Risiko für kognitiven Abbau und Demenz haben, während eine Behandlung der Parodontitis mit einem verringerten Risiko assoziiert ist.[139] Die Parodontitis ist überdies mit anderen Leiden assoziiert, die sich auf das Gehirn auswirken und oft mit einem verstärkten Entzündungsgeschehen in Zusammenhang gebracht werden, wie Depression und Fibromyalgie.[140]

Eine neuere Studie mit mehr als 6 000 Erwachsenen, die Daten aus der US-Datenbank NHANES nutzte, suchte nach einer direkteren Verbindung zwischen Mundgesundheit und Demenzrisiko.[141] Wie sich zeigte, wurde bei Personen mit schlechterer Mundgesundheit mit größerer Wahrscheinlichkeit in späteren Lebensjahren eine Alzheimer-Demenz diagnostiziert. Die Studie dokumentierte auch die im Blut zirkulierende Menge der Antikörper gegen Mundhöhlenbakterien wie *P. gingivalis*. Ein höherer Spiegel an Antikörpern gegen Bakterien der Mundflora war mit einem erhöhten Risiko für die Alzheimer-Krankheit assoziiert, was nahelegt, dass Personen mit einem Befall oder einer Infektion durch diese Bakterien mit größerer Wahrscheinlichkeit einen kognitiven Abbau erleben werden.

So wie wir uns damit beschäftigen, im Hinblick auf unsere zukünftige Gehirngesundheit Phasen schwererer Erkrankung zu vermeiden (auch wenn teilweise nur Indizien dafürsprechen), sollten wir auch gewissenhaft Mundhygiene betreiben, da sie sich direkt und indirekt auf die Gesundheit des Gehirns auswirkt und dabei einfach ist und praktisch keine Risiken birgt. Wenn Sie es also noch nicht tun: Putzen Sie sich täglich (idealerweise zweimal täglich mindestens zwei Minuten lang) die Zähne und finden Sie für sich eine Methode, auch die Zahnzwischenräume zu reinigen (Zahnseide, Munddusche oder Interdentalbürsten). Gehen Sie mehrmals im Jahr zum Zahnarzt oder zur Zahnhygiene und behandeln sie jede Parodontitis sofort. Besonders bei Parodontitis können Sie auch Xylitol-Kaugummis (mit zwei bis drei Gramm Xylitol, zwei- bis dreimal täglich) kauen, so wie in Gregs Studie, oder eine Mundspülung mit Xylitol benutzen. Das kann ihre Mundflora ausgleichen, ohne sie negativ zu beeinflussen.[142]

Die Außenwelt in unserem Körper

Der Darm ist ein weiterer Teil unseres Körpers, der mit unzähligen Mikroorganismen besiedelt ist und unsere Gesundheit beeinflusst, und als solcher schenkt man ihm seit einiger Zeit auch im Hinblick auf die Gehirngesundheit viel Aufmerksamkeit.[143] Der Magen-Darm-Trakt hat mich schon immer fasziniert, denn im Prinzip bildet er eine Fortführung unserer Haut (womit der Darminhalt sich formal gesehen außerhalb unseres Körpers befindet), hoch spezialisiert auf die Aufnahme von Bakterien und zugleich eine Barriere, die genau kontrolliert, was in unseren Körper gelangt.

Wie das Gehirn ist auch der Darm unglaublich gut darin, sich an die Umweltverhältnisse anzupassen. Das ist einer der Gründe dafür, dass Menschen mit so vielen verschiedenen Ernährungsformen mit vielen verschiedenen Nährstoffquellen zurechtkommen. Zwar heißt es oft, ein bestimmter Ernährungsansatz sei »am besten« für den Darm, doch die meisten Belege verweisen darauf, dass das nicht stimmt. So veröffentlichten einige Kollegen und ich vor Kurzem einen Übersichtsartikel bezüglich der Frage, wie metabolisch flexibel der Darm sein kann.[144] Traditionell wird angenommen, dass der Darm vor allem die Abfallprodukte von Darm-Mikroorganismen nutzt, die Ballaststoffe verstoffwechseln (wobei Buttersäure entsteht, ein Energielieferant für unsere Darmzellen). Der menschliche Darm scheint jedoch auch gut zu funktionieren, wenn die Kalorien überwiegend aus Proteinen oder Fetten stammen. Damit sei nicht gesagt, dass Ballaststoffe nicht wichtig seien, sondern nur, dass der Darm deutlich robuster und anpassungsfähiger ist, als oft behauptet wird.

Besonders im Hinblick auf das Gehirn ist der Darm in vielerlei Hinsicht beachtenswert. Zwischen Darm und Gehirn besteht eine direkte bidirektionale Kommunikation (die Darm-Hirn-Achse), und Veränderungen der Darmfunktion und des Mikrobioms sind an verschiedenen neurologischen Erkrankungen, darunter die Alzheimer-Krankheit und andere Demenzformen, beteiligt.[145] Die Frage ist nur, was man mit dieser Information anfängt. Zwar stellen mehrere große Studien eine Verbindung zwischen unterschiedlichen Bakterienarten und kognitivem Abbau sowie Demenz her,[146] aber wenig deutet darauf hin, dass wir unsere Darmbewohner direkt manipulieren sollten, um unser Gehirn zukunftssicher zu machen.

Eine der Schwierigkeiten besteht darin, dass die Wissenschaft zwar umfangreiche und detaillierte Daten zum Mikrobiom des Darms erhoben hat, wir diese Informationen jedoch auf recht undifferenzierte Weise gewinnen. Wir wissen also nicht wirklich, was im Darm vor sich geht, und schon gar nicht, was wir daraus machen sollen. Wenn man beispielsweise eine Stuhlprobe ins Labor schickt, um festzustellen, welche Mikroorganismen sich darin befinden, erfolgt die Untersuchung meist mit der sogenannten 16S-rRNA-Gensequenzierung. Diese ist jedoch nicht besonders genau, sondern geht nur bis auf Gattungsebene. Anschaulicher ausgedrückt, kann die Methode ermitteln, dass ein Tier ein Pferd ist, aber nicht, ob es sich um ein Zebra oder um ein Hauspferd handelt.

Exaktere Methoden kommen zunehmend zum Einsatz, doch selbst diese sind nur eine Stufe genauer, also bis zur Artebene. Sie können sozusagen feststellen, dass das Tier ein Hauspferd ist, aber nicht, ob Shetlandpony oder Belgisches Kaltblut. Und selbst wenn sie bestimmen könnten, dass ein Shetlandpony in Ihrem Darm wohnt, bliebe noch das Problem, dass kein Test sagen kann, was das Pony (oder der Mikroorganismus) dort eigentlich tut – genau das, was uns interessiert. Ist es ein gemütliches kleines Pony, das sich über ein paar Streicheleinheiten freut, oder ist es von einem Ponydämon besessen und will Ihnen alle Finger abbeißen? Die meisten kommerziellen Tests sagen darüber heute gar nichts aus.

Ein weiteres Problem ist, dass unser Darm unglaublich variabel ist. Wenn man zwei gesunde Menschen nebeneinanderstellt, haben diese vielleicht rund ein Drittel ihres Mikrobioms gemeinsam, und wir haben keine Ahnung davon, wessen übrige zwei Drittel »besser« sind.[147] Tatsächlich denke ich, dass wir anhand all dessen nur sagen können, dass das Mikrobiom, das *wir* haben wollen, dasjenige ist, das *wir* haben, wenn *wir* gesund sind. Darum verweisen viele Fachleute darauf, dass Veränderungen am Mikrobiom vor allem von der Gesundheit des betreffenden Menschen beeinflusst werden.[148]

Das ist eine großartige Nachricht, denn wir wissen bereits, wie wir die Gesundheit des betreffenden Menschen verbessern können. Vielleicht wissen Sie auch schon, was ich jetzt sagen werde: Die beste und am besten belegte Art, die Darmgesundheit zu verbessern oder Darmbeschwerden zu begegnen, umfasst körperliche Aktivität, Stressabbau sowie eine verbesserte Schlafhygiene und Ernährung.[149] Selbst Anbieter, die Ihnen individuelle Ernährungstipps anhand Ihres Darm-Mikrobioms geben, tun eigentlich nichts anderes, als Ihnen mit guten Ratschlägen zu einer besseren Ernährung zu verhelfen (weniger Kalorien, mehr Nährstoffe).[150] Tatsächlich kamen Studien zu individuellen, auf dem Mikrobiom basierenden Behandlungen oft zu dem Schluss, dass die Resultate sich nicht von denen normaler Ernährungsberatung unterschieden und meist davon abhingen, wie konsequent die Personen ihre Ernährung verbesserten.[151]

Wenn Sie Ihre Ernährung zugunsten Ihres Darmes verändern wollen, sind fermentierte Nahrungsmittel ein guter Anfang. Eine kleine, aber sehr gut ausgeführte Studie befasste sich vor Kurzem mit der Wirkung solcher fermentierten Speisen, etwa Milchprodukten (wie Kefir, Joghurt und Käse), Gemüse (wie Sauerkraut und Kimchi) und alkoholfreien Getränken (wie Kombucha) auf die Darmgesundheit. Wie sich zeigte, erhöhten fermentierte Nahrungsmittel die Vielfalt der Darm-Mikroorganismen (meist eine gute Sache) und senkten bestimmte Entzündungsmarker.[152] Momentan ist es vermutlich besser, sich – bei vollwertiger Ernährung, die automatisch die Vielfalt an Polyphenolen und Ballaststoffen liefern wird, welche durchweg mit besseren kognitiven Funktionen und einer besseren (Darm-)Gesundheit assoziiert werden[153] – mittels fermentierter Nahrungsmittel mit vielerlei Bakterien zu versorgen, als probiotische Nahrungsergänzungsmittel einzunehmen, die oft gar nicht wie versprochen wirken, wenn man nicht gerade genau den in einer speziellen Studie verwendeten Bakterienstamm erwischt.

Generell unterstützen wir die Zusammenarbeit von Darm und Gehirn am besten, indem wir die uns schon bekannten Strategien zur Zukunftssicherung unseres Gehirns umsetzen, denn diese fördern auch unsere allgemeine körperliche Gesundheit. Das ist keineswegs überraschend. Gehirn, Darm und der übrige Körper sind allesamt Teile desselben Systems. Dieselben zentralen Faktoren können die Darmgesundheit fördern und auf diesem Wege auch die kognitiven Funktionen verbessern.

Auswirkungen der Umweltverschmutzung

Oft fühlt es sich so an, als würde die Umwelt immer mehr vergiftet – besonders, wenn man über verschmutzte Luft und Schadstoffe in unseren Nahrungsmitteln liest. Dabei ist schwer zu beurteilen, wie sehr wir uns über Umweltgifte Sorgen machen müssen. Gewiss gibt es Belege dafür, dass Umwelteinflüsse unser Risiko für kognitiven Abbau und Demenz beeinflussen können – ein paar einfache Maßnahmen genügen aber, um damit umzugehen, ohne hinsichtlich Atemluft und Nahrung allzu paranoid zu werden.

Luftverschmutzung

Mehrere neuere Studien sind zu dem Ergebnis gekommen, dass Luftverschmutzung – durch Straßenverkehr, Industrie oder auch Feuer – das Demenzrisiko vergrößern kann.[154] Weltweit rangiert schlechte Luftqualität im Innen- und Außenbereich als Todesursache auf Platz zwei, direkt hinter Bluthochdruck und unmittelbar vor dem Rauchen.[155] Das Einatmen von Luftschadstoffen wie Feinstaub (inklusive Mikroplastik), Stickoxiden und Ozon kann Entzündungen und oxidativen Stress verursachen, ebenso physiologischen Stress und eine vermehrte allostatische Last.[156] Der Umgebungsluft kann man außer durch einen dauerhaften Umzug nicht entkommen, aber bei starker Luftbelastung wäre es ein guter Anfang, draußen eine

Maske zu tragen (eine FFP2-Maske etwa filtert auch die als besonders problematisch geltenden Partikelgrößen von 2,5 µm heraus). Wichtig ist auch zu bedenken, dass die Innenluft oft weitaus schlechter sein kann als die Außenluft.[157] Daher lohnt sich vielleicht für Räume, in denen man viel Zeit verbringt, die Installation eines Luftreinigers. Eine neuere randomisierte Studie stellte fest, dass sich damit bei Menschen mit Bluthochdruck die Blutdruckwerte verbesserten.[158] Derlei Geräte haben sehr unterschiedliche Filterleistungen, doch wenn Sie in einer Gegend mit hoher Luftverschmutzung leben, ist irgendeines wahrscheinlich besser als gar keines. Einmal installiert, brauchen Sie sich nicht mehr allzu viel darum zu kümmern. Eine neuere Studie der University of Washington ergab zudem, dass der Effekt von Luftverschmutzung hinsichtlich Demenzrisiko bei Personen mit guter B-Vitamin-Versorgung milder ausfiel, möglicherweise, weil B-Vitamine dem Anstieg des Homocysteins entgegenwirken, den Luftverschmutzung bewirken kann.[159] Dabei handelte es sich zwar nicht um eine randomisierte kontrollierte Studie, aber es ist doch ein Grund mehr, auf genügend B-Vitamine in der Ernährung zu achten.

Wasserqualität

Die Trinkwasserversorgung ist sehr sicher, doch je nach Region und Installationen vor Ort gibt es doch zahlreiche Schadstoffe, die unsere Gesundheit beeinflussen können. Beispielhaft seien hier Blei sowie per- und polyfluorierte Alkylverbindungen (PFAS oder »Ewigkeitschemikalien«) genannt. Die Aufnahme von Blei ist mit einem erhöhten Demenzrisiko assoziiert. Zwar ist die Belastung durch das Verbot bleihaltiger Kraftstoffe stark zurückgegangen, doch gibt es – in Deutschland noch sehr vereinzelt, in den USA regional noch millionenfach – bis heute Wasserleitungsrohre aus Blei.[160] Das Risiko durch PFAS kann bisher nur abgeschätzt werden, doch erste Befunde zeigen, dass sie häufig in Lebensmittelverpackungen, Antihaftbeschichtungen (besonders älteren oder beschädigten) und Trinkwasser zu finden sind. Diese Ewigkeitschemikalien können sich im Gehirn anreichern und erhöhen vermutlich das Risiko für Stoffwechselerkrankungen und Demenz.[161] Ein einfaches Hilfsmittel wäre hier ein Wasserfilter – allerdings braucht den nicht jeder Haushalt, und es ist relativ einfach, die Wasserqualität vor Ort zunächst einmal zu testen. Wasserfilter gibt es als Kannenfilter oder zum Einbauen in den Wasserhahn. Wie bei Luftfiltern gibt es auch hier viele verschiedene Modelle auf dem Markt, doch selbst die einfachsten Varianten können die meisten Schwermetalle und PFAS aus dem Wasser filtern und damit sehr von Nutzen sein.

Mikroplastik

Als Mikroplastik bezeichnet man kleine und kleinste Kunststoffpartikel, die aus verschiedensten Quellen stammen und sich auch in dem finden können, was wir essen und trinken. Neuere Studien zum Thema haben viel Aufmerksamkeit erregt – besonders jene, die Mikroplastik im gesamten Körper gefunden haben, auch in Blutgefäßen und dem Gehirn.[162] Eine Studie kam sogar zu dem Ergebnis, dass das Vorkommen von Mikroplastik im Gehirn bei Demenzkranken viel ausgeprägter war als bei nicht Betroffenen.[163] Allerdings wissen wir noch nicht, ob Mikroplastik bei der Entstehung von Demenz eine Rolle spielt. Die bei Demenz häufig auftretenden Blutgefäßveränderungen mit langsamerem oder unzureichendem Blutfluss machen es beispielsweise wahrscheinlicher, dass im Blut befindliche Mikroplastikpartikel im Gehirn hängen bleiben. Die dortige Ansammlung dieser Partikel könnte also ebenso gut eine Folge wie eine Ursache der Demenz sein. Wie auch immer, selbst wenn die Schätzungen zur Mikroplastikbelastung übertrieben sein sollten,[164] ist dieses Problem doch nicht ganz außer Acht zu lassen. In Kunststoff enthaltene Schadstoffe wie Bisphenole und Phthalate etwa werden mit neuronalen Entwicklungsstörungen bei Kindern und Herz-Kreislauf-Erkrankungen bei Erwachsenen in Verbindung gebracht.[165] Wir können die Belastung durch (Mikro-)Plastik stark reduzieren, indem wir (gefiltertes) Leitungswasser statt Wasser aus Plastikflaschen trinken, Koch- und Essutensilien aus Metall oder Holz benutzen, unsere Essen in Glasbehältern aufbewahren (und gegebenenfalls in der Mikrowelle erwärmen) und mehr frische Nahrung zu uns nehmen, die nicht in Plastik verpackt war. Viele Mikroplastikpartikel werden wahrscheinlich vom Körper eliminiert, zugleich legte ein sehr interessanter wissenschaftlicher Artikel dar, dass Anthocyane aus Obst und Gemüse möglicherweise dazu beitragen, den negativen Auswirkungen von Kunststoffen auf die Gesundheit entgegenzuwirken.[166] Eine andere Studie mit Mäusen kam zu dem Ergebnis, dass β-Glucane – Ballaststoffe, die unter anderem in Hafer und Pilzen vorkommen und auch bei der Reduzierung von LDL-C und ApoB helfen können – die Absorption von PFAS verringern könnten.[167] Diese Forschung wurde zwar an Tieren beziehungsweise unter Kulturbedingungen durchgeführt und es gibt aktuell keine Studien mit Menschen, aber wenn die daraus resultierende Empfehlung einfach lautet, mehr Ballaststoffe und Beeren zu essen, ist das für mich vollkommen in Ordnung.

Leben in einer gnadenlosen Welt

Nachdem wir viel über das Innere – Blutgefäße, Mundhöhle, Darm – nachgedacht haben, sollten wir uns auch damit befassen, auf welche Arten die äußere Umwelt unsere Gehirngesundheit noch beeinflussen kann. Dazu zählt auch der Einfluss der Gesellschaft und unserer Stellung darin. Neben den Unterschieden bei den biologischen Geschlechtern lastet die Bürde des kognitiven Abbaus und der Demenz überdurchschnittlich schwer auf Menschen aus weniger privilegierten Verhältnissen. Und wie beim Geschlecht sprechen wir von durchschnittlichen Effekten in ganzen Populationen, weniger vom Erleben jedes oder jeder Einzelnen. Viele groß angelegte Studien beobachten jedoch gesellschaftliche Einflüsse auf das Demenzrisiko, und das ergibt besonders Sinn im Lichte dessen, was wir in den Kapiteln 9 und 10 über das Gehirn erfahren haben.

Zwar spielen die biologischen Auswirkungen des Geschlechts zweifellos eine große Rolle hinsichtlich der Demenz bei Männern und Frauen, doch viele verweisen auch auf gesellschaftliche Zusammenhänge. So wissen wir, dass Bildung ein entscheidender Faktor hinsichtlich des frühen Aufbaus von Headroom und der Verringerung des Demenzrisikos ist. Weltweit sind jedoch die Bildungschancen von Männern und Frauen nicht immer gleich. Das scheint die Unterschiede im Demenzrisiko teilweise zu erklären.[168] Zugleich wissen wir, dass eine abwechslungsreiche, komplexe und anregende Arbeit einen wichtigen lebenslangen Stimulus darstellen kann, und auch die beruflichen Chancen sind bei den Geschlechtern oft unterschiedlich. Überall auf der Welt sind Frauen seit jeher unverhältnismäßig benachteiligt, was gut bezahlte und komplexere Stellen angeht oder auch solche mit größerer Führungsverantwortung, die, so könnte man sagen, ein höheres Maß an Stimulation mit sich bringen.[169] In den USA (und vielen anderen Ländern) war die Arbeitswelt bis in die zweite Hälfte des 20. Jahrhunderts insgesamt männlich geprägt, während von Frauen erwartet wurde, dass sie die Fürsorgearbeit in der Familie übernehmen.[170] Das hinderte viele Frauen daran, überhaupt arbeiten zu gehen oder zumindest bei der Arbeit Karriere zu machen.

Ein Beispiel dafür, wie sich die Geschlechterunterschiede im Hinblick auf Arbeit auf gesellschaftlicher Ebene bemerkbar machen, liefert die in Kapitel 9 vorgestellte Seattle Longitudinal Study. Als man prüfte, welche kognitiven Umgebungen mit einem höheren Risiko für kognitiven Abbau behaftet waren, stach besonders die Rolle der »Hausfrau« heraus, die bei dieser im Zeitraum von den 1950er-Jahren bis in die 1970er-Jahre angesiedelten Längsschnittstudie tatsächlich praktisch ausschließlich von Frauen bekleidet wurde.[171] Das Hausfrauendasein war mit mehr Alleinsein und einem niedrigeren Grad an sozialer Einbindung assoziiert. Bis heute leisten Frauen mehr Fürsorgearbeit (Care-Arbeit) sowohl für jüngere als auch für ältere Familienmitglieder, was zu einer höheren allostatischen Last beiträgt.[172] Das soll natürlich niemanden bewerten, der diese Arbeit macht. Schließlich kann diese Rolle je nach Person ganz unterschiedlich und je nach Situation sehr bereichernd sein, mit vielen kognitiven Stimuli und viel sozialer Aktivität. Die Ergebnisse der Seattle Longitudinal Study aber stützen die Ansicht, dass traditionelle gesellschaftliche Rollen zu Unterschieden im Maß der kognitiven Stimulation und damit zu den heutigen Geschlechtsunterschieden im Hinblick auf das Demenzrisiko beigetragen haben.

Die gesellschaftliche Unterstützung und Zugehörigkeit ist ein weiterer Faktor, der mit dem Geschlecht zu tun hat und möglicherweise andere Ungleichheiten hinsichtlich des Demenzrisikos erklärt. Ich habe mich auf Unterschiede bezüglich Demenz auf Basis des biologischen Geschlechts konzentriert, weil darüber die aussagekräftigsten Daten vorliegen. Wir wissen aber, dass die Sache viel komplizierter ist als die Frage danach, ob jemand zwei X-Chromosomen hat oder nicht, besonders im Hinblick darauf, wie jemand die Welt erlebt und wie das seine oder ihre Gesundheit beeinflussen kann. In Kapitel 10 haben wir erfahren, dass sozialer Stress viele Ursachen haben und unsere Physiologie und Biologie grundlegend verändern kann, ganz gleich, woher er kommt. Diese Veränderung wiederum kann unsere Gesundheit langfristig beeinträchtigen, indem sie die allostatische Last erhöht, chronische Stressreaktionen auslöst und Entzündungswerte steigen lässt.

Immer wenn wir uns von der Gesellschaft losgelöst oder nicht getragen fühlen, kann unser grundlegendes Bedürfnis nach Verbindung und Zugehörigkeit weniger erfüllt werden und zusätzlicher sozialer Stress entstehen. Solche Vorgänge sind extrem schwer zu erforschen und zu messen, doch zu den Gründen dafür, dass Menschen sozialen Stress erleben, der durchaus ihr Risiko für eine spätere Demenz beeinflussen kann, zählen unter anderem ihr biologisches Geschlecht, ihre sexuelle Orientierung und ihre Geschlechtsidentität.[173] Zudem gibt es vielerlei Gründe dafür, eine Entkoppelung von der Gesellschaft zu empfinden, von der täglichen Behandlung durch andere bis hin zu ungleichen Zugängen zu schulischer und beruflicher Bildung oder sogar Gesundheitsfürsorge, je nach demografischem oder finanziellem Hintergrund. Vor allem aber spielt es keine Rolle, ob wir zustimmen, dass eine Diskriminierung einer bestimmten Person oder deren empfundene Belastung tatsächlich vorliegt oder nicht, denn die physiologischen Reaktionen auf sozialen Stress und ihre gesundheitlichen Auswirkungen beruhen ausschließlich auf dem Empfinden und den Gefühlen der oder des Betroffenen.

Bei breiterer Betrachtung zeigen sich einige deutlichere (aber ebenso schwer aufzulösende) Gründe dafür, dass Individuen ein unterschiedliches Demenzrisiko haben. Eine neuere US-Studie, die Daten von mehr als 15 000 Personen aus der Studie Atherosclerosis Risk in Communities (ARIC) nutzte, ergab ein erhöhtes Demenzrisiko bei Schwarzen Personen.[174] In Großbritannien wiederum ergaben Daten von nahezu einer Million Personen, dass Menschen südostasiatischer Herkunft besonders viele Demenzrisiko-Faktoren zu tragen hatten.[175] In beiden Fällen führt man dies zumindest teilweise auf andere Zugangsmöglichkeiten zu Bildung und Gesundheitsfürsorge zurück. Diese Faktoren können von den Betreffenden oft nicht beeinflusst werden, etwa weil das Geld fehlt oder eine Sprachbarriere besteht. Wenn Sie sich einen Collegeabschluss nicht leisten können oder darum kämpfen müssen, dass Ihr Bluthochdruck ärztlich behandelt wird, haben Sie weniger Möglichkeiten, Ihren Headroom zu verbessern und etwas für Ihre Gehirngesundheit zu tun, als wenn dies nicht der Fall wäre.

Beispielhaft wurde hier der Einfluss der sozioökonomischen Lebensbedingungen auf das Demenzrisiko im Rahmen des Chicago Health and Aging Project untersucht. Wie die Forscherinnen und Forscher herausfanden, hatten Schwarze Testpersonen ein mehr als doppelt so hohes Risiko für eine Alzheimer-Erkrankung als Weiße. Dieser Unterschied schien jedoch auf durchschnittliche Unterschiede im sozioökonomischen Status nach dem Social Vulnerability Index zurückzugehen, der Faktoren wie Bildung, Einkommen, Wohnsituation und Art des Haushalts bemisst. Der Vergleich von Individuen unterschiedlicher Hautfarbe mit demselben sozioökonomischen Hintergrund ergab, dass der ethnische Hintergrund keinen Einfluss auf das Demenzrisiko hatte.[176]

Zusätzlich zum Bildungsstand und Zugang zu Gesundheitsfürsorge kann unser sozioökonomischer Status viele Faktoren beeinflussen, die für die Gehirngesundheit eine wichtige Rolle spielen. Dazu zählt die Art von Nahrungsmitteln, die wir uns leisten können, Zugang zur Natur und die Qualität der Luft, die wir atmen, Zeit und Ausrüstung für Sport und die Sicherheit der Umgebung. Er kann sich auch darauf auswirken, welcher Art von Arbeit wir nachgehen, wobei viele schlechter bezahlte Jobs, auch Schichtarbeit, die Gesundheit beeinträchtigen, da sie den zirkadianen Rhythmus durcheinanderbringen.[177] Diese und viele weitere Gründe könnten erklären, warum der sozioökonomische Status so entscheidend dafür ist, wie schnell wir altern und welches Risiko einer späteren Demenz wir haben, ganz unbesehen unserer genetischen Ausstattung und anderer Faktoren.[178]

Leider habe ich keine einfachen Vorschläge dafür, wie sich diese umfangreichen und komplexen Probleme lösen lassen – wichtig ist aber, dass wir sie kennen und wissen, dass sie sich tatsächlich auf die langfristige Gehirngesundheit eines Menschen auswirken können, ohne dass er oder sie darauf Einfluss hat. Wenn wir die Häufigkeit von Demenz in der Bevölkerung wirklich verringern wollen, braucht es gesellschaftliche Veränderungen, um schlechter versorgte Bevölkerungsgruppen zu unterstützen, die ein höheres Demenzrisiko haben, aber weniger Zeit und Geld für Bildung, Gesundheitsfürsorge und andere die (Gehirn-)Gesundheit fördernde Maßnahmen. Nur wir selbst wissen, wie viel davon auf uns zutrifft und wie das unsere Fähigkeit, Headroom aufzubauen, beeinflusst. Auch hier lautet die wichtige Botschaft meines Erachtens wieder, dass kleine Veränderungen große Wirkung zeigen können, ganz gleich, wer wir sind und woher wir kommen. Und vor allem glaube ich an einen grundsätzlichen Ansatzpunkt, der im Hinblick auf die Gehirngesundheit zumindest ein klein wenig dafür sorgen kann, dass das soziale Umfeld uns mehr trägt: Seien wir freundlich zueinander.

Fassen wir nun am Ende von Teil II zusammen, was wir bis hierhin erfahren haben. Aus Teil I wissen wir, dass das Gehirn mehr ist als die Summe seiner Teile und vielleicht zu komplex, um je ganz verstanden zu werden. Doch entscheidend ist, dass wir, wenn wir die traditionell reduktionistische Herangehensweise an die Neurowissenschaften hinter uns lassen, über unsere Lebensweise und unsere Umwelt großen Einfluss auf unsere kognitiven Funktionen nehmen können. Die Strategie besteht darin, durch angemessene Stimulation und Anpassung Headroom aufzubauen, also physische und funktionale Puffer in unserem Kopf. In Teil II haben wir uns mit den wichtigsten Taktiken, Tools und wichtigen Risikofaktoren befasst, die Einfluss auf den Headroom haben. Nachdem wir all dies zusammengetragen haben, werde ich in Teil III ein Modell des Gehirns vorstellen, das alle Puzzleteile zusammenfügt, und zeigen, wie wir das Gelernte einsetzen, um die kognitive Funktion zu fördern und auszubauen – heute und in den Jahrzehnten, die noch kommen.

Woher weiß ich, ob es funktioniert?

Manchmal ist es wichtig, genaue Zahlen zu kennen, etwa durch Überwachung des Schlafs im Rahmen einer Strategie zur Erholung, Messung der in Kapitel 8 erwähnten Nährstoffspiegel oder zur Diagnose und Behandlung von Stoffwechsel- oder drohenden Herz-Kreislauf-Erkrankungen. Genauso wichtig ist es aber auch, zu verfolgen oder zumindest dafür aufmerksam zu sein, wie wir uns *fühlen*. Wenn wir bedenken, dass das Gehirn permanent seine Umgebung überwacht und eine Unmenge an ein- und ausgehenden Informationen filtert, dann ist unsere Stimmung durchaus eine Größe, die den aktuellen Zustand unseres Gehirns wiedergibt. Erinnern wir uns an meine Definition der Gehirngesundheit aus Teil I – *ein gesundes Gehirn ist eines, das die (kognitiven) Funktionen zu dem Zeitpunkt erfüllt, zu dem Sie sie erfüllen wollen*. Wenn diese Aussage auf Sie zutrifft und Sie sich rundum gut fühlen – wach, fokussiert, umgänglich und ganz als Sie selbst –, dann ist es wahrscheinlich, dass in Ihrem Kopf alles in recht guter Verfassung ist. Fühlen Sie sich aber nicht so, kann es hilfreich sein, über einen längeren Zeitraum das eigene Befinden zu beobachten, um festzustellen, ob die eine oder andere Veränderung im Alltag tatsächlich zur Verbesserung Ihrer Gehirngesundheit beiträgt oder nicht.

Dieses Beobachten ist bei Trainern und Athleten sehr verbreitet, denn es kann großen Einfluss auf die sportliche Leistung haben, wie man sich gerade fühlt. Tatsächlich sind eine beeinträchtigte Stimmung und Erschöpfung zuverlässiger mit Übertraining (oder zu geringer Erholung) assoziiert als die meisten entsprechenden Bluttestergebnisse.[179] Fragt man also eine Athletin oder einen Athleten, wie sie oder er sich fühlt, hilft das oft zu beurteilen, ob eine geringe Energieverfügbarkeit oder ein erhöhtes Verletzungsrisiko besteht.[180] Das Gegenstück zum Übertraining zeigt sich beim Gehirn als Brain Fog oder subjektiv empfundener kognitiver Abbau.

Brain Fog wird oft von Patientinnen und Patienten mit chronischen Schmerzen und chronischen Entzündungsprozessen beschrieben, ebenso nach Schädel-Hirn-Traumata oder Virusinfektionen, oder auch von Frauen während der Wechseljahre. Ein subjektiv empfundener kognitiver Abbau ist formaler definiert und wird heute auch zum Symptomenkomplex einer beginnenden Alzheimer-Krankheit gezählt. Das klingt zwar besorgniserregend, aber es ist hilfreich, subjektiv empfundene Veränderungen in die formale Demenzdiagnostik mit aufzunehmen, weil das bedeutet, dass die Menschen die Sache ernster nehmen. Obwohl sie *formal* nicht dasselbe sind, haben Brain Fog und subjektiv empfundener kognitiver Abbau viele Gemeinsamkeiten. Symptome sind (neben anderen) bei beiden Störungen von Konzentration, Gedächtnis, Planung, Entscheidungsfindung und Sprachvermögen, manchmal auch Erschöpfung, Ängstlichkeit, Depression und Schlafstörungen.[181]

Wenn Sie subjektiv einen kognitiven Abbau oder Brain Fog

erleben, schneiden Sie bei einem Test hinsichtlich der kognitiven Funktion meist noch normal ab, somit können nur Sie selbst und vielleicht Menschen aus Ihrem nächsten Umfeld wirklich erkennen, dass etwas anders ist. In der Vergangenheit bedeutete das, dass es schwierig für Neurologen oder andere Ärzte war, entsprechend diesen frühen kognitiven Veränderungen zu handeln. Doch mit den erweiterten heutigen Richtlinien und dem gewachsenen Interesse am Brain Fog im Nachgang der Covid-19-Pandemie schenken die Menschen dem immerhin mehr Aufmerksamkeit.[182]

Vielleicht haben Sie bemerkt, dass sich viele Symptome von Brain Fog und subjektiv empfundenem kognitiven Abbau mit Symptomen von allostatischer Überlastung und Burn-out überschneiden, wie ich sie in Kapitel 12 beschrieben habe. Zweifellos werden die unterschiedlichen Symptomausprägungen und ihre Ursachen bei all diesen Erkrankungen noch weiter untersucht, doch für unsere Zwecke hier ist das vielleicht nicht einmal notwendig. Wir sollten uns einfach bewusst sein, dass es etliche mehr oder weniger subtile Symptome gibt, die wir wahrnehmen können, noch bevor sich bei einem Kognitionstest Veränderungen zeigen. Und da ein subjektiv empfundener kognitiver Abbau mit einem erhöhten Risiko für eine spätere Demenzerkrankung assoziiert ist, sollte er bei uns keine Sorge auslösen, sondern uns aktiv werden lassen. Alle kognitiven Veränderungen, die mit Brain Fog, allostatischer Überlastung und subjektiv empfundenem kognitiven Abbau assoziiert sind, scheinen nämlich reversibel zu sein.[183]

Wenn Sie an sich irgendwelche kognitiven Veränderungen erleben, sind ein paar Dinge zu bedenken. Das erste: Ihre Symptome *sind von Belang*. In dem (oft vergeblichen) Versuch, uns der kognitiven Funktion und dem Erleben des oder der Einzelnen reduktionistisch zu nähern, haben wir diese subjektiv empfundenen Veränderungen oft außer Acht gelassen, weil sie sehr schwer zu quantifizieren sind – das ließ die Menschen dann denken, da sei nichts Spezifisches »nicht in Ordnung«. Natürlich gibt es gängige und behandelbare Ursachen für kognitive Veränderungen, etwa Schilddrüsenerkrankungen und Nährstoffdefizite, daher lohnt es sich immer, mit einer Ärztin oder einem Arzt zu sprechen und entsprechend zu behandeln. Darüber hinaus sollten wir aber anerkennen, dass unser Gehirn normalerweise unser Erleben sehr gut integriert. Alle wahrgenommenen kognitiven Symptome sind daher quasi wie das rote Lämpchen am Armaturenbrett unseres Autos, das darauf hinweist, dass eine Wartung ansteht.

Lassen Sie also nicht nur die wichtigen Risikomarker im Hinblick auf allgemeine Gesundheit und kognitiven Abbau überprüfen, sondern nehmen Sie sich auch die Zeit, nach innen zu schauen. Überlegen Sie, wie es Ihnen und Ihrem Gehirn geht. So können Sie Veränderungen auf andere Weise wahrnehmen, während Sie sich mehr Headroom aufbauen. Wenn Sie anfangen, sich besser zu fühlen, sind Sie wahrscheinlich auf dem richtigen Weg.

Teil III

EIN GEHIRN FÜR HEUTE UND FÜR DIE ZUKUNFT

Kapitel 14

Das 3-S-Modell der Gehirngesundheit

Wie Ihnen wohl nicht entgangen ist, bin ich nicht nur von der Geschichte der Physiologie und Neurowissenschaft fasziniert, sondern auch von der Vielfalt der biologischen, psychologischen und gesellschaftlichen Faktoren, die Einfluss auf die Gehirngesundheit haben. Der Gedanke an diese enorme Bandbreite von Faktoren, die langfristig die kognitive Funktion beeinflussen, kann jedoch auch überwältigend sein, sodass wir unschlüssig werden, wo wir damit beginnen sollen, unser Gehirn zukunftssicher zu machen. In diesem Kapitel beschreibe ich mein persönliches System, um mein Gehirn zu trainieren und gesund zu erhalten, und erkläre den wissenschaftlichen Hintergrund dazu. Wenn wir darüber nachdenken, was im Gehirn vor sich geht, wenn wir unseren Headroom aufbauen und nutzen, wird schnell klar, dass schon kleine Veränderungen große Wirkung haben können, und wichtiger noch: Es ist ziemlich leicht, sich Aktivitäten anzugewöhnen, die gleichzeitig Einfluss auf viele Aspekte der Gehirngesundheit haben.

Obwohl ich das nicht unbedingt erwartet hatte, als ich meine medizinische Laufbahn begann, verbrachte ich doch während des Medizinstudiums viel Zeit damit zu lernen, wie man Probleme löst. Das fing bereits damit an, wie unsere Tutor-Gruppentreffen im ersten Jahr konzipiert waren. Dazu muss ich anmerken, dass ich als Absolvent eines verwandten Studiengangs das Medizinstudium aufnahm (*Graduate Entry*), was damals ziemlich unüblich in Großbritannien war. Heute wird diese Möglichkeit schon häufiger genutzt, doch meist beginnen die britischen Medizinstudentinnen und -studenten ihr Studium nach der Highschool und sind dann fünf oder sechs Jahre später Ärzte. Als ich mein Studium aufnahm, war der Graduate-Entry-Weg noch recht neu, und das erste Studienjahr konnte sehr flexibel strukturiert werden, danach schlugen die Studentinnen und Studenten für die verbliebenen drei Jahre den typischen Weg der medizinischen Ausbildung ein.

Besonders typisch für mein erstes Jahr im Medizinstudium waren die regelmäßigen Übungsstunden, bei denen wir verschiedenste merkwürdige und wundersame Leiden diagnostizieren sollten, indem wir die richtigen Fragen stellten. Alle saßen in einem großen Kreis und blickten zu unserem Dozenten, der völlig ausdruckslos von einem Patienten berichtete, der mit einem spezifischen Symptom in die Klinik gekommen war. Wir erhoben dann die Anamnese (medizinische Vorgeschichte) und fragten nach Ergebnissen grundlegender Tests, um zu einer Diagnose zu gelangen. Dabei erkannten wir, dass oft vielerlei Faktoren zu berücksichtigen sind – etwa bei einem Patienten mit Symptomen eines Vitamin-B_{12}-Mangels aufgrund der Medikation eines Reflux, der eigentlich gar kein Reflux war, sondern ein komplexeres Leiden des Magen-Darm-Trakts.

Diese Unterrichtsstunden waren manchmal ziemlich frustrierend (und wir kamen uns manchmal ein bisschen dumm vor), aber alle, mit denen ich damals lernte, erinnern sich sehr gern daran. Warum? Weil wir lernten, über ein medizinisches Problem auf vielerlei Ebenen nachzudenken. Statt einfach biochemische Reaktionswege und medizinische Diagnosen auswendig zu lernen (was während des Medizinstudiums sehr oft der Fall ist), war das Ziel hier, sich dem Problem mit Logik zu nähern – zu lernen, welche Informationen wir brauchten und wie wir sie uns beschaffen konnten, während wir falsche Fährten aussortierten, die extra für uns gelegt wurden. Wir lernten, aus all diesen Puzzleteilen ein umfassenderes Bild zusammenzusetzen.

Einige Jahre später hatte ich Gelegenheit, diese Art der Problemlösung in einem nicht so abstrakten Szenario anzuwenden. Irgendwann während meines letzten Studienjahres erhielt mein Stiefbruder, der etwa mein Alter hat, die Diagnose Multiple Sklerose (MS). Bei dieser neurodegenerativen Autoimmunkrankheit greift das Immunsystem das Myelin an, jene fettige Hülle, die Neuronen in der weißen Substanz umgibt und zur schnelleren Signalweiterleitung verhilft. MS ist unheilbar und manchmal schwer zu kontrollieren, selbst wenn die neuartigsten Therapieformen darauf ausgerichtet sind, die Immunreaktion zu blockieren, die das Myelin zerstört. Diese Medikamente können sehr hilfreich dabei sein, die Krankheit aufzuhalten, und werden immer weiter verbessert – dennoch kann es schwere Nebenwirkungen geben, wenn auch zum Glück nur selten.

Kurz nach der Diagnose meines Stiefbruders starteten wir ein Familienprojekt unter Leitung meines damaligen Stiefvaters (einem Professor für Chemieingenieurwesen), weil wir alle möglichen Faktoren kennenlernen wollten, die zur Entwicklung und zum Fortschreiten von MS beitragen können. Wie nicht anders zu erwarten, konzentriert sich die MS-Forschung größtenteils auf Behandlungen der Krankheit nach ihrem Ausbrechen. Daher waren mir, obwohl ich im Medizinstudium etwas über MS gelernt hatte, die Risikofaktoren und Umwelteinflüsse, die MS begünstigen könnten, ziemlich unbekannt. So wandten wir uns der wissenschaftlichen Literatur zu und lasen alles, was wir zu diesem Thema finden konnten, um die Krankheit besser zu verstehen. Unser Ziel war es, keine Vermutungen anzustellen und alle zugehörigen Daten in ein größeres Modell der Krankheit einzubeziehen. Dazu lasen wir mehr als 1 000 wissenschaftliche Artikel zu Genetik, Sonneneinwirkung, Ernährung und Nährstoffversorgung, Infektionen, Stress und anderen Umweltfaktoren, die das Risiko für und den Verlauf von MS beeinflussen können.

Im Laufe dieses Prozesses erlernte ich die Grundlagen der System-

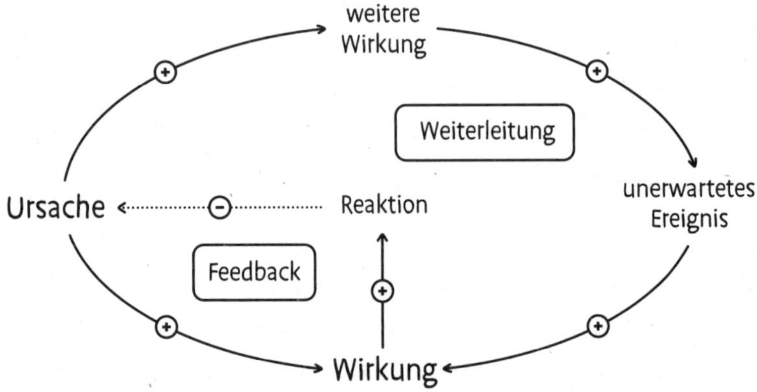

ABBILDUNG 1. Beispiel für ein Wirkungsnetzwerk. Wir haben meist nur Ursache und Wirkung vor Augen, doch in der Biologie generiert die Wirkung meist eine Reaktion, die rückkoppelt und die anfängliche Ursache eindämmt. Gleichzeitig hat eine Ursache selten nur eine Wirkung – sie kann zusätzlich an anderer Stelle eine biologische Veränderung hervorrufen, die sich ganz anders darstellt oder ihrerseits die anfängliche Ursache durch eine Rückkopplungsschleife modifiziert. Durchgezogene Linien stehen für positive Wirkungen (eine Variable verstärkt die andere), gepunktete Linien für negatives Feedback (eine Variable vermindert die andere).

dynamik (*System Dynamics*). Dieser Ansatz wird oft im Ingenieurwesen angewandt, um das Verhalten komplexer Systeme zu simulieren und zu verstehen – dabei wird beschrieben, wie einzelne Komponenten interagieren und einander beeinflussen. Ein wichtiges Ergebnis einer systemdynamischen Analyse ist das *Causal-Loop-*Diagramm (Kausalschleifen-Diagramm), auch Wirkungsnetzwerk genannt, in dem alle Knotenpunkte Variablen sind und Pfeile dazwischen verdeutlichen, wie diese Variablen im System in Feedbackschleifen aufeinander einwirken (Abbildung 1). Solche Diagramme können bei der Erarbeitung normaler Signalwege schon sehr hilfreich sein und ebenso, um nachzuvollziehen, welche Teile eines Systems miteinander in Wechselwirkung stehen.

Wenn ich über neue oder komplexe Themen nachdenke (oder auch einfach zum Vergnügen) zeichne ich oft Causal-Loop-Diagramme. Meine Frau Elizabeth ist Professorin für Chemieingenieurwesen und somit weitaus bewandter in diesen Techniken als ich. Sie sagt oft, dass in mir ein heimlicher Ingenieur stecke, der versucht auszubrechen. Das ist laut ihrer Aussage etwas Gutes. Tatsächlich könnte es dazu beigetragen haben, sie davon zu überzeugen, dass ich eine ganz gute Langzeitperspektive bin.

Als wir uns kennenlernten, war ich PhD-Student in Norwegen, und sie forschte nach ihrer Doktorarbeit an der Johns Hopkins University in Baltimore. Über zwei Jahre lang bestand unsere Beziehung vor allem aus langen E-Mails und Videotelefonaten, doch eines Sommers konnte sie für fast einen Monat zu mir kommen. Eine meiner lebhaftesten Erinnerungen aus jener Zeit ist, wie wir zusammen an einem umfangreichen systemdynamischen Modell von Stoffwechselerkrankungen arbeiteten. Wir saßen gemeinsam an einem Tisch in meinem winzigen Appartement in Oslo, und ich zählte Knotenpunkte und deren Beziehungen zueinander auf, während sie ein immer größer werdendes Causal-Loop-Diagramm konstruierte, das die Wechselwirkungen zwischen verschiedenen Faktoren erklären sollte. (Für den Fall, dass Sie sich immer schon für die merkwürdigen Methoden der Partnerwerbung unter Wissenschaftlern interessiert haben: bitte schön.)

Abbildung 2 zeigt ein anderes Causal-Loop-Diagramm, das ich vor zehn Jahren für eine Biohacking-Konferenz erstellt habe. Es handelt von der positiven Wirkung, die ein Hund auf uns hat, und ist hier mit Fokus auf das Gehirn leicht abgewandelt. Ich gebe zu, dass ich hinsichtlich der Vorteile der Hundehaltung ein bisschen voreingenommen bin – unsere Boxer Morgan und Bowen machen es sich oft neben mir auf der Couch bequem. Natürlich brauchen Sie keinen Hund, um ein gesundes Gehirn zu haben, und hoffentlich erübrigt es sich zu sagen, dass man sich einen Hund aus Liebe zum Hund anschaffen sollte und nicht bloß, um der eigenen Gesundheit etwas Gutes zu tun. So oder so aber sind Hunde ein hervorragendes Beispiel dafür, wie etliche Gesundheitsaspekte miteinander wechselwirken und durch eine einzige neue Variable verändert werden können.

Beginnend links im Hunde-Diagramm ist zunächst festzustellen, dass man mit seinem Hund spazieren gehen muss. Spazierengehen tut, wie wir aus Kapitel 7 wissen, eine ganze Menge für unser Gehirn. Es verbessert unmittelbar die Herz-Kreislauf-Gesundheit, Blutzuckerregulierung und das Entzündungsgeschehen. Bewegung verhilft auch zu besserem Schlaf. All diese Faktoren fördern die kognitive Funktion. Spazierengehen kann überdies das kreative Denken fördern[1] und bei der Lösung anstehender Probleme helfen, was Stress mindert und das Wohlbefinden steigert.

Wenn Sie draußen mit Ihrem Hund unterwegs sind, werden Sie wahrscheinlich den Blick in die Natur oder wenigstens auf den einen oder anderen Baum richten können, was wiederum den Stress reduziert. Haben Sie das Glück, ein paar Sonnenstrahlen abzubekommen, kann das den Vitamin-D-Spiegel erhöhen. Die Wirkung von (moderater) Sonneneinstrahlung auf die Haut hat noch weitere erstaunliche gesundheitliche Vorteile, etwa die Bildung von Stickstoffmonoxid (NO), das eine wichtige Rolle bei der Blutdruckregulierung spielt und in Reaktion auf kognitive Aufgaben und Stimuli die Durchblutung im Gehirn dirigiert. Eine moderate Sonnenexposition kann daher die Blutdruckwerte verbessern und möglicherweise das Risiko für Herz-Kreislauf-Erkrankungen verringern.[2] Und selbst wenn die Sonne nicht scheint – schon das Tageslicht beim Morgenspaziergang hilft dabei, unseren zirkadianen Rhythmus zu normalisieren, was ebenfalls zu besserem Schlaf verhelfen kann.

Aus Kapitel 10 wissen wir auch, dass Hunde (und Haustiere allgemein) gute Gefährten sind und uns Gelegenheit zu prosozialem Verhalten geben, was Stress mindern und das Wohlbefinden steigern kann. Wer mit seinem Hund spazieren geht, trifft zudem mit größerer Wahrscheinlichkeit auf andere Hundeliebhaber, was weitere

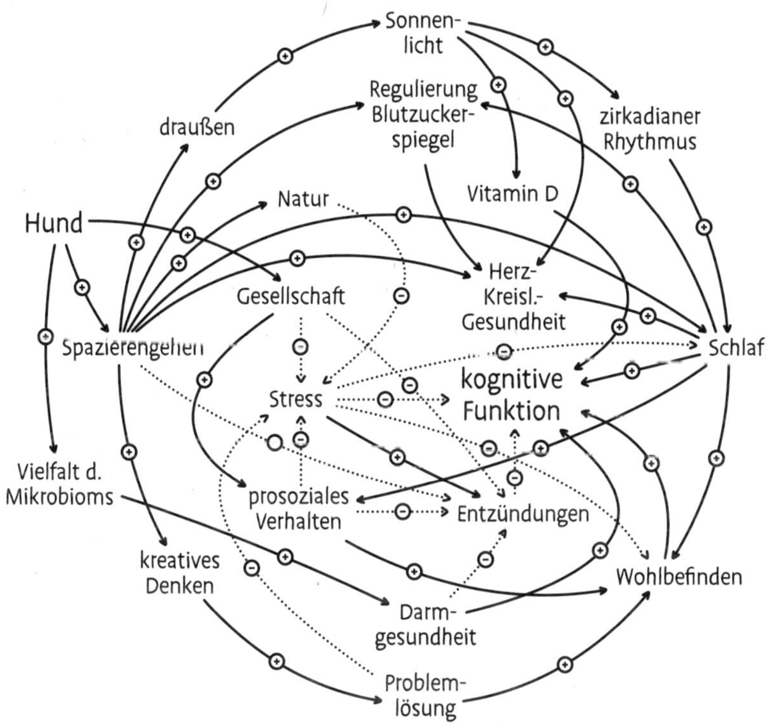

ABBILDUNG 2. Wie ein Hund unsere kognitive Funktion verbessern kann: ein Wirkungsnetzwerk. Durchgezogene Linien stehen für positive Wirkungen (eine Variable verstärkt die andere), Modellbeschreibung im Text.

Gelegenheiten zur sozialen Interaktion bietet. Und da unsere Haustiere uns mit einer Vielzahl verschiedener Mikroorganismen in Kontakt bringen und damit unser Mikrobiom erweitern, kann es durchaus sein, dass diese größere Vielfalt durch Modulation unserer Darmflora auch das allgemeine Wohlbefinden fördert.

Zu erkennen ist, dass es selbst bei komplexen Modellen wie diesem einige zentrale, allgemeine Punkte gibt, bei denen für das Gehirn förderliche Faktoren zusammenwirken. Viele der dargestellten Wege in der Abbildung etwa wirken über die Minderung von Stress und Entzündungsprozessen, was wiederum das Risiko für kognitiven Abbau verringern kann. Eine Reihe von Wegen mündet zudem in der Verbesserung von Herz-Kreislauf-Gesundheit und Schlaf. Die Mechanismen sind also unterschiedlich, wirken aber oft zusammen darauf hin, dass mehr Headroom ausgebildet wird. Und auch wenn wir nicht jede einzelne Wirkung, die Hunde auf unser Gehirn haben, herausarbeiten können (und sollten), können wir schon anhand dieses theoretischen Beispiels erkennen, warum vieles dafürspricht, dass das Halten eines Hundes mit einem geringeren Risiko für kognitiven Abbau und Demenz assoziiert ist.[3]

Wie Sie sehen, können Wirkungsnetzwerke ziemlich umfangreich sein, selbst wenn man bei einem einfachen Ausgangspunkt beginnt. Die finale Version des Causal-Loop-Diagramms zur MS umfasste mehrere Hundert Knotenpunkte mit Tausenden von Verbindungslinien dazwischen, die die unzähligen Wechselwirkungen in diesem Netzwerk veranschaulichten. Der Vorteil dieser Herangehensweise besteht darin, dass sich gemeinsame Knotenpunkte oder Gebiete – wie Schlaf oder Stress beim Hundebeispiel – ausmachen lassen, an denen dann möglicherweise eine Behandlung ansetzen kann.

Zwar ist es nicht so, dass das tiefe Eintauchen meiner Familie ins Thema MS das Problem lösen konnte, aber ich konnte doch erstmals erkennen, wie sich ein Modell entwickeln ließe, um zu erklären, wie eine ungeheure Vielzahl interagierender feststehender Faktoren (zum Beispiel Gene) und modifizierbarer Faktoren (zum Beispiel Lebensweise) zusammenwirken können und so die Gesundheit und Funktion des Gehirns beeinflussen. Mein Stiefbruder wiederum konnte seine Krankheit besser verstehen und Ernährung, körperliche Aktivität und Stressmanagement so ausrichten, dass er seit nunmehr fünfzehn Jahren gezielt etwas für seine Energie und sein Wohlbefinden tun kann.

Vor einigen Jahren dachte ich erneut über die Systemdynamik nach, als ich mehr darüber wissen wollte, wie man mit all den Variablen umgehen kann, die im Laufe des Lebens unsere Gehirngesundheit beeinflussen. Nach allem, was wir bis hierhin erfahren haben, ist klar, dass die Liste dieser Faktoren unglaublich lang ist – genannt seien unter anderem Schlaf, Ernährung, kognitive Stimulation, Stress und körperliche Aktivität. Aus dem vorigen Kapitel wissen wir, dass sich die Liste noch weiter fortführen lässt. In einem aber bin ich mir sicher: Wenn wir diese Faktoren erfolgreich so verändern wollen, dass unser Gehirn zukunftssicher wird, müssen wir aufhören, sie als *Liste* zu betrachten.

Kognitive Zukunftsszenarien mannigfaltigster Art

Wir wissen inzwischen, dass es vielerlei Wege gibt, wie wir unsere Gehirngesundheit und kognitive Funktion beeinflussen können, sowohl heute als auch für die kommenden Jahrzehnte. Doch schon ein einzelnes, vereinfachtes Modell zeigt, dass eine einzige Maßnahme (sich einen Hund anschaffen) viele Funktionen verändern kann, die mit Gehirngesundheit zu tun haben. Somit wird klar, dass wir Gehirn, Körper und Umwelt als eng verwobenes Netz von Feedbackschleifen betrachten sollten und nicht als Auflistung einzelner Variablen.

Das dynamische System, das die Funktion unseres Gehirns beeinflusst, ist ein Grund für meine Zuversicht hinsichtlich des Potenzials, das Demenzrisiko sowohl auf individueller Ebene als auch in der Bevölkerung insgesamt zu senken. Wir können an so vielen Stellen eingreifen, und jeder Eingriff wirkt sich auf das gesamte System aus. Aus diesem Grund denke ich auch, dass die derzeitigen Schätzungen dazu, welcher Anteil von Demenzfällen vermeidbar ist – die *Lancet*-Kommission etwa geht hier von 45 Prozent aus –, zu niedrig sein könnten.

Die Schätzung der *Lancet*-Kommission basiert auf einer traditionellen, reduktionistischen Herangehensweise, bei der die Forscherinnen und Forscher versuchen, die Wirkung jedes einzelnen Risikofaktors statistisch zu isolieren. Bei diesem Ansatz aber kann der Einfluss eines bestimmten Faktors auf das Gesamtgefüge des Demenzrisikos übersehen werden. Nehmen wir beispielsweise die Schätzungen in ihrem Bericht von 2024: 7 Prozent der Demenzerkrankungen aufgrund von Gehörverlust, 3 Prozent aufgrund von Depression, 2 Prozent aufgrund von Diabetes, 2 Prozent aufgrund von Rauchen, 2 Prozent aufgrund von Bluthochdruck und 2 Prozent aufgrund von Verlust der Sehkraft. Betrachtet man insbesondere das Rauchen, so ist bekannt, dass Rauchen das Risiko für alle anderen gerade aufgelisteten Faktoren erhöht. Wer raucht, wird mit höherer Wahrscheinlichkeit einen Typ-2-Diabetes und Bluthochdruck entwickeln und hat ein höheres Risiko für Presbyakusis (Altersschwerhörigkeit) und Grauen Star (Linsentrübung). Es besteht auch eine Wechselwirkung zwischen Rauchen und Depression. Eine Auflistung der relativen Beiträge einzelner Faktoren zum Demenzrisiko kann also einiges verständlich machen, lässt aber unbeachtet, inwiefern all diese Variablen tatsächlich miteinander interagieren. Wenn Sie aktuell noch rauchen, aber sich entscheiden, damit aufzuhören, wird sich das *gesamte* Demenzrisiko-Netzwerk zu Ihren Gunsten verändern.

Infolge solcher Wechselwirkungen eröffnen sich zahllose Möglichkeiten für uns alle, unser Demenzrisiko zu senken. Und wichtig ist auch anzumerken, dass unsere kognitiven Funktionen keinem vorbestimmten Pfad folgen, an dem wir nichts ändern können. Unserer kognitiven Funktion ist nicht ein einziger Weg im Laufe der Zeit vorherbestimmt, wie die Linien in den Abbildungen in Teil I – wir verfügen alle über eine große Bandbreite an kognitiven Funktionen, die wir erleben können, je nachdem, wie wir unser Leben leben (Abbildung 3). Es gibt also unzählige Möglichkeiten, wie sich

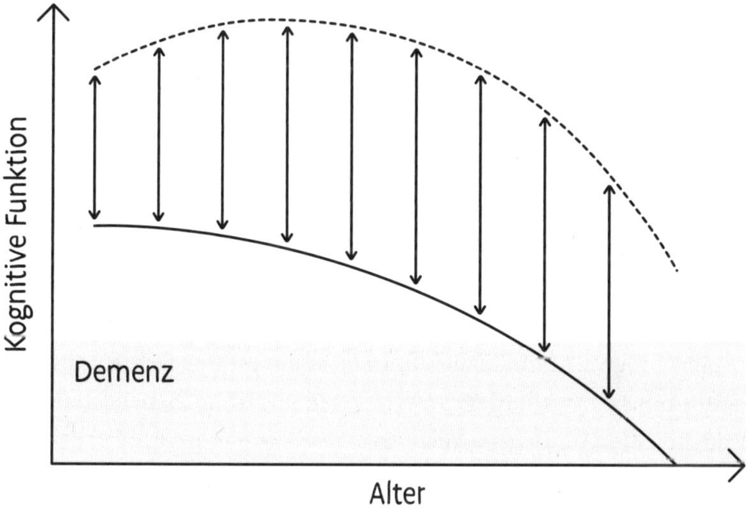

ABBILDUNG 3. Bandbreite der möglichen Entwicklung der kognitiven Funktion im Verlauf unseres Lebens. Ein gewisses Nachlassen mit dem Alter ist unausweichlich, wenn wir entsprechend lange leben, ganz gleich, von welchem Ausgangspunkt wir beginnen. Die Pfeile verdeutlichen jedoch, dass wir unsere kognitive Funktion jederzeit steigern können, je nachdem, wie wir unser Gehirn benutzen und es mit unserer Lebensweise fördern, etwa durch Sport und gute Ernährung. Der graue Bereich bezeichnet eine Ebene, bei der die Funktion so gering ist, dass ein Individuum nicht hinreichend zurechtkommt, wie im Falle einer Demenz. Bei jedem Menschen verläuft die Kurve anders, doch abhängig davon, wie wir ihren Verlauf beeinflussen, muss eine Demenz nicht unausweichlich sein. Nach Hertzog et al., *Psychological Science in the Public Interest* 2008.

die Kognition eines Menschen entwickeln kann, abhängig davon, wie er sein Gehirn stimuliert und wie seine Umwelt und Lebensweise die stattfindende Anpassung und Funktion seines Gehirns beeinflussen. Und es gibt nicht nur *eine* Art, wie wir leben können, um die Gesundheit unseres Gehirns zu fördern und zu bewahren.

Die Grafik in Abbildung 3 ist modifiziert nach einem Artikel von Christopher Hertzog, einem Psychologen und früheren Schüler von Warner Schaie, der die in Kapitel 9 erwähnte Seattle Longitudinal Study (SLS) begründete. Schon die Lektüre von Hertzogs Artikel (der mit fast 50 000 Wörtern zu Buche schlägt) ist ein echter kognitiver Stimulus. Der Text beschreibt zudem die große Bandbreite an Ergebnissen, die wir erzielen können, wenn wir eine für unser Gehirn günstige Umwelt schaffen – eine Umwelt, in der wir stetig weiterlernen und uns neuen Herausforderungen stellen, unsere Fertigkeiten nutzen und uns mit anderen Menschen austauschen können und in der wir unser Gehirn unterstützen, indem wir uns gut ernähren, regelmäßig bewegen oder unser Leben sonst wie entsprechend gestalten.

Dank der SLS können wir sicher sein, dass unser Gehirn erstaunlich robust ist, weil all die verschiedenen Stimuli und hilfreichen Faktoren unserer Lebensweise dazu beitragen, entscheidende Redundanzen im System zu installieren. Selbst wenn wir eine Nacht nicht schlafen oder ein paar Work-outs ausfallen lassen, bewirkt unsere Investition in Headroom, dass wir weiterhin die Fähigkeit besitzen, auf hohem Niveau zu arbeiten und bei Bedarf zusätzliche kognitive Ressourcen zu mobilisieren. Und obwohl mit dem Alter bei uns allen wahrscheinlich bestimmte Funktionen nachlassen, ist unser Gehirn doch fähig, seine Funktion zu jedem Zeitpunkt im Leben zu steigern, solange der richtige Stimulus vorliegt. Für uns alle gibt es also viele mögliche Szenarien, die uns gestatten, eher im oberen Bereich unserer Bandbreite potenzieller Funktion zu bleiben und den Abbau im Laufe der Zeit zu minimieren, ganz gleich, wo unser Ausgangspunkt lag.

Vor diesem Hintergrund bleibt uns jedoch die Aufgabe, die unendliche Komplexität des menschlichen Gehirns in ein überschaubares System zu übertragen, um unseren ganz eigenen, einzigartigen Weg zu einem zukunftssicheren Gehirn zu finden. Erinnern wir uns an das Radiobeispiel aus Teil I: Unser Gehirn ist eine Ansammlung von Milliarden aufs Feinste justierbarer Komponenten, die miteinander interagieren. Jeder Faktor hat eine Reihe eigener Causal-Loop-Diagramme ähnlich dem zum Thema Hundehaltung. Und all diese einzelnen Diagramme müssen miteinander zu einem großen Modell kombiniert werden, das erklärt, wie alles zusammenpassen und -arbeiten kann.

Erstellen wir ein Modell vom Gehirn

Jedes Modell vom Gehirn sollte berücksichtigen können, dass jedes Gehirn einzigartig ist – bei jedem und jeder von uns nehmen die kognitive Funktion und das Risiko für kognitiven Abbau und Demenz einen eigenen Verlauf. Für Demenz gibt es zwar eine formale Definition (ein Abbau der kognitiven Funktion, der so schwerwiegend ist, dass er den Alltag und die Eigenständigkeit beeinträchtigt), doch wird sie von jedem Patienten unterschiedlich erlebt. Jeder Fall ist auf seine Art besonders, was vermuten lässt, dass die Auswirkungen der Lebensweise, Umwelteinflüsse und genetischen Voraussetzungen jedes und jeder Einzelnen spezifisch zusammenwirken und auf lange Sicht die Hirnfunktion entsprechend beeinflussen.

Diese enorme Variabilität zeigt sich sogar, wenn man Gehirngewebe unter dem Mikroskop betrachtet. Eine neuere Studie der Forschungsgruppe, die auch das Rush Memory and Aging Project in Chicago durchführte (anhand dessen die in Kapitel 8 beschriebene MIND-Ernährungsweise entwickelt wurde), untersuchte die Gehirne von mehr als 1 000 älteren Erwachsenen nach deren Tod. Sehr viele dieser Personen zeigten pathologische Veränderungen – Ansammlungen von Proteinen wie Amyloid und Tau-Protein, Gefäßveränderungen oder andere Schädigungen –, ganz gleich, ob sie unter Demenz gelitten hatten oder nicht. Diejenigen mit ausgeprägteren pathologischen Befunden zeigten im Durchschnitt eine schlechtere kognitive Funktion, doch die Forscherinnen und Forscher fanden mehr als 230 unterschiedliche Kombinationen von Schädigungen.[4] Bei der Gruppe von mehr als 1 000 Personen ähnelte ein Gehirn also nur ein bis zwei anderen – und dabei ist noch nicht einmal berücksichtigt, dass die kognitive Funktion größtenteils in keinerlei Beziehung dazu steht, wie sich das Gehirn unter dem Mikroskop darstellt.

All diese Variabilität bedeutet, dass jede Variante eines systemischen Modells vom Gehirn vielerlei variierende Teile berücksichtigen muss. Zugleich muss es so einfach sein, dass erkennbar ist, durch welche Handlungen sich die Gehirngesundheit verbessern lässt. In meinem Modell zur Gehirngesundheit konzentriere ich mich daher auf Aspekte, die sich modifizieren oder verändern lassen, während ich Faktoren wie die genetische Ausstattung weniger beachte. Die Genetik bestimmt zwar mit über unsere kognitive Funktion und unser Demenzrisiko, aber wir können sie nicht verändern. Zudem gibt es aktuell kaum Hinweise darauf, dass wir aufgrund unserer individuellen genetischen Ausstattung unterschiedliche Maßnahmen ergreifen müssten, um unsere Gehirngesundheit zu fördern.

Das ApoE4-Gen ist ein Beispiel dafür, dass die Gene zwar zum Demenzrisiko beitragen, wir aber deshalb keine anderen Maßnahmen zum Aufbau von Headroom ergreifen müssen. Das Apolipoprotein E (kurz ApoE) spielt eine Rolle bei der Verstoffwechselung von Fetten und ihrer Verteilung im Körper, auch im Gehirn. Jeder Mensch hat zwei Kopien des ApoE-Gens, und bei den meisten von uns kann das Gen eine von drei Varianten (Allelen) haben – ApoE2, ApoE3 oder ApoE4. Das häufigste Allel ApoE3 stellt fast 80 Prozent aller ApoE-Gene, ApoE2 ist die seltenste Form. ApoE4 ist das evolutionär älteste Allel und scheint mit bestimmten Vorteilen einherzugehen, etwa einer höheren Überlebensrate im Kleinkindalter.[5] In späteren Lebensjahren jedoch könnte ApoE4 einige Auswirkungen des Alterns verstärken. Personen mit mindestens einem ApoE4-Gen zeigen auch einen höheren Cholesterinspiegel und ein erhöhtes Risiko für Herz-Kreislauf-Erkrankungen.[6] Im Gehirn wird ApoE vor allem von Gliazellen gebildet, dort kann es den Cholesterin-Stoffwechsel beeinträchtigen, die Entzündungswerte durch Mikroglia und andere Zellen der Immunabwehr erhöhen und dazu beitragen, dass unsere Astrozyten mit dem Älterwerden ihre stabilisierende Funktion einbüßen.[7] Wer ein oder zwei Kopien des ApoE4-Gens aufweist, hat darum ein höheres Risiko dafür, später an der Alzheimer-Krankheit zu erkranken. ApoE4 gilt als der häufigste genetische Risikofaktor für Demenz und einen früheren Tod.

Der Zusammenhang zwischen ApoE4 und Demenz ist jedoch recht kompliziert. Die Auswirkungen dieses Allels hängen auch mit unserer Abstammung zusammen. So gibt es mehrere Populationen, bei denen ApoE4 nicht mit einem höheren Demenzrisiko einhergeht. Zu ihnen zählen die Tsimané in Bolivien, die Yoruba in Nigeria sowie verschiedene Gruppen von Native Americans.[8] Zudem scheint ApoE4 auch die Lebenserwartung von Menschen italienischer Abstammung, die in Italien leben, nicht negativ zu beeinflussen, wohl aber jener, die in den USA leben.[9] Somit scheint die Umwelt eine große Rolle bezüglich der langfristigen Auswirkungen von ApoE4 auf die Gesundheit zu spielen.

Eine umfangreiche finnische Studie kam zu dem Ergebnis, dass ApoE4 keinen Einfluss darauf hat, welche Faktoren der Lebensweise sich auf das Demenzrisiko auswirken – wohl aber *verstärkt* das Vorliegen von einer oder zwei ApoE4-Kopien das Demenzrisiko, das mit Faktoren wie übermäßigem Alkoholkonsum oder körperlicher Inaktivität assoziiert ist.[10] Andere Studien ergaben, dass zwar jedem unbesehen seiner ApoE Gene eine Veränderung der Lebensweise nutzt, aber Menschen mit mindestens einer ApoE4-Kopie *mehr* von körperlicher Aktivität, Sozialkontakten, einer mediterranen Ernährung und Behandlung eines Bluthochdrucks profitieren und damit ihr ansonsten höheres Demenzrisiko ausgleichen können.[11] Ebenso spricht, auch wenn die Daten nicht aus kontrollierten randomisierten Studien stammen, einiges dafür, dass Menschen mit mindestens einem ApoE4-Gen eher von der Behandlung mit Statinen und der

Einnahme von Omega-3-Fettsäuren profitieren und sie ihr erhöhtes Demenzrisiko zum Teil wieder mindern können, indem sie verhindern, dass ihr Risiko für Herz-Kreislauf-Erkrankungen mit der Zeit steigt.[12]

Da ApoE4 die entwicklungsgeschichtlich älteste Version von ApoE ist, könnte es sein, dass die ApoE4-Träger im Hinblick auf häufige Demenz-Risikofaktoren – wie Bewegungsmangel, soziale Isolierung oder Herz-Kreislauf-Erkrankungen aufgrund der Lebensweise – weniger in unsere moderne Umgebung passen.[13] Da aber alle genannten Maßnahmen und Faktoren der Lebensweise in jedem Fall einen potenziellen Nutzen haben, sollte man sie in Betracht ziehen, auch wenn man kein ApoE4-Träger ist. Wenn man weiß, dass man mindestens ein ApoE4-Gen hat, mag man es mit den Änderungen seiner Lebensführung noch etwas ernster meinen, aber es ändert im Grunde nichts daran, was man für seine Gehirngesundheit und ein verringertes Demenzrisiko tun sollte.

Gibt es Tests zur Ermittlung des Demenzrisikos?

Für viele wäre es hilfreich, wenn sie ein paar gesicherte Daten zu ihrem persönlichen Demenzrisiko hätten, besonders um zu entscheiden, was zu tun ist, um dieses Risiko zu mindern. Wie aber kommen wir an solche Daten? Es gibt im Internet Fragebögen zur Risikoberechnung, doch die meisten decken nur die absoluten Grundlagen ab. Ihr Risiko ist höher, wenn es in Ihrer Familie bereits Demenzfälle gab, wenn Ihr Bildungsstand niedriger ist oder Sie eine Frau sind. Und natürlich nimmt es mit dem Alter zu. Darüber hinaus sind (abgesehen von der kognitiven Stimulation) alle Risikofaktoren für Demenz praktisch identisch mit denjenigen für Herz-Kreislauf- und Stoffwechselerkrankungen sowie viele Krebsformen. Bis heute gibt es leider kein medizinisches Testverfahren, das die Wahrscheinlichkeit einer späteren Demenz sicher voraussagt, obwohl in den letzten Jahren intensiv zu Biomarkern für Gehirngesundheit geforscht wurde und hier weitere Verbesserungen zu erwarten sind.

Bluttests

Viele der derzeit in Entwicklung befindlichen Bluttests für die Alzheimer-Krankheit konzentrieren sich erwartungsgemäß auf Amyloid und Tau-Protein. Sie messen beispielsweise die Blutspiegel unterschiedlicher Amyloid-Formen (etwa Aβ40 und Aβ42) und von phosphorylierten Tau-Proteinen (etwa pTau181, pTau217 und pTau231). Andere genutzte Marker sind Blutspiegel von Proteinen, die bei Schädigungen von Neuronen (etwa NF-L, ein Neurofilament) oder Astrozyten (GFAP, saures Gliafaserprotein) auftreten. Das Problem dabei ist (zumindest aktuell noch), dass diese Marker kein ganz eindeutiges Bild liefern. Bluttests für Amyloid und Tau-Protein zeigen im Durchschnitt stärker ansteigende Werte bei Personen, die später eine Demenz entwickeln werden, und geben recht genau an, bei wem im Gehirn viel Amyloid oder Tau-Protein vorliegt. Daher wurden solche Bluttests von der US-Arzneimittelbehörde FDA 2025 für den klinischen Einsatz freigegeben.[14] Wir wissen aber bereits, dass die Menge dieser Proteine in unserem Gehirn nur einen Teil zum Risiko für kognitiven Abbau und Demenz beiträgt, einen Großteil bestimmen unter anderem Aspekte unserer Lebensweise, die mit kognitiver Resilienz und kognitivem Puffer (Headroom) zusammenhängen.

Eine neuere Studie untersuchte Marker für Amyloid, Tau-

Proteine, NF-L und GFAP bei mehr als 2 000 Schwedinnen und Schweden, die über etwa zehn Jahre begleitet wurden.[15] Niedrige Werte bei diesen Markern waren mit einem sehr geringen Demenzrisiko assoziiert, obwohl fünf Prozent der Testpersonen mit niedrigen Markerwerten dennoch die Krankheit entwickelten. Doch selbst die beste Kombination dieser Marker konnte nur eine Spezifität erreichen, bei der 43 Prozent der Personen eine Demenz-Diagnose erhielten. Das ist zweifellos besser, als *gar keine* Informationen zu haben, doch selbst Menschen mit hohen Werten bei diesen Markern hatten noch eine mehr als 50 Prozent messende Chance, die Krankheit während des Studienzeitraums *nicht* zu entwickeln.

Ein Grund für die mangelnde Genauigkeit könnte sein, dass diese Messungen fest in der Theorie von der Amyloid-Kaskade verwurzelt sind. Wie bereits dargelegt, erklärt diese Hypothese nur zum Teil, warum manche Menschen an Alzheimer-Demenz erkranken und andere nicht. Solange es keine holistischere Gruppe von Markern gibt, die die ganze Bandbreite von Abläufen und Risikofaktoren abdeckt, welche Einfluss auf das Demenzrisiko haben, werden wir wohl nie mit Sicherheit voraussagen können, wer eine Demenz entwickeln wird und wer nicht. Und obwohl diese Tests und die auf Amyloid und Tau-Protein abzielende Medikation eines Tages vielleicht breit zum Einsatz kommen werden, weiß doch niemand genau, was man mit einem Patienten anfangen soll, in dessen Blut sich hohe Spiegel von Amyloid oder Tau-Proteinen finden, der aber aktuell keine kognitiven Beschwerden zeigt.[16] Derzeit erfordern diese Marker wohl zumindest die Interpretation durch Spezialistinnen und Spezialisten.

In den kommenden Jahren aber werden wir hoffentlich besser in der Lage sein, diese Marker spezifischen Risikofaktoren und Maßnahmen zuzuordnen. Erste Forschungen der Neurologen Richard Isaacson und Kellyann Niotis am Institute for Neurodegenerative Diseases in Florida ergaben, dass ein personalisiertes Herangehen an die Demenzprävention – inklusive Veränderungen der Medikation und der Lebensweise – bei Personen, die eine Alzheimer-Klinik besuchten, die Blutspiegel von Amyloid- und Tau-Protein-Markern senkte.[17] Desgleichen ergab eine Studie an fast 10 000 Erwachsenen in Deutschland, dass die Werte für NF-L und GFAP mit dem Alter anstiegen, wobei der NF-L-Wert eher bei Männern hoch war und der GFAP-Wert bei Frauen.[18] Arbeiten wie diese eröffnen die Möglichkeit, spezifische Krankheitsprozesse beim individuellen Patienten zu erforschen, mit dem Ziel, daraus gezielte Behandlungen abzuleiten. Doch es braucht noch viel Forschungsarbeit, bis dies auch außerhalb von Forschungseinrichtungen oder spezialisierten Zentren zur Anwendung kommen kann.

Gentests

Auch über das ApoE4-Gen hinaus wurden zusammenfassende genetische Risikobewertungen entwickelt, die die Effekte von Hunderten oder Tausenden von Genen aufsummieren und so zur Ermittlung des Demenzrisikos beitragen. Einige Studien deuten darauf hin, dass solche polygenen Risiko-Scores in Kombination mit dem ApoE-Genotyp die Vorhersagen hinsichtlich späterer Demenz verbessern können.[19] Doch polygene Risiko-Scores sind auch notorisch unzuverlässig. Wenn sie innerhalb einer bestimmten Population oder Personengruppe entwickelt wurden, funktionieren sie in einer anderen Gruppe nicht allzu gut.[20] Und was soll man mit der Information anfangen, dass man einen hohen polygenen Risiko-Score hat? Studien zeigen, dass eine generell gesündere Lebensweise mit einem geringeren Demenzrisiko assoziiert ist, ganz gleich, wie der polygene Risiko-Score ausfällt.[21] Wie im Falle des ApoE4-Gens verändert diese Information also nicht wirklich, was man tun sollte, um sein Demenzrisiko zu senken.

Familiäre Vorgeschichte

Eine der mir am häufigsten gestellten Fragen lautet: »Werde ich eine Demenz entwickeln, weil meine Mutter (oder Vater, Großvater, Großmutter, Bruder oder Schwester) dement geworden ist?« Die Genetik spielt fraglos eine Rolle, aber ein Hauptgrund dafür, dass Demenz in bestimmten Familien häufiger auftritt, hat nichts mit der Genetik zu tun – die Umwelt und die Lebensweise, die die Familienmitglieder gemeinsam haben, können ganz unabhängig von der DNA zum Demenzrisiko beitragen. So ergab eine Studie mit fast 90 000 Testpersonen in den Niederlanden, dass diejenigen mit einer familiären Vorgeschichte zur Demenz zugleich eher rauchten und Risikofaktoren (oder Anzeichen) für Herz-Kreislauf- und Stoffwechselerkrankungen zeigten.[22] Diese Erkrankungen haben zwar auch eine genetische Komponente, lassen sich aber durch die Lebensweise größtenteils beeinflussen. Zugleich ergab eine (noch nicht in einem wissenschaftlichen Fachjournal veröffentlichte) Studie, die Daten von mehr als 300 000 Personen in der UK Biobank auswertete, dass die Lebensweise Einfluss auf den Zusammenhang zwischen einer familiären Vorgeschichte zur Demenz und dem individuellen Demenzrisiko hatte. Bei Menschen mit familiärer Vorgeschichte verringerte sich das Risiko enorm, wenn sie sich gesund ernährten, sich an die amtlichen Empfehlungen in Bezug auf Bewegung hielten, mindestens sechs Stunden pro Nacht schliefen und weder rauchten noch übermäßig viel Alkohol tranken.[23] Wenn also ein Mitglied Ihrer Familie an Demenz leidet oder litt, überlegen Sie einmal, welche Risikofaktoren der Lebensweise Sie gemein haben – ein hervorragender Ansatzpunkt, um Ihre Gewohnheiten zu ändern.

Diagnostische und Gentests zum Demenzrisiko können für manche Menschen eine hilfreiche Motivation sein,[24] doch aktuell spricht wenig dafür, dass die Ergebnisse solcher Tests Einfluss darauf haben sollten, wie Sie Ihr Gehirn zukunftssicher machen. Vielleicht steigt der Nutzen solcher Tests in den kommenden Jahren, doch zum jetzigen Zeitpunkt senkt man sein Demenzrisiko am besten, indem man sich auf einflussreiche Faktoren wie Ernährung, Bewegung und andere in Teil II beschriebene Dinge konzentriert. Beginnen Sie dort, wo Sie sich sicher sind, dass Sie positive Veränderungen herbeiführen können, und bleiben Sie langfristig dabei.

Wie wir aus Teil I und Teil II wissen, haben potenziell modifizierbare Faktoren der Lebensweise und der Umwelt offenbar den größten Anteil am Demenzrisiko. Rechnen wir die verschiedenen Studien zum ApoE4 dazu, steht außer Frage, dass ebendiese modifizierbaren Faktoren der Lebensweise im Zentrum jedes Modells zur Gehirngesundheit stehen sollten. Es sind diese Aktivitäten, die bei uns allen die langfristige Funktionsfähigkeit unseres Gehirns steigern werden, indem sie Headroom aufbauen.

Genau die Faktoren der Lebensweise, die Headroom aufbauen, spielen offenbar auch bei den sogenannten *Super-Agers* eine Rolle, also Menschen, deren kognitive Funktion in den Lebensjahren ab den Fünfzigern und bis weit in die Achtziger stabil bleibt. Im Vergleich zu anderen, die mit dem Älterwerden einen kognitiven Abbau erleben, haben Super-Agers eine bessere Körperfunktion (Kraft und Fitness) und Gesundheit (seltener Bluthochdruck, Diabetes oder Prädiabetes), sie schlafen besser, gehen mit größerer Wahrscheinlichkeit kognitiv stimulierenden Aktivitäten nach und sind sozial eingebunden.[25] Und anders als die Bezeichnung vermuten lässt, sind solche Menschen nicht unbedingt sehr selten, und sie treiben auch nicht unbedingt übermenschlichen Aufwand für ihre kognitive Langlebigkeit. Warner Schaies Arbeit im Rahmen der Seattle Longitudinal Study deutet sogar darauf hin, dass die meisten von uns imstande sind, Super-Agers zu werden, solange die richtigen Variablen vorliegen.

Zwar sind es vor allem bestimmte zentrale Komponenten der Lebensweise, die durchgängig mit verbesserter kognitiver Funktion und Headroom assoziiert sind, doch gibt es vielfältige Möglichkeiten, diese Komponenten zu kombinieren. Es gibt keinen allgemeingültigen Ansatz zur Gehirngesundheit. Denken wir doch einmal an die uns bekannten Menschen, die sich bis ins Alter ihren lebendigen Geist bewahrt haben. Sicher gibt es einige Gemeinsamkeiten, aber ebenso sicher große Unterschiede hinsichtlich Bildungsstand, Beruf, Hobbys, körperlicher Aktivität und Ernährung. Daher sollte jedes Modell zur Gehirnfunktion erklären können, wie eine schier unendliche Vielzahl von Lebensweisen und Lebenswegen die langfristige Gehirngesundheit fördern kann.

Da es so viele unterschiedliche Kombinationen von Lebensweisen und Aktivitäten gibt, die offensichtlich die langfristige kognitive Gesundheit fördern, geht es bei der Demenzprävention vielleicht gar nicht so sehr um bestimmte Maßnahmen, sondern mehr um normale Mechanismen, die dem Gehirn guttun.[26] Wir wissen beispielsweise, dass intensive Bewegung wirklich wichtig für die Gehirngesundheit ist, aber *wie* diese Bewegung aussieht, ist viel weniger wichtig. Desgleichen gibt es entscheidende Nährstoffe, die das

Gehirn braucht (etwa B-Vitamine und Omega-3-Fettsäuren), aber solange unser Bedarf damit gedeckt wird, ist von untergeordneter Bedeutung, woher diese stammen. Anhand gemeinsamer Mechanismen, die nach unserem Wissen den größten Teil zur langfristigen kognitiven Funktion beitragen, ergeben sich drei Hauptgebiete:

1. *Stimulus* (Stimulation): kognitive Herausforderungen durch soziale oder mentale Aktivitäten
2. *Supply* (Versorgung): Energie, Sauerstoff und wichtige Nährstoffe, die dafür sorgen, dass wir auf Stimulation reagieren können
3. *Support* (Instandhaltung): Vorgänge der Neuroplastizität, Erhaltung und Reparatur in Ruhephasen und im Schlaf

Die Stimulation, Versorgung und Instandhaltung Ihres Gehirns nehmen direkten Einfluss auf dessen Struktur und Funktion. Und zwischen Struktur und Funktion besteht ein enger Zusammenhang – um die Gehirnfunktion langfristig zu verbessern, braucht es Verbesserungen der Gehirnstruktur, und beides steigert die Kapazität des Systems. Diese zusätzliche Kapazität ist unser Headroom. Der ganze Prozess setzt zudem einen positiven Kreislauf in Gang: Wenn wir die Funktion verbessern, können wir uns einer größeren Vielfalt von Stimuli aussetzen. Und indem wir uns mehr Stimuli aussetzen, verbessern wir die Funktion noch mehr. Es ist wie beim Gewichtheben – je stärker wir werden, desto mehr können wir heben, und je mehr wir heben können, desto stärker werden wir.

Aus den in Kapitel 9 dargelegten Gründen konzentriert sich mein Modell der Gehirngesundheit vor allem darauf, wie wir unser Gehirn nutzen, denn Stimulation (*Stimulus*) entscheidet darüber, wie unser Gehirn funktioniert. Das gilt sowohl für unsere einzigartigen Fertigkeiten als auch für allgemeinere Hirnfunktionen wie Gedächtnis, Informationsverarbeitung und Treffen von Entscheidungen – während des Heranwachsens und wenn wir älter werden. An diesen kognitiven Prozessen sind viele Regionen und koordinierte Netzwerke im Gehirn beteiligt. Die Verbindungen innerhalb dieser neuronalen Netzwerke werden geknüpft und dann im Laufe der Zeit je nach ihrer Nutzung ausgebaut oder auch nicht.

Ein gesundes Gehirn braucht jedoch mehr als nur Stimulation. Die durch einen Stimulus aktivierten Hirnregionen brauchen Ressourcen, um reagieren zu können. Das erfordert eine konstante, regulierbare Versorgung (*Supply*) mit Sauerstoff, Energie und Nährstoffen über den Blutstrom, was wiederum ein gesundes Herz-Kreislauf-System voraussetzt. Wir benötigen zudem eine gut regulierte Energiezufuhr und einen gesunden Körper, keine Zustände der exzessiven Energieverfügbarkeit und Insulinresistenz. Aus Sauerstoff sowie Energiequellen wie Glucose, die über das Blut in unser Gehirn gelangen, wird in den Mitochondrien Adenosintriphosphat (ATP) gebildet, die wichtigste Energiewährung unserer Zellen. Die Mitochondrien brauchen die in Kapitel 8 genannten Nährstoffe, um optimal arbeiten zu können, und diese Nährstoffe sind ebenfalls entscheidend für das Wachstum und den Erhalt von Zellen und Verbindungen im Gehirn. Insgesamt also braucht es eine gesunde Blut-, Energie- und Nährstoffversorgung, damit unser Gehirn auf Stimulation reagieren kann.

Für physische Veränderungen des Gehirns und auch für seinen bloßen Erhalt brauchen wir *Support*, Instandhaltung, also jene Anpassungs- und Reparaturprozesse, die neue Verbindungen hervorbringen, alte stärken und unsere Zellen reparieren. Der wichtigste Instandhaltungsprozess ist der Schlaf – im Schlaf werden Gedächtnisinhalte gespeichert und Zellen repariert. Aber wie ich in Kapitel 12 beschrieben habe, können wir vergleichbare Vorgänge der Wiederherstellung und des Wiederauffüllens von Reserven aktivieren, indem wir uns bei kognitiv herausfordernden oder belastenden Stimuli angemessene Pausen zugestehen.

Support- und Regenerationsprozesse können noch durch Hormone (wie Testosteron oder Östrogene) verstärkt werden, oder auch durch Wachstumsfaktoren wie BDNF und IGF-1, die beim Sport gebildet werden. Beeinträchtigt werden kann die Regeneration durch anhaltenden Stress (hohe allostatische Last) und verschiedene andere Belastungen, die durch Steigerung von Entzündungsprozessen oder oxidativen Stress die Zellfunktion stören, etwa übermäßiger Alkoholkonsum, Rauchen oder die verschiedenen in Kapitel 13 genannten Umweltfaktoren.

Die drei zentralen Punkte des Modells – *Stimulus*, *Supply* und *Support* – stehen in enger Verbindung miteinander. Wenn wir unser Gehirn fordern, steigern die dabei aktiven Teile des Gehirns per neurovaskulärer Kopplung ihre Durchblutung, sodass sie mit mehr Sauerstoff und Nährstoffen versorgt werden. Und die geforderten Hirnzellen initiieren den Prozess der Regeneration und Adaptation während unserer Schlaf- und Ruhephasen. Auch bei den Aktivitäten, die Stimulation, Versorgung und Instandhaltung mit sich bringen, gibt es viele Überschneidungen. So können Sport und Bewegung das Gehirn direkt stimulieren, aber sie verbessern auch die Herzgesundheit und damit die Versorgung des Gehirns mit Sauerstoff und Nährstoffen. Sport kann auch den Schlaf verbessern und die Bildung von förderlichen Wachstumsfaktoren wie BDNF anregen, die die Funktion der stimulierten Anteile des Gehirns stärken.

Veränderungen im Einwirken von *Stimulus*, *Supply* und *Support* bringen Veränderungen in der Gehirnstruktur und eine bessere Gehirnfunktion mit sich, was unsere Konzentrations- und Leistungsfähigkeit beeinflusst. Wenn diese besser werden, sinkt das langfristige Demenzrisiko. Das vielfältige Wechselspiel zwischen Stimulation, Versorgung und Instandhaltung verdeutlicht auch, warum man die Risikofaktoren für Demenz nicht als eine lange Liste betrachten kann, die es abzuhaken gilt. Wir sollten uns die Gehirnfunktion vielmehr als System aus miteinander vernetzten Signal-

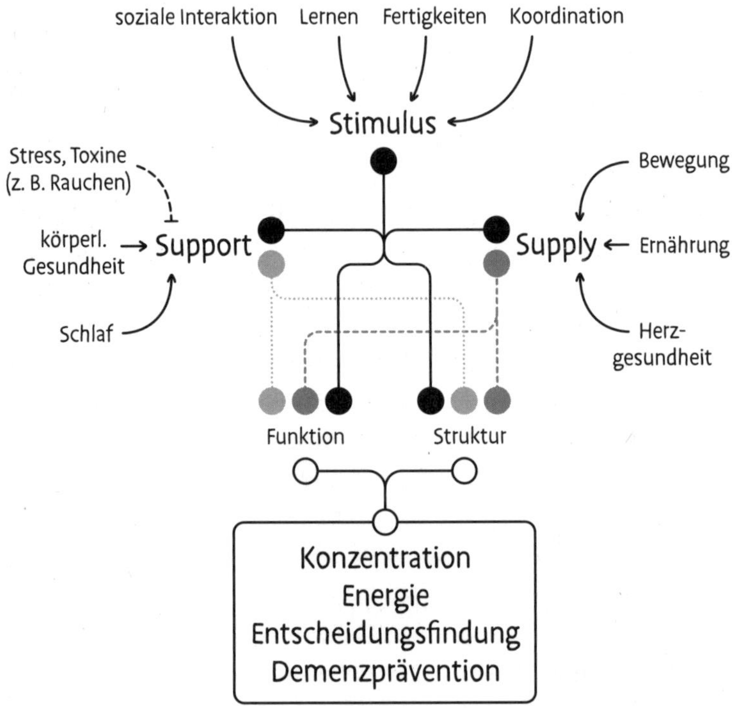

ABBILDUNG 4. Das 3-S-Modell der Gehirnfunktion. Entscheidende Komponenten des Gehirns sind hier als interagierendes Netzwerk dargestellt, wie ein Eisenbahnnetz. Den Beginn markiert die durchgezogene Linie vom »Stimulus«, die in Verbindung mit allen anderen Stationen steht. Ein Stimulus bewirkt die vermehrte Durchblutung und Nährstoffversorgung eines Hirnareals sowie anschließende Adaptations- und Regenerationsprozesse im Schlaf. Stimulierend wirken Faktoren, die unser Gehirn in guter Weise fordern, wie das Erlernen von Fertigkeiten oder soziale Interaktion. Die gestrichelte »Supply«- und die gepunktete »Support«-Linie kommen dann hinzu und verstärken die »Bedarfs«-Linie für die Veränderung von Gehirnstruktur und -funktion. Input bei der Supply-Station geben unter anderem Herzgesundheit und Bewegung, während die Support-Station Input durch Schlaf erhält, aber auch durch körperliche Gesundheit (bemessen z. B. an Entzündungs- oder Blutzuckerwerten) sowie Einwirkungen wie Rauchen, die die Fähigkeit des Gehirns, auf erhöhte Anforderungen zu reagieren, beeinträchtigen können. Ergebnisse dieser Abläufe im Netzwerk sind eine bessere Hirnstruktur und -funktion und somit ein Gehirn, das mehr Konzentration und Leistung erbringt und dessen Risiko für eine spätere Demenz geringer ist.

wegen vorstellen. Ein vereinfachtes Modell dieses systemdynamischen Ansatzes zeigt Abbildung 4. Ich nenne es das 3-S-Modell, nach *Stimulus*, *Supply* und *Support* – und im Grunde ist es ein Causal-Loop-Diagramm in etwas attraktiverem Gewand.

Das Verstehen dieser Darstellung (und die Überlegung, wie Sie diese auf sich anwenden können) ist wohl das Zweitwichtigste in diesem ganzen Buch. Fast hätte ich gesagt, es sei das Wichtigste, aber das ist in meinen Augen immer noch die Erkenntnis, dass unser Gehirn unglaublich anpassungsfähig ist und wir selbst viel Einfluss auf unser kognitives Schicksal haben. Indem wir die richtige Stimulation wählen, können wir unser Gehirn in jedem Alter verändern. Wie das gelingen kann, lässt sich mit dem 3-S-Modell erklären.

Das 3-S-Modell in der Praxis

Die Vernetzung von *Stimulus*, *Support* und *Supply* erklärt zumindest zum Teil, welch vielfältige Formen Demenz annehmen kann. Sie erklärt auch, warum ein nützlicher Effekt manchmal mehr als einen Faktor erfordert oder warum die negative Auswirkung eines Risikofaktors durch einen anderen Faktor ausgeglichen werden kann. Allein durch eine reduktionistische Herangehensweise werden wir nie ganz verstehen, wie das Gehirn arbeitet. Grund dafür sind unter anderem diese verschiedenen Interaktionen und Synergien, die in der Summe letztlich die Kognition bilden.

Bei einer Einzelperson kann schon ein größerer Faktor bei einer Variablen ausreichen, um das Risiko für kognitiven Abbau dramatisch zu erhöhen. Bei Menschen mit einer guten langfristigen kognitiven Funktion (wie den Super-Agers) wiederum summieren sich vermutlich viele kleine Effekte in allen Bereichen des Modells auf, mit dem Ergebnis eines »altersresistenten« Gehirns. Mit diesem Wissen können wir genau die Faktoren identifizieren, die für uns als Individuum wahrscheinlich am förderlichsten sind. Und wir können bei kleineren Korrekturen schrittweise Verbesserungen erkennen.

Eine der im Hinblick auf das Gehirn am besten erforschten Wechselwirkungen von Aspekten der Lebensweise ist diejenige zwischen Schlaf und Bewegung. Mehrere große Bevölkerungsstudien deuten darauf hin, dass das erhöhte Risiko für Demenz und einen früheren Tod durch unzureichenden Schlaf sich bei Personen reduziert, die körperlich aktiv sind.[27] Die Wissenschaftler werteten Daten von 400 000 Personen aus der UK Biobank aus und fanden heraus, dass jene, die durchschnittlich lange schliefen (etwa sieben Stunden pro Nacht), nicht nur das niedrigste Demenzrisiko hatten, sondern auch die größten Gehirne. Unter jenen jedoch, die nur sechs oder weniger Stunden pro Nacht schliefen, schien das damit erhöhte Demenzrisiko durch tägliche moderate Bewegung ausgeglichen zu werden. Und es erforderte wahrhaft nicht sehr viel Bewegung – nur mindestens 15 bis 20 Minuten strammen Gehens oder sieben Minuten intensiven Sports pro Tag.

Schlaf und Bewegung interagieren in vielerlei Weise zum kurzfristigen und langfristigen Nutzen unseres Gehirns. Sport kann uns aufmerksamer machen, unsere Stimmung heben und unsere kognitive Funktion verbessern, wenn wir nicht so gut geschlafen haben, wie wir eigentlich wollten. Mehrere Studien belegen, dass 20 bis 30 Minuten einer moderaten aeroben Bewegung (wie flottes Gehen oder lockeres Laufen) die kognitive Funktion in praktisch jeder Hinsicht verbessern. Eine solche Bewegungseinheit hebt zudem die Stimmung, unabhängig davon, wie gut wir geschlafen haben. Einige dieser Vorteile zeigen sich bei jenen, die nicht so gut geschlafen haben, noch deutlicher. So fällt etwa der Anstieg von Stresshormonen und Entzündungsvorgängen durch langfristigen Schlafmangel bei ihnen geringer aus.[28] Sehr intensive Intervall- oder Sprinteinlagen können ebenfalls helfen, manche negativen metabolischen Auswirkungen von Schlafmangel auszugleichen, etwa einen erhöhten Blutzuckerspiegel.[29]

Das bedeutet nicht zwangsläufig, dass wir sofort ein paar Sprints hinlegen müssen, wenn wir mal nicht genug Nachtschlaf bekommen haben. Es zeigt einfach nur, dass ganz unterschiedliche Formen der sportlichen Aktivität von Nutzen sind, wenn wir schlecht geschlafen haben, und es erklärt die zu beobachtende Wechselwirkung zwischen Schlaf und Sport im Hinblick auf das Demenzrisiko. Da Schlafmangel generell unsere Motivation, Sport zu treiben, beeinträchtigen kann, wird sich wohl jegliche Bewegung nach einer zu kurzen Nacht positiv auswirken. Bleiben Sie also einfach bei Ihrem regulären Work-out-Plan (sofern Sie einen haben), oder überlegen Sie sich eine Aktivität, zu der Sie Lust und Zeit haben.

Sport und Bewegung helfen uns nicht nur, die negativen Auswirkungen von Schlafmangel auszugleichen, sie tragen auch dazu bei, dass wir besser schlafen. Eine neuere Studie zum Thema Sport etwa wies nach, dass alle Arten körperlicher Aktivität – selbst wenig intensive – den Schlaf bei allen untersuchten Populationen effektiv verbesserten.[30] Insgesamt trägt Sport dazu bei, dass wir schneller einschlafen, und er verlängert die Tiefschlafphasen, indem er den zirkadianen Rhythmus und die Melatonin-Bildung fördert. Sport verbessert auch die Regulierung der Körpertemperatur, die für das Einschlafen eine Rolle spielt, und verstärkt durch Stimulation des Gehirns den Drang zu schlafen.[31] Zugleich legen manche Studien nahe, dass intensiver Sport etwa in der Stunde vor dem Schlafengehen das Einschlafen erschweren und den Anteil der REM-Schlaf-Phasen verringern könnte. Maßvolle Bewegung am Abend ist gut, sehr intensiver Sport aber kann die Melatonin-Freisetzung verzögern und ein gesteigertes Arousal nach sich ziehen.[32] Für guten Schlaf ist es also sicherlich das Beste, intensiven Sport am Vor- oder Nachmittag zu treiben. Solange wir aber nicht im Pyjama noch schnell einen Sprint hinlegen, wirken Schlaf und Bewegung eher zusammen und sind förderlich für unsere kognitive Funktion am nächsten Tag – und für den Headroom, den wir für die Zukunft aufbauen.[33]

Die entsprechenden Forschungsergebnisse sind noch recht neu, aber es scheint, dass Sport und Bewegung auch einige der Effekte, die soziale Isolation und Einsamkeit auf das Gehirn haben, ausgleichen können. In den Lockdowns während der Covid-19-Pandemie litt, wie mehrere Studien belegen, die psychische Gesundheit, weil sich die Menschen zunehmend einsam fühlten. Dieser Effekt war jedoch bei Personen, die körperlich aktiv waren, weniger ausgeprägt.[34] Körperliche Fitness ist mit schwächeren entzündlichen Reaktionen auf mentalen Stress assoziiert,[35] und Studien zufolge, die im Labor die Auswirkungen der Isolation während Raumfahrtmissionen simulierten, kann Bewegung dieser negativen Wirkung auf Schlaf, Stressreaktion und kognitive Funktion entgegenwirken.[36] Wie diese Studien zeigen, bewirkt Sport, dass wir uns weniger einsam fühlen, selbst wenn wir isoliert sind – und zum Glück können wir von diesem Wissen in vielerlei Hinsicht profitieren. Für uns Nicht-Raumfahrer sind Sportgruppen ein wunderbares Mittel gegen die Einsamkeit – durch die direkte positive Wirkung des Sports und die Gelegenheit, positive Beziehungen mit den Menschen aufzubauen, die mit uns gemeinsam schwitzen.[37]

Wenn wir das 3-S-Modell betrachten, ergeben komplexe Zusammenhänge wie die zwischen körperlicher Aktivität, Schlaf und sozialer Isolation durchaus Sinn. Auch wenn soziale Bindungen und Schlaf zunächst an unterschiedlichen Knotenpunkten ansetzen (*Stimulus* bzw. *Support*), können doch soziale Isolation und Gefühle der Einsamkeit Stress- und Entzündungsreaktionen verstärken, die unseren Schlaf und die Anpassungsvorgänge in unserem Körper beeinträchtigen. Desgleichen kann langfristiger Schlafentzug sowohl Entzündungen als auch Stress verstärken – einer der Gründe dafür, dass Schlaf eine wichtige Rolle für die langfristige kognitive Funktion spielt. Zwar sollten wir nicht auf Sport setzen, um uns nicht um Schlaf oder Beziehungen kümmern zu müssen, aber es scheint doch, dass er den Mangel an kognitiver Stimulation bei fehlender sozialer Interaktion teilweise ausgleichen kann, eben weil Bewegung und Sport die Macht haben, Stress und Entzündungen zu verringern und den Schlaf zu verbessern, indem sie über allgemeine Mechanismen die Gehirngesundheit verbessern. Das Wissen darum gibt uns ein bisschen Spielraum in der Frage, welche gehirngesunden Aktivitäten wir aufnehmen sollten, denn die Daten zeigen, dass wir nicht jederzeit in jedem Lebensbereich perfekt sein müssen. Ein paar mehr Faktoren (wie eine regelmäßige Bewegungsroutine) wirken sich schon in vielfacher Hinsicht positiv aus – sehr nützlich, wenn wir im Begriff sind, uns zu verzetteln.

Und es gibt noch weitere interessante Wechselwirkungen mit Schlaf, die das 3-S-Modell erklären könnte. Bei älteren Erwachsenen mit normaler kognitiver Funktion etwa könnten verstärkte kognitiv stimulierende Aktivitäten (wie das Lesen von Büchern oder Zeitungen, Briefeschreiben und Spiele) den negativen Auswirkungen von mangelndem Tiefschlaf auf exekutive Funktionen und Gedächtnis entgegenwirken.[38] Auch dies deutet darauf hin, dass die *Stimulation* des Gehirns der Hauptantrieb der kognitiven Funktion ist, selbst wenn es bei *Supply* und *Support* nicht ganz so gut aussieht.

Das ist ermutigend, bedeutet aber nicht zwangsläufig, dass ein bisschen Joggen und ein Kreuzworträtsel einen guten Nachtschlaf ersetzen können. Schlaf ist nach wie vor unerlässlich für die Adaptation und Regeneration, und längere Phasen des Schlafmangels beeinträchtigen nicht nur verschiedene kognitive Funktionen, sondern lassen auch Entzündungswerte, Blutzuckerspiegel und Blutdruck steigen.[39] Wie wir aus Kapitel 12 wissen, spielt Schlaf auch bei anderen Veränderungen in der Lebensweise eine wichtige Rolle. Wenn wir nicht genug schlafen, hat das beispielsweise Einfluss auf unsere Sättigung und Stresshormone. Wir verspüren dann mehr Hunger und nehmen mit größerer Wahrscheinlichkeit kalorienreiche, ultraschmackhafte Speisen zu uns. Bei einer Studie mit fettleibigen Erwachsenen, die im Durchschnitt nur sechs Stunden pro

Nacht schliefen, konnte eine einfache Maßnahme, die die Bedingungen für Schlaf günstiger machte (und auf achteinhalb Stunden Schlaf pro Nacht abzielte), den Nachtschlaf um mindestens eine Stunde verlängern und zugleich die verzehrte Nahrungsmenge verringern. Zu diesem Ergebnis kam es wahrscheinlich dadurch, dass dem Gehirn weniger Hunger signalisiert wurde und mehr Sättigungshormone freigesetzt wurden.[40] Selbst wenn wir also einige negative Folgen von Schlafmangel ausgleichen können, sollten wir auf ausreichend Schlaf hinarbeiten, sodass wir jeden Tag erfrischt beginnen. So wie Stimulation entscheidend für die Hirnfunktion ist, bleibt Schlaf eine unerlässliche Bedingung dafür, dass unser Gehirn auch mit dem Älterwerden gesund bleibt.

Unerwarteter Nutzen für das Gehirn

Anfang 2024 bat mich eine Journalistin um eine Stellungnahme zu einer gerade veröffentlichten Studie, die den Zusammenhang zwischen Hemmern der Phosphodiesterase 5 (PDE5) und dem Demenzrisiko untersucht hatte. PDE5-Hemmer bewirken eine Weitstellung von Blutgefäßen und wurden ursprünglich zur Behandlung der Angina pectoris entwickelt.[41] Der erste erfolgreiche Wirkstoff dieser Gruppe, Sildenafil, bewährte sich zwar nicht in der Behandlung von Herzerkrankungen, doch eine bei den ersten Studien beobachtete Nebenwirkung schenkte dem Präparat ein zweites Leben als Mittel für Männer mit Erektionsstörungen. Jawohl, die Rede ist von den berühmten kleinen blauen Pillen. Simon Campbell, einer der Wissenschaftler, die diese entwickelten, wurde von der englischen Queen sogar für seine »Verdienste um die Chemie« zum Ritter geschlagen.[42]

Forscherinnen und Forscher vom University College London nutzten Daten von mehr als 250 000 Männern aus einer großen britischen

Gesundheitsdatenbank, um das Risiko für die Alzheimer-Krankheit bei Männern zu untersuchen, denen Medikamente auf Basis von PDE5-Hemmern gegen erektile Dysfunktionen (etwa mit den Wirkstoffen Sildenafil oder Tadalafil) verschrieben worden waren. Wie sie überraschenderweise herausfanden, war die Verschreibung eines dieser Arzneimittel mit einem niedrigeren Demenzrisiko assoziiert, besonders bei jenen Männern, die die Mittel regelmäßig verschrieben bekamen.[43] Der Effekt schien bei jenen, die die Viagra-Pillen einnahmen – damals das gängigste Medikament dieser Art –, am größten zu sein. Die Studie, die einige schlüpfrige Schlagzeilen produzierte, war nicht die erste, die einen Zusammenhang zwischen Sildenafil und Demenz beschrieb – eine frühere Studie, die Daten von mehr als sieben Millionen Menschen aus US-Datenbanken ausgewertet hatte, war schon 2021 zu einem ähnlichen Ergebnis gekommen.[44]

Bei der Betrachtung von Arzneimitteln und Gehirngesundheit ist es üblich, den *Mechanismus* zu betrachten – den direkten Effekt, den Sildenafil auf das Gehirn haben könnte und der zu diesem Ergebnis führt. Danach fragte mich die Journalistin. Diese Studien waren keine kontrollierten randomisierten Studien, und man muss bei der Interpretation von solchen Populationsdaten vorsichtig sein, doch hier könnten verschiedene Dinge vor sich gehen. Vielleicht erhöht Sildenafil den Blutfluss zum Gehirn, was für den *Supply* entscheidend ist. Der Wirkstoff wird auch im Hinblick auf die Behandlung verschiedener Hirnschädigungen untersucht, weil er – zumindest im Tierversuch – die Neurogenese anregen und Entzündungen hemmen, somit also *Support* für wichtige Anpassungsprozesse im Nervensystem bieten kann.[45]

Besonders interessant an diesem Befund ist für mich aber, dass ein Mann meist zum Arzt geht und um die Verschreibung von Sildenafil bittet, weil es einen *Stimulus* gibt, auf den er reagieren möchte. Von den Männern mit erektiler Dysfunktion suchen wahrscheinlich am ehesten jene eine Lösung, die in einer Beziehung leben und sich auch nicht scheuen, über ihr Intimleben mit einem Arzt zu sprechen. Sie sind somit nicht nur in ihrem Leben stärker sozial eingebunden, sie haben auch mehr sozialen *Support*. Und je nachdem, wie man sie praktiziert, kann sexuelle Aktivität auch als sportliche Betätigung zählen – eine regelmäßige Sildenafil-Verordnung verschafft dem Betroffenen also vermutlich auch etwas mehr Bewegung.

Viele Männer dachten wahrscheinlich erfreut, ein Mittel gegen erektile Dysfunktion könnte einen neuen Weg bieten, Demenz vorzubeugen. Es ist aber wahrscheinlicher, dass jene, denen Sildenafil verordnet wurde, einen Weg gefunden haben, alle Knotenpunkte des 3-S-Modells auf einmal zu bedienen. Wenn dies ein echter Befund ist, dann ist es mit größerer Wahrscheinlichkeit die mit dieser Verordnung einhergehende Kombination aus *Stimulus*, *Supply* und *Support*, die diese großen Vorteile für das Gehirn bietet. Diese *anderen* Gründe bedeuten auch, dass sich nicht sofort alle Männer ein Viagra-Rezept beschaffen müssen, um ihr Gehirn zukunftssicher zu machen – die Magie steckt wahrscheinlich in den synergistischen Effekten bei jenen, die das Mittel brauchen.

Tracking und Behandlungen der Zukunft

Wir werden schon bald von technischen Fortschritten profitieren können, indem wir sie nutzen, um Aktivitäten zu implementieren, die die Gehirngesundheit fördern. Wearables, Tracker und die Sammlung von Daten werden immer exakter und für immer mehr Menschen verfügbar, und sie werden auch besser darin, wirklich hilfreiche, personalisierte Empfehlungen zu vermitteln. Irgendwann werden wir genügend Daten von genügend vielen Menschen über ihre Lebensweise, Gesundheit, Umweltbelastungen und Demenzrisiken gesammelt haben, um bestimmen zu können, welche Hebel ein Individuum am besten umlegen sollte. Und besser noch: Diese Modelle erfordern nicht unbedingt, dass wir die Neurowissenschaften aus reduktionistischer Sicht verstehen, denn die Entscheidungen werden darauf basieren, wie bestimmte Inputs die Outputs beeinflussen, die uns interessieren – in diesem Falle die kognitive Funktion.

Eine Entwicklung, die mich begeistert, sind die digitalen Zwillinge (*digital twins*).[46] Stellen Sie sich vor, dass (wenn Sie es wünschen) alle Informationen über Ihre Gesundheit und Lebensweise erfasst und in eine Datenbank eingespeist werden, sodass online ein »Datenzwilling« von Ihnen entsteht. Alle Informationen dazu, wie Ihre Lebensweise und Ihre Umwelt die kognitive Funktion beeinflussen, lassen sich auf diesen übertragen und können helfen zu entscheiden, welche Maßnahmen im Hinblick auf Ihr Demenzrisiko am wirksamsten sein dürften. Zwar wird es in diesen Modellen ein gewisses Rauschen und eine gewisse Fehlerquote geben, wie in jeder Statistik, doch kann der Zugriff auf den digitalen Zwilling helfen vorauszusagen, was passieren würde, wenn Sie sich anders ernähren, Ihren Schlafrhythmus ändern oder auf bestimmte Weise sportlich aktiv werden würden. Diese Technologien haben ein enormes Potenzial, uns bei der Entscheidung zu helfen, wo wir mit dem Aufbau von Headroom ansetzen sollen.

Ich freue mich auch auf weitere Verbesserungen in der Messung und im Tracking der kognitiven Funktion. Heutige Methoden sind oft teuer, schwer zugänglich oder zu rudimentär, um das ganze Spektrum menschlicher Fähigkeiten wirklich abzubilden. Kognitionstests leiden zudem meist unter Lerneffekten, will sagen: Wir schneiden bei einem solchen Test beim zweiten Mal besser ab, auch wenn sich unser Gehirn nicht nennenswert verändert hat. Einige dieser Probleme werden von neuen Tests gelöst. Diese finden hoffentlich Eingang in leicht zugängliche Technologien, sodass wir unsere kognitive Funktion über die Jahre im Auge behalten können – und die Effekte jener Aktivitäten messen können, mit denen wir Headroom aufbauen wollen. Ebenso wird es immer einfacher, die Hirnaktivität zu messen, und zwar mithilfe von in Kopfhörern oder Aufklebern eingebauten Elektroden. Letztere lassen sich überall am Kopf anbringen. Damit lassen sich Konzentration, Aufmerksamkeit, Verarbeitungsgeschwindigkeit und kognitive Last quantifizieren und verfolgen und ebenso das Risiko einer späteren Demenz.[47]

Es ist auch zu erwarten, dass einige dieser Messmethoden Teil der von uns tagtäglich genutzten Geräte werden.[48] So lassen sich beispielsweise Aspekte der Kognition daran ablesen, wie Menschen auf ihr Mobiltelefon tippen,[49] und man kann Stress oder Depression an Veränderungen in der Stimme bemessen.[50] All dies sind Technologien, die wahrscheinlich irgendwann absolut gängig sind. Ich kann mir jedenfalls vorstellen, dass wir sie nutzen, um zu reflektieren, wie es uns geht. (Allerdings sollten wir das auch ablehnen können, wenn wir es nicht wollen!)

Bei all dem müssen wir uns bewusst sein, dass Technologien, die unseren Schlaf, unsere körperliche Aktivität und Ergebnisse von Bluttests überwachen, schnell zum Selbstzweck werden und nicht zu dem, was sie wirklich für uns sein sollen – Helfer auf dem Weg zu einem langfristig gesunden Gehirn. Wenn wir an einen Punkt gelangen, an dem die Ergebnisse unseres

Schlaf- oder Blutzucker-Trackings uns unter Stress setzen, oder wir durch unser Wearable dermaßen auf das perfekte Bewegungs- oder Regenerationsprogramm fokussiert sind, dass wir kaum noch in die Welt hinausgehen und uns an dem Gehirn erfreuen, das wir da aufbauen, sind diese Gerätschaften eher hinderlich als hilfreich. Wenn Sie aber die Daten nutzen, um das 3-S-Modell zu implementieren, und die eigentliche Arbeit trotzdem selbst erledigen, können diese Hilfsmittel Ihnen zeigen, wo Sie ansetzen und wie Sie Ihre Fortschritte dokumentieren können.

Health-Tracking-Apps und -Tools tragen wahrscheinlich am meisten zum *Supply*- und zum *Support*-Anteil des 3-S-Modells bei, doch wird es bald wahrscheinlich weitere technische Fortschritte geben, die direkt zum *Stimulus* des Gehirns beitragen können. In Kapitel 9 bin ich kurz darauf eingegangen, dass weiterentwickelte Virtual-Reality-Lösungen vermutlich app- oder internetbasierte Technologien für kognitives Training ablösen werden, weil sie immersiven, multisensorischen Input bieten. Sie bieten eine »Umwelt«, die die Art bedient, wie das menschliche Gehirn normalerweise komplexe Informationen aus der Welt aufnimmt. Ähnliche Verbesserungen erwarte ich bei Assistenztechnologien und Hirn-Computer-Interfaces, die dabei helfen sollen, verlorene Funktionen zu ersetzen, ob in Bewegung, Sprache und anderen Kommunikationsformen oder beim Sehen, Fühlen und Hören. Diese Technologien stecken noch in den Kinderschuhen, könnten aber eines Tages dabei helfen, sowohl die Stimulation des Gehirns zu erhalten als auch dessen Verbindung zur Außenwelt, nachdem ein Individuum eine Funktion oder eine Form des Inputs eingebüßt hat.

Weiterentwicklungen im Hinblick auf die Gehirngesundheit gibt es zu guter Letzt auch in Form verschiedener neuartiger Therapien, die versprechen, kognitivem Abbau und Demenz entweder entgegenzuwirken oder aber beiden vorzubeugen. In beiden Fällen handelt es sich um Medikamente, die in bestimmte Mechanismen – Ablagerungen von Tau-Protein und Amyloid – eingreifen, hoffentlich aber auch auf die anderen Zellen abzielen, die zur Gehirngesundheit beitragen, nämlich die Glia. Manche dieser neuartigen Therapien arbeiten auch mit neurotrophen Peptiden, Hormonen oder Stammzellen oder deren Bestandteilen. Ich hoffe wirklich, dass einige dieser Therapien Erfolg haben. Ganz gleich aber, welche neuen Behandlungen sich abzeichnen, das 3-S-Modell wird weiterhin eine wichtige Rolle spielen. Schließlich gilt für jede Therapie, die gegen Entzündungen, pathologische Ablagerungen oder sonstige schädlichen Entwicklungen im Gehirn vorgehen soll, weiterhin: Der beste Weg, die Hirnfunktion wiederherzustellen oder zu verbessern, besteht darin, das Gehirn zu stimulieren, es mit den nötigen Nährstoffen zu versorgen und Anpassung und Regeneration zu fördern.

Mehrgleisige Demenzprävention

Die Knotenpunkte im 3-S-Modell geben uns eine gute Vorstellung davon, wie die Faktoren unserer Lebensweise und Umwelt verschiedene Entwicklungen der kognitiven Funktion erklären können. Sie helfen auch dabei zu entscheiden, welche Maßnahmen unseren persönlichen Bedürfnissen entsprechen. Zu beachten ist, dass dem 3-S-Modell zufolge viele kleine Veränderungen im gesamten Netzwerk große Wirkung entfalten können, weil sie einander beeinflussen und Synergieeffekte entstehen. In diesem Zusammenhang gibt es unzählige Beispiele dafür, dass Nahrungsergänzungsmittel und Medikamente als Einzelmaßnahmen eine eher enttäuschende Wirkung im Hinblick auf die langfristige Demenzprävention hatten. Es ist unrealistisch, in einem so komplexen System nur einen biochemischen Hebel zu betätigen und sich davon eine umfassende Wirkung zu versprechen. Bei jedem einzelnen Menschen wirkt ein anderes Gefüge von Risikofaktoren und Bedürfnissen, denen ein Medikament, das nur einen einzigen biochemischen Reaktionsweg adressiert, kaum gerecht werden kann.

Sobald man sich jedoch fragt, inwiefern sich Faktoren des Lebenswandels durch gemeinsame Mechanismen überschneiden, stellt man fest, dass die wissenschaftliche Literatur vieles über interessante Interaktionen von Variablen zu bieten hat, die gemeinsam die Gehirngesundheit beeinflussen. Eine Studie mit älteren erwachsenen Japanerinnen und Japanern etwa ergab, dass sowohl eine stärkere kognitive Betätigung (wie das Lesen von Zeitungen oder Zeitschriften oder das Nutzen von Computer oder Spielkonsole) als auch eine erhöhte Einnahme der Omega-3-Fettsäure DHA mit einem kleinen, aber nicht signifikanten Rückgang im Risiko für kognitiven Abbau einhergingen. Dieses Risiko ging nur bei jenen Studienteilnehmern signifikant zurück, die sich kognitiv stärker engagierten *und* mehr Omega-3-Fettsäuren zu sich nahmen – mehr *Stimulus* plus mehr *Supply* und *Support*.[51] Eine andere japanische Studie ermittelte einen ähnlichen Zusammenhang zwischen Open-Skill-Sportarten und der Einnahme von Omega-3-Fettsäuren, wobei die Kombination beider mit einem größeren Hirnvolumen assoziiert war (mehr Stimulation und Versorgung ließen mehr Headroom entstehen).

Auch Risikofaktoren können miteinander in Wechselwirkung treten. Bei einer Studie schienen beispielsweise die Auswirkungen von Schlafstörungen (beeinträchtigter *Support*) auf die Gehirnstruktur und -funktion besonders stark ausgeprägt zu sein, wenn gleichzeitig Bluthochdruck vorlag (beeinträchtigter *Supply*).[52] Praktisch betrachtet erreichen wir also wahrscheinlich mehr, wenn wir herausfinden, was für uns am wichtigsten ist (etwa mehr Sport, wenn unser Schlaf bereits in Ordnung ist), aber auch mehrere kleine Veränderungen der Lebensweise vornehmen, die einander verstärken können. Die kleinen Vorteile durch eine etwas bessere Ernährung, etwas mehr Bewegung, etwas mehr Schlaf und etwas besseres Stressmanagement können zusammen einen wirklich großen Effekt auf die Gesundheit unseres Gehirns haben.

Mehrere aktuelle Studien zeigen, welche Vorteile eine solche mehrgleisige Herangehensweise hat. Da wäre etwa die bereits in Teil I beschriebene FINGER-Studie aus Finnland, deren Kombination aus vier Maßnahmen – Ernährung, Sport, kognitives Training und Risikoüberwachung des Herz-Kreislauf-Systems – bei älteren Erwachsenen die kognitive Funktion im Laufe von zwei Jahren signifikant verbesserte. Dieser Befund wurde inzwischen von vielen Studien in vielen Ländern der Welt reproduziert.[53] Das beste Beispiel ist POINTER (abgekürzt aus Protect Brain Health Through Lifestyle Intervention to Reduce Risk), eine neuere US-Studie, die die FINGER-Ergebnisse bei Erwachsenen im Alter von 60 bis 79 Jahren mit Risiko für kognitiven Abbau und Demenz replizierte. Die Testpersonen aus der Behandlungsgruppe folgten einem Bewegungsprogramm mit Widerstands-, aerobem und Gleichgewichtstraining, ernährten sich nach der MIND-Diät (inklusive monatlichem Budget für den Kauf von Blaubeeren), wurden mittels BrainHQ (siehe Kapitel 10) dreimal die Woche für 15 bis 20 Minuten kognitiv gefordert und kamen in den Genuss eines Gesundheitscoachings, um ihr Risiko für Herz-Kreislauf-Erkrankungen zu überwachen und zu verringern.

Im Vergleich zu einer aktiven Kontrollgruppe, die angewiesen wurde, dieselben Aspekte ihrer Lebensweise auf eigene Faust zu verändern, zeigten die Personen aus der Behandlungsgruppe signifikante Verbesserungen in der kognitiven Funktion insgesamt, besonders bei den exekutiven Funktionen und der Verarbeitungsgeschwindigkeit. Die Vorteile durch die Behandlung waren bei allen dieselben, unabhängig vom ApoE4-Genotyp oder Geschlecht. Interessanterweise zeigten beide Gruppen im Laufe der zweijährigen Studie Verbesserungen, was darauf hindeutet, dass eine aktive Veränderung der Lebensweise auf eigene Faust sich für die Personen aus der Kontrollgruppe ebenfalls positiv auswirkte.

Die Maintain-Your-Brain-Studie – ähnlich angelegt wie FINGER und POINTER, aber viel größer und ausschließlich online – zeigt, dass ähnliche Verbesserungen möglich sind, wenn die Veränderungen in der Lebensweise nach den individuellen Bedürfnissen personalisiert sind. Diese Studie begleitete mehr als 6 000 Menschen ab 55 Jahren, die Risikofaktoren für Demenz aufwiesen, aber keinen kognitiven Abbau. Die Testpersonen der Behandlungsgruppe wiesen ein oder mehr Gebiete auf, bei denen sie ein erhöhtes Demenzrisiko hatten – Ernährung, körperliche Aktivität, kognitive Aktivität und Depression oder Angststörungen –, und sie erhielten personalisierte Empfehlungen entsprechend ihren jeweiligen Risikofaktoren. Im Verlauf von drei Jahren zeigten die Teilnehmer, die eine personalisierte Anleitung zur Demenzprävention erhalten hatten, im Vergleich zu einer Kontrollgruppe signifikante Verbesserungen der kognitiven Funktion.[54] Solche personalisierten, an mehreren Stellen ansetzenden Interventionen könnten besonders dazu beitragen, die Geschlechtsunterschiede beim Demenzrisiko aufzuheben. Auch wenn sie Verbesserungen bei Männern und Frauen fand, belegte die Studie doch eine größere Verbesserung der kognitiven Funktion bei Frauen.

Die folgende Tabelle fasst die einfachen, aber wirksamen Behandlungen der FINGER- und der Maintain-Your Brain-Studie kurz zusammen:

Behandlung	FINGER	Maintain Your Brain
Bewegung	Aerob: 2–5 moderat intensive Einheiten zu je 30–60 Minuten pro Woche. Widerstandstraining: 1–3 Einheiten (zu je 2–3 Durchgängen mit je 8–20 Wiederholungen) zu je 30–60 Minuten pro Woche.	300 Minuten moderater bis intensiverer aerober Bewegung pro Woche. Tägliches Gleichgewichtstraining.
Ernährung	Fokus auf Vollkornprodukten, nur begrenzt Zucker und Alkohol. Supplementierung von Vitamin D und Fischöl, wenn entsprechende Nährstoffe nicht mit Nahrung aufgenommen.	Mediterrane Ernährung mit Fokus auf Vollkornprodukten. Abraten von zu viel Alkohol.
Kognitive Stimulation	3-mal wöchentlich 10–15 Minuten Online-Hirntraining. Soziale Interaktion durch Gruppentreffen als Bestandteil der Maßnahme.	10 Wochen lang 3-mal wöchentlich 45 Minuten Online-Hirntraining, danach einmal pro Monat.
Risikoüberwachung Herz/Kreislauf	Regelmäßige Bestimmung von Blutdruck, Blutzucker- und Cholesterinspiegel. Bei Bedarf Verordnung von Medikamenten durch Hausärztin/Hausarzt.	–
Innere Ausgeglichenheit	–	10 Wochen lang kognitive Verhaltenstherapie online mittels digitalem Programm für mentale Gesundheit.

Ergänzend zu diesen beiden großen legen kleiner angelegte Studien nahe, dass ein ähnlicher Ansatz bei Personen, die älter sind oder erste Anzeichen einer Demenz zeigen, hilfreich sein könnte. Die Systematic Multi-Domain Alzheimer Risk Reduction Trial (SMARRT) teilte Testpersonen im Alter von mindestens 70 Jahren randomisiert einer Behandlungs- oder einer Kontrollgruppe zu. Sie sollten rund um zehn anzustrebende Ergebnisse persönliche Ziele erarbeiten. Jede Testperson arbeitete mit einem Gesundheitscoach an Gebieten, wo sie die größten Probleme hatte oder aber das größte Interesse daran, etwas zu verändern. Beispiele für diese Ziele waren die Eindämmung von Bluthochdruck oder Diabetes, das Erreichen von mindestens 8 000 Schritten pro Tag, mehr kognitive Stimulation und soziale Aktivität, eine kognitive Verhaltenstherapie bei Symptomen der Depression oder Schlafmangel, weniger rauchen und eine möglichst vollwertige Ernährung nach dem Vorbild von MIND. Im Verlauf von zwei Jahren senkte die Behandlungsgruppe ihr Risiko für eine Alzheimer-Erkrankung und verbesserte ihre kognitive Funktion mehr als die Kontrollgruppe.[55]

Weitere vielversprechende Ergebnisse für all jene, bei denen bereits ein gewisser kognitiver Abbau erfolgt ist, stammen aus einer mit 50 Testpersonen eher klein angelegten Studie, die folgende Maßnahmen implementierte: eine pflanzenbasierte, vollwertige Ernährung mit etlichen Nahrungsergänzungsmitteln (darunter Omega-3-Fettsäuren, Magnesium, Vitamin B_{12}, ein Multivitaminpräparat und ein Probiotikum), Sport (30 Minuten Gehen am Tag plus dreimal wöchentlich Widerstandstraining), Stressmanagement (Yoga und Atemübungen) und sozialer Support (Gruppentreffen sowohl online als auch in persona). All dies verbesserte die kognitive Funktion signifikant und verlangsamte den Abbau bei Individuen, bei denen bereits eine geringe kognitive Beeinträchtigung diagnostiziert worden war.[56] Eine südkoreanische Studie, die bei Menschen mit geringer kognitiver Beeinträchtigung dieselben Strategien wie bei der FINGER-Studie implementierte, verzeichnete nach nur sechs Monaten ebenfalls Verbesserungen der kognitiven Funktion.[57]

Aus all diesen Studien geht klar hervor, dass wir, wenn wir die großen Faktoren in Bezug auf unsere Lebensweise, auf die ich in Teil II eingegangen bin, identifizieren und angehen, Verbesserungen in der kognitiven Funktion erreichen können, und zwar in unterschiedlichsten Alters- und Risikostufen. Die Maßnahmen können relativ einfach und auf das Individuum zugeschnitten sein, was absolut einleuchtend ist, wenn wir an das 3-S-Modell und die Wechselwirkungen zwischen diesen verschiedenen Komponenten denken. Die Kombination aus *Stimulus*, *Supply* und *Support* kann positive Effekte eines Ausmaßes erbringen, wie sie reduktionistische Ansätze bislang nicht erreichen konnten. Und besser noch: Es gibt viele Aktivitäten, die auf verschiedenen Gebieten gleichzeitig Verbesserungen bewirken können, ob im Hinblick auf Sport, Schlaf oder Veränderung der Ernährung. Jede und jeder von uns kann mit einem solchen individuellen Ansatz einen ganz eigenen Weg zu mehr Headroom und einem zukunftssicheren Gehirn entwickeln.

Wo fangen wir an?

Ich erinnere mich noch lebhaft daran, als ich zum ersten Mal bei einem Formel-1-Rennen einige Fahrer und ihre Trainer unterstützte. Ein Jahr zuvor hatte mich Dr. Luke Bennett kontaktiert, damals Leiter für Medizin und sportliche Leistung bei Hintsa Performance, jener Gesellschaft, über die ich im Motorsport arbeite. Luke hatte einen Podcast mit mir gehört und in mir vielleicht einen gleichgesinnten Sport- und Leistungsnerd erkannt – daraufhin hatte er mir eine ziemlich lebensverändernde E-Mail geschickt. Nach einigen Monaten des Kennenlernens von Luke und dem übrigen Hintsa-

Team trat ich dem Unternehmen als wissenschaftlicher Berater bei. Meine fachlichen Fähigkeiten wurden dann beim Grand Prix in Austin, Texas, erstmals auf die Probe gestellt.

Ich bin seit vielen Jahren ein großer Formel-1-Fan – seit ich mir als junger Teenager einen Sommer lang mit Onkel und Tante die Rennen mit religiösem Eifer angeschaut habe. Sie können sich also vorstellen, wie gut ich mich auf diese Reise vorbereitete. Ich hatte alle nur denkbaren Tipps, Tricks und wissenschaftlichen Artikel aufgesogen und war bereit, all diese Informationen in Höchstgeschwindigkeit auf jeden arglosen Fahrer oder Trainer loszulassen, der mich etwas fragte. Ich hatte eine Liste mit wahrscheinlich an die hundert Dingen, von denen ich dachte, dass sie die Gesundheit, das Wohlbefinden und die Leistung eines Fahrers verbessern könnten.

Bis dahin hatte ich vor allem mit Solosportlern oder kleinen Teams im Ausdauersport gearbeitet, wo ich meist einer von nur wenigen Coaches war, die eine Athletin oder einen Athleten berieten. Das machte es relativ leicht, den Athleten dabei zu helfen, mehrere Ideen gleichzeitig umzusetzen. In der Formel 1 aber war ich, obwohl eingeladener Experte, nur einer von Dutzenden Leuten, die den Fahrern einen Rat zu geben versuchten. Und die Fahrer müssen sich außerdem noch mit einem großen Team von Leuten beraten, die sich mit dem Auto, der Taktik und der Logistik befassen (und zusätzlich noch etliche Medientermine wahrnehmen). Diese Athleten sind ständig unterwegs, oft innerhalb einer Woche in mehreren Ländern und Zeitzonen. Neben der körperlichen Beanspruchung durch die Rennen summieren sich die kognitive und die allostatische Last während der Rennsaison wirklich auf.

Es ist gut und schön, mit einer langen Liste von Tools und Empfehlungen daherzukommen, doch viel schwieriger ist es zu entscheiden, welche davon zu implementieren sind, wenn Zeit und kognitive Ressourcen bereits am Anschlag sind. Ich erinnere mich noch, wie ein Trainer bei jener Reise nach Austin zu mir sagte: »Wir können vielleicht *eine* Sache ausprobieren. Welche soll es sein?« Diese Frage habe ich in den Jahren seither hundertfach gehört. Tatsächlich fragte mich erst kürzlich jemand, ob er sich auf seine Ernährung konzentrieren *oder* Sport machen solle, um seine Gehirngesundheit und -leistung zu verbessern. Die Evidenz zeigt ganz klar, dass beides wichtig ist, und genau das hätte ich vor zehn Jahren geantwortet. Doch wenn man nur die Kapazität für eine Sache hat, bewirkt ein Fokus auf zwei Sachen, dass wahrscheinlich gar nichts passiert.

Hier zeigen die Regeln des Brain Games und das 3-S-Modell allmählich, was sie bewirken können. Ganz gleich, wo wir beginnen – es gibt durchgängig Nachweise dafür, dass *alles zählt*. Statt sich optimale Ziele beim Sport, Schlaf oder Proteinverzehr zu setzen, suchen Sie sich eines der Gebiete aus, auf dem Sie besonders motiviert sind, Fortschritte zu erzielen. Entscheiden Sie sich anschließend für *eine* dauerhafte Veränderung, die Sie in dieser Richtung voranbringen wird.

Da die Faktoren, die unsere Gesundheit beeinflussen, allesamt miteinander verwoben sind, verändern Sie, wenn Sie eine Sache verändern, tatsächlich *mehr* als eine Sache. Am Anfang von Kapitel 13 erwähnte ich eine große Metaanalyse, die gemeinsame Risikofaktoren der Lebensweise im Hinblick auf Demenz, Schlaganfall und Depression untersuchte. Die Neurologin Sanjula Singh von der Harvard University, die die Studie leitete, empfiehlt, sich jeweils nur auf einen Risikofaktor zu konzentrieren und nicht auf alle – mehr als zwanzig –, die ihre Studie identifizierte. Warum? »Wenn Sie erst einmal an einem davon arbeiten, verbessern Sie sehr oft tatsächlich mehrere gleichzeitig.«

Wenn wir uns mehr bewegen, sitzen wir automatisch weniger herum. Wir verbessern auch die Werte anderer Risikofaktoren, etwa beim Blutdruck, Blutzuckerspiegel und Schlaf. Einiges spricht sogar dafür, dass wir, wenn wir ein neues Bewegungsprogramm beginnen, damit auch unsere Nahrungspräferenzen hin zu gesünderem Essen verschieben.[58] In gleicher Weise verringern besserer Schlaf oder mehr Regenerationszeit fürs Gehirn die kognitive Last und hellen die Stimmung auf, sodass wir eher noch weiteren gesunden Aktivitäten nachgehen. Wir können uns also die Gehirngesundheit als ein ganzes Netzwerk vorstellen, bei dem schon eine einzelne Veränderung große Veränderungen im gesamten System bewirken kann, die zusammen unseren Headroom vergrößern.

Es gibt mehrere mögliche Wege, unseren Headroom zu vergrößern. Wie bereits beschrieben, ist der wichtigste Ansatzpunkt etwas, das wir konkret definieren können, an dem wir Interesse und vielleicht auch Freude haben und das wir mit einiger Wahrscheinlichkeit auch erreichen können. Zudem lohnt es sich zu überlegen, wo wir mit geringsten Mitteln am meisten erreichen können. Wenn Ihre Arbeit hektisch und anspruchsvoll ist (viel *Stimulus*), sollten Sie sich vielleicht am besten darauf konzentrieren, etwas Zeit für Sport zu finden, ein bisschen mehr zu schlafen oder mehr Zeit mit Freunden und Familie zu verbringen (mehr *Supply* und *Support*). Wenn Sie sich bei der Arbeit kognitiv unterfordert fühlen, kurz vor der Rente stehen oder bereits in Rente sind (wenig *Stimulus*), ziehen Sie ein neues Hobby in Betracht, belegen Sie einen Kurs oder betätigen Sie sich ehrenamtlich. Wenn Sie das Gefühl haben, sich ständig abhetzen zu müssen, könnten Sie mit etwas anfangen, das Sie einrichten und dann einfach vergessen können, etwa einen Wasserfilter oder Luftreiniger, oder Sie ergänzen Ihr Frühstück um ein hochwertiges Multivitaminpräparat (oder eine Dose Sardinen). Überlegen Sie in Ruhe, was Sie dauerhaft tun können und was dabei viel für Ihre Gesundheit tut. Und sobald die neue Gewohnheit etabliert ist, wenden Sie sich der nächsten zu.

Darüber hinaus gilt: Wenn Sie wirklich wissen wollen, wo Sie anfangen sollen, ist das Wichtigste für Ihre langfristige kognitive Funktion, sicherzustellen, dass Sie, nun ja, tatsächlich anfangen.

Das 3-S-Modell für Einsteiger

Im Kern verdeutlicht das 3-S-Modell, dass es bestimmte Aktivitäten gibt, die eine besonders ausgeprägte Wirkung auf die Gehirngesundheit und -funktion haben, weil sie auf mehrere Knotenpunkte des Netzwerks gleichzeitig einwirken. Wenn Sie darüber nachdenken, erst einmal mit nur einer Maßnahme in das Brain Game einzusteigen (und Sie sich weder einen Hund zulegen noch die kleinen blauen Pillen verschreiben lassen wollen), könnte eine der hier aufgeführten Aktivitäten für Sie genau das Richtige sein.

Sport: koordinativ oder in der Gruppe

Wie in Kapitel 7 erläutert, stellen Sportarten mit komplexen koordinativen Bewegungen eine Besonderheit dar. Sie wirken als *Stimulus*, fördern über die Herz-Kreislauf-Gesundheit den *Supply* und tragen durch besseren Schlaf und weniger Stress und Entzündungsprozesse zum *Support* des Gehirns bei. Kommt noch eine soziale Komponente hinzu, werden alle drei Knotenpunkte im 3-S-Modell mehrfach bedient. Beispiele sind Tanzen, Mannschafts-Ballsportarten, Yoga und Pilates oder auch Kampfsportarten (idealerweise Varianten, bei denen der Kopf ausgespart wird).

Outdoor-Ehrenamt

Parks, Gärten und Anbaubetriebe freuen sich immer über freiwillige Helferinnen und Helfer, die Wege instand halten, Bäume pflanzen, invasive Arten bekämpfen oder auch Gemüse anbauen und ernten. Solche Arbeit bietet alle positiven sozialen Effekte des Ehrenamts, zugleich verbringt man Zeit in der

Natur und ist körperlich aktiv (alle drei S beteiligt). Und falls es in Ihrer Nähe keine Möglichkeit für ein solches Ehrenamt gibt: Fast jede körperliche Aktivität draußen kann gleichzeitig mehrere Knotenpunkte im 3-S-Modell bedienen.

Kurse und Zeit mit Freunden

Jeder echte soziale Kontakt – besonders persönlicher – mit Menschen, die uns etwas bedeuten, ist ein positiver kognitiver *Stimulus*. Er kann überdies viele Aspekte des *Supports* verbessern, indem er Stress und Entzündungsreaktionen eindämmt, die mit einer hohen allostatischen Last einhergehen. Wie wäre es also mit einem wöchentlichen gemeinsamen Abendessen mit Familie oder Freunden? Alternativ könnten Sie einen Kurs belegen, in dem Sie mit anderen beispielsweise ein Instrument oder eine Sprache erlernen. Die anderen Teilnehmer werden vielleicht nicht unbedingt enge Freunde, aber dank ihnen kommen zur kognitiven Stimulation noch soziale Beziehungen hinzu.

Sardinen

Okay, bleiben Sie dran, es lohnt sich ...: Fische wie Sardinen, Makrelen und Heringe sind wahre Nährstoffbomben. Sie enthalten oft weniger Schadstoffe und sind gleichzeitig exzellente Quellen für Protein, Omega-3-Fettsäuren, Vitamin D, die meisten B-Vitamine, verschiedene Mineralien wie Kupfer und Selen sowie Kreatin. Aus Kapitel 8 wissen wir, dass B-Vitamine und Omega-3-Fettsäuren ihre gehirngesunde Wirkung gegenseitig verstärken, warum also nicht beide gleichzeitig zu sich nehmen? Eine neuere Studie ergab tatsächlich, dass ein niedriger Omega-3- und Vitamin-D-Spiegel in Kombination mit hohem Homocysteinspiegel (der bei einer Unterversorgung mit

B-Vitaminen ansteigt) mit einem bis zu vierfach erhöhten Demenzrisiko assoziiert waren. Sardinen könnten hier das perfekte Gegenmittel sein.[59] Die B-Vitamine können sogar dabei helfen, die Auswirkungen einer bestehenden Luftverschmutzung zu verringern.[60] Und wenn Sie die nicht enthäuteten und entgräteten Sardinen kaufen (Sie schmecken keinen Unterschied, das verspreche ich), bekommen Sie noch etwas Kollagen und Kalzium dazu.

Schlaf

Technisch gesehen gehört Schlaf nur zu einem Arm des 3-S-Modells (*Support*), aber aus Kapitel 12 wissen wir, dass Schlaf praktisch alles andere erst ermöglicht. Wenn wir gut schlafen, sind wir umgänglicher, weniger gestresst, können kognitiv herausfordernde Aufgaben eher angehen und treiben eher Sport. Körperliche Gesundheitsfaktoren wie Blutdruck- und Blutzuckerwerte verbessern sich ebenfalls, und die Wahrscheinlichkeit wird geringer, dass wir in alte Gewohnheiten verfallen, die wir eigentlich ablegen wollen. Wenn Sie das 3-S-Modell wirklich ins Rollen bringen wollen, ist Schlaf der beste Ausgangspunkt. Schon 15 bis 30 zusätzliche Minuten Schlaf pro Tag können einen großen Unterschied machen und Ihnen die Ruhe geben, die Ihr Gehirn braucht.

Kapitel 15

Machen Sie Ihr Gehirn zukunftssicher

Da wir nun die wichtigsten Prinzipien und gängigen Mechanismen kennen, die unserem Gehirn eine gute Zukunft sichern, ist es an der Zeit, zu handeln. Grob gesagt sind Aktivitäten, die Headroom aufbauen können, in zwei Zeitfenstern angesiedelt: im Heute und im Morgen. Da in beiden aber dieselben physiologischen und kognitiven Prozesse die Basis bilden, sind diese Zeitfenster voneinander nicht zu trennen – indem wir etwas für das eine tun, arbeiten wir automatisch auch an dem anderen.

Bei den Themen Demenzprävention und Zukunftssicherung des Gehirns denken viele an etwas, das sie tun sollten, wenn sie sechzig sind. Jede Aktivität wird damit auf einen Zeitpunkt in der Zukunft verschoben. Fast ebenso oft glauben Menschen, sie könnten nichts tun, um einer Demenz vorzubeugen, und unternehmen gar nichts. Doch tatsächlich wissen wir, dass der kognitive Abbau praktisch mit dem Anfang des Lebens beginnt, wir dies aber durchaus beeinflussen können. Das ist unter anderem daran zu erkennen, welchen Einfluss die Ausbildung der Eltern auf die Entwicklung von Frühgeborenen hat, oder an dem verlangsamten Abbau von Super-Agers, die Aktivitäten nachgehen, die *Stimulus*, *Supply* und *Support* für ihr Gehirn bedeuten. Wir wissen auch, dass jene Veränderungen des Gehirns, die mit einem Risiko für spätere Demenz assoziiert sind – etwa Veränderungen im Volumen und in der Struktur, oder die Anreicherung schädlicher Substanzen –, schon Jahrzehnte vor Diagnosestellung einsetzen können. Sie würden ja (hoffentlich) nicht bis siebzig warten, um sich ein Bewegungsprogramm zuzulegen, und ebenso ist genau jetzt der Zeitpunkt, um Ihr Gehirn zukunftssicher zu machen.

Das ist besonders wichtig im Hinblick auf den Umstand, dass unser Gehirn, wie bereits in Teil I erwähnt, immer zu kämpfen hat, ganz gleich, wer oder wie alt wir sind. So nehmen die mentalen Gesundheitsprobleme unter Erwachsenen in letzter Zeit merklich zu, und mehr als zehn Prozent der Erwachsenen über 45 Jahre berichten über gewisse Einschränkungen der kognitiven Funktion – schon vor der Covid-19-Pandemie.[1] Nicht verwunderlich, wenn man da das Gefühl hat, nicht weiterzukommen. Wir stehen unter Stress, sind abgelenkt, überfordert und glauben, dass es nichts gibt, was wir *schon jetzt* für unser Gehirn tun können. Oder Stress, Ablenkung und Überforderung hindern uns daran, wirklich das zu tun, was uns dabei hilft, Headroom aufzubauen.

An diesem Punkt des Buches dürfte klar sein, dass es viele denkbare Szenarien gibt. Vielleicht haben Sie erkannt, dass Sie schon viel für Ihr Gehirn tun und der ständige Druck, *noch mehr* zu tun, eher kontraproduktiv ist. Vielleicht ist Ihnen klar geworden, dass jeder Schritt zählt, und Sie haben klein angefangen – hier und da ein paar kleine Übungen, etwas mehr Brokkoli, etwas früher zu Bett –, weil Sie aus dem 3-S-Modell wissen, dass diese Veränderungen in ihrer Synergie viel größeren Nutzen für Ihr Gehirn haben. Vielleicht aber fühlt sich für Sie schon der Gedanke, *irgendetwas* zu tun, nach Überforderung an, weil Sie jeden Tag schon so viel leisten müssen.

Wenn wir schon so viel auf der Tagesordnung stehen haben, erscheint es vielleicht unrealistisch, noch eine langfristige Planung zur Demenzprävention hinzuzufügen. Und seien wir ehrlich: Menschen hassen es, die Dinge zu tun, von denen sie wissen, dass sie sie tun sollten, weil sie sich Jahre oder sogar Jahrzehnte später auszahlen werden. Das gilt besonders, wenn es darum geht, dass etwas (Demenz) *nicht* eintreten soll. Ein wichtiger Aspekt für den Anfang ist bei der Zukunftssicherung unseres Gehirns also, dass wir bei

Umsetzung der entsprechenden Prinzipien ein sofortiges Feedback bekommen.

Unsere Arbeit liefert einige der kontinuierlichsten kognitiven Stimuli, und das bei den meisten von uns über Jahrzehnte. Darum ist dies ein Gebiet, auf dem wir sofort etwas gewinnen können, denn die Anwendung des 3-S-Modells kann bewirken, dass wir uns jeden Tag besser fühlen und bessere Leistung erbringen. Mit einer besseren Herangehensweise an unsere Arbeit (oder alle sonstigen Aufgaben an einem beliebigen Tag) können wir bewirken, dass wir uns produktiver und weniger ausgelaugt fühlen. Das heißt aber nicht, dass die Arbeit unseren Lebensmittelpunkt darstellen muss. Auch wenn unsere Arbeit uns keine große Freude bereitet, bewirkt die gezielte Anwendung der hier vorgestellten Tools und Anregungen rund um den Arbeitstag, dass wir nach Feierabend mehr Energie für all die Dinge übrig haben, die wir mit unserem Gehirn noch anstellen wollen.

Die ungeheure Vielfältigkeit der menschlichen Gehirne (und der Berufe in aller Welt) bedeutet natürlich, dass es unzählige mögliche Ziele gibt, die ein Mensch an einem Tag erreichen will. Zugleich wissen wir nicht, wie das Arbeitsumfeld in ein paar Jahren aussehen wird (obwohl Deadlines, lange To-do-Listen und endlose Textnachrichten und E-Mails wohl kaum verschwinden werden). Wir brauchen also eine Reihe von Ansatzpunkten, um die kognitive Leistung heute *und* in der Zukunft zu fördern, ganz egal, welche Aufgaben vor uns liegen. Wir brauchen auch eher Prinzipien als strikte Regeln, denn jeder und jede von uns wird von etwas anderen Maßnahmen profitieren. Vor diesem Hintergrund gibt es einige allgemeine Grundsätze, nach denen wir handeln können, um unsere Hirnkapazität zu optimieren.

Dieses Konzept hat, wie schon gesagt, viele Überschneidungen mit dem Training für eine bessere sportliche Leistung. Sportlerinnen und Sportler greifen auf unterschiedlichste Ansätze zurück, um die

Anforderungen ihrer jeweiligen Sportart zu erfüllen. Doch um das angestrebte Ziel zu erreichen, widmen sie sich auch stets ähnlichen Fragen rund um Training und Regeneration, ob sie nun schneller rudern oder schwerere Gewichte heben wollen. Betrachten wir uns doch bei der Zukunftssicherung unseres Gehirns als kognitive Athleten und unser Gehirn als Muskel, den es zu stimulieren gilt. Wenn wir die Art, wie wir unser Gehirn täglich bei der Arbeit nutzen, um ein paar sportliche Prinzipien ergänzen, kann das großen Einfluss auf seine kurz- und langfristige Gesundheit entfalten.

In die (richtigen) Gänge kommen

Hintsa Performance wurde von dem finnischen Orthopäden und Arzt des olympischen Teams Aki Hintsa gegründet, der in den 1990er-Jahren mit dem legendären Marathonläufer Haile Gebrselassie und dem zweimaligen Formel-1-Weltmeister Mika Häkkinen arbeitete.[2] Drei Jahrzehnte später hat das Unternehmen etliche Weltmeister aus der Formel 1 und anderen Sportarten unterstützt. Eine wichtige Fortführung meiner Arbeit für Hintsa mit Formel-1-Fahrern besteht darin zu zeigen, wie die Prinzipien des Hochleistungssports genutzt werden können, um sich körperlich und geistig besser zu fühlen und mehr leisten zu können. Einer der Ersten, mit denen ich bei Hintsa zusammenarbeitete, war James Hewitt, ein ehemaliger Radprofi, der heute darauf spezialisiert ist, kognitive Athleten zu unterstützen – Kopfarbeiter, die damit ihr Geld verdienen. Eines der wirkungsvollsten Konzepte, die ich von James (und aus seinem Buch *Exponential*, das er gemeinsam mit Aki Hintsa schrieb) lernte, ist das des kognitiven »Getriebes« mit mehreren »Gängen«.

An einem typischen Tag oder in einer typischen Woche gebrauchen wir unser Gehirn für viele denkbar unterschiedliche Aufgaben, die denkbar unterschiedlich viel Aufmerksamkeit und Einsatz erfordern.

Für jede dieser Aufgaben benötigen wir unterschiedliche kognitive Ressourcen. Die spezifischen Ressourcen, die wir für eine bestimmte Aufgabe einsetzen, geben dann die daraus resultierenden Anpassungen oder physiologischen Reaktionen vor. Ein guter Arbeitstag oder eine gute Arbeitswoche sollte eine ausgeglichene Mischung von Aktivitäten mit jeweils unterschiedlicher Intensität umfassen, sodass unterschiedliche Anpassungen herbeigeführt werden und noch genug Zeit zur Regeneration bleibt. Und auch wenn wir nicht immer darüber bestimmen können, was wir tun und wann, ist es hilfreich, wann immer wir Einfluss auf unsere Arbeitsplanung haben, bestimmte Aktivitäten auf bestimmte Zeiten oder in bestimmte Arbeitsphasen zu legen, um das meiste aus ihnen herauszuholen.

Für die Überlegung, wie sich ein Tag strukturieren lässt, sodass wir alle anstehenden Aufgaben möglichst konzentriert, aber mit möglichst geringer allostatischer Last erledigen können, ist James' Vorstellung von den kognitiven »Gängen« hilfreich. Dazu gehört, die zu erledigenden Aufgaben entsprechend ihren mentalen Anforderungen zu kategorisieren. Die unterschiedlichen Intensitäten von Bewegungen – leicht, moderat, intensiv – lassen sich auch für kognitive Aktivität ausmachen. In James' Modell hat das kognitive Getriebe drei Gänge: den höheren, den mittleren und den niedrigen.

Der höhere Gang entspricht ungefähr einem Sprint-Work-out oder einer intensiven Fitnesseinheit. Er erfordert all unsere Konzentration und Aufmerksamkeit bei minimaler Ablenkung, kurzum: Dies ist die Phase während unseres Arbeitstages, in der die eigentliche *Arbeit* erfolgt – Problemlösung, Krisenmanagement, strategische Planung, Schreiben, Forschung und Lernen. Sie alle erledigen wir am besten mit voller Aufmerksamkeit.

Der niedrige Gang entspricht eher einem Spaziergang. Er hält die Räder am Rollen und kann erholsam und regenerierend sein, bringt uns aber nicht bis an den Rand unserer Fitness. Kognitive Aktivitäten im niedrigen Gang sind unter anderem Lesen (zum Vergnügen), soziale Interaktionen, kreatives Denken und vielleicht sogar einige der in Kapitel 12 beschriebenen Routinetätigkeiten (einfache Spiele, Zeitunglesen oder oberflächliche Nutzung von sozialen Medien), bei denen wir aktiv sind, aber nicht allzu gefordert oder gar gestresst. Wir sollten einen guten Teil unserer Zeit im niedrigen Gang verbringen – zur Erholung von Arbeit im hohen Gang und um über die Ideen und Verbindungen nachzudenken, die wir haben und knüpfen können, wenn wir nicht überlastet oder auf eine einzige Aufgabe konzentriert sind.

Dank der Anforderungen der modernen Arbeitswelt ist es jedoch der mittlere Gang, in dem wir die meiste Zeit zubringen. Da dies zum Teil selbstverschuldet ist, verspricht eine Umstrukturierung unserer Arbeit in diesem Gang den größten Gewinn hinsichtlich der Art, wie wir unser Gehirn im Laufe des Tages nutzen. Der mittlere Gang ist wie Joggen. Wir können länger so laufen als sprinten, aber wenn wir den ganzen Tag lang laufen, kommen etliche Kilometer zusammen, und am Ende stehen Erschöpfung und Frustration. Aktivitäten im mittleren Gang sind Meetings, administrative Tätigkeiten und das Bearbeiten von geschäftlichen E-Mails oder Nachrichten. Oft sind dies Tätigkeiten, von denen wir mehr als eine gleichzeitig ausführen. Ein klassisches Merkmal des mittleren Gangs sind deshalb konstante Aufgabenwechsel. Ein guter Teil solcher kognitiver Arbeit ist durchaus wichtig, doch die meiste Zeit verbringen wir im mittleren Gang mit Arbeit, die uns zwar beschäftigt, aber nicht wirklich produktiv ist.

Allzu oft ist unser ganzer Arbeitstag mit Aktivitäten im mittleren Gang gefüllt. Wir checken unsere E-Mails, wenn wir eigentlich konzentrierter arbeiten sollten, etwa eine Strategie formulieren oder für eine Prüfung lernen. Wir lassen uns durch App-Benachrichtigungen von einem wichtigen Dokument ablenken, das wir stattdessen verfassen sollten. Oder wir fangen, wenn wir eigentlich entspannen sollten, damit an, unsere Aufmerksamkeit mal diesem, mal jenem Gerät zu schenken und damit ohne Not unsere kognitive Last zu vergrößern – indem wir ins Smartphone schauen, während wir uns mit Freunden unterhalten, oder durch Social Media scrollen, während wir (angeblich) eine Fernsehsendung mit unserem Partner schauen. Das Ergebnis: *Alles* wird zu einer Aktivität im mittleren Gang – wir sind weniger fokussiert und produktiv, wenn wir im höheren Gang unterwegs sind, und der niedrige Gang ist weit weniger regenerativ, als er sein sollte.

Den ganzen Tag im kognitiven mittleren Gang zuzubringen, ist ein bisschen so wie bei dem Amateursportler aus Kapitel 12, der seine allostatische Gesamtlast nicht beachtet. Man gibt zu viel Gas bei Trainingseinheiten, die eigentlich der Regeneration dienen sollen, ist dann nicht frisch genug für die wirklich harten Einheiten und kann diese nicht vollenden. Im Ergebnis wird alles schwierig, und man versucht womöglich sogar, noch *mehr* zu tun, weil man das Gefühl hat, nicht voranzukommen. Bei Läufern resultiert ein derartiges Training oft in einer Verletzung, etwa einer Ermüdungsfraktur im Fuß. Bei kognitiven Athleten hingegen steigt dadurch das Risiko für einen Burn-out. Aber so, wie ein Profisportler den ausgeglichenen Wechsel zwischen intensiven Trainingseinheiten und Regenerationsphasen erlernt, können kognitive Athleten leicht erlernen, ihre Belastung auszugleichen – sie müssen nur ihre Arbeitseinheiten entsprechend ihrem jeweiligen kognitiven Gang strukturieren und planen.

Es ist hilfreich, diese Gänge dem Verlauf eines typischen Arbeitstages zuzuordnen. Dieser beginnt vielleicht mit ein paar E-Mails oder anderer Kommunikation, gefolgt von dem Versuch, in die wichtigste fokussierte Arbeit des Tages einzusteigen. Da aber andere Kolleginnen und Kollegen ebenfalls ihren Arbeitstag beginnen, erhalten Sie womöglich weitere E-Mails und Nachrichten. Sobald diese aufploppen, sind Sie versucht, sie anzuschauen. Das lenkt von der Recherche ab, die Sie für die wichtige Präsentation nächste Woche durchführen müssen. Plötzlich stellen Sie fest, dass es schon 11 Uhr ist – es folgen in den nächsten Stunden drei einstündige Meetings mit nur jeweils 30 Minuten Unterbrechung dazwischen. Diese Pausen reichen nicht aus, um sich wieder in die Recherche zu vertiefen, aber immerhin ist es wohl möglich, noch ein paar Nachrichten zu beantworten.

Wie bei (fast) allen Meetings wird viel geredet, aber wenig produktiv erledigt. Sie fühlen sich auch abgelenkt, weil Sie zwar eigentlich den Anwesenden Ihre Aufmerksamkeit schenken sollten, tatsächlich aber Ihre E-Mails oder Social-Media-Accounts checken, wann immer möglich. Das Meeting verlassen Sie dann mit einer Liste von zu erledigenden Dingen, die noch zu Ihrer bereits überlangen To-do-Liste hinzukommen.

Wieder am Schreibtisch, ist es bereits 15 Uhr. Es übermannt Sie ein Nachmittagstief. Lustlos wenden Sie sich noch einmal kurz Ihrer Recherche zu, um dann noch ein paar E-Mails und administrative Aufgaben zu erledigen, bis es Zeit ist, nach Hause zu gehen. Sie waren den ganzen Tag beschäftigt und sind nach diesem Dauerlauf wirklich müde, aber Sie haben nicht geschafft, was Sie hätten schaffen müssen – die wichtigste und vielleicht bedeutsamste Aufgabe des Arbeitstages. Da Sie wissen, wie wichtig Stimulation für das Gehirn ist, sind Sie vielleicht sogar ein bisschen enttäuscht, weil Ihre grauen Zellen nicht wirklich durch bedeutungsvolle, fokussierte Arbeit gefordert waren. Und dass Sie die nötige Recherche nicht erledigt haben, nagt außerdem noch den ganzen Abend an Ihnen. Obwohl Sie mental erschöpft sind, können Sie nicht gut einschlafen, weil Sie sich fragen, wie Sie die Recherche erledigen sollen, wenn am nächsten Tag wieder so viele Meetings anstehen.

Diese Darstellung mag etwas überspitzt sein, doch ich wette, dass Ihnen vieles davon bekannt vorkommt. Ich selbst könnte zahllose Tage dieser Art beschreiben, die ich selbst erlebt habe. Leider ist es utopisch, alle Meetings und E-Mails aus dem Arbeitsleben verbannen zu wollen. Mit ein bisschen Planung aber können wir die Zahl

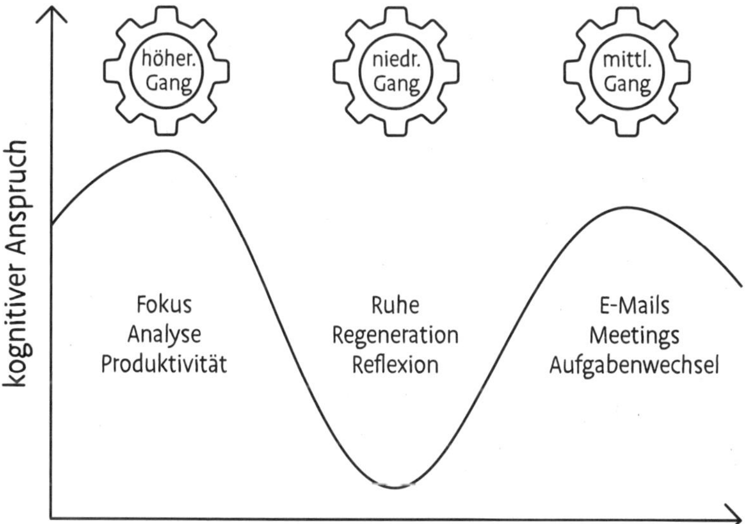

ABBILDUNG 1. Die Art, wie wir unser Gehirn täglich nutzen, sollte von ausgeglichen wechselnder Intensität sein, ähnlich einem ausgewogenen Trainingsprogramm für unseren Körper. Dies sollte vor allem fokussierte Arbeitsphasen im »höheren Gang« umfassen, während derer wir lernen können oder uns als produktiv empfinden, aber auch Phasen der Regeneration, während derer wir wirklich abschalten. Wir müssen immer noch Zeit damit verbringen, einfache Aufgaben im mittleren Gang zu erledigen, doch indem wir diesen definierte Zeiten zuweisen, können wir intensiver arbeiten, wenn es nötig ist, und danach intensiver entspannen. Nach *Exponential* von James Hewitt und Aki Hintsa.

der Tage erhöhen, die uns das Gefühl geben, mehr hochwertige Arbeit geleistet zu haben, und das ohne allzu viel kognitive Last. Ziel ist es nicht unbedingt, unseren Job oder die Arbeit zu verändern, die wir erledigen, vielmehr sollten wir die Arbeit so neu strukturieren, dass wir alle kognitiven Gänge im ausgeglichenen Verhältnis nutzen – fokussierte Arbeit im höheren Gang, bei der wir uns gefordert und produktiv fühlen, Pausen zur Regeneration und Reflexion sowie anschließend wieder mehr Aufmerksamkeit für E-Mails und administrative Aufgaben (Abbildung 1).

Den richtigen Rhythmus fühlen

Jeden Tag gibt es wohl ein oder zwei Aufgaben, die Ihre ungeteilte Aufmerksamkeit erfordern. Zweifellos haben Sie auch diese oder jene Besprechung und einige administrative Aufgaben, ganz zu schweigen von all den E-Mails und Nachrichten. Sollten Sie den Luxus genießen, über Ihre Termine gänzlich selbst zu bestimmen, können Sie diese Aufgaben eine Woche oder gar einen Monat im Voraus planen statt nur einen Tag. So oder so aber fängt man am besten damit an, Zeiten für Aufgaben im höheren und mittleren Gang im Vorfeld festzulegen – idealerweise mit einer Pause dazwischen, etwa einem kurzen Spaziergang oder einem ausgiebigen Mittagessen mit einer Freundin oder einem Kollegen. Ziel ist es, zwischen Aufgaben unterschiedlicher Intensität zu wechseln – jeweils ein bis zwei Phasen intensiver Arbeit im höheren Gang, gefolgt möglichst von einer Pause, und abwechselnd dazu Tätigkeiten im mittleren Gang, um mit den Meetings und E-Mails auf dem Laufenden zu bleiben.

Ein zusätzlicher Faktor, den es hier zu berücksichtigen gilt, sind die wechselnden Energiezustände, die wir alle im Laufe des Tages erleben. Aufgrund des zirkadianen Rhythmus, der unsere biologischen Abläufe über 24 Stunden lenkt, schwanken unsere Hormonspiegel, Körpertemperatur und Stoffwechselaktivität im Tagesverlauf und mit ihnen unsere Fähigkeit, bestimmte Aufgaben zu erledigen. So geht man davon aus, dass unser Geist im Durchschnitt einige Stunden nach dem Aufwachen am wachsten ist, während die körperliche Leistung (also etwa die Kraft) am mittleren bis späten Nachmittag maximal ist, wenn die Körpertemperatur am höchsten ist.[3] Doch das sind Durchschnittsangaben, die nicht unbedingt auf Ihren persönlichen Tagesrhythmus hinsichtlich der Arbeitsleistung passen.

Unser eigenes Erleben der Fluktuation von Energie und Leistungsfähigkeit über den Tag wird zumindest teilweise von unserem *Chronotyp* vorgegeben – einem Aspekt des zirkadianen Rhythmus, der unter anderem beeinflusst, wann wir am wachsten sind. Der Chronotyp hat eine genetische Komponente, wird aber auch durch unsere Umwelt (besonders Exposition zu Licht bzw. Dunkelheit) und unsere typischen Arbeits- und Aktivitätsmuster beeinflusst. Dieser letzte Punkt ist wichtig, bedeutet er doch, dass die meisten von uns den Zeitpunkt, zu dem wir am besten arbeiten können oder uns am besten fühlen, nötigenfalls verändern können. Mehrere Studien zum Bewegungstraining etwa ergaben, dass wir den Zeitpunkt, zu dem wir die beste Leistung bringen, verändern können, denn wir schneiden meist um die Uhrzeit am besten ab, zu der wir normalerweise trainieren.[4]

Wie ausgeprägt unser individueller Chronotyp ist und wie das unsere Konzentration und Energie im Laufe des Tages beeinflusst, variiert von Mensch zu Mensch stark. An einem Ende des Spektrums stehen die eindeutigen »Lerchen« – gleich mit dem Aufstehen hellwach und startklar – und am anderen Ende die »Nachteulen«, die morgens erst einmal schlafmützig und brummbärig (und vielleicht auch ein bisschen seppelig) sind. Es gibt aber auch viele Menschen »in der Mitte«, die sich den ganzen Tag ungefähr gleich fühlen.

Die stärksten Hinweise auf Schwankungen der kognitiven Leistungsfähigkeit im Tagesverlauf lassen sich bei ausgeprägten Lerchen oder Eulen beobachten. Betrachtet man den Durchschnitt aller Menschen, beeinflussen Chronotyp und Tageszeit die kognitive Funktion nicht selbst.[5] Menschen mit einer starken Präferenz für den Morgen oder Nachmittag/Abend schneiden jedoch bei Aufgaben, die viel Aufmerksamkeit verlangen, tendenziell während ihrer »wachsten« Zeit am besten ab (bezeichnet als *synchrony effect*, »Synchroniceffekt«).[6] Interessanterweise ist auch ein Effekt der Asynchronie zu beobachten – wir schneiden bei Aufgaben, die kreatives Verständnis oder unbewusstes Denken erfordern, zu einer Tageszeit, zu der wir weniger wachsam sind, besser ab. Vielleicht bringt unser Gehirn eher neue, andersartige Ideen hervor, wenn Konzentration und Aufmerksamkeitskontrolle schwächer sind.[7]

Es sei ausdrücklich angemerkt, dass die Schwankungen in der Funktion im Tagesverlauf auch sehr schwach sein können. Und wenn Sie Arbeiten im höheren Gang nicht in Ihrem bevorzugten Zeitfenster ausführen, bedeutet das nicht zwangsläufig, dass Sie automatisch eine schlechte Leistung erbringen. Es geht lediglich darum, zu überlegen, wie wir den Arbeitstag am besten einteilen, um die Chancen auf Erfolg zu maximieren und mögliche Ablenkungen und Hindernisse zu minimieren.

Was ist Ihr Chronotyp?

Der kürzlich noch einmal bestätigte Fragebogen Caen Chronotype Questionnaire berücksichtigt sowohl die Zeitpunkte unserer maximalen Wachheit als auch die schwankenden Energielevel im Verlauf des Tages. Das kann nützlich sein, wenn man unterschiedliche Arten von Aktivitäten planen möchte.[8] Überlegen (oder notieren) Sie sich zu jeder Frage eine Zahl zwischen 1 (stimme überhaupt nicht zu) und 5 (stimme voll zu). Sie müssen keine Gesamtpunktzahl erringen, aber die Antworten auf die Fragen können dabei helfen herauszufinden, wann Sie sich am besten fühlen, was für die optimale Strukturierung des Tages nützlich ist.

1. Ich kann zu jeder Tageszeit effizient arbeiten.
2. Ich habe das Gefühl, dass ich morgens am besten denken kann.

3. Es gibt Momente am Tag, da würde ich lieber gar nicht arbeiten.
4. Ich bin nach dem Aufwachen noch lange benommen.
5. Wenn ich alleine etwas lernen muss, mache ich das eher am Abend.
6. Meine Stimmung ist den ganzen Tag über gleich.
7. Ich stehe gern früher auf als notwendig, zum Beispiel um Dinge für den Tag vorzubereiten.
8. Ich kann mich zu jeder Tageszeit konzentrieren.
9. Ich kann besser am Nachmittag als am Vormittag arbeiten.
10. Meine Motivation ist zu jeder Tageszeit dieselbe.
11. Ich bin morgens meist sehr gut gelaunt.
12. Wenn nötig, kann ich mich zu jeder Tageszeit konzentrieren.
13. Ich bin morgens in Bestform, im Laufe des Tages lässt meine Energie nach.
14. Es gibt Momente am Tag, da habe ich das Gefühl, gar nichts tun zu können.
15. Es gibt Momente am Tag, da fällt es mir schwerer zu denken.
16. Ich fühle mich morgens träge und werde im Laufe des Tages langsam munterer.

Sobald Sie ein Gefühl für Ihren Chronotyp haben, überlegen Sie einmal, um welche Tageszeit Sie am wachsten oder motiviertesten sind. Genau diese Zeiten reservieren Sie dann in Ihrem Plan für fokussierte Arbeit. Vielleicht sind es nur 30 oder 60 Minuten für Tätigkeiten mit höchster Priorität, oder aber mehrere Stunden, unterbrochen durch kurze Ruhephasen. Planen Sie möglichst einige

Zeit für Tätigkeiten im niedrigen Gang ein, um sich nach diesen intensiven Arbeitsphasen neu aufzustellen und zu regenerieren. So wie Ihr Körper bei mehreren Work-outs am Tag kann Ihr Gehirn länger und härter arbeiten, wenn Sie ihm zwischen den Anstrengungen ein bisschen Ruhe gönnen. Tätigkeiten im niedrigen Gang können alles sein, was sich wie eine Unterbrechung der Arbeit anfühlt – etwas leichte körperliche Aktivität, wie ein kurzer Spaziergang, ein Essen oder Gespräch mit einem Freund, vielleicht aber auch die Wiederholung einer alten Fernsehsendung auf Ihrem Lieblings-Streamingdienst.

Nach dieser Phase im niedrigen Gang werden Sie die nächste geplante Arbeitsetappe besser bewältigen. Wenn Sie wie ich eindeutig ein Morgenmensch sind, werden Sie ein gutes Stück gearbeitet und eine Pause gemacht haben (ich esse meist etwas und drehe eine Runde mit den Hunden), um dann noch vor dem Mittag eine weitere fokussierte Arbeitsphase anzuschließen. Am frühen Nachmittag wende ich mich dann meist E-Mails und anderen Benachrichtigungen zu, oder ich lege meine Meetings auf diese Zeit. Mein Energielevel ist dann ein bisschen niedriger, was für Arbeitsbesprechungen oder auch noch etwas kreative Denkarbeit meines Erachtens ganz in Ordnung ist. Ich lege Meetings außerdem gern nahtlos hintereinander, weil all die 30-Minuten-Pausen am Tag nur Zeit fressen, die sich sonst als konzentrierte Arbeitsphase nutzen ließe.

Natürlich gibt es nicht nur einen Weg, die kognitiven Gänge auf den eigenen Arbeitstag zu übertragen. Wenn Sie gern freie Viertelstunden zwischen Meetings haben, um ein paar E-Mails zu schreiben – tun Sie das. Wenn Ihre beste Zeit für konzentrierte Arbeit zwischen acht und zehn Uhr abends liegt und Sie trotzdem genug erholsamen Schlaf bekommen – wunderbar. Wenn Sie über Ihren Terminkalender nicht ganz frei bestimmen können, versuchen Sie, kleinere Zeitspannen zu priorisieren, damit Sie am Feierabend ein gutes Gefühl haben. Für die meisten von uns sind das entweder ein paar Minuten des Auftankens zwischen langen Phasen im mittleren Gang oder aber die Gelegenheit zu konzentrierter Arbeit ohne Unterbrechungen. Oder beides. Entscheidend ist, das Augenmerk darauf zu legen, Zeit für das zu reservieren, was Sie brauchen. Das wird Ihnen dabei helfen, mit allem, was auf Sie zukommt, besser umzugehen.

In früheren Kapiteln habe ich geschildert, was unser Gehirn braucht, um von Stimulation zu profitieren (und sich damit auseinanderzusetzen), und wie Sie vielleicht bemerkt haben, ist das Thema Kontrolle dabei stets von Bedeutung. Kontrolle ist zentraler Bestandteil der Autonomie, mit der wir uns in Kapitel 8 beschäftigt haben, und laut Selbstbestimmungstheorie eines unserer Grundbedürfnisse. In Kapitel 9 habe ich beschrieben, dass Menschen mit schweren oder belastenden Berufen manchmal ein geringeres Risiko für Demenz und Depression haben – aber nur solange sie die Kontrolle über ihre Arbeit haben. Wenn wir bedenken, dass einer der Hauptgründe dafür, dass wir uns überwältigt oder ausgebrannt fühlen, ein Gefühl des Kontrollverlustes ist – der konstante Zwang, nach den zeitlichen Vorgaben anderer reagieren und arbeiten zu müssen –, ergibt das durchaus Sinn.[9]

Vielleicht wird dies nicht immer möglich sein, aber eine Kombination aus etwas Planung und Terminmanagement kann Ihnen helfen, wieder mehr Halt und Kontrolle über Ihren Tag zu gewinnen. Legen Sie Ihre Termine so weit wie möglich entsprechend Ihren persönlichen Vorlieben und Ihrer Arbeitsweise, sodass Sie die Arbeiten in unterschiedlichen Gängen entsprechend Ihrer täglichen Energiekurve ansetzen, wie in Abbildung 1. Vielleicht genügt es schon, kleine Zeitfenster für das zu reservieren, was Sie tun müssen – Fokussieren und Regenerieren –, sodass Sie letztlich zu jeder Tageszeit erledigen können, was nötig ist.

Um ehrlich zu sein, fühlt es sich für mich ein bisschen seltsam an, über die Bedeutung von Terminkalendern und Zeitplänen zu schreiben. Ein jüngerer Tommy Wood hätte diese Ideen ziemlich merkwürdig gefunden – ich hatte früher keinen Kalender und ging davon aus, dass ich mich schon an die wichtigen Dinge erinnern (oder mich jemand daran erinnern) würde, die ich erledigen musste. Nun, damit mag man in jüngeren Jahren durchkommen, wenn man weniger Aufgaben zu bewältigen hat, doch mit den Jahren und mit mehr Verantwortung wird die Sache schwieriger.

Viele der hier vorgestellten Ideen rühren von den Nachteilen her, die ich mit einer weniger strukturierten Herangehensweise erlebt habe – verpasste Deadlines, endlose Tage mit erschöpfender Arbeit im mittleren Gang ohne konzentrierte Denkarbeit, anschließend schlaflose Nächte wegen all der Aufgaben, die noch unerledigt waren. Ich hebe die Wirkung der Arbeitsweise auf unser Gehirn unter anderem deshalb so hervor, weil sich schleichend Stress aufbaut, wenn wir nicht die Kontrolle über unsere Aufgaben und Verpflichtungen wiedererlangen.

Mein Weg zu einem gewissen Gleichgewicht im Arbeitstag war von Versuch und Irrtum geprägt. Ich habe viel von wahren Expertinnen und Experten gelernt, etwa von James Hewitt oder von meiner Frau, die in höchster Vollendung Pläne aufstellt. Es mag seltsam anmuten, noch mehr Struktur in den Arbeitstag zu bringen, doch in vielerlei Hinsicht kann es geradezu befreiend sein. Wir müssen nicht immer wieder entscheiden, wann wir etwas tun, und können mit der eigentlichen Arbeit weitermachen. Ein guter Arbeitsplan stellt auch sicher, dass wir Zeit für die uns wirklich wichtigen Dinge – meist außerhalb der Arbeit – haben und uns diesen mit mehr Headroom und mentaler Energie widmen können. Shane Parrish, ehemaliger Spion und Autor des Buches *Wer klar denkt, entscheidet besser*, drückt es so aus: »Sage mir nicht, was deine Prioritäten sind – zeige mir deinen Kalender.«

Ein Tagesplan

Je nachdem, wie Ihre typische Arbeitswoche aussieht, sind Ihre Arbeitstage wahrscheinlich eher gleichförmig oder ganz unterschiedlich. Ich selbst achte darauf, an Montagen und Freitagen keine Meetings anzusetzen, damit ich fokussiert arbeiten kann, beispielsweise im Labor. Die Mitte der Woche hält dann viel Zeit für Arbeit im mittleren Gang bereit, dennoch versuche ich, morgens manchmal Zeit für Aktivitäten im höheren Gang frei zu halten. Ganz gleich, wie Ihr Arbeitstag aussieht – ein bisschen Planung kann viel bewirken. Wenn dies eine grundsätzliche Umstellung erfordert, kümmern Sie sich nicht um das Heute, sondern beginnen Sie mit Ihrem Terminmanagement ein paar Wochen im Voraus, wenn Ihre Tage noch nicht voll verplant sind. Planen Sie dann die Arbeitsblöcke jeweils entsprechend deren Gang und Ihrem bevorzugten Zeitpunkt. Ich empfehle (und nutze) folgenden Ansatz, wobei die Reihenfolge bei jedem und jeder ein bisschen anders ausfallen wird:

1. Beginnen Sie damit, nicht verhandelbare Aktivitäten (wie Zeit mit der Familie) oder solche, die Headroom bilden und denen Sie verstärkt nachgehen wollen (wie Training im Fitnessstudio), zu planen. Wenn diese erst einmal im Kalender stehen, werden sie auch eher umgesetzt.
2. Reservieren Sie nun Zeit für Arbeit im höheren Gang zu Zeiten, zu denen Sie die meiste Energie haben oder wissen, dass Sie sich die Zeit für konzentrierte Arbeit nehmen können.
3. Planen Sie etwas Zeit im niedrigen Gang zwischen

längeren oder intensiveren Arbeitsblöcken ein, selbst wenn es nur 10 oder 15 Minuten sind.

4. Halten Sie an den Punkten 1 bis 3 um jeden Preis fest. Wenn diese Zeit reserviert ist, sind Sie weniger in Versuchung, noch eine Besprechung dazwischenzuquetschen, wenn Sie eigentlich auf anderes konzentriert sein sollten.
5. Legen Sie Meetings und andere administrative Aufgaben vor oder nach Phasen im höheren oder im niedrigen Gang. Alternativ können Sie Zeitfenster offen lassen, in denen sich Arbeiten im mittleren Gang sammeln dürfen.
6. Legen Sie fest, wann Ihr Arbeitstag endet, um Unklarheiten zu vermeiden und eine gewisse Kontrolle zu behalten, oder noch besser: Planen Sie etwas ein, das Sie zwingt, nach Hause zu gehen oder Ihren Schreibtisch zu verlassen.

Ein guter Plan für den Beginn des Tages kann helfen, das Maximum herauszuholen, ohne sich überfordert zu fühlen, doch ein Plan dafür, wie Sie den Tag beenden, ist ebenfalls wichtig. Damit lässt sich ein Abstand zwischen Arbeit und Zuhause-Sein herstellen, selbst wenn Sie zu Hause arbeiten. Der Informatiker und Produktivitätsexperte Cal Newport nennt das ein Abschalt-Ritual.[10] Er schaut noch einmal auf seine Aufgabenliste und in seinen Kalender, um festzustellen, dass er mit allem auf dem Laufenden ist, bevor er nach Hause geht. So weiß er, wo er am nächsten Tag weitermachen muss, kann loslassen und braucht sich nicht um Arbeit zu sorgen, die im Büro liegengeblieben ist. Mein Abschalt-Ritual ist eine körperliche Pause. Jeden

Nachmittag um vier Uhr mache ich Sport und bereite direkt danach das Abendessen zu. Wenn Sie einen Weg finden, eine natürliche Pause zu schaffen, hilft Ihnen das dabei, am nächsten Tag erholter weiterzumachen.

Mythos Multitasking

Eines der faszinierendsten Rätsel in den Neurowissenschaften ist die große Kluft zwischen der phänomenalen Geschwindigkeit, mit der das menschliche Nervensystem Informationen aus der Umwelt aufnehmen kann, und der (vergleichsweise) geringen Geschwindigkeit und Gerichtetheit menschlichen Denkens und Handelns. Damit beschäftigte sich 2024 ein Artikel mit dem Titel »The Unbearable Slowness of Being« (»Die unerträgliche Langsamkeit des Seins«), verfasst von zwei Neurobiologen vom California Institute of Technology (Caltech).[11] Betrachtet man Rekordleistungen menschlicher kognitiver Funktion – Aufgaben wie Gedächtnissport, Aktionen pro Minute bei Videospielen wie Tetris und sogar beim Speedcubing mit verbundenen Augen (die Teilnehmer betrachten einen Zauberwürfel – Rubik's Cube – und lösen ihn dann mit verbundenen Augen so schnell wie möglich) –, liegt die schnellste Denkgeschwindigkeit des Menschen bei rund zehn Bits pro Sekunde. Ein »Bit« entspricht der Speicherung einer einzelnen 1 oder 0 durch einen Computer, die Sequenz 0110111001 hat also einen Informationsgehalt von 10 Bit. Unsere Verarbeitungsgeschwindigkeit ist beim Denken (Auswendiglernen des Musters auf einem Zauberwürfel) und Handeln (Bewegen des Würfels, um ihn zu lösen) ungefähr gleich, und das Limit von zehn Bit pro Sekunde scheint auf die durchschnittliche Rate zurückzugehen, mit der Neuronen in der menschlichen Hirnrinde feuern können.

Nur um die Größenordnung von zehn Bit pro Sekunde zu verdeutlichen: Ihr Internetanschluss läuft wahrscheinlich mit rund 100 *Mega*bit pro Sekunde (Mbit/s), also schlappe zehn Millionen Mal schneller. Obwohl Gedanken und Handlungen so erstaunlich langsam sind, hat unser Nervensystem die Kapazität, große Mengen an Informationen in Rekordzeit aufzunehmen. Die Photorezeptoren unserer Netzhaut etwa nehmen Informationen etwa zehnmal schneller auf als Ihr Internetanschluss – mit mehr als einem Gigabit pro Sekunde. All diese Informationen aber werden gefiltert, sodass wir bewusst nur ein Zehnmilliardstel davon wahrnehmen. Tatsächlich verlassen 90 Prozent dieser Informationen nie das Auge. Die Autoren des Artikels vergleichen diesen Bruchteil der aufgenommenen Informationen, den wir bewusst wahrnehmen, mit der Menge Wasser, die ein Mensch trinken kann, im Verhältnis zu den Wassermassen, die den Hoover Dam passieren.

Ich erwähne diesen Artikel nicht wegen der atemberaubenden Zahlen, sondern weil er die Abläufe der menschlichen Kognition so wunderbar umreißt. Das komplette, immense Verarbeitungsvermögen unseres Gehirns lenkt letztlich relativ langsame bewusste Prozesse beim Denken und Handeln. Das liegt in erster Linie daran, dass das Gehirn seine Fähigkeiten vor allem darauf verwendet, die meisten Informationen herauszufiltern, die uns erreichen. Und dessen sind wir uns nicht einmal bewusst.

Ein Ergebnis dieses Filterungsprozesses ist, dass sich Menschen *definitiv* nur auf eine Sache auf einmal konzentrieren können. Selbst die Besten auf irgendeinem Gebiet, etwa Gedächtniskünstler oder Schachspielerinnen, denken an ein Objekt oder einen Zug nach dem anderen. Darum sind Menschen *nicht* fähig zum Multitasking.

Ich möchte erklären, was ich damit meine. Jahrzehnte der Forschung sowohl in der Arbeitswelt als auch in neurowissenschaftlichen Laboren ergaben, dass Menschen nicht zwei komplexe kognitive Aufgaben gleichzeitig mit voller Konzentration ausführen können. Ich habe immer wieder gehört, dass Menschen natürlich multitaskingfähig wären, weil sie gleichzeitig essen und fernsehen können, oder Auto fahren und sich unterhalten. Aber bei beiden Szenarios ist mindestens eine der Tätigkeiten so weit automatisiert, dass sie ohne große Konzentration oder bewusstes Nachdenken ausgeführt werden kann. Somit lässt das Gehirn automatische, untergeordnete Routinen ablaufen, statt sich auf die Aufgabe bewusst zu konzentrieren.

Ein gutes Beispiel dafür, wie unterschiedlich die Verläufe beim Multitasking und bei der Erledigung nur einer Aufgabe sind, ist das »Nebenbei-Essen«. Ich esse selbst hin und wieder abends vor dem Fernseher, aber unzählige Studien belegen, dass wir, wenn wir (etwa durch den Fernseher) beim Essen abgelenkt sind, letztlich mehr und mit größerer Wahrscheinlichkeit sogar zu viel essen.[12] Das liegt zumindest teilweise daran, dass wir uns nicht bewusst sind, wie viel wir tatsächlich gegessen haben. Also ja, technisch ist es zutreffend, dass sich erwachsene Menschen erfolgreich Nahrung in den Mund schieben können, während sie fernsehen, doch bei diesem Prozess gehen entscheidende Informationen verloren, weil wir uns nur auf eine Sache konzentrieren können. Und da wird das Fernsehen immer den Sieg davontragen.

Etwas, das Menschen dagegen *gut* beherrschen, ist das gleichzeitige Ausführen mehrerer komplementärer komplexer Fertigkeiten, besonders wenn diese zusammen gelernt und praktiziert werden. Zu singen und dazu ein Instrument zu spielen ist dafür ein gutes Beispiel. Meiner Auffassung nach ist das kein Multitasking, weil diese parallelen Prozesse mit einiger Übung automatisiert werden, sodass das Ganze im Grunde eine einzige umfassendere, komplexere Fertigkeit ist und nicht die Erledigung von zwei Aufgaben zur gleichen Zeit. Wenn ich von Multitasking spreche, meine ich tatsächlich das Teilen unserer Aufmerksamkeit zwischen zwei nicht zusammenhängenden Prozessen, die beide fokussierte Aufmerksamkeit erfordern.

Im Hinblick auf die Zukunftssicherung unseres Gehirns sollten wir uns vor allem um jenes Multitasking kümmern, das ständig bei der Arbeit auftritt – wenn wir versuchen, während einer Online-Besprechung E-Mails zu beantworten, oder mitten in einer Tabellenkalkulation in unsere Social-Media-Accounts schauen. Wir mögen das Multitasking nennen, tatsächlich aber machen wir niemals beide Dinge gleichzeitig. Stattdessen springen wir hin und her, die Psychologie bezeichnet dies als Aufgabenwechsel. Auch wenn wir wahrscheinlich mit diesem Hin und Her durchkommen und letztlich die Arbeit erledigen, für die wir bezahlt werden, bewirkt dieses Vorgehen doch meist weniger Effizienz und eine höhere kognitive Last.

Die Psychologin Gloria Mark von der University of California in Irvine haben wir bereits in Kapitel 12 kennengelernt. Jahrzehntelang hat sie Muster von Aufmerksamkeit und Konzentration erforscht und ebenso die Frage, wie Aufgabenwechsel und kognitive Last das Wohlbefinden und die Leistung eines Individuums beeinträchtigen können. In ihrem Buch *Attention Span* legt sie dar, wie die Tage von Kopfarbeitern immer mehr zersplittern. Sie und ihre Kollegen baten Personen, ihre Aktivitäten während der Arbeit zu dokumentieren. Das Ergebnis: Noch gut zwanzig Jahre zuvor brachten die Menschen durchschnittlich zweieinhalb Minuten mit einer Aufgabe zu, bevor sie zu einer anderen wechselten. Heute sind es nur noch 52 Sekunden, ein Rückgang um mehr als zwei Drittel.[13]

Wir wechseln oft zwischen Aufgaben, die beide dasselbe Ziel haben – nach dem Schreiben dieses Satzes etwa schaue ich vielleicht auf meinen anderen Bildschirm, um die Quelle zu prüfen, und lese noch einmal den Abschnitt des Buches oder Artikels, auf den ich mich beziehe. Technisch gesehen ist das ein Aufgabenwechsel, doch beides bringt mich dem Ziel meiner aktuellen Phase fokussierter Arbeit näher. Deshalb ist es hilfreicher, über den Wechsel zwischen den von Mark so genannten *Arbeitssphären* (*spheres of work*) nachzudenken – übergeordneten Zielen oder Projekten, die die Erledigung zahlreicher kleinerer Aufgaben erfordern.

Wir mögen alle vierzig Sekunden einen Aufgabenwechsel vollziehen, aber wir verbringen durchschnittlich rund zwölf Minuten in einer Arbeitssphäre, bevor wir uns einer anderen zuwenden. Eine Studie ergab zudem, dass Menschen oft in zwei andere Arbeitssphären wechseln, bevor sie sich wieder der zuwenden, in der sie ursprünglich gearbeitet haben.[14] Angesichts der stetig wachsenden Menge von E-Mails und Benachrichtigungen im Zusammenhang mit der Arbeit ist es wahrscheinlich, dass die Häufigkeit der Wechsel seit Veröffentlichung der Studie vor wenigen Jahren weiter zugenommen hat. Diese Wechsel zwischen unterschiedlichen Projekten und völlig unterschiedlichen Aufgaben sind es, die im Laufe der Zeit unsere kognitiven Ressourcen aufzehren.

Eines der größten Probleme beim Wechsel zwischen nicht miteinander verwandten Aufgaben ist die Zeit, die es braucht, um die richtigen, zu der jeweiligen Aktivität gehörenden kognitiven Prozesse in Gang zu setzen. Sie haben das wahrscheinlich selbst schon erlebt: Es ist wie das Gefühl, wenn man sich mit jemandem unterhält und anfangt, an etwas anderes zu denken oder etwas anderes zu tun. Wendet man sich wieder dem Gespräch zu, braucht man ein oder zwei Minuten, um wieder »drin« zu sein. Diese Ausfallzeit tritt jedes Mal auf, wenn unsere Aufmerksamkeit zwischen nicht verwandten Aufgaben wechselt.

Die kognitive Ausfallzeit zwischen Aufgaben geht zum Teil auf die sogenannte psychologische Refraktärperiode (PRP) zurück, die im Grunde bezeichnet, dass unser Gehirn aufgrund der Langsamkeit unserer Denkprozesse nach Beenden einer Aufgabe einen Augenblick braucht, bis wir die nächste angehen können.[15] Wenn wir von einer Aufgabe zur anderen wechseln, verbleibt auch ein »Aufmerksamkeits-Rückstand« (*attention residue*), quasi der Geist der Denkprozesse für die vorige Aufgabe. Um noch einmal auf das Gesprächsbeispiel zu kommen: Selbst wenn Sie versuchen, wieder aufzunehmen, was Ihr Freund sagt, denken Sie wahrscheinlich immer noch über das nach, was Sie abgelenkt hat, und hören somit immer noch nicht mit voller Aufmerksamkeit zu.

Je nachdem, was Sie zuvor gemacht haben und zu was für einer Aufgabe Sie wechseln, kann die mit einem Aufgabenwechsel einhergehende Ausfallzeit einige Sekunden oder sogar Minuten dauern. Dies addiert sich mit jedem Aufgabenwechsel zu beachtlichen Zeiten. Gloria Mark hat zudem nachgewiesen, dass dies im Laufe des Tags die kognitive Last erhöht und bewirkt, dass sich die Menschen gestresster und weniger produktiv fühlen.[16]

Die Kunst der Konzentration

Unsere Aufmerksamkeit wird sowohl bei der Arbeit als auch durch die verschiedenen Technologien, mit denen wir interagieren, zersplittert, und unser Gehirn reagiert entsprechend. Wie bei jedem Stimulus passt sich unser Gehirn an und gewöhnt sich an die Aufgaben, mit denen wir es konfrontieren. Wenn wir allerdings die meiste Zeit damit verbringen, zwischen verschiedenen Aufgaben, Apps und Bildschirmen hin und her zu wechseln, können wir in bestimmter Hinsicht unsere Konzentrationsfähigkeit verlieren. Nicht dass wir uns nicht fokussieren *könnten*, nein: Wir gewöhnen uns die Fähigkeit ab, uns längere Zeit auf einzelne, kognitiv herausfordernde Aktivitäten zu konzentrieren. Doch genau so, wie wir im Fitnessstudio unsere Muskeln trainieren, können wir mit ein bisschen Aufwand und Training auch unseren Fokus wieder aufbauen. Wir sind durch die modernen Technologien nicht unfähig zu kognitiver Arbeit im höheren Gang, aber all die Zeit, die wir mit Aufgabenwechseln im mittleren Gang zubringen, macht es erforderlich, dass wir unsere Fähigkeit zum Fokussieren wieder aufbauen und bewahren. Das bedeutet, Zeit mit nur *einer* Sache zu verbringen, und es gibt verschiedene Wege, das wieder zu erlernen.

Konzentration lernen

In Kapitel 9 schrieb ich, dass die Wirkung von formaler Bildung auf Headroom und kognitive Funktion vielleicht deshalb so beschaffen ist, weil wir dabei *lernen zu lernen*. Dieselbe Regel gilt für die Konzentration. Wenn wir etwas erforschen oder bei Prüfungen gut abschneiden wollen, müssen wir uns regelmäßig über längere Zeit auf das Material konzentrieren, was nach und nach unsere Fähigkeit verbessert, aufmerksam zu sein und bei der Sache zu bleiben. Somit wird schon das Erledigen irgendeiner Arbeit mit fokussierter Aufmerksamkeit Ihre Fähigkeit zur Konzentration insgesamt verbessern. Eine gute Nachricht, denn jedes Mal, wenn Sie mit vollem Engagement eine Fertigkeit erlernen, werden Sie damit auch die Fähigkeit zur Konzentration ausbauen. Beginnen Sie, wenn nötig, im Kleinen – wenige Minuten wenige Male die Woche – und vermehren Sie von dort aus Ihre Konzentrationsfähigkeit.

Arbeit im höheren Gang strukturieren

Die moderne Arbeitsumgebung kann es uns schwer machen, unsere »Fokus-Muskeln« zu trainieren, daher nimmt es nicht Wunder, dass viele Menschen Probleme damit haben, sich längere Zeit zu konzentrieren. Dem können wir unter anderem entgegenwirken, indem wir unserer Arbeit im höheren Gang Struktur geben. Ein wunderbares Beispiel dafür ist die Pomodoro-Technik, die 25-minütige Phasen konzentrierter Arbeit durch Fünf-Minuten-Pausen trennt. Nach mehreren Arbeitsphasen folgt dann eine längere Pause, bevor es weitergeht. Es gibt einige kostenfreie Pomodoro-Apps und -Websites, viele machen es möglich, die Zeitrahmen für Arbeitsphasen und Pausen anzupassen. Zwar scheinen 25 Minuten Konzentration ein guter Mittelwert zu sein, den die meisten bewältigen können, aber manche Menschen möchten vielleicht mit kürzeren Phasen beginnen, während sie ihre Fähigkeiten aufbauen.

Mikropausen

Eine grundlegende Regel der Pomodoro-Technik ist, dass Sie Ihre fünfminütige Ruhephase mit etwas anderem als Arbeit verbringen. Keine E-Mails oder sonstigen Dinge, die mit der Aufgabe zu tun haben, an der Sie gerade sitzen. Stattdessen sollten Sie die Pause nutzen, um sich einen Tee zu machen oder vielleicht einen kleinen Bewegungs-Snack einzulegen, um Ihr Gehirn für die nächste Konzentrationsphase fit zu machen. Diese Idee passt sehr gut zu neueren Studien, die sich mit Arbeitspausen befasst haben. Erstaunlicherweise nämlich deuten die Befunde darauf hin, dass sich Menschen mit sehr kurzen, geplanten Mikropausen, die über den Arbeitstag verteilt werden, durchaus kognitiv erholt fühlen können.[17] Eine Studie ergab, dass eine definierte fünf- bis zehnminütige Pause die Erschöpfung verringerte und wieder mehr Kraft gab, wenn die Testpersonen entweder eine entspannende Aktivität (Meditation) ausführten oder sich komplett von der Arbeit ablenkten, indem sie kurze Comedy-Clips ansahen. Ähnliche Ergebnisse gibt es für kurze Phasen, in denen Testpersonen durch ein Fenster in die Natur blickten.[18] Wenn die Teilnehmerinnen und Teilnehmer dagegen ihre Pausen mit einer kognitiv herausfordernden Aufgabe verbrachten, verstärkte das die Erschöpfung.[19] Eine kurze, fünf bis zehn Minuten lange Pause zwischen Phasen konzentrierter Arbeit kann also helfen, die kognitiven Ressourcen wieder aufzufüllen, jedenfalls wenn wir eine echte mentale Pause einlegen.

Achtsam sein

Das aktive Erlernen von Fertigkeiten kann unsere Konzentrationsfähigkeit schärfen, und dasselbe gilt für das Erlernen der Kunst, sich auf seine Gedanken einzulassen und sie zu kontrollieren. Wendy Suzuki von der New York University führte eine Studie durch, bei der die Teilnehmenden acht Wochen lang dreizehn Minuten täglich in Achtsamkeitsmeditation mit Atemübungen und Body Scans angeleitet wurden. Dies bewirkte bessere Werte hinsichtlich Aufmerksamkeit und Arbeitsgedächtnis. Die Testpersonen berichteten auch von weniger ausgeprägten Angstreaktionen auf einen belastenden Test (verglichen mit einer Kontrollgruppe, die statt der Meditation täglich dreizehn Minuten lang Podcasts hörte).[20] Atemübungen und Body Scans erfordern eine Konzentration nach innen, daher leuchtet es ein, dass derlei Aktivitäten unsere Fähigkeit zur fokussierten Aufmerksamkeit stärken.

Es sei darauf hingewiesen, dass Aufgabenwechsel nicht per se schlecht sind. Verschiedene Studien ließen ihre Testpersonen entscheiden, wie viele Aufgaben sie gleichzeitig erledigen wollten, oder ließen sie frei zwischen Aufgaben wechseln, und es wurde deutlich, dass es nicht den einen für alle richtigen Zugang zur Arbeit gibt. Wir alle haben jeweils unsere eigenen Vorlieben, die zu unserer Produktivität beitragen. Manche Menschen etwa bearbeiten gern gleichzeitig mehrere Aufgaben, weil es sie herausfordert oder weil sie sich dann als effizienter empfinden.[21] Andere wechseln zwischen Aufgaben, weil es sie frustriert, dass sie auf einem Gebiet nicht weiterkommen, und der Wechsel ihnen zu einer Auszeit davon oder einer anderen Herangehensweise verhilft.[22] Das Problem ist weniger unsere persönliche Einstellung zum Aufgabenwechsel, sondern liegt mehr dort, wo wir von unserer Aufgabe abgelenkt werden – oder *gezwungen* sind, mehrere Dinge gleichzeitig zu tun. Unser Gehirn kann sich mit der Zeit so an Aufgabenwechsel und Ablenkung gewöhnen, dass es uns schwerer fällt, konzentriert zu bleiben, selbst wenn wir gar nicht abgelenkt werden.[23]

Wenn jemand versucht (oder gezwungen ist), mehrere herausfordernde Aufgaben gleichzeitig zu bearbeiten, lässt sich oft entweder ein Nachlassen der Leistung oder vermehrter Stress beobachten.[24] Geschieht dies bei der Arbeit regelmäßig, erhöht das die allostatische und die kognitive Last, und der Headroom schrumpft. Zudem wird es wahrscheinlicher, dass wir Fehler machen. Eine Studie begleitete beispielsweise Notfallmedizinerinnen und -medizinier über Dutzende von Arbeitsschichten. Wie die Forscher herausfanden, erhöhten sowohl Unterbrechungen (ein äußerer Stimulus, der die Aufgabe des Arztes oder der Ärztin veränderte) als auch Multitasking (etwa das Sprechen mit einer Person, während man etwas in den Computer eingab) die Zahl der fehlerhaften ärztlichen Verordnungen.[25] Einiges davon lässt sich ausgleichen – so schnitten Personen, die ausreichend geschlafen hatten, bei einem Arbeitsgedächtnistest besser ab (vielleicht weil sie mehr Headroom hatten?) und machten weniger Fehler. Doch ganz gleich, wie die Situation aussieht: Wenn wir hochwertige Arbeit leisten und dabei unnötigen Stress und Fehler minimieren wollen, sollten wir alles nur Mögliche dafür tun, uns auf eine Sache zu konzentrieren, und Multitasking und Aufgabenwechsel vermeiden.

Ein letztes und faszinierendes Puzzleteil in Sachen Multitasking ist der Umstand, dass wir unsere Fähigkeit, mehrere Aktivitäten gleichzeitig auszuführen, ausbauen können. Aber wie bei jeder spezifischen Anpassung im Gehirn bringt dies einige Nachteile mit sich. Ein klassischer Artikel einer Forschergruppe der Stanford University beschreibt die Untersuchung der kognitiven Funktion bei Personen, die viel Multitasking auf mehreren Plattformen (Printmedien, Fernsehen, Videos, Computerspiele, E-Mails, Apps etc.) betrieben.[26] Bei den Tests zur kognitiven Funktion waren diejenigen, die intensives Medien-Multitasking praktizierten, leichter ablenkbar und *weniger* dazu imstande, zuverlässig Aufgabenwechsel zu vollziehen, vor allem wegen ihrer verminderten Fähigkeit zum Ausfiltern nicht relevanter Informationen.

Dieser Befund ist besonders im Licht einer neueren Studie interessant, die sich mit Medien-Multitasking und der Fähigkeit zur Ausführung zweier kognitiver Aufgaben zur selben Zeit befasste.[27] Die Forscherinnen und Forscher kamen zu dem Ergebnis, dass Personen, die mehr Multitasking machten, bei einer kognitiven Aufgabe (etwa der Suche nach einer bestimmten Form inmitten einer Unzahl verschiedener Formen) besser die kognitive Funktion wahren konnten, wenn eine zweite Aufgabe hinzukam (wie das Zählen der Kreise in der Bildschirmperipherie). Alle waren bei der Hauptaufgabe etwas weniger akkurat, aber die Nachteile des Multitaskings waren bei jenen weniger ausgeprägt, die daran gewöhnt waren. Das ergibt durchaus Sinn, wenn wir daran denken, wie sich das Gehirn an Stimulation anpasst. Wenn wir viel Multitasking betreiben, werden wir darin vielleicht besser, jedoch um den Preis einer erhöhten Ablenkbarkeit. Für das Multitasking lernt unser Gehirn, weniger Informationen herauszufiltern, sodass wir all die unterschiedlichen Dinge im Blick haben, die vielleicht unsere Aufmerksamkeit erfordern.

Wie immer müssen wir also bei der Überlegung, wie wir Aufgaben erfüllen (und ob es eine gute Idee ist, das Smartphone dabei neben sich liegen zu haben), in Betracht ziehen, welche Fertigkeiten unser

Gehirn letztlich besonders gut beherrschen soll. Die Beziehung zwischen unterschiedlichen Medien und Multitasking geht zum Teil auf persönliche Vorlieben zurück. Somit ist es möglich, dass es inhärente Unterschiede gibt zwischen Menschen, die Multitasking oder ausgiebige Aufgabenwechsel betreiben, und jenen, die das nicht tun.[28] Bei der Studie aus Stanford jedoch schien das Multitasking in keiner Beziehung zu anderen Elementen der Persönlichkeit oder kognitiven Funktion zu stehen. Multitasking wird auch eindeutig von der Umwelt beeinflusst. So zeigte sich in einer weiteren Studie von Gloria Mark bei Kopfarbeitern, die eine Woche lang keine E-Mails bearbeiteten, ein Rückgang der Aufgabenwechsel. Sie verbrachten mehr Zeit mit einzelnen Aufgaben und erlebten weniger Stress.[29]

Die Geschwindigkeit und Ausrichtung des menschlichen Denkens ist eindeutig besser dafür geeignet, nur eine Sache auf einmal zu tun. Die häufigen Aufgabenwechsel in der modernen Arbeits- und Multimediawelt bringen zudem kognitive und physiologische Nachteile mit sich. Werden wir unterbrochen oder abgelenkt, lässt das nicht nur die Fehlerquote, sondern auch die Stressreaktionen steigen. Dadurch können wir uns mit der Zeit weniger produktiv fühlen – das Gefühl, unserer Arbeitslast nicht gewachsen zu sein, summiert sich zudem zu unserem Nachteil.

Ein modernes Arbeitsumfeld und moderne Technologie können letztlich sogar das *Gegenteil* von dem bewirken, was wir uns im Sinne des 3-S-Modells für unser Gehirn wünschen – die Art von *Stimulus*, der wir ausgesetzt sind, macht uns leichter ablenkbar und weniger fähig zu fokussieren. Gleichzeitig empfinden wir, während wir mit unseren Aufgaben jonglieren, oft chronischen Stress (weniger *Support*), weil wir den ganzen Tag im mittleren Gang arbeiten. Dem wirken wir am besten entgegen, indem wir in Ruhe lernen zu fokussieren – und unseren Kalender so zu strukturieren, dass er auch Phasen von konzentrierter Arbeit und Regeneration enthält. Das kann einerseits unsere Fehlerquote und unseren Stress verringern und andererseits unsere kognitive Funktion verbessern – heute und auf lange Sicht.

Ablenkung minimieren

Entscheidend für unsere Fähigkeit, konzentriert bei einer bestimmten Aufgabe zu bleiben, ist unser Umgang mit den alltäglichen Ablenkungen, die in unser Bewusstsein dringen und unsere Aufmerksamkeit in andere Richtungen lenken. Studienergebnissen zufolge gehen ein Drittel bis die Hälfte aller Aufgabenwechsel auf etwas zurück, das uns unterbricht oder ablenkt.[30] Ablenkungen, die für unser aktuelles Ziel nicht relevant sind oder die Fokussierung auf die vorliegende Aufgabe erschweren, initiieren nicht nur einen Aufgabenwechsel, sondern vergrößern auch die kognitive Last. Sie machen uns langsamer und erhöhen unsere Fehlerquote.[31] Da sich die Auswirkungen dieser äußeren Ablenkungen mit der Zeit aufsummieren, ist es wichtig, sie gezielt gering zu halten.

Interessanterweise aber tritt mindestens die Hälfte der Aufgabenwechsel dadurch ein, dass wir uns *selbst* ablenken. Zum Teil sind dies ganz normale Wechsel in unserer Aufmerksamkeit während der Arbeit in einer spezifischen Sphäre (etwa der Wechsel zwischen Recherche und Schreiben bei der Arbeit an einem Buch), zum Teil jedoch geschieht dies, weil wir auf ein bestimmtes Muster oder eine Regelmäßigkeit der Ablenkungen konditioniert werden. Wir sind dann darauf geprägt, in regelmäßigen Abständen nach einer neuen Aufgabe oder neuem Input Ausschau zu halten, selbst wenn von außen gar keine Unterbrechung eintritt.[32] Wenn Sie das Gefühl haben, dass Unterbrechungen und Aufgabenwechsel für Sie ein Problem darstellen, könnten Ihnen einige der folgenden Tricks zu besserem Zeitmanagement verhelfen. Sie werden damit nicht nur seltener unterbrochen, sondern können mit der Zeit auch den Rhythmus der Selbstunterbrechungen verlangsamen.

Schalten Sie (nicht notwendige) Benachrichtigungen aus

Anfangs waren es nur E-Mails und SMS, doch heute scheint jede App und jedes Gerät uns Benachrichtigungen schicken zu wollen. Die wenigsten sind notwendig, und noch weniger sind essenziell. Schlimmer noch: Wenn Sie eine Smartwatch besitzen, werden diese Benachrichtigungen direkt an Ihren Körper gesandt, sodass daraus schnell Ihr ganz persönlicher Unterbrechungsservice entstehen kann. Wenn Sie nicht gerade Ihr Geld als professioneller Influencer verdienen, ist es unwahrscheinlich, dass Sie genau um 10 Uhr 13 an einem Dienstagvormittag wissen müssen, dass jemand einen Ihrer Social-Media-Beiträge kommentiert hat. Und wir alle haben jene Apps, die wir nur hin und wieder nutzen und die darauf programmiert sind, sich immer wieder in Erinnerung zu bringen, weil sie sich unbeachtet fühlen. Überlegen Sie einmal, wie viele überflüssige Benachrichtigungen Sie erhalten, die Sie bei der Arbeit unterbrechen. Schalten Sie so viele davon wie möglich auf stumm oder ganz ab.

Managen Sie E-Mails und Kommunikations-Apps

Für die meisten Menschen sind, so möchte ich behaupten, E-Mail-Benachrichtigungen nicht notwendig, nicht einmal während der Arbeitszeit. Es mag sich nicht so anfühlen, aber die meisten E-Mails sind nicht dringend (ganz gleich, was der Absender behauptet). Dasselbe gilt für die noch aufdringlicheren Benachrichtigungen von beruflich genutzten Apps, die Menschen durchschnittlich viermal pro Stunde unterbrechen. Reagiert man darauf, braucht es anschließend zehn bis fünfzehn Minuten, um zur eigentlichen Aufgabe zurückzukehren.[33] Eine neuere Metaanalyse untersuchte Forschungsarbeiten aus mehr als zwei Jahrzehnten, um zu ermitteln, wie wir besser mit E-Mails umgehen können. Demnach zählen das Setzen klarer Grenzen und die Bearbeitung von E-Mails nach dem eigenen Arbeitsplan zu den besten Arten, das eigene Wohl und die eigene Leistung zu verbessern.[34] Die meisten Apps bieten die Möglichkeit, Benachrichtigungen für bestimmte Zeiten stumm zu schalten. Wenn Sie sie also nicht komplett abschalten können, wählen Sie während fokussierter Arbeitsphasen zumindest diese Option. Wie bei allem, auf das wir in diesem Kapitel bisher eingegangen sind, gilt auch hier, dass Ihr Ansatz für Benachrichtigungen im Zusammenhang mit der Arbeit eine gewisse Personalisierung erfordert. Manche Menschen werden Ihnen raten, bloß niemals den Arbeitstag mit dem Öffnen des E-Mail-Eingangs zu beginnen. Andere empfehlen, E-Mails nur ein paar Mal (oder noch seltener) am Tag zu checken, um möglichst produktiv zu sein. Diese Anregungen mögen für manche hilfreich sein, nicht aber für jene Menschen, denen es Stress bereitet zu wissen, dass sich unbeantwortete E-Mails im Posteingang sammeln, und die in Sachen E-Mails lieber den ganzen Tag auf dem Laufenden bleiben wollen. Je nach Art Ihrer Arbeit (und je nach Stresslevel) können die Abstände variieren, der Grundgedanke ist jedenfalls zu verhindern, dass E-Mails in

Ihre konzentrierten Arbeitsphasen vordringen. Finden Sie einen eigenen Umgang mit E-Mails, der Ihnen wieder die Kontrolle verschafft und Ihnen die Möglichkeit zu fokussierter Arbeit – und Regeneration – lässt, wenn Sie sie brauchen.

Übertönen Sie Ablenkungen

Neben all diesen nervigen Benachrichtigungen können auch Geräusche aus der Umgebung ablenken, ebenso wie innere Gedankengänge. Beidem lässt sich akustisch abhelfen. Eine Studie ergab beispielsweise, dass ein leichtes weißes Rauschen – laut genug, um andere Hintergrundgeräusche zu überdecken, aber leise genug, um keinen Stress entstehen zu lassen – die anhaltende Aufmerksamkeit im Vergleich zu normalen Bürogeräuschen verbesserte.[35] Noch besser belegt ist die Wirkung von Musik. Mehrere Studien ergaben, dass selbst ausgewählte Musik anhaltende Aufmerksamkeit und Konzentration verbessert.[36] Dieser verstärkte Fokus scheint dadurch bedingt, dass die Musik das Arousal steigert. Schnappen Sie sich Ihre Kopfhörer und spielen Sie die Musik, die Sie in fokussierte Stimmung versetzt (nicht aber Songs, die selbst ablenkend sein könnten). Nur zu Ihrer Information: Dieses Buch wurde komplett mit Untermalung durch melodischen Drum ›n‹ Bass geschrieben, hin und wieder versehen mit einem Spritzer House und Techno.

Managen Sie Ihre Projektliste

Wie die E-Mails kann es auch einen gewissen Stress und zusätzliche kognitive Last verursachen, eine lange Liste von Aufgaben oder Projekten im Kopf zu haben, die es abzuarbeiten gilt. Das hat verschiedene Gründe. Einer davon ist der in Kapitel 11 erwähnte Zeigarnik-Effekt – unterschwellig brodelnde mentale Anspannung und Stress beim Gedanken an noch offene Aufgaben. Ein anderer Grund ist die kognitive Last dadurch, dass wir uns an all die zu erledigenden Dinge zu erinnern und gleichzeitig auf die vordringlichste Aufgabe zu konzentrieren versuchen. Vieles davon lässt sich mit einer gut strukturierten To-do-Liste managen. Cal Newport schlägt sogar vor, *zwei* To-do-Listen zu führen. Die erste umfasst nur zwei oder drei Projekte, die Priorität haben, während andere aktiv ignoriert werden. Das gibt Ihnen die Möglichkeit, je nach Launc oder bei dem Wunsch nach Abwechslung zwischen Projekten zu wechseln, bedeutet aber zugleich, dass Sie nicht so oft wechseln müssen, dass die Produktivität leidet. Die zweite Liste wird an den meisten Tagen nicht beachtet – darauf sind zukünftige Aufgaben festgehalten, sodass Sie nicht befürchten müssen, etwas zu vergessen (ähnlich der in Kapitel 11 beschriebenen mentalen Entlastung). Die Aufteilung aktueller und zukünftiger Projekte auf zwei separate Listen bewirkt auch, dass Sie angesichts der Fülle der Aufgaben nicht in Priorisierungsnöte geraten. Auf diese Weise können Sie, wenn ein Projekt erledigt ist, eines von der Zukunftsliste auf die aktuelle To-do-Liste übernehmen, und damit steigt die Wahrscheinlichkeit, dass Sie dieses Projekt abschließen.

Seien Sie der Situation gewachsen

Wenn wir betrachten, was unser Gehirn braucht, um *heute* Bestleistungen zu erbringen, zeigt sich ein klares Muster. Was auch immer unser Gehirn leisten soll, erfordert eine angemessene mentale Energie, wobei intensive Konzentration entsprechende Phasen der Regeneration braucht, um die kognitiven Ressourcen wieder aufzufüllen. Eine größere Variation in der Aufmerksamkeit fördert die Leistung und Produktivität und mindert Stress. Wenn wir unsere fokussierte Arbeit planen, sollten wir dabei nicht nur unserem natürlichen Energierhythmus im Tagesverlauf folgen – auch unser Engagement bei einer Aufgabe ist entscheidend dafür, ob und wie wir abliefern. Das kann einfach darin bestehen, dass wir uns täglich bewusst in Phasen konzentrierter Arbeit hineinbegeben, oder auch in einem Event, etwa einer großen Präsentation, bei der wir eine bestimmte Zeit lang konzentrierte Leistung erbringen müssen. Daher dürfte es Sie nicht überraschen, dass ich an dieser Stelle noch einmal auf die Arousal-Kurve zurückkomme.

Wie in Kapitel 11 eingehend beschrieben, gibt es für jede komplexe kognitive Aktivität ein Maß an Arousal, das die Wahrscheinlichkeit für eine gute Leistung maximiert. Das gewünschte Arousal-Maß ist so, dass Sie nicht vor lauter Stress ängstlich und zittrig sind, aber auch nicht so entspannt, dass Sie unbeteiligt und apathisch dastehen. Wenn ich mit Formel-1-Fahrern und ihren Trainern daran arbeite, das Arousal so zu kontrollieren, dass sie die Fahrleistung verbessern, unterteilen wir es meist in zwei Phasen: eine Basisperiode und diejenige unmittelbar vor der Performance. Sie fahren vielleicht keine Formel-1-Rennen, aber dieselben Prinzipien gelten für alle sportlichen und kognitiven Leistungen, auch jene, die wir täglich bei der Arbeit erbringen oder beim Erlernen neuer Fertigkeiten.

Das Basis-Leistungsmanagement kreist um die alltäglichen Faktoren, die Headroom aufbauen und ein Fundament für zukünftige Leistungen legen. Mit diesen Themen haben wir uns in Teil II beschäftigt. So mag die Nährstoffversorgung nicht zwangsläufig der Hauptfaktor sein, der am entscheidenden Tag die Leistung beeinträchtigt, aber es lohnt sich, im Vorfeld jedes Events auf die Ernährung zu achten, weil dies mittendrin deutlich schwerer fallen kann. Wir wissen auch, dass sich unser Nährstoffbedarf steigern kann, wenn wir uns mehr Leistung abfordern. Ausgeprägte körperliche oder kognitive Belastung kann beispielsweise den Bedarf an B-Vitaminen sowie Mikronährstoffen wie Zink, Magnesium und Eisen erhöhen.[37] Und wie wir aus Kapitel 8 wissen, braucht es für unsere kognitive Funktion generell verschiedene weitere Nährstoffe. Daher kann eine nährstoffreiche Ernährung einen Puffer schaffen, wenn über längere Zeit Leistung gefordert ist oder wenn wir bei der Arbeit oder in unserer Umwelt über längere Zeit Stress ausgesetzt sind.

Sowohl für tägliche Leistungen als auch für große Events ist es zudem entscheidend, die allostatische Last insgesamt sowie den Schlaf zu betrachten – um sicherzustellen, dass Sie über angemessene kognitive Ressourcen verfügen, und um Krankheit zu vermeiden. Besonders wenn wir älter werden, ist es immens wichtig, das Risiko für schwere Erkrankungen zu verringern, damit wir nicht aufgrund von mangelnder Stimulation kognitive und körperliche Funktionen einbüßen – doch auch wenn wir zu einem bestimmten Zeitpunkt eine Leistung erbringen müssen, gilt es akute Erkrankungen zu verhindern.

Mangelnder Schlaf und chronischer Stress sind zwei verbreitete und miteinander in Beziehung stehende Risikofaktoren für solche akuten Erkrankungen (insbesondere Viruserkrankungen) sowie schlechtere Leistung. Bei Athletinnen und Athleten erhöhen internationale Reisen über mehrere Zeitzonen das Krankheitsrisiko, zumindest teilweise aufgrund von Schlafstörungen durch Jetlag.[38] Auch bei erhöhtem oder lang andauerndem Stress steigt das Krankheitsrisiko.[39] Stress über mehrere Tage hinweg kann außerdem zu verstärkter Erschöpfung führen (sinkender Arousal-Basiswert), da Stress den Schlaf beeinträchtigt (und Sie am nächsten Tag noch müder sind).[10] Und wir wissen bereits, dass mehr Stress und kognitive Last mit der Zeit den Headroom schrumpfen lassen. Wenn Sie also auf Ihre allostatische Last achten und insbesondere auf Ihren Schlaf, können Sie das Risiko eines plötzlichen Leistungsabfalls (durch Krankheit) verringern und Ihre Leistung von einer stabileren Basis aus erbringen. Hier tritt die Bedeutung einer guten Schlafroutine zutage – gezieltes Abschalten für erholsamen Schlaf ist eine der besten Methoden, um am nächsten Tag die nötige Leistungsfähigkeit zu zeigen.

Und wenn ich schlecht geschlafen habe?

Wenn man weiß, dass Schlaf für die kognitive Funktion so entscheidend ist, kann das ein zweischneidiges Schwert sein. Einerseits können wir so die Bedeutung des Schlafes angemessen einschätzen. Andererseits kann es Stress erzeugen, wenn wir schlafen sollten, aber nicht können, oder wenn wir vor einem wichtigen Ereignis nicht so schlafen können, wie wir wollen.[41] Zum Glück kann sich unser Gehirn kurzfristig recht gut auf Schlafmangel einstellen. Einige der Probleme nach einer schlechten Nacht beruhen sogar eher auf unserer Erwartung als auf physiologischen Effekten.

Ihre Leistung ist so gut, wie Sie *glauben geschlafen zu haben*

Steven Lockley ist Neurowissenschaftler und Schlafforscher an der Harvard University. Er half auch dabei, die Reise- und Jetlag-Pläne zu erarbeiten, die die von Hintsa betreuten Formel-1-Fahrer nutzen. Im Rahmen einer klassischen Studie von Lockleys Forschungsgruppe ließ man einige Testpersonen im

Schlaflabor übernachten. Sie wurden randomisiert zwei Gruppen mit unterschiedlicher Schlafdauer zugeteilt, eine Gruppe schlief fünf Stunden, die andere acht. Die Teilnehmerinnen und Teilnehmer wussten selbst nicht, in welcher Gruppe sie waren. Die Uhren im Raum waren manipuliert, sodass sie nicht wussten, wie lang sie tatsächlich geschlafen hatten. Manche Teilnehmer schliefen fünf, andere acht Stunden lang. Als man am nächsten Tag ihre kognitive Leistung testete, wurden kognitive Funktion und Erschöpfung nur dadurch beeinflusst, wie lang die Personen *glaubten* geschlafen zu haben, nicht davon, wie lange sie tatsächlich geschlafen hatten.[42] Eine ähnliche Studie der Oxford University händigte den Testpersonen ein Wearable aus, um ihren Schlaf zu überwachen. Doch ganz gleich, wie sie tatsächlich geschlafen hatten, erhielten sie nach dem Zufallsprinzip entweder positives oder negatives Feedback ihren Schlaf betreffend. Jene, die angeblich schlecht geschlafen hatten, klagten über mehr Erschöpfung und kognitive Beeinträchtigung, unabhängig davon, wie viel sie in Wirklichkeit geschlafen hatten.[43] Es ist also eher unsere Erwartung einer schlechteren Leistung nach einer schlechten Nacht, die unsere Funktion beeinträchtigt, und weniger der Schlafmangel selbst. Anders verhält es sich natürlich, sobald der Schlaf mehrere Nächte hintereinander gestört ist. Haben wir jedoch nur eine schlechte Nacht, kann unser Gehirn am nächsten Tag dennoch gute Arbeit leisten. Und wenn Sie zu denen gehören, die jeden Morgen die Daten Ihrer Smartwatch oder eines anderen Wearables prüfen: Vielleicht entscheiden Sie sich einfach, das Gerät nicht zu tragen, wenn Sie eine eher schlechte Nachtruhe erwarten.

Langsamer (und grummeliger), aber genauso akkurat

Wir denken oft, dass zu wenig Schlaf generell schlecht für unsere kognitive Funktion am nächsten Tag sei, aber dem ist nicht immer so. Manche Studien legen nahe, dass sich das Gehirn insofern anpasst, als es am nächsten Tag andere Netzwerke aktiviert, um seine Funktion aufrecht zu erhalten.[44] Im Ergebnis sind unsere Denkprozesse dann möglicherweise anders, aber nicht unbedingt *schlechter*. Eine vom norwegischen Verteidigungsministerium unterstützte Studie etwa untersuchte die Auswirkungen von Schlafmangel auf die Leistung von Kadetten der Marine, die eine Eliteausbildung durchliefen. Diese erforderte das Studieren von Karten, Planung von Rettungsaktionen und Entziffern verschlüsselter Nachrichten.[45] Bei Schlafmangel waren die Kadetten zwar langsamer, handelten aber bewusster. Sie überschätzten auch mit geringerer Wahrscheinlichkeit ihre eigene Leistung im Vergleich zu der Note, die ihre Ausbilder ihnen gaben. Diese Befunde passen zu denen von Metaanalysen, die der Auswirkung von Schlafmangel auf die kognitive Funktion nachgingen und durchgehend zu dem Ergebnis kamen, dass bei zu wenig Schlaf das Arbeitstempo stärker beeinträchtigt ist als die Genauigkeit. Auch die Stimmung scheint mehr zu leiden als die Leistung.[46] Wir können demnach wohl unsere Leistung auch bei einem gewissen Schlafmangel aufrechterhalten, schätzen aber unsere Leistung selbst weniger hoch ein. Das geht natürlich nicht unendlich so weiter: Andere Metaanalysen ergaben (wie nicht anders zu erwarten), dass sich der Leistungsabfall sowohl danach bemisst, wie viele Nächte man schlecht geschlafen hat, als auch danach, wie viele Stunden Schlaf fehlen.[47] Solche Studien können uns jedenfalls verdeutlichen, dass wir durchaus noch Leistung erbringen können, auch wenn wir uns in der Nacht vor einem wichtigen Ereignis schlaflos hin und her gewälzt haben.

Was Koffein kann

Für alle jene, die regelmäßig Koffein zu sich nehmen, hat die erste Dosis des Tages scheinbar magische Aufbaukräfte. Es ist fast, als würden plötzlich die Lichter in unserem Gehirn angeschaltet. Im Laufe der letzten Jahrzehnte haben wir gelernt, dass sich diese Verbesserung zumindest teilweise auf einen Placeboeffekt zurückführen lässt und sich auch aus der Aufhebung des durch Koffeinentzug eingetretenen kognitiven Defizits ableitet.[48] Zwar steigert Koffein bei regelmäßigen Konsumenten die sportliche Leistung und hebt auch die Stimmung,[49] doch kann es uns auch zu weit die Arousal-Kurve hinaufjagen. Somit kann Koffein zuverlässig einfache kognitive Funktionen wie die Reaktionszeit verbessern, komplexe kognitive Funktionen aber kann es beeinträchtigen, weil all das Stimulans die Menschen zappelig macht.[50] Ähnliche Ergebnisse gibt es für andere Stimulanzien, wie Methylphenidat und Modafinil, bei nicht von ADHS betroffenen Personen.[51] Dennoch scheint Koffein besonders geeignet zu sein, die Leistung bei geringem Arousal zu wahren oder zu steigern, besonders bei Schlafmangel.[52] Es hemmt nicht nur Adenosin, das nach einem langen, kognitiv aktiven Tag Schlafdruck aufbaut und die kognitive Funktion beeinträchtigt, sondern fördert auch die Dopamin-Signalgebung, indem es die Verfügbarkeit von (durch Schlafmangel herunterregulierten) Dopaminrezeptoren erhöht.[53] Der gezielte Einsatz von Koffein kann also sowohl das Arousal als auch die Konzentration verbessern, wenn wir zu wenig geschlafen haben.

Betrachten wir einmal das Management der Basisleistung als die entscheidende Maßnahme zum Aufbau von Headroom (der hoffentlich ab jetzt lebenslang angestrebt wird). Mit mehr Headroom setzt die Basis höher an, und wir sind besser in der Lage, mit Stress oder einer durchwachten Nacht vor einem Ereignis umzugehen. Mehr Headroom bedeutet aber auch eine große Kapazität, auf die wir zurückgreifen können, wenn unser großer Augenblick da ist. Um diese Kapazität anzapfen zu können, braucht es ein Arousal-Management im Hier und Jetzt. Das gilt sogar dann, wenn wir uns einfach an eine Arbeit im höheren Gang setzen, auf die wir uns konzentrieren müssen, um ein Projekt abzuschließen.

Bei Arbeit im höheren Gang hilft uns ein erhöhtes Arousal vor allem deshalb dabei, die Konzentration zu wahren, weil wir Ablenkungen besser herausfiltern können. Somit helfen ein bisschen kognitive Last und eine leichte Stressreaktion dabei, unsere Aufmerksamkeit einzugrenzen und uns auf die vorliegende Aufgabe zu konzentrieren.[54] Wenn wir uns also fokussieren müssen, aber unser Arousal gering ist, kann eine Steigerung des Arousals unsere kognitive Funktion verbessern und dazu beitragen, dass wir intensiver und effektiver arbeiten.

Unser Arousal zu erhöhen, bevor wir uns an eine kognitive Aufgabe machen, ist genauso wichtig wie das Aufwärmen bei Sportlerinnen und Sportlern, bevor sie ein Rennen laufen oder Gewichte heben. Sie würden nie ins Fitnessstudio gehen und sofort Ihren persönlichen Rekord im Gewichtheben einstellen wollen oder so schnell sprinten wie möglich. Der Körper braucht Zeit zum Aufwärmen, damit er die notwendigen Ressourcen in diejenigen Muskeln schicken kann, die Leistung erbringen sollen. Beim Gehirn ist es genauso. Wann immer wir uns einer neuen Aufgabe zuwenden wollen, müssen wir zunächst die benötigten Netzwerke warmlaufen lassen und uns hinsichtlich der erforderlichen Informationen und Umgebung orientieren.

Ein mentales Warm-up kann auch dabei helfen, eine Routine zu entwickeln, die uns auf Arbeit oder Leistung einstellt. So wie wir uns nach den Aufwärmübungen beim Sport sicherer und einsatzbereit fühlen, verbessern wir, wenn wir uns die Zeit zur Vorbereitung nehmen, unsere Leistung in einer fokussierten Arbeitsphase. Wie dieses Warm-up aussieht, ist Ihre Sache. Es gibt verschiedene Wege, das Arousal zu steigern, achten Sie nur darauf, sich auf der Arousal-Kurve nicht zu weit nach oben zu begeben.

Sport ist wohl eine der am intensivsten erforschten Methoden, um kognitive Funktion und Konzentration unmittelbar zu steigern. Bewegung hat nicht nur eine langfristige Wirkung auf das Gehirn – kurze Bewegungseinheiten können die Verarbeitungsgeschwindigkeit und exekutiven Funktionen ebenso verbessern wie Energie und Stimmung.[55] Generell legen Studien nahe, dass rund 20 Minuten (und bis zu 60 Minuten) moderater körperlicher Aktivität, wie flottes Gehen, Joggen oder Widerstandstraining, durchweg die kognitive Funktion verbessern, wobei der Effekt oft stundenlang anhält.[56] Als Grund dafür vermutet man die Freisetzung von Noradrenalin und Dopamin beim Anstieg des Arousals. Aus Kapitel 7 wissen wir aber auch, dass schon sehr kurze, nur wenige Sekunden lange Sprints die kognitive Funktion unmittelbar verbessern. Sie haben also große Auswahl hinsichtlich der Möglichkeiten, Ihr mentales Aufwärmtraining zu gestalten. Wenn es in Ihren Zeitplan passt, kann Sport vor oder während der Arbeit Ihnen helfen, sich auf fokussierte Arbeit im höheren Gang vorzubereiten. Intensivere Work-outs jedoch planen Sie am besten für Zeiten ein, in denen Ihr Gehirn hinterher nicht sofort wieder volle Leistung bringen muss. Längere oder erschöpfende sportliche Betätigung kann nämlich die kognitive Funktion vorübergehend *einschränken*.[57] Die Bewegungsintensität fördert Konzentration und Leistung dann, wenn sie zwar Ihren Herzschlag beschleunigt, Sie sich aber hinterher energiegeladen fühlen und nicht erschöpft.

Das Arousal lässt sich auch steigern, indem wir ähnliche Signalwege aktivieren wie jene, die bei Bewegung aktiv sind. Zwar ist die unmittelbare Verbesserung der kognitiven Funktion nicht ganz so gut belegt wie beim Sport, aber Warm-ups dieser Art können die Stimmung in ganz ähnlicher Weise heben und so wahrscheinlich auch die Konzentration verbessern. Sich Kälte auszusetzen ist so ein Beispiel. Damit ist nicht gleich Eisbaden gemeint – so wie sehr anstrengender Sport kann extreme oder lang anhaltende Kälte die kognitive Funktion für eine Weile beeinträchtigen.[58] Gemeint ist eher ein kurzes Bad in einem eher kühlen Swimmingpool. Eine ähnliche Wirkung hat eine kurze kalte Dusche, ja sogar kaltes Wasser im Gesicht. Für eine Studie ließ man die Testpersonen fünf Minuten in 20 Grad kaltem Wasser baden.[59] Als die Forscher verglichen, wie die Teilnehmer jeweils vor und nach dem Bad ihre Stimmung beschrieben und wie sich ihre Hirnkonnektivität in der Bildgebung darstellte, zeigte sich, dass schon diese kurze und maßvolle Kälteeinwirkung bei den Personen mehr empfundene Aufmerksamkeit und Wachsamkeit bewirkte sowie Veränderungen in jenen neuronalen Netzwerken, die mit Aufmerksamkeit befasst sind.[60]

Auch Licht kann das Arousal steigern. Wir wissen, dass Licht als wichtiger biologischer Input zur Koordination einer ganzen Reihe von biologischen Funktionen beiträgt, inklusive der Aufmerksamkeit. Dass wir im Tagesverlauf mehrere Arousal-Peaks haben, geht unter anderem darauf zurück, wie wir uns gewohnheitsmäßig Licht aussetzen – und diese Variable können wir beeinflussen, wenn wir eine erhöhte Konzentration brauchen. Im Rahmen einer Studie setzten Forscherinnen und Forscher die Testpersonen entweder einer Beleuchtungsstärke von 200 Lux aus (was einer normalen Innenraumbeleuchtung entspricht) oder aber 1 000 Lux (was dem Aufenthalt im Freien bei bedecktem Himmel gleichkommt). Jene, die der grellen Beleuchtung ausgesetzt waren, fühlten sich weniger müde und zeigten schnellere Reaktionszeiten als jene aus der Gruppe mit Standardbeleuchtung.[61]

Tatsächlich wird jede kurze Einwirkung von außen oder Aktivität, die Sie aufmerksamer macht, hier wohl die gewünschte Wirkung zeigen. Musik ist ein weiterer Weg, um Arousal und Leistung zu steigern,[62] ebenso die in Kapitel 11 beschriebenen Atemtechniken zum Hochregulieren. Wenn Sie sich in einem sicheren, toleranten Raum befinden (oder allein sind), können Sie auch laut fluchen, denn auch dafür ist eine Arousal und Leistung fördernde Wirkung nachgewiesen, zumindest für körperliche Leistungen (nicht empfehlenswert ist es allerdings, sich so vor der Firmenleitung in Form zu bringen, bevor man ihr den Vierteljahresbericht präsentiert).[63] Wählen Sie eine Methode, die sich in eine Routine einbauen lässt, welche Ihrem Gehirn signalisiert, dass sein Einsatz gefragt ist. Mit etwas Übung werden Sie sich, sobald das Smartphone sowie sonstige Geräte beiseitegelegt und die Benachrichtigungen abgestellt sind und Sie Ihr bevorzugtes mentales Warm-up durchgeführt haben, mit Vollgas in die höhergängige Arbeit stürzen.

Natürlich geht es bei Konzentration und Leistung nicht unbedingt darum, jedes Mal irgendwelche komplizierten »perfekten« Bedingungen zu konstruieren. Ich würde sogar sagen, dass Sie, wenn Sie immerzu auf dieselben Routinen, Supplemente und Tricks zurückgreifen müssen, um kognitive Leistung abliefern zu können, offenbar etwas mehr Resilienz und auch mehr Headroom brauchen. Ob Sie Ihrem Gehirn nun bei täglichen konzentrierten Arbeitsphasen oder nur hin und wieder Höchstleistungen abverlangen – die Bedingungen werden oft alles andere als ideal sein, aber Sie müssen die Arbeit trotzdem irgendwie erledigen. Wenn Sie dann ein paar Tricks an der Hand haben, um sich in die richtige geistige Verfassung zu versetzen, können Sie im Prinzip Leistung abliefern, wann immer Sie es brauchen.

Nicht (immer) im Flow

Ein Konzept, das in der Welt der Produktivität und Leistung sehr populär geworden ist, ist der Flow. Es wurde von dem Psychologen Mihály Csíkszentmihályi entwickelt und beschreibt einen Zustand, bei dem sowohl die Fähigkeit als auch die Anforderung hoch sind. Viele Menschen setzen den Flow mit dem Zustand gleich, bei dem man vollkommen in eine Tätigkeit versunken ist und die höchstmögliche Leistung erbringt.

Ein klassisches Beispiel für den Flow in der Welt der Formel 1 lieferte Ayrton Senna (den viele für den besten Fahrer aller Zeiten halten), als er sein Erleben beim Großen Preis von Monaco 1988 beschrieb:

> Eine Runde nach der anderen, schneller und schneller und schneller ... Plötzlich war ich fast zwei Sekunden schneller als alle anderen, auch als mein Teamkollege in dem gleichen Fahrzeug. Und mir wurde klar, dass ich den Wagen nicht mehr bewusst fuhr ... Es war einfach ein weiter, weiter – mehr und mehr und mehr und mehr. Ich war weit über dem Limit, aber ich konnte immer noch mehr finden ... Ich erkannte, dass ich weit jenseits meines bewussten Verständnisses war. [Zur Verdeutlichung leicht bearbeitet.]

Flow ist ein Zustand, in den wir eintreten können, wenn wir den Gipfel der Arousal-Kurve erreichen – wenn sich alles perfekt zusammenfügt und wir automatisch eine sehr gute Leistung erbringen. Flow ist somit der maximale Ausdruck einer erlernten komplexen Fertigkeit. Senna war ein so guter Fahrer, dass er einen Zustand erreichen konnte, in dem er ohne bewusstes Nachdenken fuhr. Wenn wir in etwas eintauchen, das wir wirklich gut beherrschen, oder Teil eines gut eingespielten Teams sind, ist Flow möglich.

Problematisch wird es allerdings, wenn wir glauben, der Flow sei stets der beste denkbare Zustand für Leistung im optimalen Arousal-Bereich. Es fühlt sich wunderbar an, im Flow zu sein, aber so fühlt sich die meiste geistige Arbeit oder auch Höchstleistung eben *nicht* an. Neben dem Flow-Zustand gibt es beispielsweise im Hochleistungssport oft auch den sogenannten Clutch-Zustand (englisch *clutch*, »greifen, packen«).[64] Das Arousal ist erhöht, der Fokus vollkommen, aber die Athletin muss sich intensiv anstrengen, um die Leistung zu erbringen. Selbst wenn ein Athlet seine Bestleistung bringt, kann sich ein Clutch-Zustand nach extrem harter Arbeit anfühlen. Sportlerinnen und Sportler berichten oft von der Drittelregel. Ein Drittel des Trainings fühlt sich wunderbar an, man fühlt sich, als könne nichts einen aufhalten. Ein Drittel ist ganz durchschnittlich – nichts Bemerkenswertes, aber es fühlt sich gut an. Das letzte Drittel aber ist wirklich unangenehm, man muss sich hindurchquälen, selbst wenn man zuvor alles richtig gemacht hat. Genau so fühlt sich Arbeit im höheren Gang für kognitive Athleten oft an, und das ist in Ordnung so.

Letztlich können wir nicht immer in einen Flow-Zustand kommen. Das *wollen* wir oft auch gar nicht. Der Flow ist ein mögliches Ergebnis, wenn wir gelernt haben, zu trainieren oder zu fokussieren, aber wenn der Flow der höchste Ausdruck dessen ist, was wir bereits beherrschen, ist klar, dass wir, wenn wir an die Grenzen unseres Könnens stoßen, uns etwas misslingt oder wir etwas Neues lernen, nicht in den Flow kommen können. Wenn wir uns selbst so herausfordern, *sollte* sich das sogar ein bisschen unbequem anfühlen. Und selbst wenn wir in was auch immer versunken und konzentriert sind, wird es sich manchmal wie harte Arbeit anfühlen, kurzum: Wenn sich etwas nicht leicht anfühlt, bedeutet das nicht, dass Sie es nicht richtig machen.

Wie man sich Dinge merkt

Wenn eine kognitive Funktion besonders eng mit unserem Wunsch nach einem zukunftssicheren Gehirn verknüpft ist, dann das Gedächtnis. Es gibt regalweise Bücher nur über das Gedächtnis; in diesem Kapitel beschreibe ich einige Ideen, die sich täglich auf Lernen und Erinnern anwenden lassen und unsere kognitive Funktion als Ganzes unmittelbar fördern können. Bevor ich aber auf die Förderung des Gedächtnisses eingehe, sei ausdrücklich darauf hingewiesen, dass das Gehirn grundsätzlich darauf ausgelegt ist, sich *nicht* an etwas zu erinnern. Angesichts der (relativ) behäbigen Geschwindigkeit menschlichen Denkens im Vergleich zu den Informationsmassen, denen es sich gegenübersieht, tut das Gehirn besser daran, gar nicht erst alle Informationen bewusst wahrzunehmen, geschweige denn Zeit und Aufwand aufzubringen, sich daran zu erinnern.

Der deutsche Psychologe Hermann Ebbinghaus verdeutlichte dies 1884 mit einem klassischen Experiment. Er lernte und wiederholte

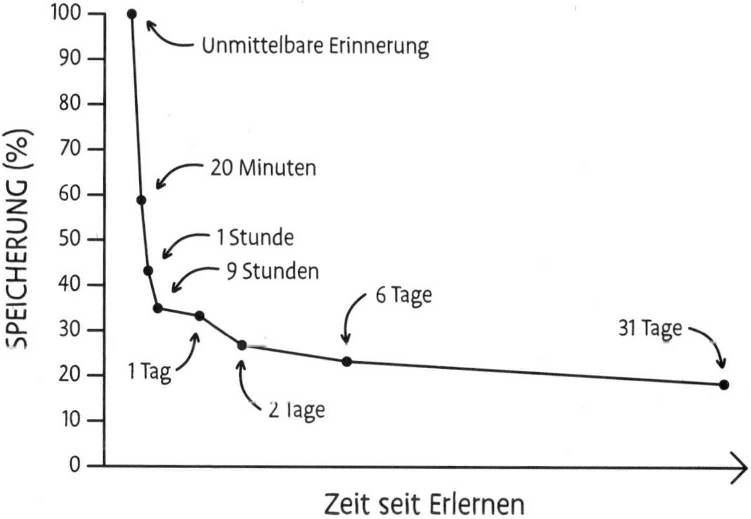

ABBILDUNG 2. Kurve des Vergessens. Ebbinghaus lernte Listen mit Nonsens-Silben wie DAX, BOK und YAT (um von vorhandenem Wissen unbeeinflusst zu bleiben) auswendig und ermittelte, wie gut er die Informationen im Laufe der Zeit speichern konnte. Die Kurve zeigt die Bewahrung der Gedächtnisinhalte im Zeitverlauf. Die Speicherung lässt in den ersten 9 Stunden rapide nach und bleibt dann relativ stabil. Nach Yue, *International Journal of Emerging Technologies in Learning (iJET)*, 2017.

Listen erfundener Wörter, um zu prüfen, wie lange er sich an diese erinnern konnte. Das Ergebnis: Rund ein Drittel neuer Information wird innerhalb von 20 Minuten wieder vergessen, mehr als die Hälfte innerhalb einer Stunde (Abbildung 2). Seine Forschung umfasste zwar nur eine hoch motivierte Testperson (sich selbst), aber dieselben Ergebnisse wurden seither immer wieder erzielt.[65] Selbst wenn wir aktiv versuchen, uns an etwas zu erinnern, vergessen wir das meiste doch recht schnell.

Ein exzellentes Buch zum Thema Gedächtnis ist *Why We Remember* vom Psychologen und Neurowissenschaftler Charan Ranganath. Sein Schema dazu, wie Gedächtnisinhalte gebildet werden, kann uns dabei helfen, besser zu lernen und uns besser zu erinnern. Er beschreibt auch einige Methoden, mit denen wir diese Prozesse fördern können. Seinem Schema zufolge braucht es fünf Faktoren, damit ein Gedächtnisinhalt gebildet (also codiert und verfestigt) wird und wieder abgerufen werden kann. Diese Faktoren sind Wichtigkeit, Besonderheit, Bedeutung, Kontext und Fehler.

Die Wichtigkeit eines Gedächtnisinhalts ist vielleicht am engsten mit den anderen Themen verknüpft, die in diesem Kapitel bislang behandelt wurden. Damit unser Gehirn etwas wahrnimmt und als Erinnerung abzuspeichern versucht, muss es wissen, dass es wichtig ist. Je wichtiger sich also etwas für uns anfühlt – persönlich, emotional oder sozial –, desto höher die Wahrscheinlichkeit, dass es gespeichert wird und wieder abrufbar ist. Dies erfordert auch Aufmerksamkeit und ein gewisses Maß an Arousal. Aufmerksamkeit und Gedächtnis sind eng miteinander verknüpft: Zunächst braucht es unsere Fähigkeit, die Information bewusst zu registrieren, und dann die Aktivierung der entsprechenden neuronalen Netzwerke im Gehirn, um die Information zu speichern.[66] Die Bedeutung des Arousals für das Gedächtnis ist ein Grund dafür, dass emotionale Informationen besser erinnert werden.

Verursacht ein Erlebnis selbst eine Erhöhung des Arousals, werden wir uns mit höherer Wahrscheinlichkeit daran erinnern. Brauchen wir jedoch eine Arousal-Steigerung, ist Sport einer der am besten erforschten Wege, das Gedächtnis zu fördern. Metaanalysen ergaben, dass sportliche Betätigung vor oder nach dem Lernen die Erinnerung fördert, und dasselbe gilt für das Erlernen motorischer Fertigkeiten.[67] Auch hier scheinen wieder rund 20 Minuten moderaten Trainings die zuverlässigste Art, das Gedächtnis zu fördern, obwohl auch hier (wie bei jeder Leistung) gilt, dass der Grad des Arousals wichtiger ist als die Art, wie wir es erreicht haben.[68] Wenn Sie sich in einem Lernprozess befinden und eine neue Fertigkeit oder Information im Gedächtnis behalten wollen, hilft es Ihnen, sich mit Ihrer bevorzugten Methode vor oder nach dem Lernen die

Arousal-Kurve hinauf zu bewegen, denn dies aktiviert die Aufmerksamkeit und Neuroplastizität des Gehirns.

Der nächste Faktor ist die Besonderheit, bezogen darauf, wie neuartig eine bestimmte Information ist oder wie sehr sie von der Erwartung abweicht. Wir erinnern uns: Unser Gehirn arbeitet ständig an Vorhersagen darüber, was als Nächstes geschehen wird, und starke Impulse für Neuroplastizität und Lernen gehen meist auf Unerwartetes zurück. Wenn also ein Stimulus das Muster des Erwarteten durchbricht, wird er zum Abspeichern ausgewählt. Wollen wir uns etwas merken, hilft es daher, wenn wir es von ähnlichen Informationen abheben, denen wir zuvor begegnet sind. Bedeutung und Kontext (die kritischen Faktoren Nummer drei und vier) tragen dazu bei, Informationen in das größere Gefüge unserer Vorstellung von der Welt und den Ort, an dem wir sie gelernt haben, einzugliedern. Die kontextuelle Bindung (*contextual binding*) ist ein vom Hippocampus vorgenommener Prozess, bei dem Informationen mit dem Kontext verknüpft werden, in dem sie gelernt wurden – etwa die Verknüpfung von einem Namen mit einem Gesicht oder von einer Person mit einem Ort.[69] Das erleichtert die Codierung und den Gedächtnisabruf. Die kontextuelle Bindung ist auch ein Grund dafür, dass bestimmte Gerüche so starke Erinnerungen hervorrufen und die Informationsspeicherung begünstigen.[70]

Angesichts der unterschiedlichen Wege, auf denen Erinnerungen gebildet und gespeichert werden, sind manche Aspekte unseres täglichen Erlebens besser nachvollziehbar. Wenn wir uns an etwas nicht erinnern können, an das wir uns gefühlt eigentlich erinnern *müssten*, liegt es wahrscheinlich daran, dass wir dem nicht genug Aufmerksamkeit geschenkt haben. Vielleicht war unser Arousal nicht groß genug (Langeweile, Schlafmangel), oder wir litten unter einer hohen kognitiven oder allostatischen Last, oder wir dachten über etwas anderes nach. Wenn unser Gehirn etwas nicht als wichtig oder neuartig einstuft oder als etwas, dem Bedeutung oder Kontext zuzuweisen ist, verlässt uns die Information wahrscheinlich so schnell wieder, wie sie gekommen ist, selbst wenn wir sie kurz bewusst wahrnehmen.

Denken Sie einmal kurz an das letzte Mal, als Sie sich nicht erinnern konnten, wohin Sie Ihre Autoschlüssel oder Brieftasche gelegt hatten. Vielleicht hatten Sie kurz das Gefühl, schon nicht mehr ganz Herr oder Herrin Ihrer kognitiven Fähigkeiten zu sein. Aber war beim Ablegen des Schlüssels oder der Brieftasche ein Faktor vorhanden gewesen, der Dr. Ranganaths Kriterien erfüllte? Vermutlich nicht. Im großen Gefüge der Dinge ist die Frage, wo Sie Ihre Autoschlüssel hingelegt haben, eher unwichtig. Sie wissen, dass sie sich irgendwo im Haus befinden, und ich wette, dass Sie abgelenkt waren oder an etwas anderes dachten, als Sie sie ablegten. Besonderheit, Bedeutung und Kontext waren vermutlich allesamt nicht gegeben, denn der Ablageort Ihrer Schlüssel ist keine emotionale Information und auch keine überlebenswichtige. Solches Vergessen ist fraglos nervtötend, aber meist kein Hinweis darauf, dass Ihr Gedächtnis nicht so arbeitet, wie es sollte.

Wenn Sie wirklich etwas im Gedächtnis speichern wollen, das keinen der oben genannten Faktoren aufweist, konzentrieren Sie sich am besten auf den letzten davon – Fehler. Wie in Kapitel 11 beschrieben, ist es einer der wichtigsten Trigger für das Lernen, Fehler zu machen. Unsere Fehler lösen auf ähnliche Weise Impulse für Neuroplastizität und Lernen aus wie die Besonderheit. Eine Möglichkeit, Fehler für das Lernen zu instrumentalisieren, ist der Selbsttest. Tatsächlich belegen mehrere Studien, dass wir für die Erinnerungsbildung mehr tun, wenn wir Gelerntes wieder abzurufen versuchen, als wenn wir denselben Text noch einmal lesen.

Bei einer klassischen Studie beschäftigten sich Schüler mit zwei Passagen aus einem Buch, das auf den Test of English as a Foreign Language (TOEFL) vorbereitet. Anschließend durften sie entscheiden, ob sie sich das Material noch mehrmals anschauen oder aber versuchen wollten, sich an das Gelesene zu erinnern, ohne dass sie Rückmeldung dazu erhielten, wie sie abgeschnitten hatten. Eine Woche später zeigten dann jene, die sich selbst geprüft hatten, eine um ein Mehrfaches bessere Leistung als jene, die das Material wiederholt gelesen hatten.[71] Eine spätere Studie aus dem Labor von Charan Ranganath legte nahe, dass der Vorteil des Selbsttests auf eine erhöhte Aktivität des Hippocampus während des versuchten Gedächtnisabrufs zurückgeht.[72] Nicht nur Fehlermachen triggert also das Lernen – es hilft auch, wenn man sich selbst zwingt, sich an Informationen zu erinnern. Wahrscheinlich hat die Visualisierung denselben Effekt und hilft deshalb dabei, Fertigkeiten zu erlernen oder sportliche Leistungen zu erbringen (und auch auf vielen anderen Gebieten, von Mathematik bis Entscheidungsfindung), außerdem werden dabei die Verbindungen zwischen den jeweils benötigten Hirnregionen verfestigt.[73]

Beim Lernen und Sich-selbst-Testen ist jedoch zu beachten, dass eine zu frühe Wiederholung des Gelernten ein ineffizienter Weg ist, Gelerntes besser im Gedächtnis zu behalten. Mehrere Studien deuten darauf hin, dass es am wirksamsten ist, sich zwei bis drei Tage später noch einmal mit dem zu beschäftigen, was man lernen möchte.[74] Ganz gleich also, ob Sie sich erinnern möchten, wo Ihr Autoschlüssel liegt, oder den gerade gelesenen Lernstoff zur Biochemie verinnerlichen wollen: Nehmen Sie eine Weile Abstand und prüfen Sie dann, woran Sie sich erinnern. Das maximiert die Wahrscheinlichkeit, dass die Informationen codiert und abgespeichert werden.

Ein letzter, entscheidender Aspekt des Gedächtnisses sei hier noch erwähnt. Sie wird zwar von Ranganath nicht als einer der entscheidenden Faktoren genannt, aber er erwähnt oft die Regeneration nach erfolgtem Stimulus. Wir haben uns bereits eingehend damit befasst, warum Schlaf sowohl für die Speicherung als auch für den Abruf von Gedächtnisinhalten wichtig ist, und genau deshalb ist es wohl besser, sich noch einmal mit Informationen zu beschäftigen, nachdem man einige Nächte darüber geschlafen hat. Wie bei jedem Stimulus erfordert die Codierung von Informationen in unserem Gedächtnis auch eine Phase der Regeneration und Anpassung.

Das Gehirn heute zukunftssicher machen schafft Headroom für morgen

Der Aufbau und das Bewahren jener Art von kognitiver Funktion, auf die wir tagtäglich zurückgreifen können, erfordert in der Praxis die bedachte Anwendung all der Tools, auf die wir in diesem Buch bislang eingegangen sind. Das Ziel: ein Gleichgewicht von Stimulation und Regeneration bei gleichzeitiger Minimierung von Störfaktoren. Alles, was wir zum Aufbau von Headroom tun – durch besseren *Stimulus*, *Support*, *Supply* oder idealerweise alle drei –, wird im Laufe von Wochen oder Monaten eine Basis für konzentrierte Arbeit oder Leistung schaffen. Auf diese Basis können wir dann zurückgreifen, indem wir mit den beschriebenen Mitteln für optimales Arousal, gesteigerte Konzentration und möglichst wenig Ablenkung sorgen. Diese die Gehirngesundheit fördernden Aktivitäten geben uns zudem die Sicherheit, den nötigen Headroom aufgebaut zu haben, um auch unter nicht optimalen Bedingungen unsere Arbeit erledigen zu können.

Da wir oft die Hälfte unserer wachen Stunden bei der Arbeit verbringen, beeinflusst die Art, wie wir während des Arbeitstages mit Stimuli und Aufgaben umgehen, zugleich enorm unsere langfristige Gehirnfunktion. Wenn wir unseren Tag so strukturieren können, dass er echte Phasen sowohl von intensiver Aktivität als auch von Ruhe enthält, schafft das die Bedingungen für eine optimale Leistung unseres Gehirns. Definierte Phasen der Arbeit im höheren Gang und der Regeneration sowie das Anpassen der kognitiven Gänge an die natürlichen Energiehochs und -tiefs, die wir alle im Laufe eines Tages erleben, führen zu einer insgesamt besseren Produktivität. Und sie bewahren uns vor dem Gefühl, uns nur durch den Tag geschleppt zu haben oder gar mit der Arbeit so im Rückstand zu sein, dass wir Stress empfinden, der unsere allostatische Last vergrößert. Ein Gleichgewicht von Stimulation und Regeneration in der alltäglichen Arbeit kann dabei helfen, dass wir nicht täglich von unserem Headroom zehren, bei Bedarf Bestleistungen abliefern und unseren Kopf (und Zeit) für andere Aktivitäten frei bekommen, wie Schlafen oder auch gemeinsame Zeit mit unseren Lieben. Unterm Strich fühlen wir uns damit heute besser und sorgen zugleich dafür, unser Gehirn langfristig zukunftssicher zu machen.

Wie lang sollten Konzentrations- oder Lernphasen sein?

Es gibt verschiedene Ansichten darüber, wie lang unsere Phasen des Lernens oder der Konzentration sein sollten, und es gibt keine Belege, die dafürsprechen, dass eine bestimmte Formel oder Empfehlung hier die beste ist.

Anfang der 1960er-Jahre postulierte der Physiologe Nathaniel Kleitman, dass das Gehirn in 90-Minuten-Zyklen arbeite (also in einer sogenannten »ultradianen« Rhythmik, die sich in weniger als einem Tag wiederholt), ähnlich den im Schlaf beobachteten Zyklen.[75] Seiner Hypothese zufolge nimmt die Wachsamkeit innerhalb dieser Zeitspanne bis zu einem Maximum zu und geht dann in den letzten 20 bis 30 Minuten wieder zurück, gefolgt von einer Ruhephase. Viele Tipps und Empfehlungen zur Produktivität basieren darauf und beschreiben

90-minütige Phasen der Arbeit oder fokussierten Aktivität mit anschließender Pause.

Diese Vorstellung wird zumindest teilweise von Forschungen zu Aufmerksamkeit und Erlernen von Fertigkeiten gestützt, wobei die hier am häufigsten genannte Studie eine klassische Arbeit von Karl Anders Ericsson ist, der die Gewohnheiten von Violinisten und Pianisten an der Universität der Künste in Berlin untersuchte.[76] Falls Sie schon einmal gehört haben, dass es angeblich zehntausend Stunden des Übens braucht, um es in einer Fertigkeit zum Experten zu bringen: Dieser Wert entstammt einer Fehlinterpretation von Ericssons Studie. Zehntausend Stunden waren die durchschnittliche Übungszeit, die die besten Violinisten und Pianisten im Alter von 20 Jahren absolviert hatten, lange bevor sie als wirkliche Experten galten.

Begibt man sich jedoch auf die Suche nach biologischen 90-Minuten-Zyklen für Wachsamkeit oder kognitive Funktion, wird die Beweislage doch etwas schwach. Eine Studie aus den späten 1970er-Jahren, die die Augen einer kleinen Gruppe junger Erwachsener beobachtet hatte, kam zu dem Schluss, dass sich deren Pupillen im Laufe des Tages in ungefähr 90-minütigem Wechsel verengten und weiteten. Da sich die Pupillen bei erhöhtem Arousal weit stellen (weil das sympathische Nervensystem Noradrenalin freisetzt), äußerte man die Vermutung, dies sei ein Beleg für einen ultradianen 90-Minuten-Rhythmus des Arousals. Allerdings korrelierte die Pupillenweite nicht damit, wie wach sich die Testpersonen nach eigenem Bekunden fühlten.[77]

Andere Studien fanden keine Belege dafür, dass die kognitive Funktion in 90-Minuten-Zyklen fluktuiert.[78] Die wissenschaftliche Untersuchung elektrischer Aktivitätsmuster im Gehirn ergab vielmehr, dass viele unterschiedliche Aktivitätszyklen gleichzeitig stattfanden – manche stündlich, andere dagegen nur alle zwölf Stunden.[79] Erwähnenswert ist auch, dass Arousal und kognitive Funktion neben ultradianen Rhythmen noch durch viele weitere Faktoren beeinflusst werden, unter anderem dadurch, wie gut wir geschlafen haben und wie groß unser Interesse und Engagement (und somit Arousal) für eine bestimmte Aktivität ist.[80]

Zusammenfassend ist also festzustellen, dass es keine wirkliche Faustregel dafür gibt, wie lange eine konzentrierte Arbeitsphase im höheren Gang dauern sollte. Immerhin ist Konzentration eine Fertigkeit, die man mit der Zeit aufbauen muss. Ericssons Musikerinnen und Musiker jedenfalls spielten nicht von Anfang an 90 Minuten am Stück – sie erreichten dies über Jahre, in denen sie neben ihren musikalischen Fertigkeiten auch ihre Konzentrationsmuskeln trainierten. Am besten beginnen Sie mit einer Zeitdauer, über die Sie sich zuverlässig konzentrieren können, machen eine Pause und bauen das Ganze dann weiter aus.

Machen Sie Ihr Gehirn zukunftssicher

Der Gehirnfunktion liegen dieselben Prinzipien zugrunde, die auch über die Gesundheit aller anderen Systeme unseres Körpers entscheiden, beim Menschen ebenso wie bei vielen anderen Arten. Das bestärkt mich in der Ansicht, dass das 3-S-Modell und die in diesem Buch beschriebenen Tools nützlich für die Zukunftssicherung unseres Gehirns sein werden, auch wenn wir in den kommenden Jahren unser Wissen um dessen komplexes Innenleben weiter vermehren. Beim Thema Gehirn an die »drei S« zu denken, wappnet uns zudem dagegen, doch wieder unseren reduktionistischen Tendenzen nachzugeben, wenn plötzlich ein neuer Mechanismus, Signalweg oder ein neues Medikament gegen Demenz verfügbar wird. Natürlich hoffe ich, dass die Bürde der Demenz enorm zurückgeht, ganz gleich, wie – ich bin mir aber sicher, dass das am wahrscheinlichsten gelingen wird, indem wir unser Gehirn vor dem Hintergrund des gesamten Körpers, der Umwelt und Gesellschaft betrachten und nicht nur auf der Ebene einzelner biochemischer Abläufe.

Wo immer auf Ihrem Lebensweg Sie sich derzeit befinden, es ist weder zu früh noch zu spät, mit dem Aufbau von Headroom zu beginnen. Auch wenn der Ruhestand noch in weiter Ferne liegt, sollten wir daran denken, dass wir zu jenem Zeitpunkt am meisten Gefahr laufen, Elemente aus dem 3-S-Modell zu verlieren – nicht nur kognitive Stimulation, sondern auch soziale Eingebundenheit und andere wichtige Faktoren wie körperliche Aktivität. Sie sollten schon heute, noch vor diesem Übergang, darüber nachdenken, wie Sie diese möglichen Verluste verhindern. Und selbst wenn Sie bereits im Ruhestand sind, haben Sie noch viel Zeit, damit anzufangen, und können viel erreichen. Unter all den in Teil II behandelten Themen sind bestimmte Risikofaktoren besonders häufig mit Krankheiten des Alters (auch kognitivem Abbau) assoziiert. Diese Risikofaktoren resultieren entweder aus dem Fehlen kritischen Inputs (wie körperlicher oder sozialer Aktivität) oder aus Einflüssen von außen, für die unser Körper nicht geschaffen ist (wie Rauchen oder eine kalorienreiche, nährstoffarme Ernährung). Der Ruhestand ist deshalb ein idealer Zeitpunkt, um sich mit diesen Faktoren eingehender zu beschäftigen – nicht aufzuhören, sondern weiter zu versuchen, solche Mismatches auf jede mögliche Art zu minimieren.

Die wichtigste Botschaft, die Sie hoffentlich aus diesem Buch mitnehmen, ist diese: Unser Gehirn ist in jedem Alter zu Neuroplastizität, Wachstum und Veränderung fähig. Allgemeiner betrachtet (und mit dem Wissen im Hinterkopf, dass kleine Maßnahmen zusammen große Wirkung entfalten können) haben wir alle die Möglichkeit, Headroom aufzubauen und unser Gehirn zukunftssicher zu machen, ganz gleich, wer wir sind und an welchem Punkt wir beginnen. Und weil die grundlegenden Komponenten der Gehirnfunktion miteinander interagieren und einander fördern, gibt es sogar unzählige Möglichkeiten, Aktivitäten und Veränderungen der Lebensweise so zu kombinieren, dass sie dabei helfen, unserem Gehirn Gutes zu tun.

Während ich über die Faktoren nachdenke, die uns dabei helfen, wach im Kopf zu bleiben, erinnere ich mich an einen Besuch bei meiner Mutter in Island vor ein paar Jahren. Sie ist Professorin und Expertin auf vielen Gebieten, darunter Geologie und Ökonomie, ehemalige Universitätsdekanin und Beraterin verschiedener Regierungen in aller Welt. Sie ist auch ein Hippie der alten Schule. Sie ist eine politische und Umweltaktivistin. Sie meditiert, macht Yoga und hat sich immer dafür interessiert, wie Ernährung unsere Gesundheit und unser Wohlbefinden beeinflusst. In ihrer Wohnung stehen fast an jeder Wand Bücherregale, und viele dieser Bücher bedeckten auch schon die Wände jenes Hauses, in dem ich aufwuchs – ich hatte sie fast zwei Jahrzehnte lang direkt vor Augen.

In meinen jungen Jahren ignorierte ich diese Bücher meistens, doch bei meinem letzten Besuch in Island nutzte ich die Gelegenheit und las endlich einige davon. Was ich da las, erschien mir sofort vertraut, ging es doch um die enorme Bedeutung von Schlaf, Bewegung, Stressmanagement und Ernährung für unser Wohlbefinden. Ich brauchte zwar zwei Jahrzehnte der Forschung und Erfahrung, um diese Gedanken zu einem praktikablen Modell der Gehirngesundheit und -funktion zusammenzuführen, aber sie hatten eindeutig schon länger in meinem Unterbewusstsein gearbeitet. Und natürlich sind sie schon seit Jahrtausenden bekannt und Teil der menschlichen Lebenserfahrung. Darum ist meine Hoffnung so groß, dass wir unsere kognitive Funktion auch im Älterwerden verbessern und bewahren können – sowohl als Individuen als auch als Gesellschaft. Was auch immer in der Zukunft geschehen mag, für unsere Gehirngesundheit werden stets dieselben biologischen Aspekte wichtig sein. In diesem Buch gehe ich auf einige dieser Mechanismen – Bewegung, Ernährung, soziales Eingebundensein und mehr – und ihre Wirkung auf das Gehirn detailliert ein. Dennoch glaube ich, dass sie selbst nicht so wichtig sind wie unser Wissen, dass sie allesamt auf dem Weg über *Stimulus*, *Supply* und *Support* ihre Wirkung entfalten.

Dieser letzte Punkt ist entscheidend, denn er bedeutet, dass wir das Wissen und Können dazu, großen Einfluss auf die Gesundheit unseres Gehirns zu nehmen, längst *haben*. Wir haben die Macht zu handeln – und Wege zu finden, mit den drei S unser Gehirn zukunftssicher zu machen, für heute und für morgen. Jetzt ist der Zeitpunkt, damit anzufangen. Nicht nur, um uns vor späterer Demenz und kognitivem Abbau zu schützen, sondern weil wir nie genau wissen, wann wir mehr Headroom brauchen. Er hilft uns, die Widrigkeiten des Lebens abzupuffern, wahrt unsere kognitive Reserve und Funktion und versetzt uns in die Lage, noch Jahrzehnte lang ein gutes Leben zu führen.

Vielleicht erinnern Sie sich noch an den Rat meines Vaters, als ich zur Universität ging: »Denk dran, das heißt nicht, dass du tatsächlich irgendetwas weißt.« Und daran denke ich immer noch. Was die Komplexität und Funktionen unseres Gehirns angeht (auch wenn es ganz gesund ist), sind immer noch so viele Fragen offen, doch eines kann ich jetzt mit Sicherheit sagen: Unser aller Gehirne verfügen über bemerkenswerte Potenziale und Fähigkeiten. Und nicht nur das, Ihr Gehirn ist perfekt darauf ausgerichtet, Sie durch diese Welt zu navigieren. Mit ein bisschen Pflege und *Stimulus* können Sie dafür sorgen, dass das auch für die nächsten Jahrzehnte so bleibt.

Dank

Darüber nachzudenken, vielleicht irgendwann mal ein Buch zu schreiben, ist keine Kunst. Es dann tatsächlich zu tun, steht auf einem völlig anderen Blatt. Ehrlicherweise bin ich immer noch verblüfft, dass ich das geschafft habe. Dass dieses Buch existiert, verdanke ich ganz und gar sehr vielen Menschen, die mich laufend beraten und unterstützt sowie wertvolle Beiträge geleistet haben. Ich kann nicht in Worte fassen, wie dankbar ich dafür bin, dass sie Teil meines Lebens sind.

Die wohl größte Gruppe von Mitwirkenden ist auch die wichtigste, auch wenn sie von ihrer Mitarbeit gar nichts geahnt haben. Es sind die Wissenschaftlerinnen und Wissenschaftler, auf deren Forschungen sich meine hier präsentierten Ideen stützen. Nur sehr wenige von ihnen habe ich namentlich erwähnt, doch ich bin jeder einzelnen Person, deren Werke ich hier zitiere, zu Dank verpflichtet. Die Literaturliste umfasst über 1 700 wissenschaftliche Arbeiten, die von schätzungsweise mehr als 10 000 Menschen verfasst worden sind. Jedes Detail und jede Idee erfordert jahrelanges Engagement in Forschungen, die oft problembeladen und entmutigend sind, und deren Ergebnisse werden mit weiter zunehmendem Alter der Bevölkerung – und unserer Gehirne – noch an Bedeutung gewinnen.

Die Geschichte dieses Buches als ein greifbares Ding beginnt mit Anya Hayes, meiner Lektorin in Großbritannien. Anya brachte den Ball ins Rollen, indem sie mir vorschlug, ein Buch zu schreiben, und dafür bin ich ihr unglaublich dankbar. Als blutiger Anfänger in diesem Metier danke ich Gabrielle Lyon von Herzen für ihre Ratschläge und Kontakte sowie die nie nachlassende Unterstützung und Ermutigung. Damit komme ich zu meiner Agentin Joy Tutela. Mir wurde sehr schnell klar, dass Joy in fast allem recht hat, was die Welt der Bücher betrifft, und so musste ich sehr häufig einfach nur tun, was sie mir sagte. Als ich später erfuhr, dass Joy ihre Autorinnen und Autoren sehr sorgfältig auswählt, war ich umso dankbarer, zu ihnen gehören zu dürfen.

Ein großes Dankeschön geht an das Team von Harmony, das alles für die Drucklegung dieses Buches getan hat. Zunächst ist Diana Baroni zu erwähnen, die auf mich und das Buch gesetzt hat und mir mit Rat und Tat zur Seite stand, nachdem ich mir mehrere Fehlstarts geleistet hatte. Matthew Benjamin begleitete das Projekt bis zum Ziel, und ich bin ihm sehr dankbar für seine profunde Fachkenntnis. Er macht zwar nicht viele Worte, aber wenn, treffen sie meist ins Schwarze, und er wusste immer, was ich brauchte, um mein Bestes geben zu können. Greg White hat jedes Wort in diesem Buch mehrmals gelesen, und ich verdanke ihm viele wichtige Hinweise aus seiner Sicht als Autor wie auch als Leser. Er bot seine Mitarbeit an, bevor er wirklich wusste, worauf er sich da einließ, und gab mir die Zuversicht, dass alles gelingen würde. Das letzte Mosaikstück war Kayt Sukel – noch ein Tipp von Joy, der Gold wert war –, die als scharfäugige Kritikerin, Resonanzboden, Amateurtherapeutin und »Sonnenschein« fungierte, als ich darum kämpfte, dem Buch seine endgültige Form zu verleihen. Auch wenn sie mir wahrscheinlich vorhalten wird, ich sei zu bescheiden, muss ich sagen, dass ich ohne sie verloren gewesen wäre. Ein Dankeschön geht auch an Mark Birkey und das Redaktionsteam für ihre unfassbare Detailgenauigkeit und Hilfestellung beim »Polieren« jedes einzelnen Satzes. Herzlich danke ich auch Ash Sandberg und dem Marketingteam von Triple 7, die sich um die Werbung für das Buch und seine möglichst weite Verbreitung gekümmert haben.

Schon bevor das Proposal geschrieben oder die Idee für das Buch ausformuliert war, gab es eine Reihe von Leuten, die mir zutrauten, ein Buch zu verfassen und anschließend vielleicht sogar ein paar Exemplare davon zu verkaufen. Ohne ihren Zuspruch wäre es mir viel schwerer gefallen, einen Fuß in die Tür zu dieser Welt zu bekommen, und ich bin unendlich dankbar für ihre jahrelange Unterstützung, Freundschaft und Betreuung – insbesondere Peter Attia, Robb Wolf, Joshua Fields Milburn, Lesley Paterson und Thomas DeLauer. Angesichts ihrer beträchtlichen Erfolge in der Verlags- und Medienwelt weiß ich, dass ihre lautstarke Unterstützung – sowie einige Hintergrundgespräche – das Zünglein an der Waage zu meinen Gunsten ausschlagen ließen. Thomas bot sogar an, oben ohne zur Buchpräsentation zu erscheinen, was, wie wohl jeder zugeben würde, ein ziemlicher Publikumsmagnet wäre. Ein herzliches Dankeschön gilt auch Juliet und Kelly Starrett sowie Michael Easter, die mit unschätzbaren Ratschlägen und Unterstützung aufwarteten, als ich herauszufinden versuchte, was man mit einem selbst verfassten Buch nach seinem Erscheinen tun sollte.

Besonders zu Dank verpflichtet bin ich den Menschen, auf deren Fachwissen, Geschichten und Beiträge ich mich beim Schreiben gestützt habe. Zu ihnen gehören Greg Bennett, James Hewitt und Pauly DiTuro mit ihren speziellen Höchstleistungen, die neurowissenschaftliche Expertise von Chantel Prat und Andrea Stocco, die Rettung aus dem Dschungel durch Ben House, meinen *bróðir* mit einer anderen Mutter, Darryl Edwards' Freude an der Bewegung sowie das nuancierte und leidenschaftliche klinische Fachwissen von Deborah Gordon, Rangan Chatterjee und Simon Marshall. Sie alle haben mein Leben und dieses Buch so sehr bereichert, und es ist mir eine Ehre, sie meine Freunde und Kollegen nennen zu dürfen. Leider konnte ich es Simon nicht mehr persönlich sagen, aber er hat mein Denken über das Gehirn und menschliches Verhalten von Grund auf verändert, und dieses Buch wäre ohne seinen beträchtlichen Einfluss ein ganz anderes geworden. Auch Rangan danke ich noch einmal ausdrücklich und sehr herzlich. Seit wir uns vor einem Jahrzehnt kennenlernten, hat er mich und meine Karriere auf unzählige Weisen gefördert. Außerdem danke ich allen, die vorab Kapitel oder Abschnitte dieses Buches gelesen und mich auf die richtige Spur gebracht haben, insbesondere Kristi, Megan, Candy und Ben.

Dann gibt es noch zwei Personen, deren Einfluss auf vielen Seiten am deutlichsten zu sehen ist – Alex Stewart und Josh Turknett. Alex war bei praktisch jedem einschneidenden Ereignis in meinem Leben dabei – im Biologieunterricht und in der Highschool-Band, als Trauzeuge bei meiner Hochzeit (obwohl wir uns nicht ganz einig sind, ob ich ihn bereits mehrere Monate oder erst 24 Stunden vor der Trauung darum gebeten habe) bis hin zu den von ihm angefertigten Illustrationen auf den Seiten dieses Buches. Dieser Job unterschied sich zwar ein wenig von seiner Arbeit als Gründer und Kreativpartner einer renommierten und preisgekrönten Designagentur, aber irgendwie hat Alex es geschafft, meine immer esoterischer und komplexer werdenden Illustrationen in Abbildungen zu verwandeln, die man gerne anschaut. Über zwanzig Jahre lang habe ich darauf gehofft, trotz unserer so unterschiedlichen Karrieren mal mit ihm zusammenarbeiten zu können, und ich bin unfassbar glücklich und stolz, dass wir es schließlich hinbekommen haben.

Was das betrifft, ist meine Arbeit oft so sehr mit der von Josh verflochten, dass ich bestimmt an einigen Stellen im Buch eine Idee unabsichtlich für mich beansprucht habe, die ursprünglich von ihm stammte. Falls das der Fall sein sollte, möchte ich mich von ganzem Herzen dafür entschuldigen. Josh ist mein Co-Host für unseren Podcast *Better Brain Fitness* und Mitbegründer der Theorie des anforderungsabhängigen altersbedingten kognitiven Abbaus. Zahlreiche in *Wach im Kopf!* dargelegte zentrale Ideen beruhen auf seinem Einfluss und Fachwissen als Neurologe sowie seinen beträchtlichen Fähigkeiten als Denker, Lehrer und begeistertem Banjospieler. Hier gibt es noch viel für uns zu tun, aber ich bin Josh unendlich dankbar für all seine Arbeit und Unterstützung bei der Entstehung dieses Buches – im Großen wie im Kleinen.

Vom Buchschreiben abgesehen wäre ich nicht dort, wo ich heute bin, wenn mich nicht Menschen wie Sandra Fulton, Marianne Thoresen und Sunny Juul in den verschiedenen Phasen meiner beruflichen Laufbahn betreut, beraten und unterstützt hätten – auch als ich in sehr verschiedenen Richtungen unterwegs war: etwa als Studienanfänger, der die meiste Zeit in einem Ruderboot verbrachte, als Doktorand mit zunehmendem Interesse an Gesundheit, sportlichen Leistungen und Podcasts und schließlich als angehender Neurowissenschaftler, der in seiner Freizeit mit Formel-1-Fahrern arbeitete. Jenen Mentorinnen verdanke ich die vielschichtige Karriere und mannigfaltigen Erfahrungen, die meine heutige Arbeit geformt haben.

Dass ich die Zeit hatte, dieses Buch zu schreiben, verdanke ich allein den wunderbaren Menschen, die unsere Forschungsarbeit im Labor am Laufen hielten. Danke, Daniel, Kylie, Olivia B., Olivia M. und allen unseren Studierenden. Es ist eine Ehre, mit einem solch engagierten Team zu arbeiten, und ich bin jeden Tag dankbar dafür, dass es euch gibt. Ein besonderer Dank geht an OM, die bei der endgültigen Zusammenstellung der Quellenangaben geholfen hat – das war eine finale Mammutaufgabe, aber das Buch hat sehr davon profitiert. Danke auch an meine anderen Kolleginnen und Kollegen an der University of Washington, die geduldig ertragen haben, dass ich Meetings schwänzte und Artikel und Projekte auf meinem Schreibtisch Staub ansetzen ließ, damit ich Zeit zum Schreiben hatte – vor allem Ulrike, die bei mehreren Projekten einsprang, als die Deadlines näher rückten. Danke an Bob Hansen, Dan Pardi, Mike T. Nelson und Ken Ford für Rat, Freundschaft und Hilfe über Jahre hinweg sowie an meine früheren und jetzigen Kolleginnen und Kollegen von Hintsa Performance – Luke Bennett, Pete McKnight, Antti Kontsas und Andy Harrison – sowie die Formel-1-Fahrer und -Coaches, mit denen ich zu meinem großen Vergnügen zusammenarbeiten durfte. Ich freue mich schon sehr auf die künftige Arbeit mit Hintsa und geplante Projekte mit Josh, Pauly, Andrea, Chantel, Kevon Gluck, Ben, Andy Galpin, Cody Burkhart, Vince Bryan, Miguel Zeran, Federica Conti, Patrick Holford und dem Team von Food for the Brain sowie mit vielen anderen, die zu einem besseren Verständnis beitragen wollen, wie wir unser Gehirn möglichst lange möglichst gesund erhalten können.

Das, was ich bin und tue, war und ist natürlich undenkbar ohne meine Freunde und Familie. Ich danke Jim, Jill und Andy für die gemeinsamen Abendessen und den Spaß, den wir vor meiner abenteuerlichen Reise als Buchautor sowie in den wenigen Pausen während der letzten Monate hatten. Danke, Sanj, für die sporadische, aber stets enthusiastische Unterstützung aus der Ferne. Danke, Magga – du bist die beste Tante und Cheerleaderin, die man sich wünschen kann. Und ich danke meiner Schwester Katie, die in all den Jahren meine Beschützerin, Freundin und Ratgeberin gewesen ist, auch wenn es Probleme gibt und uns Tausende Kilometer trennen. Ein besonderes Dankeschön geht an meine Mum und meinen Dad, die in mir den Wunsch geweckt haben zu lernen und etwas zurückzugeben und mich immer wieder unterstützen, wenn ich beschließe, in ein anderes Land zu ziehen, noch einen Abschluss zu machen oder eine ganz neue Laufbahn einzuschlagen.

Und zuletzt und vor allem anderen wäre all dies unmöglich und nichts wert ohne meine Familie in Seattle – Elizabeth, Bowen und Morgan. Und Parker, der vor Morgan bei uns war. Ich danke unseren Hunden für grenzenlose Kameradschaft, Liebe, Spaß, Küsse und Knuddeleien. Ich witzele oft, dass es keinen besseren Biohack gibt, als sich einen Hund anzuschaffen, aber in Wahrheit machen sie jeden meiner Tage erst perfekt. Sie sind etwas, von dem ich nicht wusste, dass ich es brauche, bis ich Elizabeth kennenlernte – eines der zahllosen Dinge, die sie mich gelehrt hat. Elizabeth, mein Liebling, ich glaube, wir wissen beide, dass ich meinen Platz in der Welt – als Akademiker und als Mann – erst durch dich gefunden habe. Ich danke dir dafür, dass du in mir immer wieder Möglichkeiten und Chancen entdeckst, die ich nicht sehe, dass du mich liebst und zugleich antreibst, dass du eine wunderbare Mitarbeiterin und Lebenspartnerin bist und dafür gesorgt hast, dass dieses Buch meinen Werten und Prinzipien treu bleibt. Du bist mein bester Freund und das Beste, was mir je passiert ist, und ich sehe voller Ungeduld allem entgegen, was die kommenden Jahre für uns noch bereithalten mögen.

Zu den Quellen

Als ich mit dem Schreiben dieses Buches begonnen habe, war mir wichtig, meinen Leserinnen und Lesern die Quellen der hier präsentierten Tipps und Ideen verfügbar zu machen. Letztlich wurde die Liste dieser Angaben aber zu lang, um sie mit ins Buch aufzunehmen. Stattdessen findet sich die vollständige Auflistung aller Quellenangaben – sortiert nach Kapiteln und den Fußnotenziffern im Text – auf folgender Website: https://www.drtommywood.com/stimulated-mind/references.